高等学校人体结构与功能系列教材

心血管系统

崔　敏　王立祥　主编

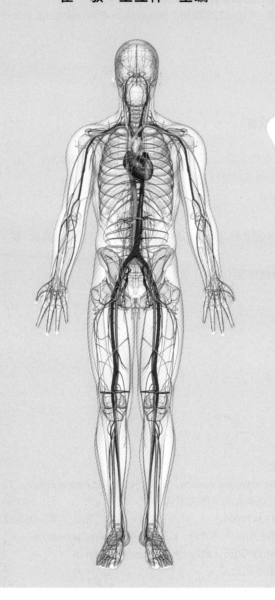

清华大学出版社
北京

图书在版编目（CIP）数据

心血管系统 / 崔敏，王立祥主编 . — 北京：清华大学出版社，2024.5
高等学校人体结构与功能系列教材
ISBN 978-7-302-64868-0

Ⅰ.①心… Ⅱ.①崔… ②王… Ⅲ.①心脏血管疾病—医学院校—教材 Ⅳ.① R54

中国国家版本馆CIP数据核字（2023）第215264号

责任编辑：辛瑞瑞　孙　宇
封面设计：王晓旭
责任校对：李建庄
责任印制：沈　露

出版发行：清华大学出版社
　　　　　网　　　址：https://www.tup.com.cn，https://www.wqxuetang.com
　　　　　地　　　址：北京清华大学学研大厦 A 座　　　　邮　　编：100084
　　　　　社 总 机：010-83470000　　　　　　　　　　邮　　购：010-62786544
　　　　　投稿与读者服务：010-62776969，c-service@tup.tsinghua.edu.cn
　　　　　质量反馈：010-62772015，zhiliang@tup.tsinghua.edu.cn
印 装 者：三河市龙大印装有限公司
经　　销：全国新华书店
开　　本：210mm×285mm　　　　印　张：31.5　　　字　数：636 千字
版　　次：2024 年 6 月第 1 版　　　　　　　　印　次：2024 年 6 月第 1 次印刷
定　　价：109.00 元

产品编号：103369-01

主 编 简 介

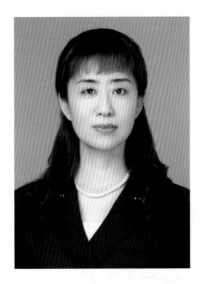

崔 敏

　　医学博士，生理与病理生理学系副教授，国家级一流本科课程《生理学》负责人、山东省精品课程《人体结构与功能学Ⅳ》课程负责人；兼任中国生理学会教学工作委员会委员，山东生理学会副秘书长等职务。深耕教学25年，积极推进医学教学改革，多次在国家级、省级及校级教学创新大赛中获奖，获评"山东大学本科教学优秀奖""齐鲁医学优秀教师"等荣誉称号。主持国家级及省部级科研项目5项，新近研究发表于 *J Clin Invest*、*Biol Psychiatry*、*EMBO Reports* 等期刊。

主 编 简 介

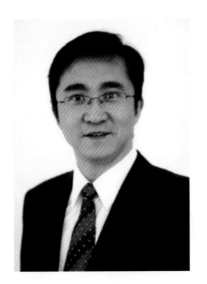

王立祥

医学博士，药理学系教授，山东大学本科生院副院长，瑞典卡罗林斯卡医学院、美国密歇根大学访问学者；兼任山东药理学会副理事长、教学与科普专业委员会主任委员、中国高等教育学会医学教育专业委员会理事、中国药理学会教学与科普专业委员会委员等职务。从事医学教育25年，积极开展医学教育教学改革，担任国家级一流本科课程《人体结构与功能学Ⅲ》负责人、教育部来华留学英文授课品牌课程《药理学》负责人，获山东省省级教学成果一等奖1项（第一位）、特等奖1项（第三位）、二等奖2项（第二位）和山东省首届微课教学比赛一等奖（第一位），获评"山东大学本科教学优秀奖""齐鲁医学优秀教师"等荣誉称号。主持国家级和省部级科研项目6项，在 *Gastroenterology*、*Journal of Pathology*、*Molecular Cancer* 等权威杂志发表多篇研究论文。

高等学校人体结构与功能系列教材

编 委 会

名誉主任	张　运　　陈子江
主　任	刘传勇　　易　凡
副主任	赵福昌　　高成江　　王立祥
秘书长	邹永新
委　员	刘尚明　　娄海燕　　李振中　　孙晋浩
	徐广琪　　钟　宁　　李芳邻　　崔　敏
	薛　冰　　李　丽　　王双连　　丁兆习
	甄军晖　　杨向东　　王姿颖　　郝春燕

《心血管系统》

编 委 会

主　编　崔　敏　王立祥

副主编　卜培莉　王建丽　安贵鹏　刘　真

秘　书　王艳青　付　悦

编　委（按姓氏拼音排序）

　　　　安贵鹏　山东大学齐鲁医院

　　　　卜培莉　山东大学齐鲁医院

　　　　崔　敏　山东大学基础医学院

　　　　冯致余　山东大学附属儿童医院

　　　　付　悦　山东大学基础医学院

　　　　郭　伟　山东大学第二医院

　　　　郭晓笋　山东大学基础医学院

　　　　郭雨霁　山东大学基础医学院

　　　　韩艳春　滨州医学院基础医学院

孔　静　山东大学齐鲁医院

李静媛　山东大学齐鲁医院

林宗伟　山东大学齐鲁医院

刘　真　山东大学基础医学院

刘春华　山东第一医科大学

刘慧青　山东大学基础医学院

刘尚明　山东大学基础医学院

孟晓慧　山东大学医学融合与实践中心

宋　铭　山东大学齐鲁医院

孙　玉　山东大学基础医学院

提　蕴　山东大学齐鲁医院

王　进　山东大学基础医学院

王　荣　山东大学齐鲁医院

王富武　山东大学基础医学院

王建丽　山东大学齐鲁医院

王婧婧　山东大学基础医学院

王立祥　山东大学医学融合与实践中心

王艳青　山东大学基础医学院

吴晓娟　山东大学基础医学院

闫雪芳　山东大学齐鲁医院

杨　帆　山东大学齐鲁医院

杨瑞雪　山东大学齐鲁医院

翟　茜　山东大学齐鲁医院

张心雨　山东大学齐鲁医院

丛书前言

　　"高等学校人体结构与功能系列教材"秉承国际医学教育改革和发展的核心理念，打破学科之间的壁垒，将人体解剖学、组织学与胚胎学、生理学、病理生理学、病理学、药理学、诊断学七门内容高度相关的医学核心课程以器官系统为主线进行了整合，形成《人体结构与功能基础》《神经系统》《运动系统》《血液与淋巴系统》《心血管系统》《呼吸系统》《消化系统》《泌尿系统》《内分泌与生殖系统》共九本书，系统阐述了各器官的胚胎发生、正常结构和功能、相关疾病的病因和发病机制、疾病发生后的形态及功能改变、疾病的诊断和相关药物治疗等内容。

　　本套教材根据精英医学人才培养的要求，在强调"内容精简、详略有方"的同时，力求实现将医学知识进行基于人体器官的实质性融合，克服了整合教材常见的"拼盘"做法，有利于帮助医学生搭建机体结构 – 功能 – 疾病 – 诊断 – 药物治疗为基础的知识架构。多数章节还采用案例引导的方式，在激发学生学习兴趣的同时，引导学生运用所学知识分析临床问题，提升知识应用能力。

　　编写组还制作了配套的在线开放课程并在慕课平台免费开放，为医学院校推进数字化教学转型提供了便利。建议选用本套教材的学校改变传统的"满堂灌"教学模式，积极推进混合式教学，将学生线上学习基础知识和教师线下指导学生内化与拓展知识有机结合，使以学生为中心、以能力提高为导向的医学教育理念落到实处。本套教材还支持学生以案例为基础（CBL）和以问题为中心（PBL）的自主学习，辅以实验室研究型学习和临床见习，从而进一步提高医学教育质量，实现培养高素质医学人才的目标。

　　本套教材以全国高等医学院校临床医学类、口腔医学类、预防医学类和基础医学类五年制、长学制医学生为主要目标读者，并可作为临床医学各专业研究生、住院医师等相关人员的参考用书。

　　感谢山东大学出版基金、山东大学基础医学院对于本套教材编写的鼎力支持，感谢山东数字人科技股份有限公司提供的高清组织显微镜下图片，感谢清华大学出版社在本书出版和插图绘制过程中给予的支持和帮助。

　　本套教材的参编作者均为来自山东大学等国内知名医学院校且多年从事教学科研工作的一线教师，他们将多年医学教学积累的宝贵经验有机融入教材中。不过由于时间仓促、编者水平有限，教材中难免会存在疏漏和错误，敬请广大师生和读者提出宝贵意见，以利今后在修订中进一步完善。

刘传勇　易　凡

2022 年 11 月

前　言

进入 21 世纪后，医学教育发生了巨大改变：在学科发展上，打破学科界限、加强基础 – 临床结合的多学科整合课程（基于器官 – 系统）建构是课程改革深化和知识结构优化的必然趋势；在教学模式改进上，引入以问题为导向的学习（problem-based learning，PBL）方法，打造"以学生为中心"的素质教育新模式是现代化教育的发展需要。

为进一步加强新医科建设，推动我国医学教育创新发展，适应医学整合课程建设需要，我们编写了本套"高等学校人体结构与功能系列"教材。其中《心血管系统》分为心脏与血管两大部分，共十六章，以心血管系统常见疾病为中心，将该系统所涉及的人体解剖学、组织胚胎学、生理学、病理生理学、病理学、药理学和诊断学等相关学科知识进行有机整合，针对临床常见心血管疾病相关的结构学基础、功能学基础、病理改变、诊断基础、药物治疗原则等内容展开论述，形成了完整的"结构 – 功能 – 疾病 – 诊断 – 药物治疗"为主线的心血管系统知识体系。

本教材在内容编写上着重体现结构与功能、基础与临床的有机结合，注重知识的系统性和连贯性。以心律失常部分为例，先从心脏的形态结构入手，再学习心脏的生物电现象，进而引入正常及异常心电图的辨识，再过渡到心律失常的病理生理学机制及药物治疗，内容上关联紧密，难度上循序渐进，旨在引导学生正确认识健康和疾病的本质以及疾病发生发展的规律，形成符合疾病诊疗逻辑的系统化知识体系，也为理论教学与 PBL 的有机结合奠定良好基础。本教材的部分章节采用案例引导的写作方式，以期初步培养学生的临床思维能力及职业素养。

本教材主要供临床医学专业本科生使用，亦可作为口腔医学、预防医学、检验医学、护理学、药学和生物医学等专业本科生及执业医师考试的参考用书。

参加教材编写的编委均为长期奋战在教学、科研一线的教师及临床医生，秉持严谨求实的科学精神和尽职尽责的工作态度，在此谨向他们致敬。本系列教材编委会主任刘传勇教授为编写本教材多次通篇审校，倾注了大量心血，在此深表谢意。

感谢山东大学出版基金、山东大学基础医学院对本教材编写的大力支持！感谢清华大学出版社在本书出版和插图绘制过程中给予的支持和协助！鉴于整合型教材的编写难度及编者自身的水平限制，难免存在不足和遗憾，敬请广大同行专家及老师同学们提出宝贵意见与建议，以利今后在修订中进一步完善。

崔　敏　王立祥

2024 年 3 月

目　录

第一章　心血管系统绪论

- **■ 心血管系统的基本功能**
  - ◎ 耗氧量
  - ◎ 扩散
  - ◎ 氧气在血液中的运输
  - ◎ 发绀
  - ◎ 对抗氢离子：酸碱平衡
  - ◎ 细胞损伤与细胞死亡
- **■ 心血管系统的基本组成**
  - ◎ 体循环与肺循环
  - ◎ 血管的结构和功能
  - ◎ 不同年龄阶段的心血管疾病
- **■ 心血管疾病的表现**
  - ◎ 病史采集

第一节　心血管系统的基本功能

心血管系统对人体的正常运转具有非常重要的意义。成人体内约有 10^{14} 个细胞，它们需要不断摄取氧气（oxygen，O_2），并利用这些 O_2 产生三磷酸腺苷（adenosine triphosphate，ATP），以维持机体的正常功能。O_2 不易溶于水，只能在短距离内迅速扩散。此外，氧化代谢生成的酸性产物，特别是二氧化碳（carbon dioxide，CO_2），需要不间断地排出体外，这对维持正常生命活动至关重要。无论是 O_2 供给或 CO_2 排出，两者中任何一个环节出现问题，都将导致疾病发生和组织损伤，任何一个功能完全丧失，都会导致人在几分钟内死亡。例如脑部缺氧 8～10 s 将导致意识丧失，缺氧 5～10 min 将导致永久性脑损伤。

为了维持这些功能，人类进化过程中形成了心血管系统，如果把整个心血管系统连接起来，可达 96 000 km 的长度，这足以围绕地球两圈。

一、耗氧量

正常人在静息状态下消耗 O_2 的量约为 250 mL/min，产生 CO_2 的量约为 200 mL/min，这就产生了呼吸商（respiratory quotient，RQ）的概念：

呼吸商（RQ）= CO_2 生成 / O_2 消耗

呼吸商可以反映出一个人的饮食组成。对于碳水化合物、脂肪和蛋白质混合饮食的人来说，RQ 约为 0.8。也就是说，我们消耗的 O_2 比产生的 CO_2 更多。在运动过程中的耗氧量可能会增加为静息状态的 10 倍，使 RQ 也更接近于 1，这是由于运动时糖类的优先代谢所致。

O_2 在细胞线粒体内被代谢用于生成 ATP，为机体运动、大分子的合成和离子移动提供能量，尤其是 Na^+ 跨细胞膜逆浓度梯度的转移。图 1-1-1 总结了 Na^+ 与 K^+ 在细胞内外的分布情况。离子梯度靠钠泵维持，钠泵工作时，每次可以将 3 个 Na^+ 泵出细胞，泵入 2 个 K^+。由于这两种离子的运动都是逆浓度梯度的，这个耗能过程所需要的能量由 ATP 分子水解提供。一些细胞有约 100 万个钠泵，并且以约 30 次 / 秒的频率工作着。为了维持人体整体功能，钠泵所消耗的能量占我们一生中所有摄入能量的 30% 左右。这种维持离子梯度的方式对于神经、肌肉，包括心脏的正常工作至关重要。在缺氧组织中，由于 ATP 代谢障碍会导致细胞渗透性膨胀和正常功能的损失。

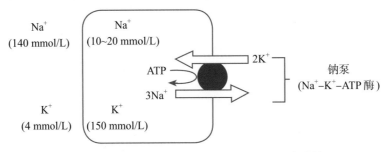

图 1-1-1　钠泵及钠离子和钾离子在细胞内外分布的情况

二、扩散

扩散是粒子从高浓度区域向低浓度区域的运动。溶液中的气体浓度是由气体分压与溶解系数（solubility coefficient）（在一定温度下是常量）两个因素决定的。

在人体中，大多数扩散发生在以水作为溶剂的环境中，O_2 和 CO_2 分子也可以直接通过脂质双层构成的细胞膜。特别值得一提的是，在细胞膜上的转运蛋白和离子通道，主要用于转运非脂溶性带电离子和小分子物质。

Einstein（1905）的研究表明，一个分子在两点之间扩散的时间与两点之间距离的平方成正比。在生理学范畴，扩散是分子短距离运动的形式。人体中一个典型细胞的直径约是 10 nm，一个氧分子扩散通过这样的距离只需几毫秒。但是 O_2 以同样的方式扩散通过更长的距离，如厚度约为 10 mm 的心室壁，所耗时间将是以小时为单位的，而这样的扩散速度对维持生命正常活动来说是不可接受的。心血管系统可以将 O_2 和其他营养物质运送到距离细胞非常近的地方供细胞使用。

图 1-1-2 和图 1-1-3 显示 O_2 利用浓度梯度扩散进入肺部毛细血管，再通过血液被输送到组织的过程；图 1-1-2 表示肺泡和肺毛细血管之间 O_2 的运动。在肺泡中 P_{O_2} 通常为 13.3 kPa（100 mmHg），流到肺部血液的 P_{O_2} 约为 5.3 kPa（40 mmHg），所以氧气将从肺泡扩散到肺毛细血管的血液中。肺部 CO_2 的扩散梯度要比 O_2 小得多。混合静脉血 P_{CO_2} 约为 6.1 kPa（46 mmHg），而肺泡中的 P_{CO_2} 通常为 5.3 kPa（40 mmHg）。CO_2 的扩散梯度（0.8 kPa）只有 O_2 扩散梯度（8 kPa）的 10%，但是两者以大约相同的速率扩散，因为 CO_2 在水中的溶解度是 O_2 的 20 倍。人在静息状态下，红细胞通过肺毛细血管的时间大约是 1 s，但 O_2 和 CO_2 的扩散与交换大约只需要 0.25 s。

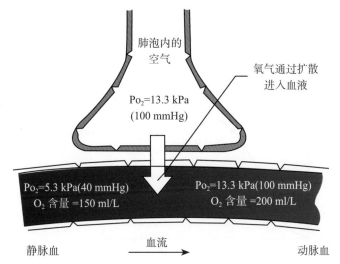

图 1-1-2　肺泡内氧气通过扩散进入肺毛细血管

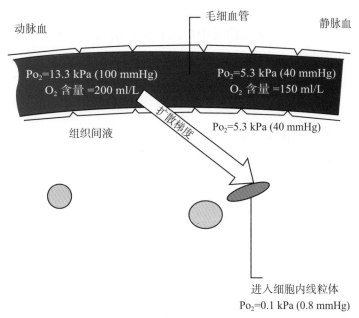

图 1-1-3　氧扩散梯度

O_2 向组织的输送（图 1-1-3）是从静脉血在肺部（P_{O_2}=13.3 kPa）吸收 O_2 开始的，最终在细胞的线粒体内被利用，线粒体内的 P_{O_2} 为 0.1 kPa 左右。组织间液是 O_2 在动脉血和线粒体之间扩散所必须经过的路径之一。组织间液的 P_{O_2} 是 5.3 kPa，当血液离开毛细血管时 P_{O_2} 已经与组织间液相同，静脉血内的 P_{O_2} 与组织间液相同。

三、氧气在血液中的运输

由于 O_2 在水中溶解度低，它们在血液中的运输必须依靠氧气携带因子——血红蛋白（hemoglobin, Hb）。当肺泡内氧气分压正常时，血红蛋白结合 O_2 几乎接近饱和状态。图 1-1-4 显示氧合血红蛋白的解离曲线。当氧分压为 13.3 kPa（100 mmHg）时，肺泡中血红蛋白的饱和度是 97% ~ 98%。

正常女性血红蛋白含量为 120 g/L，男性为 140 g/L。1 g 血红蛋白在完全饱和状态下与 1.34 mL O_2 结合，因此每升动脉血中血红蛋白大约结合 200 mL 的 O_2。小部分 O_2（0.3 mL/L）以溶解的形式被运输。

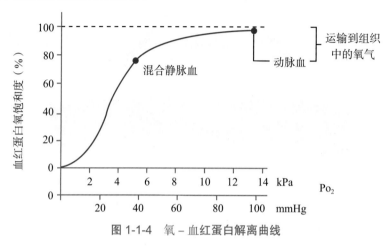

图 1-1-4　氧 – 血红蛋白解离曲线

从图 1-1-4 氧合血红蛋白解离曲线中可以看出，在氧分压为 5.3 kPa（40 mmHg）时，血氧饱和度约为 75%，也就是说 1/4 的氧气从动脉血中移动到组织中，即每升血液中 50 mL 氧气，正常人的心输出量（一侧心室每分钟泵出量——参见第五章）为 5 L/min，也就是说每分钟有 250 mL 的氧气被运输到组织中。这也是静息状态下正常人的耗氧量。

并不是所有组织耗氧的速率都是一样的，氧饱和度为 75% 的静脉血其实是指"混合静脉血"。也就是说，右心的血液来自全身各器官回流的混合静脉血。流经肾的血液耗氧量相对较低，所以氧饱和度可以高达 90%，而流经心脏的静脉血的氧饱和度只有 25%。

四、发绀

发绀（cyanosis）是一个值得注意的临床表现，是由于动脉血中脱氧血红蛋白所占比例过高所引起的皮肤黏膜发蓝的现象，可分为中央性发绀与外周性发绀。

中央性发绀在唇部表现特别明显，通常是在温暖环境中观察口腔内部情况来判定。该类型的发绀往往是由于心肺功能衰竭，使得血流流经肺部时不能被充分氧化。对于中央性发绀目前没有统一的量化指标，但一般认为每升动脉血中存在 50 g 脱氧血红蛋白即可确诊，也有学者认为每升动脉血中只要存在 20 g 脱氧血红蛋白就可以确定为中央性发绀。在一个每升血液中有 150 g 血红蛋白的患者，50 g/L 的脱氧血红蛋白相当于整体血红蛋白的 1/3，此时氧饱和度为 67%。每升血仅含有 70 g 血红蛋白的贫血患者，只要氧饱和度正常（87% ~ 98%），就会有足够的氧气运输到组织中来维持人体正常工作，但是如果该患者动脉血中的 50 g/L 血红蛋白处于脱氧状态，该患者很有可能已经死亡，而不仅仅表现为发绀。

外周性发绀多发生在四肢，如手指和耳朵，是由于局部血流受限和局部供血氧气含量较低引起。常常发生在寒冷的环境下（也就有了"冻得发紫"之说）或者外周血管性疾病，如雷诺病。

五、对抗氢离子：酸碱平衡

蛋白质在人体中所扮演的角色非常重要，有的作为结构蛋白质，有的构成细胞膜上的离子通道、转运体和酶等。

构成蛋白质的氨基酸分子拥有很多侧链基团可以结合或释放 H^+，当 H^+ 浓度增加时，这些基团更容易结合 H^+，反之氢离子浓度降低则更容易释放 H^+。阴离子和阳离子参与形成稳定蛋白质三维结构的离子键，因此 H^+ 的浓度改变将影响蛋白质的形状和功能特征。例如，改变离子通道的形状将改变离子通透性，进而影响心脏传导系统的膜电位（见第三章），在神经系统中这种改变可能是致命的。因此，精确调控细胞内外 H^+ 的浓度至关重要。

在正常条件下，细胞外液 pH 保持在 7.36 ~ 7.44 这一狭窄的范围内。pH 为 7.4 时，所对应的 H^+ 浓度为 40 nmol/L。相对于体液中其他离子成分是一个非常低的浓度。如血浆中钠离子的浓度是 140 mmol/L，相当于游离 H^+ 浓度的 300 万倍，即便如此，往往是 H^+ 浓度的改变最终引起死亡。人体所能承受的极限 pH 范围是 6.8 ~ 7.8（[H^+]=16 ~ 160 nmol/L）。但这种极限情况也只能维持极短的时间，临床上，偏离正常范围的细微改变都应该被重视。

人体需要将 H^+ 浓度维持在一个极低的范围，但是氧化代谢会产生大量的 H^+，碳酸是 H^+ 的主要来源。

正常人每天产生约 14 mol 的 CO_2。如果心血管系统（作为运输系统）和肺（作为排泄系统）出现功能衰竭，CO_2 不能得到及时充分地排出，将导致呼吸性酸中毒，而这是肺部疾病的典型特征。一旦发生急性完全的 CO_2 排出障碍，将会在短短几分钟内出现 pH 下降。呼出过多 CO_2（如过度通气）将会导致呼吸性碱中毒，pH 高于正常范围。临床上，碱中毒没有酸中毒常见，然而一旦发生也会有潜在危害。

第二种酸的来源是膳食成分的氧化代谢。比如，含硫氨基酸的完全代谢可生成硫酸，并通过肾排出体外。对于正常人而言，这种代谢酸的总量为 50 ~ 100 mmol/d。从数量来说，这比人体每天排出的 CO_2 少得多，但考虑到体液中的低 H^+ 浓度，排出多余的 H^+ 是很重要的。H^+ 未能通过肾充分排泄将导致代谢性酸中毒。比如，在肾衰竭或血糖控制较差的糖尿病患者，酮酸生产过剩时就会出现代谢性酸中毒。

心血管系统在酸碱平衡维持中的作用可以归结为缓冲与运输。H^+ 从细胞内产生到经肺脏或者肾脏排出的整个过程中，心血管系统对 H^+ 的缓冲作用有效防止了 pH 发生过多改变。在血液缓冲系统中最重要的是蛋白质和碳酸氢盐缓冲对，在蛋白质缓冲对中，值得一提的是血红蛋白。血红蛋白之所以可以作为缓冲对是因为可以吸收或释放 HCO_3^-。在酸碱平衡的维持中，心血管系统的运输功能也是至关重要的，当心血管系统内血液充足并且毛细血管血液浓度接近体内的每一个细胞时，这样细胞中生成的 H^+ 在离开细胞时就可以迅速被清除。局部循环衰竭将会导致局部组织酸中毒。这一概念将在"休克机制"部分（见第十二章）再进一步讨论。

心血管系统的作用除了输送营养和收集体内废物之外，还有与免疫系统和体温调节相关的其他功能。

六、细胞损伤与细胞死亡

细胞损伤可以是可逆，也可以是不可逆的。一个细胞或一群细胞一旦开始适应了某种刺激，就不会表现出细胞损伤，如轻度高血压下心肌细胞的适应性改变。然而，在长期重度高血压患者中，刺激强度与频率持续太久或增加太快，心肌细胞将会由起初的可逆性改变演变为最终不可逆的细胞凋亡或坏死。

引起细胞损伤的原因很多，包括低氧（缺氧）、感染（细菌、病毒、真菌）、物理因素（过热或冷的温度、紫外光辐射）、化学（酸、碱），以及免疫刺激，如针对甲状腺上皮组织的自身抗体。

细胞损伤的发生，源于细胞在非稳态下发挥功能。如果将酸缓慢注入细胞外液环境中，起初细胞可能出现适应性改变，然而当环境变化超出适应性反应能够保护细胞的临界点时，最终会发生不可逆的细胞死亡。

目前已经普遍接受的观点是，细胞死亡其实是一系列的细胞事件和细胞改变，一种形式是正常生理性的凋亡，另一种形式就是病理性的坏死。

凋亡（apoptosis）是细胞群体需要进行调整而发生的程序性死亡过程。虽然正常情况下是生理性死亡，但是某些情况下也可以归属于病理性死亡。在人体胎儿发育过程中，手和脚从一个组织团块发育至出现指蹼到最终指蹼的消失，这个过程中涉及一系列生理性的细胞凋亡。同样，许多中空内脏的空腔都是由处于中央的细胞发生凋亡而形成的。胸腺内的自身反应性 T 淋巴细胞也是通过凋亡被清除的。在细胞凋亡过程中，细胞主动开启某些基因，编码新的蛋白质，其中的一些蛋白质可以引起细胞的死亡。因此，也常常使用"细胞自杀"来形容凋亡。内切酶将 DNA 碎片化，蛋白酶将蛋白质分解，这一切都是在细胞内进行的高效反应。细胞膜上的泵功能可维持正常工作，直到凋亡后期才发生改变。形态上细胞凋亡的表现是细胞体积缩小，核染色质固缩，之后细胞分解成很多可以被吞噬细胞或者邻近细胞吞噬的凋亡小体，凋亡细胞可以通过细胞膜上新出现的信号分子识别。凋亡的整个过程持续时间非常短，只影响极少数细胞，不会引起持续性组织损伤。

细胞死亡的另一种方式就是坏死。坏死包括活组织中细胞死亡所引起的各种形态学改变。坏死是病理性的，受损细胞数量较多，更重要的是其引起的炎症反应会带来潜在的损伤。

细胞死亡往往导致组织或器官的功能减退。在坏死中，死亡细胞破裂释放出细胞内容物，其中可能会有胞质中的蛋白、酶或某些特定的细胞器进入血液。在临床上，往往可以利用某些蛋白或酶来推测是何种细胞受到损伤、损伤的程度及损伤持续的时间。比较典型的就是心肌梗死时所释放的酶（见第六章）。

（王立祥）

Note

第二节　心血管系统的基本组成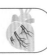

一、体循环与肺循环

心血管系统的大体结构是由体循环（systemic circulation）与肺循环（pulmonary circulation）构成的，两个循环各自有相应泵血系统，而连接这两个泵血系统的器官就是心脏，两个系统通过心脏组合在一起并共享一个控制系统。

（一）体循环

体循环动脉系统中相对的高压环境是由左心室克服外周体循环血流阻力泵血所产生的，这样高压的环境为除肺以外的全身组织细胞供血提供了足够的动力（见第十章和第十一章）。从升主动脉开始向外分支的一系列动脉血管向全身各个器官供应血液。在组织中，主要是由微动脉、后微动脉和毛细血管前括约肌负责调控血流的分布，进行营养物质和代谢废物交换的地方是毛细血管（见第十二章）。血液回流进入微静脉后通过小静脉最终进入大静脉（上下腔静脉），之后进入右心。

体循环是一个相对高压的循环。左心室收缩时对主动脉壁产生的最高压力（收缩压，systolic pressure）一般约为 120 mmHg，而左心室舒张充盈时所产生的最低压力（舒张压，diastolic pressure）一般约为 80 mmHg。平均压力为 93 mmHg（见第十一章）。当血液流经小动脉、微动脉、毛细血管、微静脉和静脉之后，回到右心房时平均压力一般在 0 ~ 5 mmHg。在血液流经每个循环时，血压都存在一个连续性降低的过程。血液从一个点流向另一个点，两点之间存在压力差是血液流动的必要条件。

（二）肺循环

右心室主要功能是将血液泵到相对低压的肺循环中（图 1-2-1）。血液离开右心室进入肺动脉之后在肺毛细血管中与肺泡进行气体交换。CO_2 从血液中扩散进入肺泡中，O_2 则沿着相反方向进入血液，之后氧合的血液进入肺静脉回到左心房和左心室。

肺循环是一个相对低压的循环。肺动脉壁收缩压一般为 20 ~ 25 mmHg，而舒张压一般为 8 ~ 12 mmHg。肺毛细血管血压为 8 ~ 11 mmHg，该数值的显著升高会引起肺毛细血管中的水渗入组织间隙，引起肺水肿（见第九章）。肺静脉和左心房的压力一般在 5 ~ 8 mmHg。

心血管系统中的血压是相对于大气压而测量的，右心房血压为 0 mmHg，也就是说右心房的压力与大气压相同。决定动脉压的因素将在第十一章进一步讨论。

Note

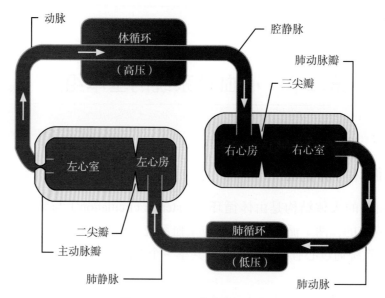

图 1-2-1　心血管系统示意图

箭头代表血液流动方向

（三）循环时间

一个人的血容量占体重的 7% ~ 8%。体重为 70 kg 的健康成年人血容量在 4.9 ~ 5.6 L。体形较瘦的人接近 8%，较为肥胖的人接近 7%。

健康成人在静息状态心输出量约为 5 L/min（见第五章）。也就是说，静息状态下，几乎每个红细胞每分钟都会在前述的两个闭环循环系统内进行一次完整的巡回。在运动状态下心输出量可能增加为静息状态的 5 倍。因为血容量总量是保持不变的，所以运动时平均每个红细胞完成双闭环循环所需要的时间仅为 12 s。

二、血管的结构和功能

整个心血管系统是一个由不同组织构成的管道系统，成人的血液分布在不同类型的血管内，血液具体的分布情况见图 1-2-2。

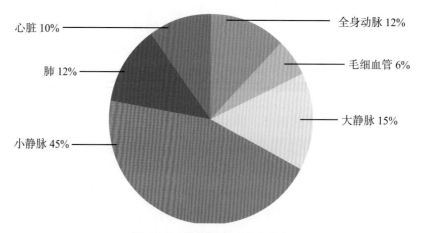

图 1-2-2　静息状态下血液分布

（一）血管壁的结构

除毛细血管之外，血管壁都是由三层构成的，为内膜、中膜和外膜。

血管内膜（tunica intima）由内皮细胞构成。内皮细胞在血液和血管壁之间构成一个物理屏障，这个屏障的受损是动脉粥样硬化发展中重要的一步（见第十章）。

血管中膜（tunica media）有两层弹性组织，内层、外层弹性组织之间夹有平滑肌组织。血管中膜因为平滑肌的存在赋予血管一定的机械强度，还可以通过肌肉的收缩和舒张来改变血管管腔的直径。

血管外膜（tunica adventitia）是一层含有纤维组织的结缔组织层，它的主要功能是将血管维持在原位。给大血管供应营养的小滋养血管，也是通过外膜的结缔组织进入所供养的血管。

（二）血管的分类

1. 动脉

动脉（artery）是一个综合性的概念，包含了多种不同结构和功能的血管，这类血管往往存在于高压循环内，外直径＞100 μm，容纳了人体血容量的12%。根据血管的具体功能可以将动脉分为弹性动脉和肌性动脉。

（1）弹性动脉：成人主动脉内径约为25 mm，外周循环中最厚的血管壁内径在2 mm左右。主动脉和它的主要分支具有很高的弹性，所以被称为"弹性动脉"（elastic artery）。管壁中含有足量的纤维组织和弹性组织。纤维组织中富含胶原蛋白，给大血管提供一定的张力。足够多的弹性组织意味着在每次心脏搏动（收缩期）中血管可以额外容纳更多的血液进入血管内。在心脏充盈时期（舒张期），当血液不再从心脏进入动脉，大动脉可通过弹性回缩使血液继续流动，维持外周组织的血液充盈。这也就是"韦德克瑟尔效应"（Windkessel effect），有这样效应的血管称为"韦德克瑟尔血管"（弹性贮器血管，Windkessel vessel）。

随着年龄的增加，血管的胶原蛋白含量增加，以及附着于大血管壁的稳固程度增加，血管的弹性降低，所以脉压（收缩压 – 舒张压 = 脉压）会随着年龄的增长而增加。对动脉壁僵硬程度的评估可用来作为一种非侵入性评价动脉结构和功能的方式。

大血管管壁（如主动脉）含有一定量的平滑肌，但是相对而言不如小动脉多。所以在周围循环的调节中，大动脉所起到的作用不是很大。

（2）肌性动脉（小动脉）：小动脉是指内径在 0.1 ~ 10 mm 的动脉，比较典型的有腕部的桡动脉、脑动脉和冠状动脉。与大动脉相比，小动脉管壁有一定量的弹性组织，但是纤维组织的含量较少。小动脉所含的平滑肌相对于大动脉较多，所以其在局部血流循环控制中发挥一定作用，尤其是在大脑的血液循环中。当血液到达循环中小动脉末端的时候，平均动脉压已经从 93 mmHg（主动脉）降至 55 mmHg，表明心血管系统中的这部分血管对血流有一定的阻力，但并非很大。

（3）微动脉：典型微动脉的管径约为 30 μm，管壁厚度约为 6 μm。血管管壁的主要组成是平滑肌，其收缩受到多种机制的调控（见第十一章）。微动脉和部分小动脉一起被称为阻力血管（resistance vessel），是调节血流分布和血压的主要部位（见第十一章）。在血流经过微动脉时，血压从 55 mmHg 降至毛细血管入口处的 25 mmHg。阻力血管中，搏动性血流在连续性的血管压力下变为非搏动性血流。

2. 毛细血管

毛细血管（capillary）的管壁是由一层厚度约为 0.5 μm 的血管内皮细胞和非细胞成分的基底膜构成的。毛细血管管壁不含平滑肌，但是在血管内皮细胞中含有对化学调节因子有反应的可收缩的成分。例如在炎症反应中可引起毛细血管通透性的改变。人体内不同部位的血管内皮细胞，不论是在细胞结构还是功能上都有不同。毛细血管是心血管系统与细胞周围组织间液之间进行营养物质和废物交换的主要场所。它们是直径最小的血管，但也是整个循环系统分布最广的血管，总长度约为 960 000 km。毛细血管如此丰富，并且存在众多交叉，因此相比于细动脉，含有相对较小的血流阻力。

3. 静脉

静脉（vein）非常容易扩张，当静脉内血压增大时，静脉很容易扩张变大。小静脉容纳较高百分比的总容量（约为 45%）（图 1-2-2），受交感神经支配，兴奋时引起静脉平滑肌收缩。在体位变换中，静脉平滑肌收缩能够避免过多的静脉血反流回下半身，维持有效循环血量。在克服重力将血液从腿部运输回流至心脏的静脉回流机制中，下半身的小静脉也扮演了重要角色。

血流从相对高压的细静脉末端（15 mmHg）流经小静脉，再到腔静脉，最后回流进入低压的右心房（0 ~ 5 mmHg），如此小的压力差表明这些血管并不构成主要的血流阻力。

下腔静脉（inferior vena cava）和上腔静脉（superior vena cava）常常被称为大静脉。下腔静脉的内径约为 30 mm，比主动脉的直径要大，但管壁比主动脉要薄，只有 5 mm。腔静脉的管壁含有较多的纤维组织、弹性组织及平滑肌。这些大静脉内含有约 15% 的总血容量（图 1-2-2）。

腔静脉管壁的纤维组织主要提供管壁强度，这对于大血管的管壁承受张力十分重要。根据拉普拉斯定律，尽管腔静脉内的压力比较低，但是由于管腔半径较大，管壁张力会明显增加；而毛细血管半径小，管壁张力低，在承受比静脉更高压力时，即使管壁只是由一层细胞构成也不容易爆裂。

（三）血管新生

在某些特定的情况下，比如伤口修复和月经周期子宫内膜周期性更新中，总是会有新生血管的形成，即血管新生。在肿瘤生长和慢性疾病（如银屑病和类风湿关节炎）的发生发展中也存在血管新生。相反，不充足的血管新生也被当作心脏疾病、脑卒中和其他一些病理状态的特征。

新生血管形成于尚存的毛细血管分支。第一阶段是蛋白水解酶消化部分基底膜，第二阶段是内皮细胞的新生。这一系列的过程发生在比较靠近母血管的部位，使新生血管朝着由低氧或肿瘤生长所产生化学刺激的部位生长。迁徙的内皮细胞最终形成一个管道，之后与另一个迁徙的内皮细胞形成的管道相连接，这样就产生了血液循环系统。

现在已经广泛认识到人体内存在很多细胞因子，可以促进和抑制血管生成。这些因子在疾病发生发展的机制和运动生理中发挥了重要作用，临床上可以通过抑制肿瘤血管新生从而抑制肿瘤生长。贝伐珠单抗（bevacizumab）是一种重组人源化的抗血管内皮细胞生长因子（vascular endothelial growth factor，VEGF）单克隆抗体，可与内源性 VEGF-A 竞争性结合，从而阻断其激活 VEGF 受体。阿帕替尼（apatinib）和安罗替尼（anlotinib）等是小分子酪氨酸激酶抑制剂，通过靶向抑制 VEGF 受体磷酸化抗血管新生，进而抑制肿瘤生长。

三、不同年龄阶段的心血管疾病

心脏疾病好发于儿童和老年人，儿童以先天性心脏疾病为主，而老年人往往是后天获得。

随着产前筛查技术的不断提高，很多具有明显心脏问题的婴儿往往在出生前就已经明确诊断。大部分具有明显心脏缺陷的患儿往往在出生后几个小时内就出现呼吸困难、喂养困难等症状和发绀、心脏杂音等体征（见第十五章），也有部分婴儿心脏缺陷是在常规体检或者由心脏病所引发的其他疾病就医时意外发现。

在对有肥厚型梗阻性心肌病、长 QT 综合征等基因遗传性疾病家族史的儿童进行筛查时也发现了心脏疾病患儿。一些心脏疾病是在儿童时期获得的，最常见的有川崎病（Kawasaki disease），这种病是一种急性血管炎，可能会累及冠状动脉，导致冠状动脉扩张和狭窄。在发展中国家，由链球菌感染引起的风湿性心脏病是常见的儿童后天性心脏病。

在 5～40 岁，新发心脏病发生率最低。因胸痛、心悸或运动不耐受等症状就诊的人确诊心脏病的也比较少。然而在这个年龄段心脏疾病的主要表现之一就是不明原因的猝死。家庭中如果出现这种情况，应对其他成员进行筛查，明确高危个体并加以治疗和预防，高危人群是有家族性血脂异常病史的患者，家族性血脂异常是加速冠状动脉粥样硬化的潜在原因。对这类患者应该认真采集病史，详细体格检查，对健康状况作出全面评估，并对患者的工作和生活提出合理化建议。

随着患者年龄的增长，冠心病患者的典型症状会逐渐出现，例如脚踝肿胀、胸痛或劳力性呼吸困难，这些症状都表明随着冠状动脉的逐渐狭窄，心脏功能逐渐降低。心血管疾病的发病率往往在 40 岁之后逐年增加，有的人最初表现可能是急性心肌梗死甚至是猝死。各种危险因素的存在往往会加速疾病的进展，这些因素包括生活习惯，如吸烟、肥胖、摄入乙醇和缺乏运动；慢性疾病，如糖尿病、高血压以及遗传因素导致的家族倾向等。在个人的风险评估和管理中，所有的因素都应该被评估和考虑。

在常规筛查项目中，有越来越多的项目针对冠状动脉病变引起的心脏疾病检测。一些健康体检可对各种危险因素进行筛查，而且这些筛查越来越受到国家和个人的重视。绝大多数危险因素是可以进行人为干预的，如改变生活方式和使用降胆固醇药，以及降压药的治疗等。

（王立祥）

第三节　心血管疾病的表现

病史采集

（一）病史采集的重要性

病史的完整性和准确性对于临床诊治具有非常重要的意义，每一个医生都应该熟练掌握病史采集。采集的病史包含了疾病的发生、发展、诊治经过、既往健康状态和曾患疾病的信息，对诊断具有重要意义，同时也为后续的治疗方案提供重要依据。如果病史采集不够详细准确，就会使病史资料残缺，导致临床上的漏诊或误诊。而且采集病史会帮助医生与患者之间建立良好的医患关系，有助于后续的诊治工作。

（二）病史采集的原则

1. 建立起有效的交流

每个人的文化水平及对语言的理解存在差异，因此在与不同患者的交流中应注意采用合适的沟通方法。交流过程中应尽量避免医学术语的使用和表达，一些患者不愿承认听不懂医生的提问，从而可能会产生误解。同时，应明确常用医学术语的口语化表达，它们在不同的患者中可能会有不同的意义。

2. 选择合适的采集方式

在采集过程中，应根据患者的叙事特点来调整自己的采集方式。最好选择开放式的问题作为病史采集的开始（例如，"刘先生，您今天来医院主要是因为哪里不舒服吗？"），让患者像讲故事一样叙述病情。如果患者不能给出有意义的回答，那么提出的问题应该更有针对性（例如，"刘先生，您之前有胸痛或者胸闷的感觉吗？"）。

3. 及时进行归纳总结

采集病史的每一部分尤其现病史部分结束时应该及时进行归纳小结，并向患者重复采集到的病史，从而确保采集到的信息无误，让患者了解医生如何理解他的病史，同时也有助于医生对患者的病史进行再次梳理。小结家族史时，对阴性或不复杂的阳性家族史只需进行简短的概括。

（三）详细询问心血管疾病史

心血管系统疾病的病史采集主要围绕心血管系统疾病常见症状展开。心血管系统疾病的典型症状如下：

1. 胸痛

胸痛（chest pain）是患者在心血管科室就诊的最主要原因。胸痛的病因包括心源

Note

性因素和非心源性因素。心血管疾病导致的胸痛常见于冠状动脉粥样硬化性心脏病（心绞痛、心肌梗死）、主动脉夹层、肥厚型心肌病、二尖瓣或主动脉瓣病变、急性心包炎、肺动脉高压等。典型的心绞痛常被描述为弥漫的或局限于胸骨后的压迫感，也可被描述为钝痛或烧灼感，以及部分不能明确表述的胸部不适也可能是心绞痛。疼痛可向颈部、下颌或上臂（左侧多见）放射，可伴有胃肠道症状，如恶心、呕吐、上腹胀痛等，其持续时间常为数分钟至十几分钟，多为 3 ~ 5 min。心绞痛常在体力活动或情绪激动时发作，典型的心绞痛可在相似的情况下反复发生，休息或含服硝酸甘油后可缓解。然而许多心肌缺血的患者缺乏典型的心绞痛症状，尤其是女性和糖尿病患者。急性心肌梗死的疼痛特点与典型的心绞痛类似，但更加严重，休息时也可发作频繁，持续时间更长，可达数十分钟，一旦疼痛时间持续 20 min 左右或舌下含服硝酸甘油后只能暂时缓解甚至不能缓解，应警惕急性心肌梗死的发生。

另一种在心脏病患者中出现的胸痛是炎症性胸痛，这种胸痛常出现在心包炎和心肌炎，炎症性胸痛通常表现为局部的锐痛。严重的撕裂样或劈裂样胸部和（或）后背痛伴有血压迅速升高，高度提示急性主动脉综合征，如主动脉夹层。呼吸系统疾病所致胸痛，主要是胸膜性胸痛，最常见的疾病有肺栓塞、肺炎、胸膜炎、气胸、肿瘤等。

2. 呼吸困难

呼吸困难（气促）（dyspnea）是心血管疾病患者另一个常见症状。心源性呼吸困难主要是由左心和（或）右心衰竭引起，尤其是左心衰竭时呼吸困难更为严重。引起左心衰竭的心血管疾病包括风湿性心脏病、高血压性心脏病、冠状动脉粥样硬化性心脏病等。左心衰竭引起的呼吸困难常为混合性呼吸困难，活动时呼吸困难出现或加重，休息时减轻或消失，卧位明显，坐位或立位时减轻，故而当患者病情较重时，往往被迫采取半坐位或端坐呼吸。左心衰竭患者可在两肺底部或全肺出现湿啰音。应用利尿药、血管扩张剂及正性肌力药物改善左心功能后呼吸困难症状会随之好转。急性左心衰竭时常可出现夜间阵发性呼吸困难，表现为夜间睡眠中突感胸闷气急，被迫坐起，可有面色发绀、大汗、咳粉红色泡沫痰。右心衰竭严重时也可引起呼吸困难，其主要原因为体循环淤血。临床上主要见于慢性肺源性心脏病、某些先天性心脏病或由左心衰竭发展而来。

3. 心悸

心悸（palpitation）是自我感觉到心脏跳动快而强，可伴有恐慌感，不能自主控制。如果一个人因为感到心悸而就诊，那么采集病史时的关键点就是何时开始发作、何时结束发作和有无规律。窦性心动过速一般是逐渐发作、逐渐停止。阵发性心律失常的特征是突发突止。异位搏动只是偶尔的不规律搏动，大多数搏动的间歇期是正常的；二联律和三联律更倾向于不规则的节律；心房颤动的特征是心律绝对不齐。

4. 头晕和晕厥

头晕（dizziness）和晕厥（意识丧失）（syncope）也是心血管疾病患者的常见症状之一。该症状在心律失常（快速性心律失常和缓慢性心律失常均可）、主动脉瓣或二尖瓣狭窄和肥厚型心肌病等患者中常见。运动过程中或运动后出现晕厥提示左心室搏出量减少；心悸伴有晕厥提示病因可能为快速性心律失常；晕厥伴有头晕、恶心、出汗则提示可能是心脏神经原性晕厥，如血管迷走性晕厥；而恶性心律失常则可引起晕厥，其特征主要包括症状无预警、突然出现晕厥、长时间意识丧失，以及晕厥后意外受伤等。

5. 其他病史

非心血管系统的病史信息在心血管系统疾病的病史采集中也占有重要的地位。心血管疾病可以有心外表现，非心血管疾病也会存在心血管系统的影响。例如阻塞性睡眠呼吸暂停综合征（OSAS）等非心源性症状在心血管系统疾病患者尤其是高血压患者中十分常见。

另一个在病史采集过程中经常被忽视的部分是患者的用药情况。在部分病例中，患者的主要不适是与之前用药的药物不良反应相关。例如由于使用他汀类药物引起的肌痛，或者是由于使用硝酸酯类药物引起的头痛等。因此医生在诊断过程中需注意患者症状是否为药物不良反应，应当详细询问患者使用药物情况以及使用过程中是否有换药、调整剂量等。

（宋　铭　提　蕴）

第二章　心的形态学基础

第一节　心的位置、外形及体表投影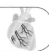

心是一个中空的肌性纤维性器官,形似倒置的、前后稍扁的圆锥体,周围裹以心包,斜位于胸腔中纵隔内。国人成年男性正常心脏重量 230 ～ 330 g,女性 208 ～ 310 g,但可因年龄、身高、体重和体力活动等因素不同而有所差异。

一、心的位置

心约 2/3 位于正中线的左侧,1/3 位于正中线的右侧(图 2-1-1),前方对向胸骨体和第 2 ～ 6 肋软骨;后方平对第 5 ～ 8 胸椎;两侧与胸膜腔和肺相邻;上方连出入心的大血管;下方邻膈。心的长轴自右肩斜向左肋下区,与身体正中线成 45°。

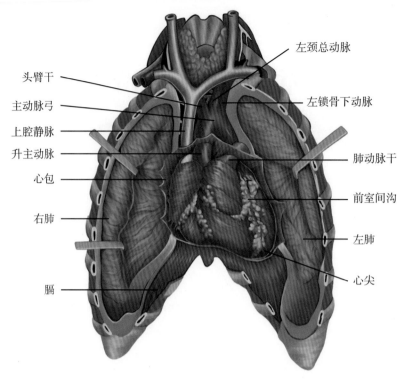

左颈总动脉
头臂干
主动脉弓
上腔静脉
升主动脉
心包
右肺
膈
左锁骨下动脉
肺动脉干
前室间沟
左肺
心尖

图 2-1-1 心的位置

二、心的外形

心可分为一尖、一底、两面、三缘，表面上有 4 条沟（图 2-1-2、图 2-1-3）。

心尖（cardiac apex）圆钝、游离，由左心室构成，朝向左前下方，与左胸前壁接近，在左侧第 5 肋间隙锁骨中线内侧 1 ~ 2 cm 处可扪及心尖搏动。

心底（cardiac base）朝向右后上方，主要由左心房和小部分的右心房构成。上、下腔静脉分别从上、下注入右心房；左、右肺静脉分别从两侧注入左心房。

心的胸肋面（前面）朝向前上方，大部分由右心房和右心室构成，一小部由左心耳和左心室构成（图 2-1-2）。胸肋面上部可见起于右心室的肺动脉干行向左上方，起于左心室的升主动脉在肺动脉干后方向右上方走行。膈面（下面）几呈水平位，朝向下方并略朝向后，隔心包与膈毗邻，大部分由左心室、一小部由右心室构成。

心的下缘（锐缘）介于膈面与胸肋面之间，接近水平位，由右心室和心尖构成。左缘（纯缘）居胸肋面与肺面之间，绝大部分由左心室构成，仅上方一小部分由左心耳参与。右缘不明显，由右心房构成。心左、右缘形态圆钝，无明确的边缘线。

心表面有 4 条沟可作为 4 个心腔的表面分界。冠状沟（coronary sulcus），又称房室沟，几呈冠状位，近似环形，前方被肺动脉干所中断，该沟为右上方的心房和左下方的心室的表面的分界。前室间沟（anterior interventricular groove）和后室间沟（posterior interventricular groove）分别在心室的胸肋面和膈面，从冠状沟走向心尖的右侧，它们分别与室间隔的前、下缘一致，是左、右心室在心表面的分界。前、后室间沟在心尖右侧的汇合处稍凹陷，称心尖切迹（cardiac apical incisure）。冠状沟和前、后室间沟

Note

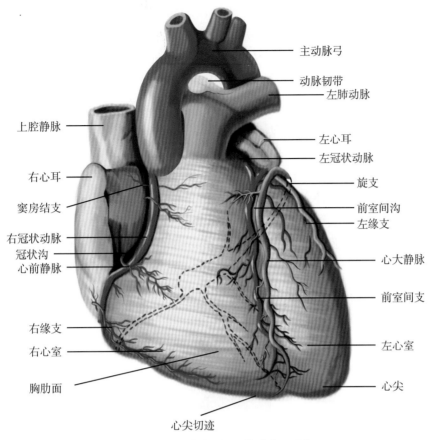

主动脉弓
动脉韧带
左肺动脉
上腔静脉
左心耳
右心耳
左冠状动脉
窦房结支
旋支
右冠状动脉
前室间沟
冠状沟
左缘支
心前静脉
心大静脉
右缘支
前室间支
右心室
左心室
胸肋面
心尖
心尖切迹

图 2-1-2　心的外形和血管（前面观）

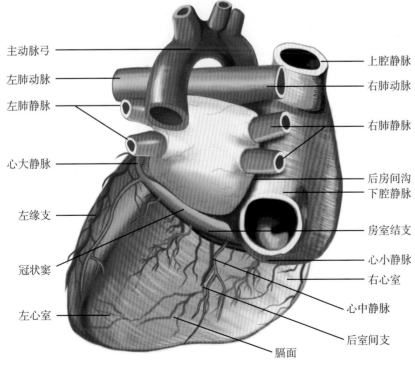

主动脉弓
上腔静脉
左肺动脉
右肺动脉
左肺静脉
右肺静脉
心大静脉
后房间沟
下腔静脉
左缘支
房室结支
冠状窦
心小静脉
右心室
左心室
心中静脉
后室间支
膈面

图 2-1-3　心的外形和血管（后下面观）

Note

内被冠状血管和脂肪组织等填充,在心表面沟的轮廓不清。后房间沟在心底,右心房与右上、下肺静脉交界处的浅沟,与房间隔后缘一致,是左、右心房在心表面的分界。后房间沟、后室间沟与冠状沟的相交处称房室交点(crux),是心表面的一个重要标志。此处是左、右心房与左、右心室在心后面相互接近之处,其深面有重要的血管和神经等结构。由于在此处冠状沟左侧高于右侧,后房间沟偏右,而后室间沟偏左,故房室交点不是一个十字交点,而应视为是一个区域。

三、心的体表投影

心外形的体表投影个体差异较大,也可因体位而有变化,通常采用 4 点连线法来确定。①左上点:于左侧第 2 肋软骨的下缘,距胸骨侧缘约 1.2 cm 处。②右上点:于右侧第 3 肋软骨上缘,距胸骨侧缘约 1 cm 处。③右下点:于右侧第 7 胸肋关节处。④左下点:于左侧第 5 肋间隙,距前正中线 7 ~ 9 cm。左、右上点连线为心的上界,下点连线为心的下界;右上点与右下点之间微向右凸的弧形连线为心的右界,微向左凸的弧形连线为心的左界(图 2-1-4)。

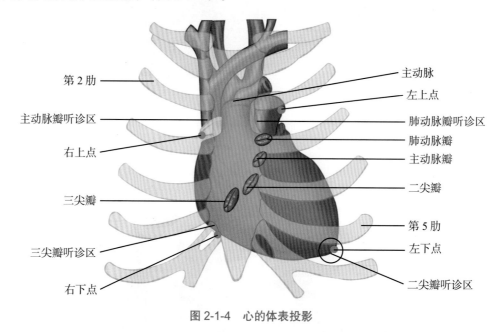

图 2-1-4　心的体表投影

（刘　真）

第二节 心的各腔

心被心间隔分为左、右两半心，左、右半心各分成左、右心房和左、右心室 4 个腔，同侧心房和心室借房室口相通。

一、右心房

右心房（right atrium）（图 2-2-1）位于心的右上部，壁薄而腔大，可分为前、后两部。两者之间以位于上、下腔静脉口前缘间，上下纵行于右心房表面的界沟（sulcus terminalis）为界。在腔面，与界沟相对应纵行肌隆起为界嵴（crista terminalis），其横部起自上腔静脉口前内方的房间隔，横行向外至上腔静脉口前外面，移行于界嵴垂直部，后者与下腔静脉瓣相续。

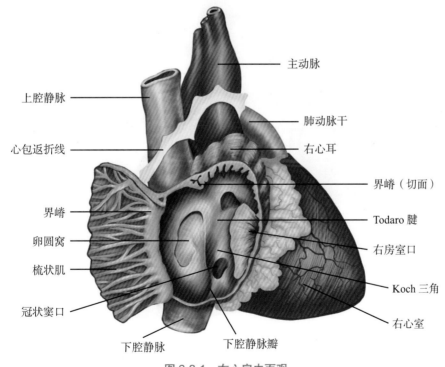

图 2-2-1 右心房内面观

右心房前部为固有心房，其内面有许多大致平行排列的肌束，称为梳状肌，起自界嵴，向前外方走行，止于右房室口。梳状肌之间心房壁较薄。在心耳处，肌束交错成网。

右心房后部为腔静脉窦，内壁光滑，无肌性隆起。内有上、下腔静脉口和冠状窦口。上腔静脉口（orifice of superior vena cava）开口于腔静脉窦的上部，下腔静脉口（orifice of inferior vena cava）开口于腔静脉窦的下部。在下腔静脉口的前缘有下腔静脉瓣（Eustachian 瓣）。冠状窦口（orifice of coronary sinus）位于下腔静脉口与右房室口之间，相当于房室交点的深面。窦口后缘有冠状窦瓣（Thebesian 瓣），出现率为70%。此外，在右心房的许多部位还可见一些直径小于 0.5 mm 的小孔，为心最小静脉的开口。

右心房内侧壁的后部主要由房间隔形成。房间隔右侧面中下部有一卵圆形凹陷，称为卵圆窝（fossa ovalis），为胚胎时期卵圆孔闭合后的遗迹，此处薄弱，是房间隔缺损的好发部位，也是从右心房进入左心房心导管穿刺的理想部位。房间隔前上部的右心房内侧壁，由主动脉窦向右心房凸起而成主动脉隆凸，为心导管术的一个标志。

右心房的前下部为右房室口，右心房的血液由此流入右心室。

二、右心室

右心室（right ventricle）（图 2-2-2）位于右心房的前下方，直接位于胸骨左缘第 4、5 肋软骨的后方。

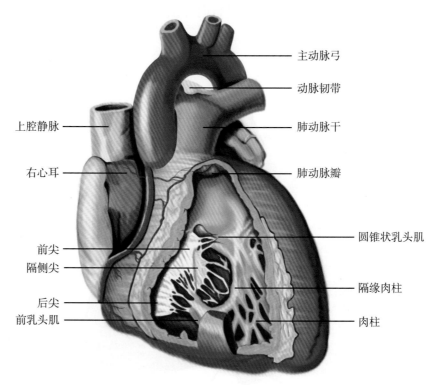

图 2-2-2　右心室内部结构

右心室腔被一弓形肌性隆起，即室上嵴（supraventricular crest）分成后下方的右心室流入道（窦部）和前上方的流出道（漏斗部）两部分。

右心室流入道，又称固有心腔，从右房室口延伸至右心室尖。腔面凸凹不平，室壁有许多纵横交错的肌性隆起，称肉柱（trabeculae carneae）。基部附着于室壁，尖端突入心室腔的锥体形肌隆起，称乳头肌（papillary muscles）。右心室乳头肌分前、后、隔侧 3 群，乳头肌尖端发出腱索连于三尖瓣前乳头肌根部，有一条肌束横过室腔至室间隔的下部，称隔缘肉柱（septomarginal trabecula）（节制索），形成右心室

Note

流入道的下界，有防止心室过度扩张的功能。右心室流入道的入口为右房室口（right atrioventricular orifice），呈卵圆形，其周围由致密结缔组织构成的三尖瓣环围绕。三尖瓣（tricuspid valve）即右房室瓣（right atrioventricular valve），基底附着于三尖瓣环，瓣膜游离缘垂入室腔。瓣膜被 3 个深陷的切迹分为 3 片近似三角形的瓣叶，按其位置分别称前尖、后尖和隔侧尖，两个相邻瓣尖之间的瓣膜组织称为连合。三尖瓣的游离缘和室面借腱索连于乳头肌。当心室收缩时，由于三尖瓣环缩小及血液推动，使三尖瓣紧闭，因乳头肌收缩和腱索牵拉，使瓣膜不致翻向心房，从而防止血液反流入右心房。三尖瓣环、瓣尖、腱索和乳头肌在结构和功能上是一个整体，称三尖瓣复合体（tricuspid valve complex）。它们共同保证血液的单向流动，其中任何一部分结构损伤，将会导致血流动力学上的改变。

右心室流出道，又称动脉圆锥（conus arteriosus）或漏斗部，位于右心室前上方，内壁光滑无肉柱，呈锥体状，其前壁为右心室前壁，内侧壁为室间隔，下界为室上嵴。右心室流出道上端借肺动脉口（orifice of pulmonary trunk）通肺动脉干。肺动脉口周缘有 3 个彼此相连的半月形纤维环为肺动脉环，环上附有 3 个半月形的肺动脉瓣（pulmonary valve），瓣膜游离缘朝向肺动脉干方向，其中点的增厚部分称为半月瓣小结。肺动脉瓣与肺动脉壁之间的袋状间隙名肺动脉窦。当心室收缩时，血液冲开肺动脉瓣进入肺动脉干，当心室舒张时，肺动脉窦被倒流的血液充盈，使 3 个瓣膜相互靠拢，肺动脉口关闭，阻止血液反流入心室。

三、左心房

左心房（left atrium）（图 2-2-3）位于右心房的左后方，构成心底的大部，是 4 个心腔中最靠后的一个腔。前方有升主动脉和肺动脉，后方与食管相毗邻。根据胚胎发育来源，左心房亦可分为前部的左心耳（left auricle）和后部的左心房窦。

左心耳较右心耳狭长，壁厚，边缘有几个深陷的切迹。突向左前方，覆盖于肺动脉干根部左侧及左侧半冠状沟前部。左心耳内壁有梳状肌，凹凸不平。

左心房窦又称固有心房，腔面光滑，其后壁两侧各有一对肺静脉开口，开口处无静脉瓣，但心房肌可围绕肺静脉延伸 1 ~ 2 cm，具有括约肌样作用。左心房窦前下部借左房室口（left atrioventricular orifice）通左心室。

四、左心室

左心室（left ventricle）（图 2-2-3）位于右心室的左后方，呈圆锥形。左心室壁厚约是右心室壁厚的 3 倍。左心室腔以二尖瓣前尖为界分为左后方的左心室流入道和右前方的流出道两部分。

左心室流入道又称为左心室窦部，入口为左房室口，口周围的致密结缔组织环为二尖瓣环。二尖瓣（mitral valve）即左房室瓣（left atrioventricular valve），基底附于二尖瓣环，游离缘垂入室腔。瓣膜被两个深陷的切迹分为前尖和后尖。与两切迹相对处，前、后尖融合，称前外侧连合和后内侧连合。二尖瓣前、后尖借助腱索附着于乳头肌上。左心室乳头肌较右心室者粗大，分为前乳头肌（anterior papillary muscle）和后乳头肌

（posterior papillary muscle）两组。二尖瓣环、瓣尖、腱索和乳头肌在结构和功能上是一个整体，称二尖瓣复合体（mitral complex），其功能是心室收缩时防止血液逆流。

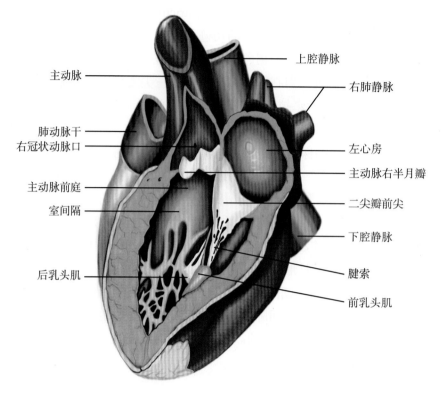

主动脉

肺动脉干
右冠状动脉口

主动脉前庭
室间隔

后乳头肌

上腔静脉

右肺静脉

左心房

主动脉右半月瓣

二尖瓣前尖

下腔静脉

腱索

前乳头肌

图 2-2-3　左心房和左心室

　　左心室流出道，又称主动脉前庭（aortic vestibule）、主动脉圆锥或主动脉下窦，为左心室的前内侧部分，位于室间隔上部和二尖瓣前尖之间，室间隔构成流出道的前内侧壁，二尖瓣前尖构成后外侧壁。此部室壁光滑无肉柱，缺乏伸展性和收缩性。流出道的上界为主动脉口（aortic orifice），位于左房室口的右前方，其周围的纤维环上附有 3 个半月形的瓣膜，称主动脉瓣（aortic valve）。每个瓣膜相对的主动脉壁向外膨出，半月瓣与主动脉壁之间的袋状间隙称主动脉窦（aortic sinus）。通常将主动脉窦命名为主动脉右窦、主动脉左窦和主动脉后窦。

（刘　真）

第三节　心的结构

一、心纤维支架

心纤维支架（fibrous skeleton of heart），又称心纤维骨骼，位于左、右房室口和主、肺动脉口周围，由致密结缔组织构成，质地坚韧且富有弹性，为心肌和心瓣膜的附着处，在心肌运动中起支持和稳定作用。心脏纤维支架（图2-3-1、图2-3-2）主要包括左、右纤维三角、4个瓣膜环（主动脉瓣环、肺动脉瓣环、二尖瓣环和三尖瓣环）、圆锥韧带、瓣膜间隔和室间隔膜部等。心脏纤维支架随着年龄的增长可发生钙化甚至骨化。

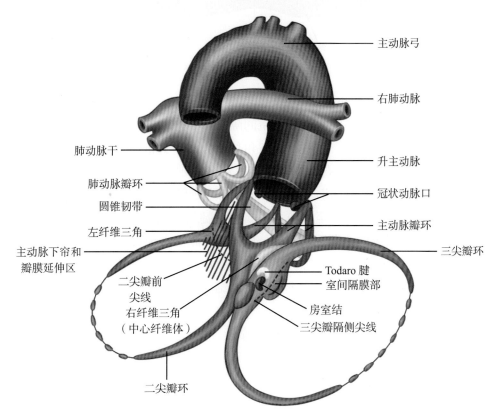

图 2-3-1　心纤维支架

左纤维三角（left fibrous triangle）（图2-3-1、图2-3-2），位于主动脉左瓣环与二尖瓣环之间，呈三角形，体积较小，其前方与主动脉左瓣环相连，向后方发出纤维带，与右纤维三角发出的纤维带共同形成二尖瓣环。左纤维三角位于二尖瓣前外连合之前，外侧与左冠状动脉旋支相邻近，是二尖瓣手术时的重要标志，也是易于损伤冠状动脉的部位。

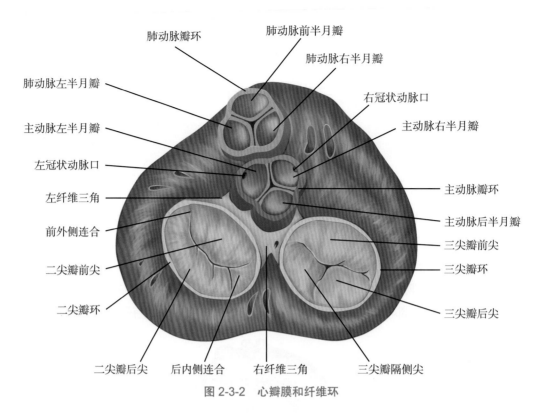

图 2-3-2　心瓣膜和纤维环

右纤维三角（right fibrous triangle）（图 2-3-1、图 2-3-2），位于二尖瓣环、三尖瓣环和主动脉后瓣环之间，向下附着于室间隔肌部，向前逐渐移行为室间隔膜部，略呈三角形或前宽后窄的楔形。因右纤维三角位于心的中央部位，又称为中心纤维体，其前面与室间隔膜部相延续。右纤维三角向后发出一圆形结缔组织束，称 Todaro 腱（图2-2-1、图 2-3-1），位于右心房心内膜深面，向上延续于房间隔，经右心房卵圆窝与冠状窦口之间的心内膜下，伸至下腔静脉瓣。该腱与冠状窦口前内侧缘、三尖瓣的隔侧尖（瓣）附着线围成的三角形，称 Koch 三角。此三角前部心内膜下方有房室结，是心内直视手术时定位的重要标志。房室束穿过中心纤维体的右上面，行向下，在室间隔膜部与肌部交界处离开中心纤维体。当结缔组织变性硬化时，可压迫房室束，造成房室传导阻滞。

二尖瓣环、三尖瓣环和主动脉瓣环彼此靠近，肺动脉瓣环位置较高，借圆锥韧带（又称漏斗腱）与主动脉瓣环相连。主动脉瓣环和肺动脉瓣环各由 3 个弧形瓣环首尾连接而成，位于 3 个半月瓣的基底部。主动脉左、后瓣环之间的三角形致密结缔组织板，称瓣膜间隔（intervalvular septum），也称主动脉下隔，向下与二尖瓣前瓣相连续，同时向左延伸连接左纤维三角，向右与右纤维三角相连。

二、心间隔

心间隔把心分隔为容纳动脉血的左半心和容纳静脉血的右半心，它们之间互不相通。左、右心房之间为房间隔，左、右心室之间为室间隔，右心房与左心室之间为房室隔。

房间隔（interatrial septum），又名房中隔，位于左、右心房之间（图 2-3-3、图 2-3-4），向左前方倾斜，由两层心内膜中夹心房肌纤维和结缔组织构成。房间隔右侧面中下部

Note

有卵圆窝，是房间隔最薄弱处。

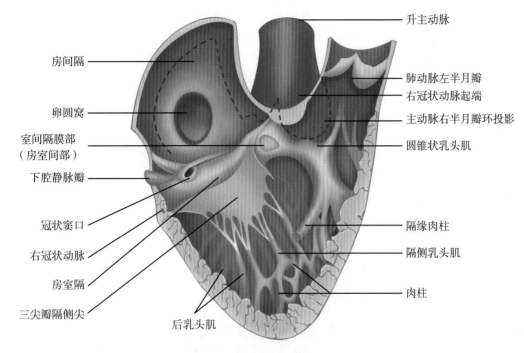

图 2-3-3　房间隔与室间隔（右面）

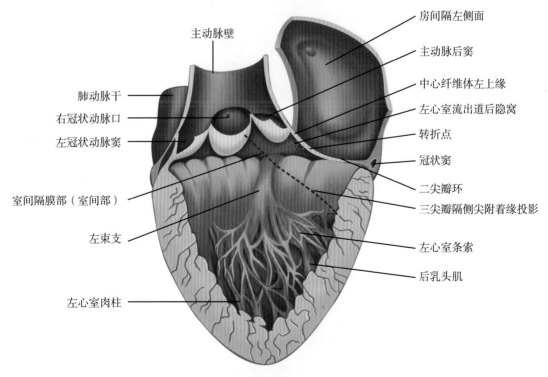

图 2-3-4　房间隔与室间隔（左面）

室间隔（interventricular septum），又名室中隔，位于左、右心室之间（图 2-3-3、图 2-3-4），其前、后缘分别对应前、后室间沟，分为肌部和膜部。肌部占室间隔的大部分，主要由心肌纤维和其两侧的心内膜构成，其左侧面心内膜深面有左束支及其分支通过，

Note

在右侧有右束支通过。膜部是室间隔上部一小的卵圆形区域，即心房与心室交界部位，为胚胎时期室间孔闭合而成，由致密结缔组织和两侧的心内膜构成。膜部上界为主动脉右瓣和后瓣下缘，下界为室间隔肌性部的上缘。膜部右侧面有三叶瓣的隔侧尖（瓣）附着，其后上部位于右心房与左心室之间，称房室部；前下部位于左、右心室之间，称室间部，室间隔缺损多发生在此处。膜部的后下缘有房室束通过，下缘与肌部之间为房室束的分叉部。

房室隔（atrioventricular septum），为房间隔和室间隔之间的过渡、重叠区域（图 2-3-5、图 2-3-6）。其上界为间隔上的二尖瓣环，下界为三尖瓣隔侧尖附着缘；前界右侧为室上嵴，左侧为主动脉右瓣环；后界为冠状窦口前缘至隔侧尖的垂线。房室隔右侧面全部属于右心房，左侧面则属于左心室流入道后部和流出道前部，呈前窄后宽的三角形。房室隔前部的膜部后下缘处主要有房室束，它与隔侧瓣尖附着缘相交叉；在前部后端，中心纤维体的右侧有房室结。在房室隔的后部，左侧有二尖瓣环和

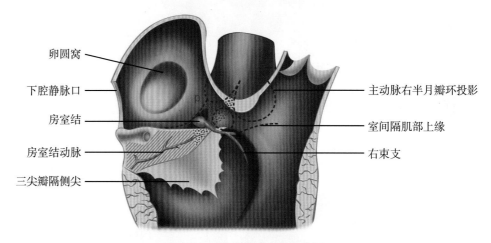

图 2-3-5　房室隔右侧面示意图

P. 转折点；点区 . 房室隔前部；斜线区 . 房室隔后部

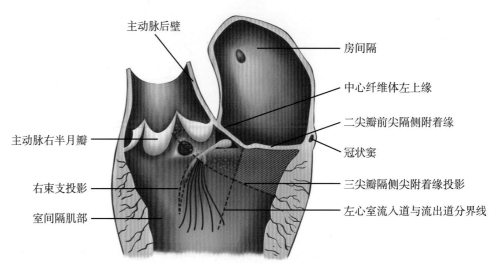

图 2-3-6　房室隔左侧面示意图

P. 转折点；点区 . 房室隔前部；斜线区 . 房室隔后部

室间隔肌肉，右侧有薄层右心房肌，在左右两侧的肌肉之间有一较大的疏松组织间隙，内有房室结动、静脉，神经纤维束，少量神经节细胞和过渡性的、少量分散的心肌纤维。此外，房室副束（Kent 纤维）亦可通过房室隔。

三、心壁的组织学结构

心脏是一个中空肌性器官，心壁由 3 层构成，由内向外依次是心内膜、心肌膜和心外膜（图 2-3-7）。

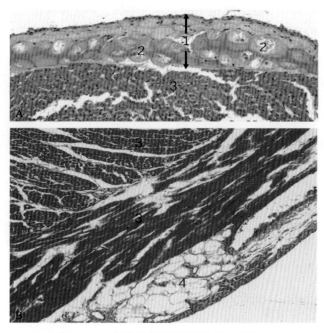

图 2-3-7　心壁光镜图（HE 染色，低倍）

A. 心内膜和心肌膜；B. 心肌膜和心外膜

1. 心内膜；2. 浦肯野纤维；3. 心肌膜；4. 心外膜

（一）心内膜

心内膜（endocardium）由内皮、内皮下层和心内膜下层构成，覆盖在心腔的内面并参与形成瓣膜和腱索。内皮（endothelium）薄而光滑，利于血液流动，覆盖于各心腔的内面，与大血管的内皮相连续。内皮下为内皮下层（subendothelial layer），由结缔组织构成，还有少量平滑肌，尤以室间隔处为多。内皮下层与心肌膜之间为心内膜下层（subendocardial layer），由疏松结缔组织组成，含小血管和神经，心室的心内膜下层还有心脏传导系统的分支，即浦肯野纤维。

（二）心肌膜

心肌膜（myocardium）是心壁中最厚的一层，在心房较薄，在心室较厚，在左心室最厚。心肌膜主要由心肌细胞（cardiac muscle cell）（呈长纤维形，又称心肌纤维，cardiac muscle fiber）构成。心肌纤维多集合成束，肌束间有较多的结缔组织和丰富的毛细血管，在心肌损伤局部修复时，结缔组织中的成纤维细胞数量明显增多，而心肌纤维的再生能力非常低。

1. 心肌纤维的光镜结构

心肌纤维呈不规则的短圆柱状，有分支并互相连接成网。两条心肌纤维的连接处称闰盘（intercalated disk），在苏木精－伊红染色标本中，闰盘呈着色较深的阶梯状粗线（图 2-3-8）。心肌纤维的细胞质称肌质，在肌质中有沿肌纤维长轴平行排列的细丝样肌原纤维。每条肌原纤维上都有明暗相间的带，各条肌原纤维的明带和暗带都准确地排列在同一平面上，因而在心肌纤维纵切面上可见明暗相间的周期性横纹。心肌纤维的细胞核呈卵圆形，位于细胞中央，多为单核，少数为双核；心肌纤维肌质丰富，含丰富的线粒体和糖原及少量脂滴和脂褐素，脂褐素随着年龄的增长而增多。

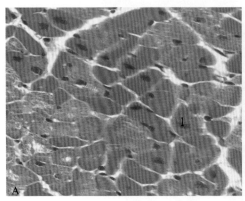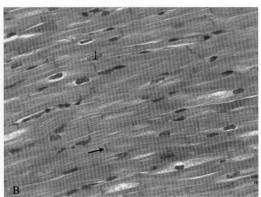

图 2-3-8　心肌纤维光镜图（HE 染色，低倍）

A. 横切面；B. 纵切面；1. 心肌细胞核；箭头示闰盘

2. 心肌纤维的超微结构

（1）肌节（sarcomere）：肌原纤维由粗、细肌丝沿长轴排列形成，呈明、暗相间的条带状。明带又称 I 带，中央有一条深色的 Z 线，细肌丝固定在 Z 线上。暗带又称 A 带，中央有一条浅色窄带，称 H 带，H 带中央有一条深色的 M 线，粗肌丝由 M 线固定（图 2-3-9、图 2-3-10）。相邻两条 Z 线之间的一段肌原纤维称肌节，每个肌节由 1/2I 带 +A 带 +1/2I 带构成，肌节是心肌纤维结构和功能的基本单位，心肌收缩与舒张的实质是肌节的缩短与伸长。

（2）粗肌丝和细肌丝：粗肌丝（thick filament）和细肌丝（thin filament）形成粗细不等、界限不太明显的肌原纤维。粗肌丝主要由肌球蛋白构成，肌球蛋白（myosin）分子形如豆芽，分头和杆两部分，在头和杆的连接点及杆上有两处类似关节，可以屈动。肌球蛋白分子平行排列，集合成束，组成一条粗肌丝。分子尾端朝向 M 线，头部朝向 Z 线，并突出于粗肌丝表面，形成电镜下的横桥（cross-bridge）（图 2-3-10）。肌球蛋白的横桥端由连接蛋白（connectin）或肌联蛋白（titin）固定在肌节的 Z 线上。连接蛋白具有黏性和弹性，除发挥固定肌球蛋白的作用外，还使心肌具有黏弹性，不仅保证肌节不易被过度拉长，还能产生弹性回缩力，形成心室舒张初期抽吸力的主要因素。细肌丝由肌动蛋白（actin）、原肌球蛋白（tropomyosin，Tm）和肌钙蛋白（troponin，Tn）三种蛋白构成，肌动蛋白单体为球形，彼此连接成串珠状，并形成双股螺旋链，每个肌动蛋白单体都有一个可与肌球蛋白头部相结合的位点，但在肌纤

Note

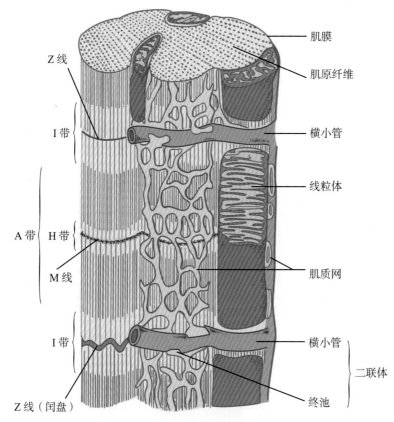

图 2-3-9　心肌纤维超微结构立体模式

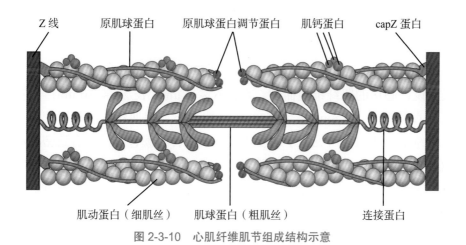

图 2-3-10　心肌纤维肌节组成结构示意

维处于非收缩状态时，该位点被原肌球蛋白掩盖。原肌球蛋白是由两条多肽链相互缠绕形成的双股螺旋链分子，首尾相连，嵌于肌动蛋白双股螺旋链的浅沟内。肌钙蛋白附着于原肌球蛋白分子上，由肌钙蛋白 T（TnT）、肌钙蛋白 I（TnI）及肌钙蛋白 C（TnC）三种球形亚单位构成，TnC 可与 Ca^{2+} 结合进而引起肌丝滑行（图 2-3-10）。

（3）横小管（transverse tubule）：肌膜（心肌纤维的细胞膜称肌膜）向肌质内凹陷形成的管状结构，其走向与肌纤维长轴垂直，口径较粗，位于肌节的 Z 线水平，利于兴奋的传导（图 2-3-9）。

（4）肌质网（sarcoplasmic reticulum）：是肌纤维内特化的滑面内质网，与 Ca^{2+}

的贮存和释放密切相关。肌质网纵行包绕在肌原纤维周围，大部分走行方向与心肌纤维的长轴一致，故又称纵小管。其末端略膨大，称终池，终池少而小，多见横小管与一侧的终池形成二联体（图 2-3-9）。

（5）闰盘：闰盘的横向部分位于肌节的 Z 线水平，有黏着小带和桥粒，起牢固的连接作用；纵位部分为缝隙连接（gap junction），利于心肌纤维间化学信息的交换和电冲动的传导，使整个心肌收缩、舒张同步化，成为功能上的统一体（图 2-3-11）。

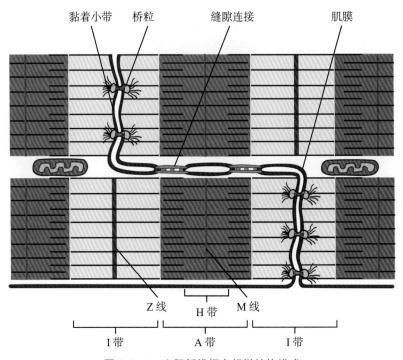

图 2-3-11　心肌纤维闰盘超微结构模式

一般来说，心房的肌纤维短而细，直径 6 ~ 8 μm，长 20 ~ 30 μm；心室的肌纤维粗而长，直径 10 ~ 15 μm，长约 100 μm。电镜下心房肌纤维中横小管很少，在部分心房肌纤维的肌质内，可见电子密度比较高的一种有膜包裹的、有致密核心的分泌颗粒，直径 0.3 ~ 0.4 μm，称心房特殊颗粒（specific atrial granule）。颗粒内含心房钠尿肽（又称心房利尿钠肽，atrial natriuretic polypeptide，ANP），简称心房肽或心钠素，具有很强的利尿、排钠、扩张血管和降血压作用。

心肌纤维呈螺旋状排列，大致分为内纵、中环、外斜 3 层（图 2-3-7）。心房肌和心室肌分别附着在心纤维性支架（心骨骼）的上方和下方，两部分并不相连（图 2-3-1）。

（三）心外膜

心外膜（epicardium）是心包膜的脏层，其结构为浆膜。它的表面为间皮，间皮下面是薄层结缔组织，与心肌膜相连。心外膜中含血管、弹性纤维和神经纤维，并常有脂肪组织（图 2-3-7）。心包膜的壁层衬贴于心包内面，也是浆膜，与心外膜相连续。壁、脏两层之间为心包腔，腔内有少量液体，减少壁、脏层间的摩擦，利于心脏搏动。患心包炎时，两层可粘连在一起，使心包腔阻塞，心脏搏动受限（详见第二章第四节）。

（四）心瓣膜

在心脏的房室口和动脉口处分别有二尖瓣、三尖瓣、主动脉瓣和肺动脉瓣，统称为心瓣膜（cardiac valve），是心内膜向心腔内突出而成的薄片状结构，与心骨骼的纤维环相连（图 2-3-2）。瓣膜表面为内皮，内部为致密结缔组织，基部可见少量平滑肌（图 2-3-12）。其功能为防止血液逆流。疾病侵犯瓣膜时，其内胶原纤维增生，使瓣膜变硬、变短或变形，还可发生瓣膜的粘连，使瓣膜不能正常地关闭和开放，影响血液的循环（图 2-3-13）。

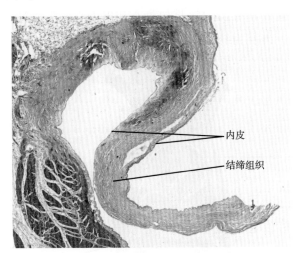

图 2-3-12　正常心瓣膜光镜图（HE 染色，低倍）

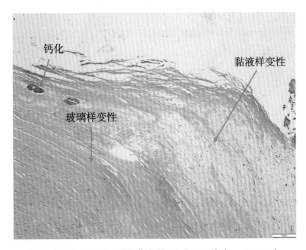

图 2-3-13　病变心瓣膜光镜图（HE 染色，100X）

（王富武）

第四节 心 包

一、心包的结构

心包（pericardium）（图2-4-1）是包裹心和出入心的大血管根部的圆锥形纤维浆膜囊，分内、外两层，外层为纤维心包，内层是浆膜心包。

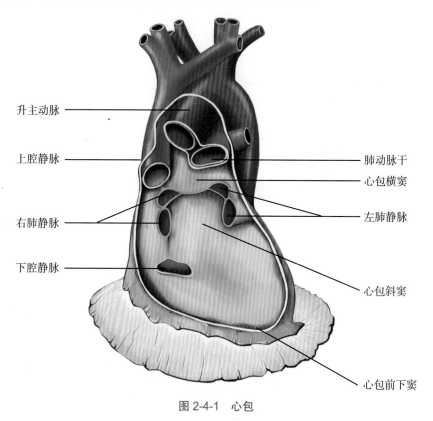

图 2-4-1 心包

纤维心包（fibrous pericardium）由坚韧的纤维性结缔组织构成，上方包裹出入心的升主动脉、肺动脉干、上腔静脉和肺静脉的根部，并与这些大血管的外膜相延续，下方与膈中心腱愈着。

浆膜心包（serous pericardium）位于心包囊的内层，分脏、壁两层。壁层衬贴于纤维性心包的内面，与纤维心包紧密相贴；脏层包于心肌的表面，称为心外膜。脏、壁两层在出入心的大血管的根部互相移行，两层之间的潜在的腔隙称心包腔（pericardial cavity），内含少量浆液起润滑作用。

在心包腔内，浆膜心包脏、壁两层反折处的间隙，称为心包窦，其中心包横窦（transverse pericardial sinus）为心包腔在主动脉、肺动脉后方与上腔静脉、左心房前壁前方间的间隙。心直视手术需阻断主动脉和肺动脉血流时，可在此间隙钳夹这两大

Note

血管。心包斜窦（oblique pericardial sinus）为位于左心房后壁，左右肺静脉、下腔静脉与心包后壁之间的心包腔。其形状似口向下的盲囊，上端闭锁，下端为连于心包腔本部的开口，稍偏左。心包前下窦（anterior inferior sinus of pericardium）位于心包腔的前下部，心包前壁与膈之间的交角处，由心包前壁移行至下壁所形成。人体直立时，该处位置最低，心包积液常存于此窦中，是心包穿刺比较安全的部位。

二、心包积液

心包积液（pericardial effusion）指心包腔内积聚过多液体（正常心包液为 30 ~ 50 mL），性质可以为浆液性、浆液 - 纤维蛋白性、浆液 - 血性、血性、化脓性、胆固醇性和乳糜性等。导致心包积液的病因含感染（如细菌性、病毒性、结核性等）和非感染因素（如自身免疫疾病、尿毒症、肿瘤转移、出血等）。主要病理生理改变为心包腔内压力增高，心脏舒张受限，致使体静脉回流受阻，心室充盈及排出量减少，继而引起收缩压下降，甚至休克。急性心包积液量较大时可以出现急性心脏压塞而危及生命。

（一）症状

心包积液的临床表现与心包积液的量及产生速度均相关。量不大时患者可以无明显症状或者以原发疾病临床表现为主。当心包积液量逐渐增多时，可以出现胸闷、心悸、呼吸困难、腹胀、水肿等，大量的心包积液可以出现心包填塞。若心包积液为感染因素导致，常伴随发热。

（二）体征

1. 视诊
心尖搏动减弱或消失。缩窄性心包炎患者静脉压明显增高时，吸气时颈静脉扩张更明显，称 Kussmaul 征。

2. 触诊
心尖搏动减弱或触不到，若能触及则在心相对浊音界内侧。

3. 叩诊
心浊音界向两侧扩大，并随体位改变而变化；卧位时心底部浊音界增宽，坐位则心尖部增宽。

4. 听诊
炎症渗出初期最主要的体征是可在心前区闻及心包摩擦音，当渗液增多时心包摩擦音消失。大量心包积液时，心率较快，心音弱而遥远，偶尔可闻及心包叩击音。

此外，由于心包积液量较大，静脉回流障碍，可出现颈静脉怒张，肝大和肝颈反流征阳性。还可由于左肺受挤压，于左肩胛下区出现语音震颤增强，叩诊浊音，听诊可闻支气管呼吸音，称为 Ewart 征。脉搏细速，脉压减小，且可出现奇脉。

（三）心包积液的实验室检查

正常情况下心包腔内可有 30 ~ 50 mL 液体，起到润滑作用。病理情况下心包腔内液体的增多可以通过超声或 X 射线检查发现，心包积液的实验室检查则有助于明确心包积液的性质从而辅助诊断，指导治疗。

1. 标本采集

在严格无菌条件下，由有经验的医师在超声或射线引导下行心包穿刺术采集心包积液标本。留取 3 份中段积液标本：①置于透明管内观察一般性状和凝固性。②置于抗凝管内（肝素或 EDTA）进行显微镜检查、生物化学检查和免疫学检查。③置于无菌管内进行微生物学检查。标本应在 30 min 内送检，以防止出现细胞变性、自溶、破坏和凝块形成等。

2. 参考区间

健康人心包液难以获得，正常情况下，一般无色、抽出后不凝固，无红细胞，白细胞数极少。

3. 临床意义

（1）一般性状检查：积液量可因病情不同而有很大差别。颜色变化：①草黄色可见于病毒感染或尿毒症引起的积液。②红色提示出血性积液，病因多考虑恶性肿瘤转移、结核感染以及手术或穿刺本身引起的外科出血。③乳白色为胸导管或淋巴管阻塞引起的乳糜性积液。若积液中含纤维蛋白、细菌及组织裂解产物时易出现凝固。

（2）细胞学检查：①红细胞。当积液中红细胞 $> 100 \times 10^9$/L 时，应考虑恶性肿瘤、结核病、创伤或穿刺损伤的可能。②白细胞计数及分类。白细胞数超过 10×10^9/L 见于细菌性、结核性或肿瘤性心包炎；中性粒细胞增多见于细菌性心内膜炎等。③怀疑恶性积液时，离心沉淀涂片 HE 染色检查肿瘤细胞，恶性心包积液最常见于肺癌和乳腺癌，恶性间皮瘤罕见。

（3）化学检查：化脓性积液中葡萄糖含量明显减少，乳酸脱氢酶（LDH）明显升高，癌性和结核性积液时 LDH 中度升高。

（4）免疫学检查：①癌胚抗原（CEA）。当积液中 CEA > 20 μg/L、积液 CEA/血清 CEA 比值 > 1 时，应高度怀疑为癌性积液。②补体。尿毒症引起的心包积液中，C3、C4 等补体成分降低。

（5）微生物学检查：怀疑细菌感染可做细菌培养；疑为结核性积液，可离心取沉淀物涂片、抗酸染色，镜下查找抗酸杆菌，阳性具有诊断意义。现在的二代测序技术也为明确感染性心包积液的病原提供了有力的手段。

4. 应用评价

心包穿刺的主要指征是原因不明的心包积液和心脏压塞，一般通过对心包积液的外观、细胞计数及分类、生化、免疫检查，可初步判定积液的性质，必要时通过肿瘤细胞学、微生物学检验查出肿瘤细胞和病原体可明确诊断。大量心包积液患者通过抽取一定量的积液或放置心包引流管可解除心脏压塞症状，也可在心包腔注入抗菌药物或化疗药物起到治疗作用。

Note

（翟　茜　刘　真）

第五节　心脏的视诊、触诊及叩诊

　　心脏检查是全身体格检查的重要内容，运用视、触、叩、听的检查方法获取心脏信息，可用于初步判定有无心脏疾病，以及心脏病的病因、性质、部位及程度，为临床的诊断及治疗提供依据。本节主要介绍医师需熟练掌握的心脏视、触、叩的基本方法。

　　检查的注意事项：①一般采取仰卧位或坐位。②环境应安静，光线最好是来源于左侧。③受检者应充分袒露胸部，不应隔着衣服听诊。④检查者应手法规范、精力集中。⑤认真做好记录，以便全面分析。

一、视诊

　　心脏视诊要点：检查者站在受检者右侧，首先双眼与受检者胸廓同高，观察心前区是否隆起、凹陷，然后视线与心尖部呈切线位置，观察心尖搏动和心前区有无异常搏动（图 2-5-1）。

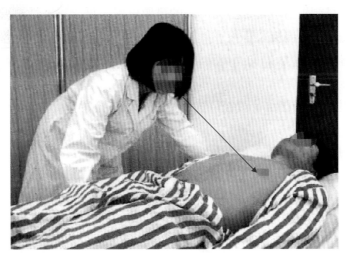

图 2-5-1　心脏视诊

（一）心前区隆起与凹陷

　　1. 正常情况

　　正常人心前区与右侧胸部相应部位对称，无异常隆起及凹陷。

　　2. 异常情况

　　见于：①先天性心脏病引起心脏增大，如法洛四联症、肺动脉瓣狭窄等引起的右室增大时，使发育中的左侧前胸壁受压而向外隆起，常见胸骨下段及胸骨左缘第 3、4、5 肋间的局部隆起。②大量心包积液时，心前区胸壁受挤压而向外膨隆，外观饱满。

（二）心尖搏动

心尖主要由左心室构成，心尖搏动（apical impulse）是心脏收缩时，心尖冲击心前区胸壁对应部位，使局部胸壁向外搏动而形成。

1. 正常心尖搏动

位置在胸骨左缘第 5 肋间，锁骨中线内 0.5 ~ 1.0 cm 处。搏动范围直径为 2.0 ~ 2.5 cm。

2. 心尖搏动的移位

主要指心尖搏动位置、强弱及范围的改变，可受多种生理性和病理性因素的影响。

（1）心尖搏动位置的改变：生理条件下，心尖搏动的位置可因体位的改变和体型不同而有所变化。正常仰卧时，心尖搏动略向上移；左侧卧位时，心尖搏动可向左移 2 ~ 3 cm；右侧卧位时，可向右移 1.0 ~ 2.5 cm；小儿、矮胖体型及妊娠时，心脏呈横位，心尖搏动向上外移位达第 4 肋间；瘦长体型，心脏呈垂位，心尖搏动向下移位达第 6 肋间。病理情况下，心尖搏动位置可发生改变。

1）心脏疾病：①左室增大，心尖搏动向左下移位，可见于主动脉瓣关闭不全等。②右室增大，心尖搏动向左移位，见于二尖瓣狭窄等。③左、右室增大，心尖搏动向左下移位，并可伴有心界向两侧扩大，见于扩张型心肌病等。④右位心，心尖搏动在胸骨右缘第 5 肋间，相当于正常心尖搏动的镜像位置，见于先天性右位心。

2）胸部疾病：①一侧胸腔积液或气胸，可将纵隔推向健侧，心尖搏动向健侧移位；一侧肺不张或胸膜粘连，纵隔向患侧移位，心尖搏动向患侧移动。②胸廓或脊柱畸形时，心脏位置发生改变，心尖搏动亦相应移位。

3）腹部疾病：大量腹水、腹腔巨大肿瘤等，横膈位置升高，心脏呈横位，使心尖搏动位置上移。

（2）心尖搏动强度及范围的变化

1）生理性变化：胸壁肥厚（肥胖、乳房悬垂）或肋间隙狭窄时，心尖搏动减弱，搏动范围减小；胸壁薄（消瘦、儿童）或肋间隙增宽时，心尖搏动强，搏动范围增大。此外，剧烈运动与情绪激动时，心率加快和心搏有力，心尖搏动也可增强。

2）病理性变化：①心尖搏动增强。见于发热、甲状腺功能亢进、严重贫血或左心室肥厚心功能代偿期，由于心肌收缩力增加使心尖搏动增强，范围增大，尤其是左室肥厚时，心尖搏动明显增强。②心尖搏动减弱。见于心肌病变，如急性心肌梗死或扩张型心肌病等导致心肌收缩力下降，心尖搏动减弱；其他心脏因素包括缩窄性心包炎、心包积液，由于心脏与前胸壁距离增加而使心尖搏动减弱；心脏外因素包括左侧大量胸腔积液或气胸、肺气肿时，心尖搏动减弱或消失。③负性心尖搏动（inward impulse）。心脏收缩时，心尖搏动内陷者，称为负性心尖搏动。见于粘连性心包炎，由于心包与周围组织广泛粘连，导致此现象，也称 Broadbent 征。重度右室肥大时，心脏顺钟向转位，左心室向后移位，也可出现负性心尖搏动。

Note

（三）心前区异常搏动

心前区异常搏动包括肺动脉瓣区、主动脉瓣区和剑突下上腹部区的搏动。这些部位的搏动视诊不如触诊清楚，宜通过触诊明确。

二、触诊

心脏触诊（palpation）内容主要包括心尖搏动、心前区搏动、震颤和心包摩擦感。受检者取仰卧位或坐位，若坐位触诊不清，可改为仰卧位或左侧卧位检查。检查者应注意手要温暖，一般先用右手全手掌开始检查，置于心前区（图2-5-2），再渐缩小至用手掌尺侧（小鱼际）或示指和中指并拢以指腹触诊（图2-5-3）。检查震颤常用手掌尺侧掌面或示指、中指和环指三指掌面，而不是指尖。必要时也可单指指腹触诊。触诊顺序从心尖部开始，然后移到胸骨左缘肺动脉瓣区、胸骨右缘主动脉瓣区、剑突下上腹部。

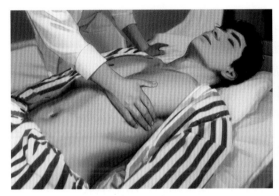 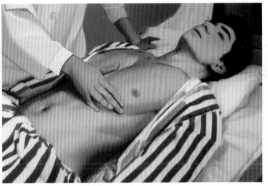

图2-5-2　全掌触诊　　　　　　　　图2-5-3　指腹触诊

（一）心尖搏动

用触诊法确定心尖搏动的位置、强弱和范围，较视诊更准确，尤其在视诊看不清心尖搏动的情况下，必须进行触诊才能确定。触诊还可以判断心尖或心前区的抬举性搏动。心前区的抬举性搏动是指心尖区徐缓、有力地搏动，可使手指尖端抬起且持续至第二心音开始，为左室肥厚的体征。而胸骨左下缘收缩期抬举性搏动是右室肥厚的可靠指征。由于心尖搏动外向运动标志着心室收缩期，内向运动为舒张期，故对于复杂的心律失常患者结合听诊以确定收缩期和舒张期有重要价值。

（二）震颤

震颤（thrill）是指用手掌触诊时感觉到的一种细小震动感，与在猫喉部摸到的呼吸震颤相似，故又称猫喘，是器质性心血管病的特征性体征之一。其产生机制与杂音相同，是由于血流经狭窄的瓣膜口关闭不全或异常通道流至较宽广的部位产生漩涡，使瓣膜、心壁或血管壁产生振动传至胸壁。一般情况下，震颤的强弱与病变狭窄程度、血流速度和压力阶差成正比。例如，狭窄越重，震颤越强，但过度狭窄则无震颤。震

Note

颤具有重要的临床意义，如触到震颤则可肯定心脏有器质性病变，常见于某些先天性心脏病及狭窄性心脏瓣膜病（如主动脉瓣狭窄），而瓣膜关闭不全时，震颤较少见，仅在房室瓣重度关闭不全时可触及震颤。不同类型的病变，震颤出现的时期也不同，按出现的时期可分为收缩期震颤、舒张期震颤和连续性震颤三种。不同部位和时期的震颤，其临床意义也不同（表 2-5-1）。

表 2-5-1　震颤的不同部位、时期及临床意义

震颤时期	部位	常见疾病
收缩期	胸骨右缘第 2 肋间	主动脉瓣狭窄
收缩期	胸骨左缘第 2 肋间	肺动脉瓣狭窄
收缩期	胸骨左缘第 3 ~ 4 肋间	室间隔缺损
舒张期	心尖部	二尖瓣狭窄
连续性	胸骨左缘第 2 肋间	动脉导管未闭

由于震颤产生机制与杂音相同，震颤与杂音可以一致。杂音越响，越易触及震颤。有震颤一定可听到杂音，但听到杂音不一定能触及震颤。这是因为人体触觉对低频振动较敏感，听觉对高频振动较敏感。如声波频率处于既可触及又可听到的范围，则既可触及震颤，又可听到杂音；如声波振动频率超过可触及的上限，则只可闻及杂音而触不到震颤。

（三）心前区异常搏动

心前区其他部位的搏动也可运用触诊进一步确定或鉴别，在用手掌近端掌面进行触诊后，检查者再依次触诊心脏其他各区。

1. 心底部搏动

胸骨左缘第 2 肋间搏动，多在收缩期，见于肺动脉高压或肺动脉扩张，有时也可见于正常青年人，特别是瘦长体型者。胸骨右缘第 2 肋间及其邻近部位或胸骨上窝收缩期搏动，多为升主动脉扩张或主动脉弓动脉瘤。

2. 胸骨左缘第 3 ~ 4 肋间搏动

多见于先天性心脏病，如室间隔缺损所致的右室肥大。

3. 剑突下搏动

见于各种原因引起的右室肥大时，亦可由腹主动脉瘤引起的腹主动脉搏动产生。鉴别方法如下：嘱受检者深吸气，如搏动增强则为右室搏动，搏动减弱则为腹主动脉瘤；或以手指平放于剑突下，指端指向剑突，从剑突下向后上方加压；如搏动冲击指尖且吸气时增强，则为右室搏动，如搏动冲击掌面且吸气时减弱，则为腹主动脉瘤。另外，消瘦或腹壁薄而凹陷者，剑突下搏动可能是腹主动脉搏动传导所致或心脏垂位时的右心室搏动，鉴别方法同上。

Note

三、叩诊

心脏叩诊（percussion）可确定心界，判定心脏大小、形状。心脏不含气，叩诊呈绝对浊音（实音）。心脏左、右缘被肺遮盖的部分叩诊呈相对浊音；不被肺遮盖的部分，叩诊呈绝对浊音（图 2-5-4）。叩心界是指叩诊心脏相对浊音界，一般不要求叩诊心脏绝对浊音界，因为只有相对浊音界反映心脏的实际大小，具有重要的临床意义。

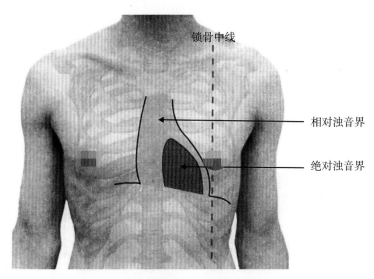

锁骨中线

相对浊音界

绝对浊音界

图 2-5-4 心界

心脏叩诊要领如下。

1. 遵循一定顺序

心脏叩诊的顺序是先左后右，由下而上，由外向内。左界叩诊的具体方法是从心尖搏动最强点外 2 ～ 3 cm 处开始（一般为第 5 肋间左锁骨中线稍外），由外向内，叩至由清音变为浊音时用笔做标记，如此向上逐一肋间进行，直至第 2 肋间。右界叩诊时先叩出肝上界，于其上一肋间（通常为第 4 肋间）由外向内叩出浊音界，逐一肋间向上，至第 2 肋间，分别做标记。用硬尺测量前正中线至各标记点的垂直距离，再测量左锁骨中线至前正中线的距离。

2. 手法

心界叩诊的方法与采取的体位有关。受检者坐位时，检查者左手叩诊板指与心缘平行（即与肋间垂直）；受检者仰卧时，检查者立于受检者右侧，则左手叩诊板指与心缘垂直（即与肋间平行）。叩诊力度均匀且适中，根据受检者胖瘦采取适当力度叩诊，对肥胖者要用力，消瘦者要少用力。

（一）正常心浊音界

正常人心左界在第 2 肋间几乎与胸骨左缘一致，第 3 肋间以下心界逐渐向外形成一外凸弧形，达第 5 肋间。右界除第 4 肋间处稍偏离胸骨右缘以外，其余各肋间几乎与胸骨右缘一致。正常成人心脏相对浊音界见表 2-5-2。

表 2-5-2 正常成人心脏相对浊音界

右界（cm）	肋间	左界（cm）
2 ~ 3	II	2 ~ 3
2 ~ 3	III	3.5 ~ 4.5
3 ~ 4	IV	5 ~ 6
	V	7 ~ 9

左锁骨中线至前正中线的距离为 8 ~ 10 cm

（二）心的 X 线解剖与心浊音界各部的组成（图 2-5-5、图 2-5-6）

心的 X 线一般采用后前位、右前斜位和左前斜位三种体位。心的后前位 X 线图中可见心位于胸腔中部偏左侧，1/3 位于中线右侧，心右缘上部是上腔静脉和升主动脉的复合影，下部是右心房构成的弧度稍大的弧形影。心左缘上部为主动脉弓，呈圆形突出，中部为肺动脉干，下部为最明显的突出，是左心耳和左心室的复合影。

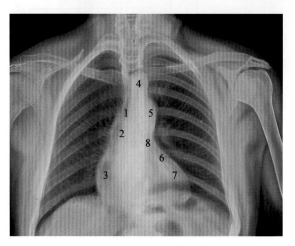

图 2-5-5 正常心脏 X 线

1. 上腔静脉；2. 升主动脉；3. 右心房；4. 主动脉弓；5. 肺动脉干；6. 左心耳；7. 左心室；8. 心腰

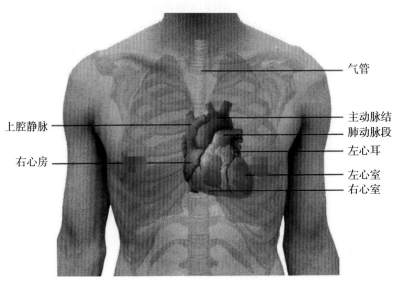

气管
主动脉结
肺动脉段
左心耳
左心室
右心室
上腔静脉
右心房

图 2-5-6 心脏腔室投影

心左界第2肋间相当于肺动脉段，其下第3肋间为左房耳部，第4、5肋间为左室；心右界第2肋间相当于升主动脉和上腔静脉，第3肋间以下为右房；心上界相当于第3肋骨前端下缘水平，其上即第2肋间以上为心底部浊音区，相当于主动脉、肺动脉段；肺动脉段处向内凹入，称为心腰；心下界由右室及左室心尖部组成。

（三）心浊音界改变及其临床意义

心浊音界大小、形态和位置可由于心脏本身病变及心外因素而发生改变。

1. 心脏本身因素

（1）左心室增大：心左界向左下扩大，心腰加深近似直角，心浊音界呈靴形。常见于主动脉瓣狭窄和主动脉瓣关闭不全、高血压性心脏病，故又称主动脉型心或靴形心（图 2-5-7）。

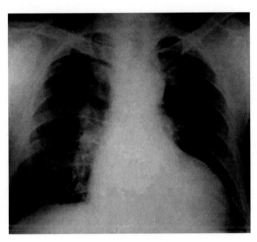

图 2-5-7　靴形心

（2）右心室增大：轻度增大时，心左界叩诊不增大；显著增大时，相对浊音界向左、右扩大，因心脏长轴发生顺钟向转位，故向左增大明显，但不向下扩大。常见于肺源性心脏病、单纯二尖瓣狭窄等。

（3）双心室增大：心浊音界向两侧扩大，且左界向下扩大，称为普大型心。常见于扩张型心肌病、克山病、重症心肌炎、全心衰竭。

（4）左心房增大：显著增大时，胸骨左缘第3肋间心浊音界向外扩大。

（5）左心房及肺动脉扩大：肋骨左缘第2、3肋间心浊音界向外扩大。心腰饱满或膨出，心浊音界呈梨形，因常见于二尖瓣狭窄，故又称二尖瓣型心或梨形心（图 2-5-8）。

（6）主动脉扩张及升主动脉瘤：第1、2肋间浊音区增宽。

（7）心包积液：心界向两侧扩大，坐位时心浊音界呈三角形（烧瓶形），仰卧位时心底部浊音区增宽，这种心浊音界随体位改变而发生的变化是心包积液的特征（图 2-5-9）。

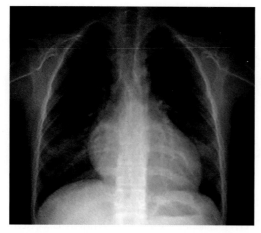
图 2-5-8　梨形心

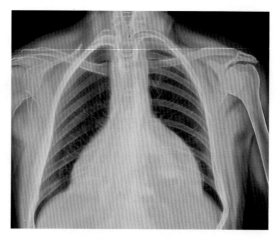
图 2-5-9　烧瓶心

2.心外因素

①大量胸腔积液、积气时，心界在患侧叩不出，健侧心浊音界向外移。②肺实变、肺肿瘤或纵隔淋巴结肿大时，如与心浊音界重叠，则心界叩不出。③肺气肿时，心浊音界变小，甚至叩不出。④大量腹水或腹腔巨大肿瘤，使横膈升高，心脏呈横位，叩诊时心界扩大。

四、听诊（详见第五章第二节）

（孟晓慧）

第六节　心的传导系统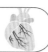

心传导系统（conduction system of heart）由具有自律性和传导性的特殊心肌细胞构成，包括窦房结、结间束、房室交界区、房室束、左、右束支和浦肯野纤维网，主要功能是产生和传导冲动，控制心的节律性活动（图 2-6-1）。

一、窦房结

窦房结（sinuatrial node，SAN）是心的正常起搏点，多呈长梭形（或半月形），位于上腔静脉与右心房交界处的界沟上 1/3 的心外膜下，从心外膜表面用肉眼不易辨认，结的长轴与界沟基本平行（图 2-6-1）。人心窦房结内恒定地有窦房结动脉穿过其中央。

Note

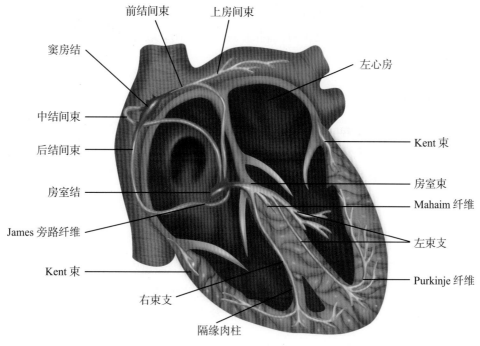

图 2-6-1　心传导系模式图

二、结间束

窦房结产生的兴奋由结间束（internodal tract）传导至房室结。结间束有 3 条（图 2-6-1）：①前结间束，由窦房结头端发出向左行，弓状绕上腔静脉前方和右房前壁，向左行至房间隔上缘分为两束，一束左行分布于左房前壁，称上房间束（Bachmann 束）；另一束下行经卵圆窝前方的房间隔，下降至房室结的上缘。②中结间束，即 Wenchebach 束，由窦房结右上缘发出，向右、向后弓状绕过上腔静脉，然后进入房间隔，经卵圆窝前缘，下降至房室结上缘。③后结间束，又名 Thorel 束，由窦房结下端（尾部）发出，在界嵴内下行，然后转向下内，经下腔静脉瓣，越冠状窦口上方，至房室结的后缘。

关于结间束的结构，目前尚有不同意见。有人认为在心房壁内存在由特殊心肌细胞构成的结间束，也有人认为一般心房纤维就有传导作用。

三、房室结

房室交界区（atrioventricular junction region）又称房室结区，是心传导系在心房与心室互相连接部位的特化心肌结构，位于房室隔内，其范围基本与房室隔右侧面的 Koch 三角一致。房室交界区由房室结、房室结的心房扩展部和房室束的近侧部 3 部分组成，各部之间无截然的分界。

房室结（atrioventricular node）是房室交界区的中央部分，为一个矢状位的扁薄结构，位于 Koch 三角的尖端，左下面邻右纤维三角，右侧有薄层心房肌及心内膜覆盖。

四、房室束

房室束（atrioventricular bundle），又称 His 束或希氏束（His' bumdle），起自房

室结前端，穿右纤维三角，继而走在室间隔肌性部与右纤维三角之间，向前下行于室间隔膜部的后下缘，同时左束支的纤维陆续从主干发出，最后分为右束支和左束支（图2-6-1）。

五、左束支

左束支（left bundle branch）发自房室束的分叉部，在室间隔左侧心内膜下走行，于肌性室间隔上、中 1/3 交界水平，其分支从室间隔上部的前、中、后 3 处分散到整个左室内面，在游离壁互相吻合成浦肯野纤维网（Purkinje fiber），相互间无明显界限。

六、右束支

右束支（right bundle branch）起于房室束分叉部的末端，从室间隔膜部下缘的中部向前下弯行，表面有室间隔右侧面的薄层心肌覆盖，经过右心室圆锥乳头肌的后方，向下进入隔缘肉柱，到达右心室前乳头肌根部分支分布至右心室壁。右束支分出较晚，主干为圆索状且较长，故易受局部病灶影响而发生传导阻滞。

七、浦肯野纤维网

左、右束支的分支在心内膜下交织成心内膜下浦肯野纤维网，主要分布在室间隔中下部心尖、乳头肌的下部和游离室壁的下部，室间隔上部、动脉口和房室口附近则分布稀少或没有。心内膜下浦肯野纤维网发出分支以直角或钝角进入心室壁内则构成心肌内浦肯野纤维网，最后与收缩心肌相连。

八、变异的副传导束

异常传导束或纤维的存在可将心房的冲动过早地传到心室肌某部，使之提前激动，与预激综合征有关，有重要临床意义。预激综合征产生的机制，目前公认是由于存在异常的传导束（即副传导束、旁路或附加通道）。心传导系的常见变异有以下几种（图2-6-1）。

（一）Kent 束

冲动从心房向心室的传导通常只能通过房室结和房室束，但少数人在纤维环浅面出现另一肌束连接心房肌和心室肌，称 Kent 束，又称房室副束。Kent 束可出现在左、右房室环的任何部位，也可出现在间隔内，以左房室环的后外侧，右房室环的外侧和后间隔区较多见。

（二）Mahaim 纤维

包括结室副束和束室副束，前者由房室结直接发出纤维连于室间隔心肌，后者由房室束或束支主干直接发出纤维连于室间隔心肌。

（三）James 旁路束

后结间束的大部分纤维和前、中结间束的小部分纤维可绕过房室结右侧面止于房

Note

室结的下部或止于房室束的近侧部，构成旁路纤维。

九、心传导系统的组织学结构

心传导系统由特殊的心肌纤维构成，这些心肌纤维聚集成结和束，受交感、副交感和肽能神经纤维支配，并有丰富的毛细血管。组成该系统的心肌纤维的形态结构与一般的心肌纤维有很大的差别，其生理特性也有别于心房肌和心室肌。组成心脏传导系统的细胞有以下三种。

（一）起搏细胞

起搏细胞（pacemaker cell）简称 P 细胞，位于窦房结和房室结中。细胞较小，呈梭形或多边形，有分支连接成网，包埋在一团较致密的结缔组织中。胞质呈空泡状，细胞器较少，有少量肌丝，但糖原较多。P 细胞是心肌兴奋的起搏点。

（二）移行细胞

移行细胞（transitional cell）又称 T 细胞，主要存在于窦房结和房室结的周边及房室束内。T 细胞彼此相连并与心肌细胞相连，是 P 细胞与心肌细胞间的连接细胞。T 细胞结构介于起搏细胞和普通心肌纤维之间，较心肌纤维细而短。胞质内含肌原纤维较多，常成束纵向平行排列，肌质网较发达。移行细胞起传导冲动的作用。

（三）浦肯野纤维

浦肯野纤维也称束细胞，组成房室束及其分支，主要位于心室的心内膜下层。浦肯野纤维短而宽，形状不规则，细胞中央有 1 ~ 2 个核，胞质中有丰富的线粒体和糖原，肌丝较少且细，分布在细胞周边，细胞间有发达的闰盘相连。房室束分支末端的浦肯野纤维与心室肌纤维相连，将冲动快速传递到心室各处，使所有心室肌同步收缩。

心脏传导阻滞可以发生在心脏传导系统的任何水平，其中窦房传导阻滞、房室传导阻滞、室内传导阻滞较为常见。

（刘 真 王富武）

第七节 心的血管和神经

一、心的血管

心的血液供应来自左、右冠状动脉；回流的静脉血，绝大部分经冠状窦汇入右心房，一部分直接流入右心房；极少部分流入左心房和左、右心室。心本身的循环称为冠状循环（详见第六章）。

二、心的神经

心的神经包括交感神经、副交感神经和感觉神经。它们在心附近组成心丛，分布于心的表面和实质。心丛由两侧交感干的颈上、中、下神经节和第 1～4 或第 5 胸神经节发出的心支及迷走神经的心支共同组成。心丛又分为心浅丛和心深丛，心浅丛位于主动脉弓下方右肺动脉前方，心深丛位于主动脉弓和气管权之间。

（一）交感神经

节前纤维起自脊髓 T_1～T_4、T_5 节段的侧角，至交感干颈上、中、下神经节和上部胸神经节交换神经元，其节后纤维分别经颈上、颈中、颈下心神经及胸心支，到主动脉弓后方和下方，参与组成心浅丛和心深丛（图 2-7-1）。

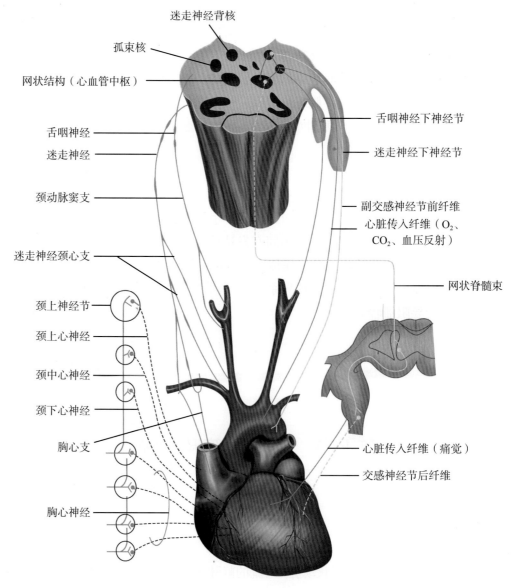

图 2-7-1 心的神经支配

（二）副交感神经

节前纤维由迷走神经背核和疑核发出，经迷走神经的颈上心支、颈下心支和胸心支参与心浅丛和心深丛的组成，在心丛内的心神经节交换神经元后，沿动脉分布于心。

（三）感觉神经

传导心的痛觉纤维，沿交感神经走行（颈上心神经除外），至脊髓 $T_1 \sim T_4$、T_5 节段，与心脏反射有关的感觉纤维，沿迷走神经走行，进入脑干（图 2-7-1）。

（刘　真）

第三章 心脏电生理与心电图

■ **心脏的电生理特性**
  ◎ 心肌细胞的跨膜电位及其形成机制
  ◎ 心肌的电生理特性

■ **心电图形成原理**
  ◎ 心电图的形成
  ◎ 心电图的波形
  ◎ 心电图导联系统
  ◎ 心电图与心电向量

■ **心电图检查及研读**
  ◎ 心电图的测量
  ◎ 正常心电图的特点
  ◎ 心电图检查的临床应用范围及临床意义

■ **其他常见心电检查**
  ◎ 动态心电图
  ◎ 心电图运动负荷试验
  ◎ 食管心电图
  ◎ 起搏心电图

第一节 心脏的电生理特性

心脏通过节律性地收缩和舒张来实现其泵血功能，而心脏节律性兴奋的发生、传播和协调的收缩与舒张交替活动都与心脏的生物电活动密切相关。

心肌细胞跨膜电位的形状及其形成机制比骨骼肌细胞要复杂，不同类型心肌细胞的跨膜电位（图 3-1-1）不仅在幅度和持续时间上各不相同，而且形成的离子基础也有一定的差别。

根据组织学和生理学特点，可将心肌细胞分为两类：一类是普通的心肌细胞，即工作细胞，包括心房肌和心室肌，它们有稳定的静息电位，主要执行收缩功能；另一类是特殊分化的心肌细胞，组成心脏的特殊传导系统，包括窦房结、房室结、房室束和浦肯野纤维（详见第二章第六节），它们大多没有稳定的静息电位，可自动产生节律性兴奋。根据心肌细胞动作电位去极化的快慢及其产生机制，又可将心肌细胞分成快反应细胞（fast response cell）和慢反应细胞（slow response cell）。前者包括心房、心室肌和浦肯野细胞，其动作电位的特点是去极化速度快和幅度大，兴奋传导速度快，复极过程缓慢可分为几个时相。后者包括窦房结和房室结细胞，其动作电位特点是去极化速度慢和幅度小，兴奋传导速度慢，复极过程没有明确的时相区分。

心肌细胞的生理特性包括兴奋性（excitability）、传导性（conductivity）、自律性（autorhythmicity）和收缩性（contractility），都是以心肌细胞膜的生物电活动为基础的。

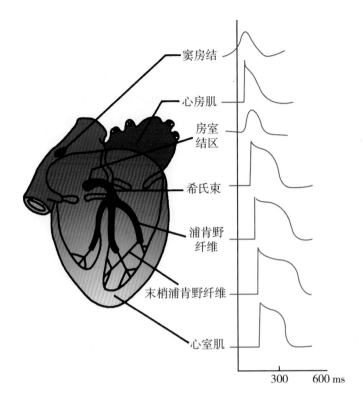

图 3-1-1　心脏各部分心肌细胞的跨膜电位

一、心肌细胞的跨膜电位及其形成机制

（一）工作细胞跨膜电位及其形成机制

1. 静息电位

心肌工作细胞的静息电位稳定，为 $-90 \sim -80$ mV，其形成机制与骨骼肌细胞类似，即静息电位的数值是 K^+ 平衡电位、少量 Na^+ 内流和生电性 Na^+-K^+ 泵活动产生电位的综合结果。

心肌细胞在静息状态时，细胞膜对 K^+ 有较大的通透性，K^+ 顺浓度梯度由膜内向膜外扩散，于是形成了膜外带正电而膜内带负电的膜内外电位差（电位梯度）。心肌细胞膜上的内向整流钾通道（inward rectifier K^+ channel，I_{K1} channel）引起的 K^+ 平衡电位是构成心肌工作细胞静息电位的主要成分。

I_{K1} 属于非门控离子通道（即始终处于开放状态，不存在关闭和失活），它不受电压和化学信号的控制，但其开放程度可受膜电位的影响。当膜电位小于平衡电位时（例如膜电位处于 $-90 \sim -40$ mV 时），存在于膜两侧的电 – 化学梯度驱使 K^+ 经 I_{K1} 通道外流，而细胞内的阴离子不能随之一起外流，因而 K^+ 外流促使膜电位复极化到静息电位水平，这是形成膜外带正电、膜内带负电的极化状态的离子流基础。但当膜电位去极化超过一定水平时（如去极化到 -40 mV 以上），细胞内的 K^+ 并不能按电 – 化学梯度所提供的势能经 I_{K1} 通道成比例地外流，反而出现 I_{K1} 通道对 K^+ 的通透性降低，K^+ 外流减少。图 3-1-2 显示 I_{K1} 通道的电流 – 电压曲线，在去极化时 I_{K1} 外向电流的幅值减小，曲线向下移位（电流流向细胞内）即内向整流（inward rectification）。I_{K1} 通道的内向整流特性并不是由于门控活动引起的，而是由于膜电位去极化时细胞内的 Mg^{2+} 和多胺（如腐胺、亚精胺、精胺等）移向 I_{K1} 通道内口，导致通道阻塞，因而 K^+ 不能循 I_{K1} 通道外流。如果移除细胞内的 Mg^{2+} 和多胺，则 I_{K1} 通道的内向整流特性消失，I_{K1} 的膜电位关系曲线趋近直线。当膜电位达反转电位（reversal potential），即膜电流方向发生反转时的膜电位，在心室肌细胞约为 −95 mV 或负于静息电位（即超极化）时，由于此时膜两侧的电位势能大于 K^+ 的浓度势能，因而 K^+ 经开放的 I_{K1} 通道内流，其意义是防止膜电位的过度超极化，从而维持静息电位的稳定。由此可见，I_{K1} 通道是形成和维持静息电位的最重要的离子通道，它不仅与静息电位的形成和维持关系密切，也参与动作电位的复极化过程。

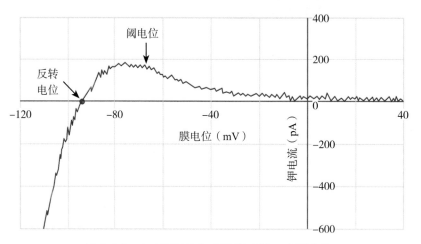

图 3-1-2　心室肌细胞 I_{K1} 通道的电流 − 电压曲线

在研究中发现，心室肌细胞静息电位的实际测定值总是低于按 Nernst 公式计算的理论值 E_K，提示除 I_{K1} 电流这一形成静息电位的主要离子流外，还有其他因素参与静息电位的形成，这些因素包括钠背景电流、钠 − 钾泵及钠 − 钙交换等。细胞外 Na^+ 的少量内漏所形成的钠背景电流（Na^+ background current）部分抵消了细胞内的负电荷，可能是静息电位实测值低于理论值的重要原因之一。钠 − 钾泵活动时，每泵出 3 个 Na^+ 同时泵入 2 个 K^+，形成一个外向电流，称为泵电流（pump current，I_{pump}），从而使膜电位发生一定程度的超极化。这种泵电流对正常细胞的静息电位的贡献并不大，但当细胞在病理情况下（如心肌缺血）下出现膜电位去极化时，其对静息电位的影响就会增大。细胞处于静息期时，也有明显的钠 − 钙交换活动，它由钠 − 钙交换体（Na^+-Ca^{2+} changer）介导，是 3 个 Na^+ 和 1 个 Ca^{2+} 的跨膜交换，因此也具有生电性。由于钠 − 钙交换可改变细胞内的 Ca^{2+} 浓度，因而对钠 − 钙交换进行可控干涉（如给予影响钠 − 钙交换的药物）可能对心力衰竭等心脏疾患起到治疗作用。总之，心室肌细胞静息电位的实际测量值是上述三种电活动的代数和。

2. 心室肌细胞动作电位

心室肌细胞的动作电位的波形与骨骼肌细胞明显不同，主要特征在于复极过程复杂，持续时间较长，动作电位降支与升支不对称。心室肌细胞兴奋时产生的动作电位由去极化和复极化两个过程组成，通常将此整个过程分为0、1、2、3、4五个时期，图3-1-3是各个时期中离子流变化的示意图。

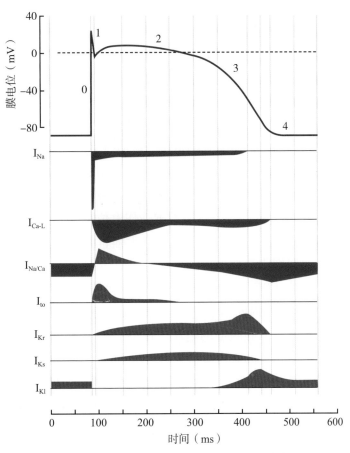

图 3-1-3　心室肌细胞跨膜电位及其离子流示意图

（1）动作电位0期，即快速去极化期：心室肌细胞受刺激而兴奋时发生去极化，膜电位由静息状态时的 –90 mV 迅速上升到 +20 ～ +30 mV，构成动作电位的升支，其正电位部分称为超射。0期去极化过程短暂，仅 1 ～ 2 ms，去极化幅度可达 120 mV，最大去极化速率为 200 ～ 400 V/S。

0期去极化主要由钠离子内向电流（I_{Na}）引起。当心室肌细胞受刺激而兴奋时，首先引起部分电压门控式 Na^+ 通道开放及少量 Na^+ 内流，造成细胞膜部分去极化；当去极化达到阈电位水平（约 –70mV）时，膜上 Na^+ 通道开放概率明显增加，出现再生性 Na^+ 内流，于是 Na^+ 顺其浓度梯度和电位梯度由膜外快速进入膜内，使膜进一步去极化，膜内电位向正电性转化，接近 Na^+ 平衡电位。决定 0 期去极化的 Na^+ 通道是一种快通道，它激活开放的速度和失活关闭的速度都很快。由于 Na^+ 通道激活速度快，又有再生性 Na^+ 内流出现，导致心室肌细胞 0 期去极速度快、动作电位升支陡峭。在心脏电生理学中，通常将由快 Na^+ 通道开放引起快速去极化的心肌细胞称为快反应细胞（fast response cell），如心房肌、心室肌及浦肯野细胞等，所形成的动作电位称为快反应动作电位（fast response action potential），以区别于后面将要介绍的慢反应细胞和慢反应动作电位。快钠通道可被河鲀毒素（tetrodotoxin，TTX）所阻断，但心肌细胞的钠通道对 TTX 的敏感性仅为神经细胞和骨骼肌细胞的钠通道的 1/1000 ～ 1/100。当 I_{Na} 受到抑制时，0 期最大去极化速率降低，结果导致兴奋传导减慢。Ⅰ类抗心律失常药即以抑制 I_{Na} 的作用为其主要特征（详见第四章第三节）。

（2）动作电位 1 期，即快速复极初期：在复极初期，膜电位由 +30 mV 迅速下降到 0 mV 左右，耗时约 10 ms。0 期和 1 期的快速膜电位变化，常合称为锋电位。

在复极 1 期，快 Na^+ 通道已经失活，瞬时外向电流（transient outward current，I_{to}）是引起心室肌细胞 1 期快速复极的主要跨膜电流，其主要离子成分是 K^+。该通道在去极化过程（–20 mV）中被激活，引起的 K^+ 快速短暂外流形成了复极 1 期。I_{to} 可被钾通道阻滞剂 4- 氨基吡啶（4-aminopyridine，4-AP）选择性阻断。

（3）动作电位 2 期，即平台期：当 1 期复极接近 0 mV 左右时，复极过程就变得非常缓慢，几乎停滞在同一膜电位水平而形成平台，故又称平台期（plateau）。心室肌细胞平台期占 100 ～ 150 ms，是心室肌细胞动作电位持续时间较长的主要原因，与心肌的兴奋 – 收缩耦联、心室肌不应期长、不产生强直收缩等特性密切相关，也是其区别于神经细胞、骨骼肌细胞动作电位的主要特征。

平台期的形成与内向电流（主要是 Ca^{2+} 内流）和外向电流（K^+ 外流）同时存在有关（图 3-1-3）。平台期的内向离子流主要是由 Ca^{2+} 和少量 Na^+ 负载的，当细胞膜去极到 –40 mV 时，心室肌细胞膜上的电压门控型 L 型（long-lasting）Ca^{2+}（I_{Ca-L}）通道被激活，Ca^{2+} 顺其浓度梯度向膜内缓慢扩散。L 型 Ca^{2+} 通道主要对 Ca^{2+} 通透（也允许少量 Na^+ 通过），该通道的激活、失活以及复活的过程均较缓慢，故又称为慢通道。慢通道可被 Mn^{2+} 和多种钙通道阻滞剂如维拉帕米（verapamil）所阻断。此外，Na^+-Ca^{2+} 交换电流（Na^+-Ca^{2+} exchange current，$I_{Na.Ca}$）在平台期中也发挥一定作用。

平台期的外向离子流中，内向整流钾电流（inward rectifying potassium current，I_{K1}）的内向整流特性是造成平台期持续时间较长的重要原因。I_{K1} 通道属于非门控离子通道，但其活动仍呈现电压依赖性。在静息状态下，该通道处于开放状态，K^+ 外流而形成静息电位。而当膜去极化时，I_{K1} 通道的通透性骤然降低，K^+ 外流减少。这种 I_{K1} 通道对 K^+ 的通透性因膜的去极化而降低的现象称为内向整流。I_{K1} 通道的这一特性可阻碍平台期细胞内 K^+ 的外流，从而使平台期持续较长时间。在平台期中另一个发挥重要作用的外向电流是随时间而逐渐加强的延迟整流钾电流（delayed rectifier potassium current，I_K）。I_K 电流实际上有两种成分，即 I_{Kr} 和 I_{Ks}。这两种离子流分别循快速延迟整流钾通道（rapid delayed rectifier K^+ channel）和缓慢延迟整流钾通道（slow delayed rectifier K^+ channel）跨膜流动。I_{Kr} 和 I_{Ks} 通道是完全不同的两种通道，两者在启闭动力学上有某种重叠，可用各自的选择性阻断剂加以区分。在 2 期早期形成的外向电流 I_K 主要起到抗衡以 Ca^{2+} 为主的内向电流的作用，在 2 期晚期，I_K 则成为导致膜复极化的主要离子电流。平台期中的 Ca^{2+}、Na^+ 内向电流和 K^+ 外向电流的轻微变化都会影响该期的长短，同时影响到动作电位时程的长短。

（4）动作电位 3 期，即快速复极末期：2 期复极末，复极加速，膜电位由 0 mV 左右较快地下降到 –90 mV，完成复极化过程，占时 100 ～ 150 ms。

3 期复极是由于 L 型 Ca^{2+} 通道失活关闭，内向离子流终止，而外向 K^+ 流进一步增强。

I_K 的逐渐加强是促进复极的重要因素。I_K 通道也在动作电位 0 期去极化到 –40 mV 时激活，但其激活的速率比 I_{Ca-L} 通道慢，因而在 2 期之初，Ca^{2+} 内流占优势。随着 I_{Ca-L} 通道的失活，I_K 通道逐渐激活而致 K^+ 外流逐渐占优势，使动作电位复极化由 2 期转为 3 期。复极之初的外向电流主要是 I_K 通道承载的 K^+ 外流；当复极化至 –60 mV 左右时，I_{K1} 的外向 K^+ 流开始加强，最终完成复极化过程。总之，3 期复极化主要由 K^+ 外流引起，而复极化又加速 K^+ 外流，这主要是 I_{K1} 开放所致，所以 3 期复极也是一个正反馈再生性过程。此外，$I_{Na/Ca}$、钠泵电流也都参与了 3 期复极化过程。以上各电流的综合结果，最终使动作电位完全复极。任何能影响上述各电流的因素都能改变复极化速率，使 3 期时程缩短或延长。例如，Ⅲ类抗心律失常药即通过抑制 I_K 使动作电位明显延长。从 0 期去极化开始到 3 期复极化完毕的这段时间，称为动作电位时程（action potential duration，APD）。心室肌细胞的动作电位时程为 200 ～ 300 ms。

（5）动作电位 4 期，即静息期：4 期是膜复极完毕，心室肌细胞膜电位恢复到动作电位发生前的时期，基本上稳定于静息电位水平（–90 mV）。

4 期膜电位虽已恢复到静息水平，但并不意味着离子流的停止，而是非常活跃，其中最重要的活动是离子泵（特别是钠 – 钾泵和钙泵）和离子交换体（如钠 – 钙交换体等）的活动加强，将在动作电位期间流入膜内的 Na^+ 移出，将流出膜外的 K^+ 移入，将胞质内增多的 Ca^{2+} 移出细胞和（或）移入肌质网的钙池，使胞质内的离子恢复到原先的高钾、低钠和低钙状态，为下次动作电位的发生做好准备。此外，有些通道的性状在 3 期还没有完全恢复，需要在静息期完成恢复到备用状态。

3. 心房肌细胞动作电位

心房肌也属于快反应细胞。由于心房肌细胞膜上的 I_{k1} 通道密度稍低于心室肌，静息电位受 Na^+ 内漏的影响较大，因此细胞内的负电位较心室肌为小，其静息电位约 –80 mV。心房肌细胞的动作电位在形态上与心室肌细胞基本相似，但因心房肌细胞的 I_{to} 通道较发达，较大的 I_{to} 电流可持续到 2 期，使平台期不明显，2 期和 3 期的区分也不明显。由于复极速度较快，其动作电位时程较短，仅为 150 ～ 200 ms。心房肌细胞具备心室肌细胞动作电位各时相的离子流，主要不同在于心房肌细胞膜上存在乙酰胆碱敏感钾电流（acetylcholine-sensitive potassium channel，$I_{K.ACh}$），在 ACh 作用下，$I_{K.ACh}$ 通道大量激活开放，细胞膜对 K^+ 的通透性增加，K^+ 外流增强而出现超极化，导致心房肌细胞动作电位时程明显缩短。

（二）自律细胞跨膜电位及其形成机制

特殊传导系统内的细胞具有自发产生动作电位或兴奋的能力，又称自律细胞（autorhythmic cell）。构成房室束、束支等的浦肯野细胞属于快反应细胞，兴奋时产生快反应动作电位。窦房结和房室结细胞属于慢反应细胞，兴奋时产生慢反应动作电位。自律细胞动作电位 3 期复极化未达到最大极化状态时的电位值称为最大复极电位（maximal repolarization potential，MRP），此后 4 期的膜电位并不稳定于这一水平，而是开始自动去极化，去极化达到阈电位后，自动引起下一个动作电位的产生。这种 4 期自动去极化（phase 4 spontaneous depolarization）过程，具有随时间而递增的特点，其去极化速度较缓慢，是自律细胞产生自动节律兴奋的基础。不同类型的自律细胞，4期自动去极化的速度和机制不尽相同。

正常情况下，在所有特殊传导系统细胞中，以窦房结起搏细胞发生动作电位的频率最高。窦房结产生的节律性兴奋通过特殊传导系统扩布到心房肌和心室肌，引起心房和心室的节律性收缩。

1. 窦房结细胞动作电位

窦房结内的自律细胞为起搏细胞（pacemaker cell，P细胞），产生的动作电位属慢反应电位，其动作电位形状与心室肌等快反应电位有很大不同。其特征为动作电位去极化速度和幅度较小，很少有超射，没有明显的1期和2期，只有0、3、4期，而4期电位不稳定，最大复极电位绝对值小。在3期复极完毕后就自动地产生去极化，即发生4期自动去极化，当去极达阈电位水平时即可爆发动作电位（图3-1-4）。

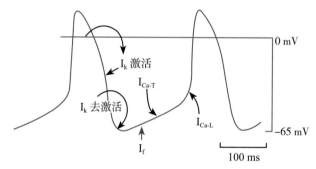

图 3-1-4　窦房结 P 细胞 4 期自动去极化和动作电位发生原理示意图

（1）0期，即去极化过程：窦房结P细胞膜上I_{K1}通道较少，因此其最大复极化电位约为 –70 mV。当自动去极化达阈电位水平（约 –40 mV）时，激活膜上的I_{Ca-L}通道，引起Ca^{2+}内流，形成0期去极化。由于窦房结P细胞膜缺乏I_{Na}通道，其动作电位0期的产生则主要依赖I_{Ca-L}，因而0期去极化速度较慢（约10 V/s），持续时间较长（约7 ms），去极幅度为70 ～ 85 mV。因为0期是由Ca^{2+}内流形成的，所以它受细胞外Ca^{2+}浓度的影响明显，并可被钙通道阻滞药（如维拉帕米）所阻断，但对TTX不敏感。

（2）3期，即复极化过程：窦房结P细胞缺乏I_{to}通道，因此其动作电位无明显的1期和2期，0期后直接进入3期。0期去极化达到0 mV左右时，I_{Ca-L}通道逐渐失活，Ca^{2+}内流相应减少；同时，在复极初期，I_K通道被激活，出现K^+外流。Ca^{2+}内流的逐渐减少和K^+外流的逐渐增加，使细胞膜逐渐复极并达最大复极电位。

（3）4期，又称4期自动去极化：窦房结P细胞4期自动去极化是外向电流和内向电流共同作用，最后产生净内向电流所形成。目前认为至少有三种机制参与4期自动去极化的形成。首先，4期内细胞膜对K^+的通透性进行性降低，导致K^+外流逐渐减少，即外向电流的衰减；其次，细胞膜对Na^+通透性轻度增加，内向电流增加；最后，细胞膜对Ca^{2+}通透性的轻度增大，导致正离子内流而去极化。

I_K的进行性衰减是窦房结P细胞4期自动去极化的重要离子基础之一。I_K在动作电位复极到 –50 mV 左右时逐步减小（去激活，deactivation），其减小的速率正好与窦房结P细胞4期自动去极的速率同步，提示它是窦房结P细胞主要起搏电流

（pacemaker current）之一。

I_f 是一种随时间而进行性增强的内向离子流，主要由 Na^+ 负载。I_f 通道在复极过程中激活，最大激活电位约在 $-100\ mV$ 水平。正常情况下窦房结 P 细胞的最大复极电位为 $-70\ mV$，在此电位水平 I_f 通道的激活十分缓慢，形成的电流强度较小，因此 I_f 对窦房结 4 期自动去极化所起的作用远不如外向 I_K 的衰减。实验中用铯（Cs^+）选择性阻断 I_f 后，窦房结自发放电频率仅轻度降低。I_K 外流衰减与 I_f 两者对窦房结 4 期自动去极化所作贡献的比例为 6：1。与此相反，I_f 在浦肯野细胞 4 期自动去极化过程中的作用却重要得多。

T 型钙离子通道（I_{Ca-T}）是一种阈电位较低的快速衰减的内向电流。它可被低浓度的镍（$NiCl_2$）所阻滞。I_{Ca-T} 在窦房结 4 期自动去极化后期发挥作用。I_{Ca-T} 的生理作用在于使细胞膜电位继续去极化达到能使 I_{Ca-L} 激活的阈电位水平，后者的激活产生动作电位的上升支。

2. 浦肯野细胞动作电位

浦肯野细胞动作电位的形状与心室肌的相似（图 3-1-1），产生的离子基础也基本相同，但 4 期膜电位并不静息，而是出现自动除极现象，属快反应自律细胞。浦肯野细胞 4 期自动去极化主要是由随时间而逐渐衰减的外向电流 I_K 和逐渐增强的内向电流 I_f 所引起，后者发挥主要作用。但由于 I_f 通道密度过低，其激活开放的速度较慢，造成浦肯野细胞的 4 期自动去极化速度远较窦房结为慢，因此其自律性较窦房结为低。

二、心肌的电生理特性

心肌组织具有可兴奋组织的基本特性：①具有在受到刺激后产生动作电位的能力（兴奋性）。②具有将动作电位从产生部位扩布到同一细胞的其他部分和相邻心肌细胞的能力（传导性）。③在动作电位的触发下产生收缩反应（收缩性）。④有独特性，即自发产生动作电位的能力（自动节律性）。兴奋性、自动节律性和传导性是以心肌细胞的生物电活动为基础的，属于电生理特性；而收缩性则以心肌细胞内的收缩蛋白的功能活动为基础的，为心肌细胞的机械特性。一般而言，心肌工作细胞具有兴奋性、传导性和收缩性，无自律性；而自律细胞有兴奋性、自律性和传导性，而无收缩性。心脏的收缩功能是心脏泵血的重要基础，但心肌细胞的收缩性却受心肌细胞电生理特性的影响，所以心脏的电生理特性和机械特性是相互紧密联系的。

像骨骼肌细胞一样，心肌细胞在收缩前会先有动作电位的产生，继而通过兴奋 - 收缩耦联（excitation contraction coupling）引起心肌收缩。心肌收缩活动改变的信息也可以通过细胞器传递到细胞膜，影响心肌细胞的电活动。一些严重的心脏病理情况下，可出现心肌细胞有电活动但却不能产生收缩的现象，称为兴奋 - 收缩脱耦联（excitation-contraction decoupling）。

（一）兴奋性

1. 一次兴奋过程中兴奋性的周期性变化

兴奋性（excitability）是指细胞在受到刺激时产生兴奋（动作电位）的能力。心肌细胞每产生一次兴奋，其膜电位将发生一系列规律性变化，兴奋性也因之而产生相应的周期性变化。下面以心室肌细胞为例说明在一次兴奋过程中兴奋性的周期性变化（图3-1-5）。

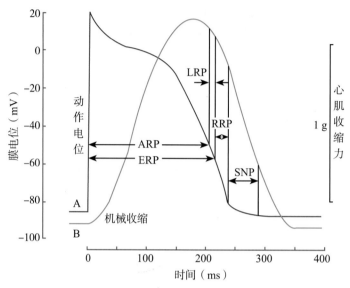

图 3-1-5　心室肌细胞动作电位过程中兴奋性的变化及其与机械收缩的关系

ARP. 绝对不应期；ERP. 有效不应期；LRP. 局部反应期；RRP. 相对不应期；SNP. 超常期

（1）有效不应期：从 0 期去极化开始到复极达 –55 mV 这一期间内，无论给予多大的刺激，心肌细胞均不产生反应，此段时期称为绝对不应期（absolute refractory period，ARP）。从 –55 mV 继续复极至 –60 mV 这段时间内，若给予阈上刺激虽可使膜发生部分去极化或局部兴奋，但不能爆发动作电位，称为局部反应期（local response period，LRP）。因此从 0 期去极化开始至复极达 –60 mV 这段时间内，给予刺激均不能产生动作电位，称为有效不应期（effective refractory period，ERP）。在这段时间内心肌细胞兴奋性的暂时缺失或极度下降是由于钠通道完全失活或尚未恢复到可以被激活的备用状态。心肌的 ERP 特别长，是兴奋性变化的重要特点。

（2）相对不应期：从膜电位复极化 –60 mV 至 –80 mV 这段时间内，若给予阈上刺激，可使心肌细胞产生动作电位，此期称为相对不应期（relative refractory period，RRP）。此期已有相当数量的钠通道复活到备用状态，但在阈刺激下激活的钠通道数量仍不足以产生使膜去极化达阈电位的内向电流，故须加强刺激强度方能引起一次新的兴奋。

（3）超常期：心肌细胞继续复极，膜电位由 –80 mV 恢复到 –90 mV 这一段时期，其膜电位值虽低于静息电位，但钠通道已基本恢复到可被激活的备用状态，且膜电位水平与阈电位接近，故一个低于阈值的刺激即可引起一次新的动作电位，此即超常期（supranormal period，SNP）。

在相对不应期和超常期，由于膜电位水平低于静息电位水平，而此时钠通道开放的速率和数量均低于静息电位水平，故新产生的动作电位的 0 期去极化速度和幅度都低于正常（图 3-1-6），兴奋传导速度也较慢（见后文），动作电位的时程和不应期都较短。由于不应期较短，就容易产生期前兴奋（见后文）；又由于心脏各部分的兴奋性恢复程度不一，产生的兴奋较易形成折返激动而导致快速性心律失常。

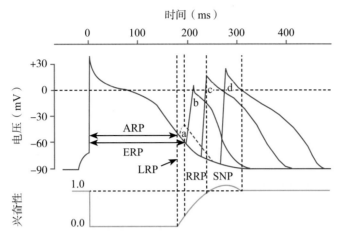

图 3-1-6 心室肌细胞复极电位与不应期、兴奋性的关系示意图

ARP. 绝对不应期；ERP. 有效不应期；LRP. 局部反应期；RRP. 相对不应期；SNP. 超常期；a. 局部反应；b、c 和 d. 0 期去极化速度和幅度均减小的动作电位

ERP 和动作电位时程（APD）往往呈平行关系，但两者的影响因素不尽相同，故可有不同程度的改变。ERP 反映膜的去极化能力（钠电导，即 gNa 的变化），APD 则主要反映膜的复极化速度（钾电导，即 gK 的变化）。一般而言，ERP 的相对延长（ERP/APD 比值增大）有抗心律失常的效果。例如 I 类抗心律失常药奎尼丁使 ERP 和 APD 两者都延长，但其 ERP 的延长时间大于 APD 的延长时间；利多卡因使 ERP 和 APD 都缩短，但 ERP 的缩短时间小于 APD 的缩短时间。结果两种药物都使 ERP/APD 的比值增大，故都具有抗心律失常的作用（详见第四章第三节）。

2. 心肌细胞兴奋性的周期性变化与收缩的关系

与骨骼肌细胞相比，心肌细胞的有效不应期特别长，相当于整个收缩期加舒张早期（图 3-1-5）。在此期内，任何刺激都不能使心肌细胞产生兴奋和收缩。因此，心肌不会像骨骼肌那样发生完全性强直收缩，而始终是收缩和舒张交替进行，从而保证心脏泵血的正常进行。

正常心脏是按窦房结发出的兴奋进行节律性收缩活动的。如果在心室肌的有效不应期之后，下一次窦房结兴奋到达之前，心室受到一次额外的刺激，则可提前产生一次兴奋和收缩，分别称为期前兴奋（premature excitation）和期前收缩（premature systole）。期前兴奋也有自己的有效不应期，当紧接在期前兴奋后的一次窦房结的兴奋传到心室时，如果正好落在期前兴奋的有效不应期内，就不能引起心室的兴奋和收缩，须等到再下一次窦房结的兴奋传来才能引起兴奋和收缩。所以在一次期前收缩之后，往往有一段较长的心室舒张期，称为代偿间歇（compensatory pause）（图 3-1-7）。

Note

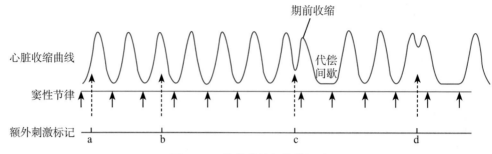

图 3-1-7　期前收缩与代偿间歇

额外刺激 a、b 落在有效不应期，不引起反应；额外刺激 c、d 落在相对不应期，引起期前收缩和代偿间歇

3. 影响心肌细胞兴奋性的因素

组织细胞兴奋性的高低可以用刺激阈值来衡量。阈强度（threshold intensity）或阈值（threshold）是指使细胞从静息电位去极化到达阈电位所需的最小刺激强度。阈值低者兴奋性高，阈值高者则兴奋性低。心肌细胞兴奋的产生包括细胞膜去极化达到阈电位水平以及引起 0 期去极化的离子通道的激活这两个环节。任何能影响这两个环节的因素均可改变心肌细胞的兴奋性。

（1）静息电位或最大复极电位水平：如果阈电位水平不变，静息电位或最大复极电位的绝对值增大，引起兴奋所需的刺激阈值增高，表示兴奋性降低。例如 ACh 可使膜对 K^+ 通透性增高，K^+ 外流增多，引起膜的超极化，兴奋性降低。反之，静息电位或最大复极电位的绝对值减小时，兴奋性升高。但当静息电位或最大复极电位显著减小时，则可由于部分钠通道失活而使阈电位水平上移，导致兴奋性反而降低。例如，当细胞外 K^+ 浓度轻度升高时，由于膜电位轻度去极化，使膜电位与阈电位水平靠近，兴奋性升高；而当细胞外 K^+ 浓度明显升高时，则膜电位显著减小，导致部分钠通道将失活，兴奋性反而降低。

（2）阈电位水平：阈电位水平上移，和静息电位或最大复极电位之间的差距加大，引起兴奋所需的刺激阈值增大，兴奋性降低；阈电位水平下移，兴奋性增高。一般情况下，阈电位水平很少变化。当血钙降低时，阈电位降低，导致兴奋性升高。

（3）引起 0 期去极化的离子通道性状：引起快、慢反应动作电位 0 期去极化的通道分别是钠通道和 L 型钙通道，它们都有静息（备用）、激活和失活三种功能状态。这三种状态的变化取决于膜电位以及通道状态变化的时间进程，即这些通道都具有电压依赖性和时间依赖性。在快反应动作电位，当膜电位处于静息电位水平（–90 mV）时，钠通道虽然关闭，但处于可被激活的备用状态。当膜去极化达到阈电位水平（–70 mV）时，钠通道被激活开放，产生再生性钠内流，随后迅速失活关闭。此时钠通道不能立即再次激活开放，只有恢复到备用状态才能再次被激活。因此，钠通道、钙通道是否处于备用状态是快、慢反应细胞是否具有兴奋性的前提，而调节钠通道、钙通道的功能状态也是多种抗心律失常药物发挥作用的基础。

（二）传导性

细胞与组织具有传导兴奋（动作电位）的能力，称为传导性（conductivity）。兴奋传导不仅发生在同一心肌细胞上，还能在心肌细胞之间进行。相邻心肌细胞之间以闰盘相连接，闰盘内的缝隙连接（gap junction）保证了兴奋的跨细胞扩布。心肌细胞的兴奋以局部电流的形式通过低电阻的缝隙连接进入邻近细胞，引发兴奋在心肌细胞间的迅速扩张，实现同步性活动，使整个心房或心室成为一个功能性合胞体（functional syncytium）。

1. 兴奋在心脏内的传导

兴奋在心内的传播是通过特殊传导系统而有序进行的。心脏特殊传导系统包括窦房结、结间束、房室结、房室束、左右束支和浦肯野纤维网，它们是心内兴奋传导的重要结构基础。正常情况下，窦房结产生的兴奋通过心房肌传播到整个右心房和左心房，沿着心房肌组成的优势传导通路（preferential pathway），即结间束，迅速传到房室结，然后经房室束和左、右束支到达浦肯野纤维网，引起心室肌兴奋，再由内膜侧向外膜侧心室肌扩布，引起整个心室兴奋。兴奋在心脏各部位的传导速度不同（表3-1-1）。

表 3-1-1　不同心肌组织的传导速度

组织	传导速度（m/s）	组织	传导速度（m/s）
窦房结	0.05	房室束	1
结间束	1	浦肯野纤维	4
房室结区	0.02	心室肌	1

房室结是正常时兴奋由心房传向心室的唯一通道。由于房室结细胞的直径较小，缝隙连接少，兴奋在房室结内的传导速度缓慢，因此兴奋经过此处将出现一个时间延搁，称为房室延搁（atrioventricular delay）。房室延搁具有重要的生理和病理意义，它保证了心室在心房收缩完毕之后才开始收缩，有利于心室的充盈和射血，但也使得房室结成为传导阻滞的好发部位。

兴奋在浦肯野纤维内的传导速度在心内传导系统中是最快的，可达 4 m/s 左右。这是由于浦肯野纤维十分粗大，且含肌原纤维很少，而缝隙连接数量又很多，兴奋很容易在细胞间传导。此外，由于这些纤维呈网状分布于心室壁，故能将兴奋迅速传到心室肌。兴奋在浦肯野系统内的传导历时仅约 0.03 s，几乎可同时到达心室各处的内壁，所以左右心室也几乎同时收缩，形成功能合胞体。兴奋在心室肌的传导速度约为 1 m/s，由于心室肌纤维呈双螺旋状环绕心室腔而排列，故兴奋不能直接由心内膜传向心外膜，而是呈一定角度沿螺旋方向传导。兴奋由心内膜表面传到心外膜表面耗时约 0.03 s。

2. 影响心肌传导性的因素

心肌的传导性受结构和生理两方面因素的影响。

（1）结构因素：心肌细胞的直径是决定传导性的主要结构因素，传导速度与心肌纤维的直径大小呈正变关系。细胞直径越大，细胞内电阻越小，局部电流越大，传导速度越快；反之亦然。心房肌、心室肌和浦肯野细胞的直径都较大，尤其是末梢浦肯野细胞直径最大（可达 70 μm），所以传导速度很快。而房室区细胞的直径只有 3 ~ 4 μm，传导速度则很慢。此外，细胞间缝隙连接的数量也是重要结构因素。细胞间缝隙连接

Note

构成了细胞间的低电阻通道,缝隙连接通道数量越多,传导性越好。在某些病理情况下,如心肌缺血时,细胞间的缝隙连接通道可关闭,兴奋传导明显减慢。

(2)生理因素:心肌细胞的电生理特性是决定和影响心肌传导性的主要因素。兴奋的传导过程即动作电位的传导过程,而动作电位的传导受到以下因素的影响。

1)动作电位 0 期去极化速度和幅度:动作电位 0 期去极化的速度和幅度是影响心肌传导速度最重要的因素。兴奋部位 0 期去极速度越快,局部电流的形成也越快,能很快地促使邻近部位兴奋,故传导能很快进行;兴奋部位 0 期去极化的幅度越大,兴奋部位与未兴奋部位之间的电位差越大,局部电流也越强,扩布的距离也大,故传导加速。任何生理、病理或药物因素,凡能减慢动作电位 0 期最大去极化速率和动作电位幅度者,都会引起传导速度减慢。

2)膜电位水平:心肌细胞动作电位 0 期去极化的速度与幅度还受兴奋前膜电位水平的影响。在快反应细胞,钠通道的效率(可利用率)具有电压依赖性,它依赖于受刺激前的静息膜电位水平。在正常静息电位值条件下,钠通道处于最佳可利用状态。当静息电位负值减小时,动作电位升支的幅度和速度都降低,这将导致传导减慢乃至障碍。期前兴奋的传导减慢正是由于期前兴奋是在膜电位较小的条件下发生的。

3)邻近未兴奋部位膜的兴奋性:邻近部位膜的兴奋性取决于静息电位和阈电位的差距。邻近部位的兴奋性高,即膜电位和阈电位间的差距小,传导速度就快。此外,邻近部位膜的兴奋性还取决于 0 期除极钠通道(或慢反应细胞的钙通道)的状况。如果邻近未兴奋部位膜电位过低(如达到 $-55\ mV$),使膜中钠通道处于一种失活的状态,则兴奋部位传来的冲动不能使其产生新的动作电位,传导将在此发生障碍。

(三)自律性

心肌在无外来刺激存在的条件下能自动产生节律性兴奋的能力或特性,称为自动节律性(autorhythmicity),简称自律性。衡量自动节律性的指标包括频率和规则性,前者是指心肌细胞在单位时间(每分钟)内自动发生兴奋的次数,即自动兴奋的频率;后者则指在单位时间内这种自动兴奋的分布是否整齐或均匀。在正常情况下,心肌组织自动发生的兴奋较为规则,通常以自动兴奋的频率作为衡量自律性的指标。临床上,常用兴奋频率(心率)与兴奋是否规则(心律)两个指标。

1. 心脏的起搏点

心脏特殊传导系统中各部分的自律细胞都以 4 期自动去极化为其特征,但各部位的自律性高低不一,窦房结约为 100 次 / 分,房室结约为 50 次 / 分,浦肯野纤维约为 25 次 / 分。心脏总是依照自律性最高的部位所发出的节律性兴奋来进行活动。正常情况下,窦房结的自律性最高,成为心脏活动的正常起搏点(normal pacemaker)或原发起搏点(primary pacemaker),由窦房结起搏所形成的心脏节律称为窦性节律。而其他部位的自律组织受窦房结控制,在正常情况下仅起着传导兴奋的作用,并不表现出其自身的节律性,故称之为潜在起搏点(latent pacemaker)。当窦房结起搏功能障碍或当潜在起搏点的自律性异常增高超过窦房结时,潜在起搏点可代替窦房结而控制心脏的活动,此时异常的起搏部位称为异位起搏点(ectopic pacemaker)。

Note

2. 窦房结控制潜在起搏点的主要机制

（1）抢先占领（capture）：窦房结的自律性高于其他潜在起搏点。在潜在起搏点4期自动去极化尚未达到阈电位时，由窦房结传来的兴奋已将其激活而产生动作电位，其自身的自动兴奋便不可能出现。

（2）超速驱动压抑（overdrive suppression）：当自律细胞在受到高于其固有频率的刺激时，便按外来刺激的频率发生兴奋，称为超速驱动。在外来的超速驱动刺激停止后，自律细胞不能立即呈现其固有的自律性活动，需经一段静止期后才逐渐恢复其自身的自律性活动，这种现象称为超速驱动压抑。由于窦房结的自律性远高于其他潜在起搏点，它的活动对潜在起搏点自律性的直接抑制作用就是一种超速驱动压抑。临床上突然发生窦性停搏时，往往要间隔较长时间才出现交界（房室结）性或室性的自主心律，就是这个原因。超速驱动压抑的机制较复杂，原因之一是心肌细胞膜中钠泵活动的增强。潜在起搏点受到超速驱动时，由于单位时间内产生的动作电位数目远超按其自身节律所产生的动作电位数目，致使钠内流和钾外流均增加，于是钠泵活动增强。由于钠泵是生电性泵，使细胞膜发生超极化（即最大复极电位增大），自律性降低，而表现为超速驱动压抑现象。当超速驱动压抑停止后，增强的钠泵活动并不立即停止而恢复正常，故膜电位仍保持在超极化状态，此时该自律细胞自身4期自动去极化仍不易达到阈电位水平，故而出现短暂的心搏骤停，须待其自身的电活动恢复后，方可发生起搏活动。该现象提示，在心脏人工起搏的情况下，如因故暂停起搏器时，不应突然终止，而应逐渐降低起搏器的频率再终止，以避免发生心搏骤停。

3. 决定和影响自律性的因素

自律细胞的自动兴奋是4期自动去极化使膜电位从最大复极电位达到阈电位水平而引起的。因此，4期自动去极化速度、最大复极电位水平与阈电位水平影响自律细胞的自律性高低（图 3-1-8）。

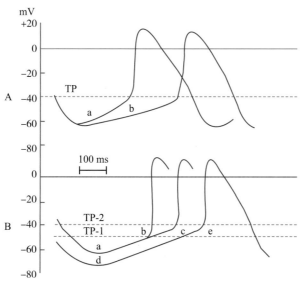

图 3-1-8　影响自律性的因素

A. 4期自动去极化速率由 a 减到 b 时，自律性降低；B. 最大复极电位由 a 超极化到 d，或阈电位由 TP-1 升到 TP-2 时，自律性降低；TP. 阈电位

（1）4期自动去极化速度：在最大复极电位和阈电位水平不变的情况下，4期自动去极化速度越快，到达阈电位的时间越短，自律性越高；反之，则自律性降低。交感神经递质可使4期内向电流增强，心率加快；副交感神经递质乙酰胆碱（ACh）增加外向钾电流而降低内向电流，结果心率减慢。

（2）最大复极电位水平：当最大复极电位绝对值变小时，与阈电位的差距就减小，到达阈电位的时间就缩短，故自律性增高；反之，则自律性降低。迷走神经兴奋时，其递质可增加窦房结P细胞对K^+的通透性，使最大复极电位更负，是导致心率减慢的原因之一。

（3）阈电位水平：阈电位水平下移，由最大复极电位到达阈电位的距离缩短，自律性增高；反之，阈电位水平上移，则自律性降低。

（崔　敏）

第二节　心电图形成原理

心脏在每个心动周期中的生物电活动可以引起人体这个容积导体各部位的电场强度和方向的变化。因此，心脏各部分在兴奋过程中出现的电活动，可以在身体表面用电极和仪器检测到，即心电图（electrocardiogram，ECG）。心电图是反映心脏兴奋的产生、传导和恢复过程中的生物电变化，其记录电极之间的电位差，而与心脏的机械收缩活动无直接关系。

一、心电图的形成

（一）膜极化学说

心电图形成的膜极化学说（membrane polarization hypothesis of ECG interpretation）又称电偶学说，是理解心肌细胞动作电位传播与心电图形成关系的桥梁。在物理学上，由两个距离很近的正、负电荷所组成的体系，称为电偶（electric dipole）或电偶极子，其中正电荷称为电源（source），负电荷称为电穴（sink）。心肌细胞乃至整个心肌动作电位的过程，也可以看作是电偶的变化过程（图3-2-1）。以心肌细胞为例，在静息状态下，细胞的跨膜电位处于外正内负的极化状态，膜内或膜外各点之间没有电位差，如果将探查电极置于细胞膜外的两点，将描记出一条平线。当心肌细胞的一端受刺激而发生去极化时，此处的膜电位由外正内负变为内正外负，膜外带负电荷，成为电穴，而相邻的未去极化部位的膜外仍带正电荷，成为电源，两者之间形成局部电流。电流的方向是由电源流向电穴。这种局部电流使邻近的极化部分也开始去极化。如此向前推进，直至整个心肌细胞都发生去极化。这种情况与心脏激动时不同导联在体表记录到不同波形的道理非常相似。

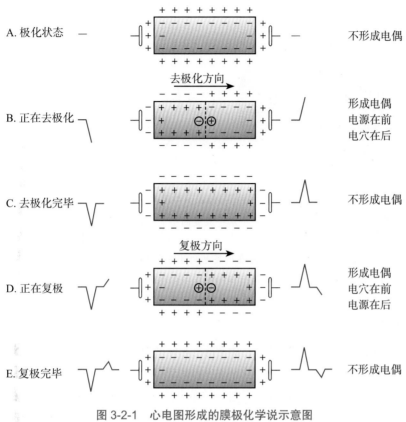

图 3-2-1 心电图形成的膜极化学说示意图

（二）容积导体原理

1. 容积导体的概念

通常把能导电的物体称为导体（conductor）。人体组织和体液也能够导电，是具有三维空间、立体形状的导体，称为容积导体（volume conductor）。心脏的电变化经容积导体传播到体表，因而在人体表面可以记录到心脏的电变化。容积导体的导电特点与电线不同，了解容积导体的导电规律对理解不同导联的心电图波形有重要意义。

2. 容积导体的导电规律

如果在一个由均匀导电介质构成的圆球状容积导体的中心部位放置一个水平指向右方的人工电向量（电偶）（如放置一个小电池）（图 3-2-2），由于容积导体可以导电，故中心部位的电向量可通过容积导体的传导反映在容积导体的任何部位。用探查电极检测容积导体横断面各点的电位，可以看到有如下规律：①该电向量正电荷所在一侧均记录到正电位，负电荷所在一侧均记录到负电位，与该电向量中心相垂直面上的各点呈零电位。②探查电极所在位置与该电偶极子中心点的连线和电向量方向（即水平方向）的夹角越小且距离越近，则探查到的电位绝对值越大。具体数值可用公式 $V=E(\cos \alpha/r^2)$ 计算，式中 V 表示容积导体某点的电位，E 为电源的电动势，α 为夹角，r 为某点与电偶中心点的距离。同样，若将该容积导体中心的小电池换为一个细长的心肌纤维束，而且该纤维束正发生由左至右的去极化，探查电极记录到的波形与上述的记录类似。其实，心脏激动时也相当于一个电偶极子，只是其偶极性和电荷量变化较大。③引入几何投影方法，可精确定量表示容积导体的导电规律。

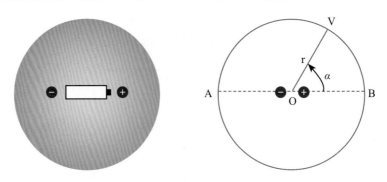

图 3-2-2　容积导体及其导电规律示意图

左. 假想的球状容积导体，其中心有一个水平放置的小电池；右. 容积导体内某点电位的计算方法示意图

V. 容积导体某点的电位；α. 探查电极所在位置电向量方向（OV）和该电偶极子连线的延长线（AB）的夹角；r. 某点与电偶中心点的距离。某点的电位 V 可由公式 $V=E\left(\cos\alpha/r^2\right)$ 算出（E 为电源的电动势）

二、心电图的波形

在心电活动周期的某一瞬间，心电图记录的是众多心肌细胞此刻产生的电活动所形成的许多微弱电场的总和。当较多心肌细胞同时去极化或复极化，心电图上观察到的电压变化也较大。正常时，由于通过心脏的电兴奋波（动作电位）以同样的途径扩布，在体表两点之间记录到的电压变化的时间模式也是一致的，可以在每个心电周期重复观察到。

临床常规使用的心电图记录是通过一套国际通用的标准导联系统测量得到的。常规心电图导联共包括 12 个导联，在体表的规定部位放置探测电极，通过导联线与心电图机相连。由于电极放置位置不同，不同的导联记录到的心电图波形也有所不同。但心脏每次兴奋在心电图记录中基本上都包括一个 P 波，一个 QRS 波群和一个 T 波以及各波形之间形成的间期或时间段（图 3-2-3、表 3-2-1）。

三、心电图导联系统

体表记录心电图时，探查电极的放置位置及与心电图机连接的线路，称为心电图导联。临床上常分为肢体导联（limb leads）和胸导联（chest leads）两类，共 12 个导联。

（一）肢体导联

1. 标准导联

标准导联（standard limb leads）属于双极肢体导联，反映两个肢体之间的电位差，分别用Ⅰ、Ⅱ、Ⅲ 3 个罗马数字表示（图 3-2-4、表 3-2-2）。当连接正极一侧肢体电位高于负极一侧时，心电图记录中出现正向波，反之则出现负向波。

Note

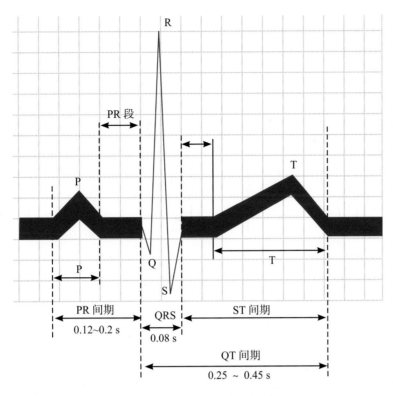

图 3-2-3 正常人心电图（标准 II 导联记录模式图）

表 3-2-1 心电图波形与时程及其意义

波形与间期	心电活动
波形	
P 波	左右心房去极化过程
QRS 波群	左右心室去极化过程
T 波	心室复极过程
时程	
PR 间期（或 PQ 间期）：从 P 波起点到 QRS 波起点之间的时程	兴奋由心房、房室结和房室束到达心室并引起心室肌开始兴奋所需要的时间，即房室传导时间
QRS 时程：从 Q 波开始到 S 波结束之间的时程	心室去极化
QT 间期：从 QRS 波起点到 T 波终点的时程	从心室开始去极化到完全复极所经历的时间
ST 段：从 QRS 波群终点到 T 波起点之间的线段	心室各部分心肌细胞均处于运作电位的平台期

2. 单极肢体导联和加压单极肢体导联

（1）单极肢体导联：将左上肢、右上肢和左下肢导联各通过一个 5000 Ω 电阻连接到一点构成中心电端（central reference point），其电位为零。中心电端与心电图机的负极相连。心电图机正极（探查电极）分别与三个肢体连接，即构成单极肢体导联，分别称为单极左上肢导联（VL）、单极右上肢导联（VR）和单极左下肢导联（VF）。

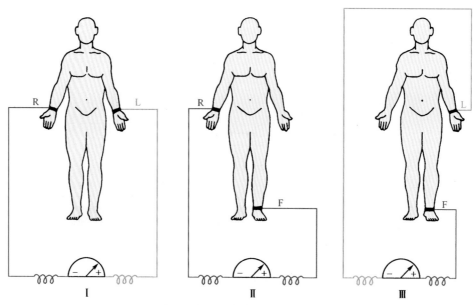

图 3-2-4　标准导联的连接方式

表 3-2-2　标准导联连接法

导联	正电极位置	负电极位置
I	左上肢	右上肢
II	左下肢	右上肢
III	左下肢	左上肢

（2）加压单极肢体导联：在描记某一肢体的单极导联心电图时，将该肢体与中心电端的连线断开，这样可使心电图波形的振幅增加 50%，以便于观测，称为加压单极肢体导联（augmented limb leads），分别以 aVL、aVR 和 aVF 表示（图 3-2-5、表 3-2-3）。

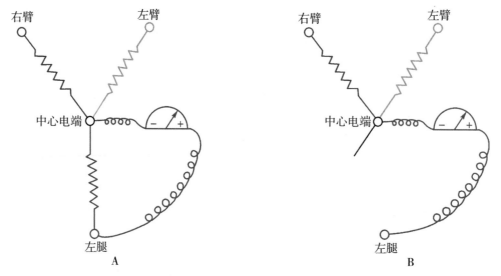

图 3-2-5　单极肢体导联（VF）和加压单极肢体导联（aVF）的连接方式

表 3-2-3　加压单极肢体导联连接法

导联	正电极位置	负电极位置
aVR	右上肢	左上肢 + 左下肢
aVL	左上肢	右上肢 + 左下肢
aVF	左下肢	右上肢 + 左上肢

目前，国产心电图机导线有不同的颜色，用以标记不同的导联，肢体导联有红、黄、绿、黑四种颜色，其末端分别标明 R、L、F、RF 字符，红色（R）接右上肢、黄色（L）接左上肢、绿色（F）接左下肢、黑色（RF）接右下肢。

（二）胸导联

胸导联又称心前区导联，属单极导联，即将正极（探查电极）放置于前胸壁不同部位，负极连于中心电端。常用胸导联（用 V 表示）包括 V_1 ~ V_6 导联，各导联线连接方式见图 3-2-6、表 3-2-4。

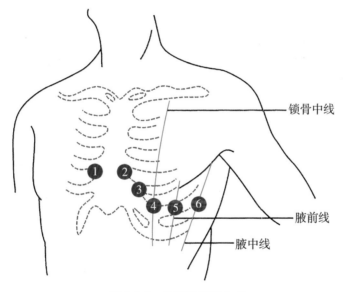

图 3-2-6　胸导联连接方式

表 3-2-4　胸导联连接法

导联	正极（探查电极）	负极
V_1	胸骨右缘第 4 肋间	中心电端
V_2	胸骨左缘第 4 肋间	中心电端
V_3	V_2 与 V_4 连线的中点	中心电端
V_4	左锁骨中线与第 5 肋间相交处	中心电端
V_5	左腋前线 V_4 水平处	中心电端
V_6	左腋中线 V_4 水平处	中心电端

在某些情况下，如后壁心肌梗死需加做 V_7 ~ V_9 导联：V_7 放置于左腋后线 V_4 水平处；V_8 放置于左肩胛线 V_4 水平处；V_9 放置于左脊柱旁线 V_4 水平处。右心室心肌梗死或右位心时需加做 V_3R ~ V_5R 导联，电极放置在右胸部与 V_3 ~ V_5 对称处。除

Note

上述导联外，还有食管导联及心腔内导联等。

（三）导联轴及六轴系统

为便于分析各导联心电图波形的特点和形成原理，假想某一导联正、负极间的连线，称为该导联的导联轴（lead axis）。连接心电图机正极端的为导联轴的正极，连接负极端的为负极。

1. 额面导联轴

额面即冠状面，假想的冠状面将人体切成前、后两半。额面导联轴又称 Bailey 六轴系统。如图 3-2-7 所示，Ⅰ、Ⅱ、Ⅲ标准肢体导联在额面的平面上围成了一个三角形，为 Einthoven 三角（Einthoven，striangle）。如将其近似地看作是一个等边三角形，则每一条边分别为Ⅰ、Ⅱ、Ⅲ导联的导联轴。自三角形的三个顶点分别向对边做垂线，形成的三条线段则分别代表 aVR、aVL、aVF 的导联轴。三角形的中心（0 点）相当于电偶的中心，电位为零。

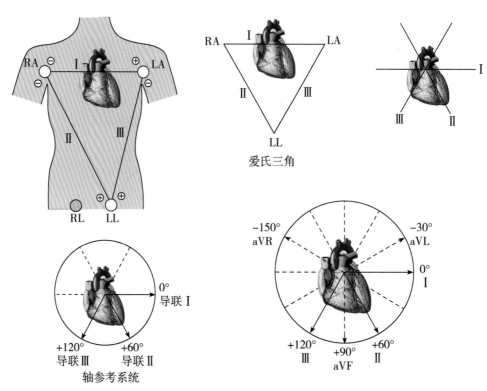

图 3-2-7　额面导联轴及六轴系统组成示意图

RA. 右臂；LA. 左臂；RL. 右腿；LL. 左腿

将三个标准导联和三个加压单极肢体导联的导联轴保持原有的方向和角度不变，平移于 0 点处便得到一个由 6 个导联轴构成的以 0 点为中心的辐射状图形，称为六轴系统或轴参考系统（axial reference system），各导联轴之间的夹角均为 30°。

2. 水平面导联轴

即横断面导联轴，或称横面导联轴。由于胸导联探查电极放置的位置基本在同一水平面（胸部横断面）上，按上述方法也可做出胸导联的导联轴，0 点为电偶的中心，

以 V_6 导联为 0，其他胸导联轴经过 0 点，分别与 V_6 导联轴形成不同程度的夹角。

心肌去极化和复极化不同时刻的瞬时心电向量越大，且与导联轴的夹角越小，则该导联所记录的心电图的波形越高，因而导联轴及六轴系统可用于方便理解各导联心电图的波形的特点及形成原理。

四、心电图与心电向量

（一）向量的概念

向量（vector）又称矢量，可用来描述心肌产生动作电位时心电电荷量大小和方向的变化，是指一个既有大小又有方向的物理量，如机械力、电流等。作用于一点的两个强度和方向不同的向量的综合向量，可用物理学求合力的方法求得，即方向相同的相加，方向相反的相减，互成角度的用平行四边形法则来计算。同理，多个心肌细胞的去极化向量的综合向量也可用同样方法求得。对于一个整体心脏来说（如心室），心肌的去极化和复极化所形成的电流与单个心肌细胞的电位变化有明显的不同，具体表现如下。

1. 记录单个心肌细胞的跨膜电位一般是将微电极插入细胞内，即细胞内记录，而心电图的记录方法是细胞外记录。

2. 单个细胞的电活动只反映一个细胞的电活动，而心电图反映的是构成心脏的心肌细胞兴奋过程中的综合电位变化，即心电图上的每一瞬间的电位数值都是许多心肌细胞电活动的综合效应（每个心肌细胞电向量的综合向量）在身体这个容积导体不同部位的反映。

3. 单个心肌细胞的动作电位具有全或无的特征，而各个导联所记录的心电图波形则是不同的。已兴奋的心肌细胞数目越多，则电荷量也越大，心电图波幅就越大。在临床上，可根据各个导联记录的心电图波形的改变作为对心脏疾病的诊断依据。

（二）心电向量

心肌去极化和复极化过程中产生的电量既有大小又有方向，称为心电向量（electrocardial vector），是动作电位在心肌传播的时空量化特性的形象描述。心电向量可用箭头表示，箭头长度表示向量的大小，箭头方向表示向量的方向，箭头代表正电位，箭尾代表负电位。每一个心肌细胞的去极化和复极化都会产生一个心电向量。心脏是由无数个心肌细胞构成的，多个心肌细胞在某一时刻同时发生兴奋所产生的心电向量，称为瞬时综合向量（图 3-2-8）。在整个心脏兴奋和恢复过程中产生无数瞬时综合向量，将这些向量的尖端相连，就构成立体的心向量图（vectorcardiogram）；立体的心向量图反映在二维平面图上，就是心向量环（vector ring），分别由 P 环、QRS 环和 T 环构成。向量环在额面和横面各导联轴上的投影形成各导联轴上的心电图，也就是说，额面向量环在各肢体导联（Ⅰ、Ⅱ、Ⅲ、aVR、aVL、aVF）轴上的投影，就是 6 个肢体导联所记录的心电图；而横面向量环在各胸导联轴上的投影形成各个胸导联轴的心电图。

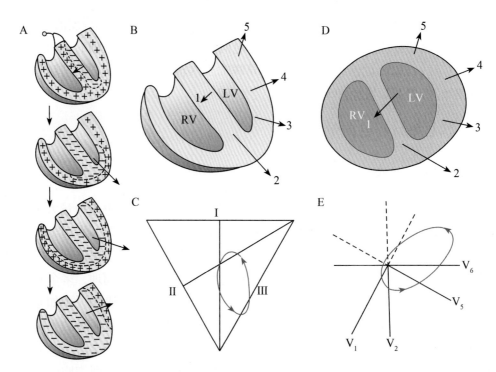

图 3-2-8　成人心室去极化时的额面和水平面的各个瞬时 QRS 心电向量及向量环

A. 心室额面去极顺序；B. 心室各个瞬时 QRS 心电向量，数字（1 ～ 5）表示去极顺序；C. 额面 QRS 向量环；D. 水平面各个瞬时去极向量；E. 水平面 QRS 向量环。由于左心室的体积占整个心室体积的大部分，所以向量和向量环都偏向左心室

（三）心室肌综合向量与 QRS 波群形成

以 II 导联记录心室去极化 QRS 波为例，心室肌去极化先从室间隔中上部的左侧开始，并向间隔中上部的右室面推进，因而最早出现的瞬时向量为一个从左指向右的小的心电向量，表示室间隔中上部的去极化由左室面向室间隔的右室面推进（图 3-2-9）。由于该向量在导联轴上的投影在正侧，因而在 II 导联心电图上就记录到一个向上的波（R 波的起始段），这也是导联心电图的 Q 波不明显的原因；但有时该瞬时向量在 II 导联轴上投影在负侧且幅度很小，于是在 II 导联心电图上也可出现个很小的 Q 波。随后，随着室间隔上部和下部的激动，出现一个指向心尖部的较大的综合向量（主要反映室间隔从上向下的去极化），由于该向量的方向与 II 导联的导联轴几乎重合，且在 II 导联轴的投影仍在正侧，因此在 II 导联心电图上记录到的向上的波继续升高（R 波的中段）；当心尖部去极时，在 II 导联心电图上记录到的向上的波幅达到峰值（即 R 波达到顶点）；紧随心尖部去极化的是邻近心尖部的左右心室游离壁的去极化，综合心电向量开始发生方向折返而指向心底部，于是在 II 导联心电图上出现 R 波的降支；当最后心底部心室游离壁去极化时，综合心电向量在 II 导联轴上的投影位于其反向延长线上（即负侧），于是形成一个向下的波（即 S 波）；随着整个心室去极化的完成，II 导联心电图的波形回到基线，QRS 波群结束，心电图过渡到 S-T 段。

心室激动时在其他导联记录到的心电图形态也可用上述分析方法得到验证。心室复极化过程中的瞬时向量和综合向量在不同导联轴上的投影，可用上述原理解释 S-T

Note

段和 T 波的形成，这里不再赘述。依同样的原理，胸导联所记录的心电图是横面心电向量在各个胸导联轴上的投影。

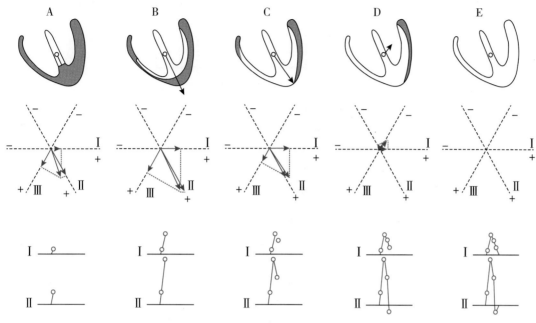

图 3-2-9　心室肌去极化时各额面 QRS 综合心电向量在标准导联轴上的投影和标准导联心电图形成的关系示意图

图中白色区为心肌去极化部分，灰色区为尚未去极化部分；Ⅰ、Ⅱ、Ⅲ分别指Ⅰ、Ⅱ、Ⅲ导联

（杨瑞雪）

第三节　心电图检查及研读

一、心电图的测量

心电图的测量工具多用分规（两脚规）、放大镜、直尺和量角器，主要的测量项目是各波、段、间期的电压和时间。现在由于技术的发展，心电图机可以自动出具各部分时间，但由于干扰误差等因素，有时需人工校正。

（一）心电图纸

心电图多描记在心电图纸上，心电图纸是一种边长为 1 mm 的小方格组成的特殊记录纸（图 3-3-1）

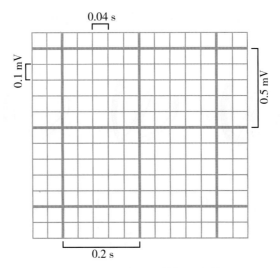

图 3-3-1　心电图记录纸示意图

1. 纵向距离

代表电压，用以计算各波振幅的高度和深度。一般定准电压为 10 mm/mV，纵线上 1 mm 的小格代表 0.1 mV。

2. 横向距离

代表时间，用以计算各波、段、间期的时间。在走纸速度为 25 mm/s 时，横线上 1 mm 的小格代表 0.04 s。改变走纸速度或定准电压，每小格代表的时间或电压会有相应的改变。

（二）电压和时间的测量

1. 电压（振幅）的测量

测量正向波的高度时，应从基线上缘垂直测至波峰的顶端；测量负向波的深度时，应从基线下缘垂直测至波谷底端（图 3-3-2），其单位为毫伏（mV）。

2. 时间的测量

测量各波和间期的时间应自起始部波形的内缘测量至终末部分波形的内缘。正向波的时间从基线下缘测量，负向波的时间从基线上缘测量。测量时应选择波形清晰的导联（图 3-3-2）。

（三）心率的计算

测定 R-R 间距，求得心室率；测定 P-P 间距，求得心房率，一般多用心室率。

1. 对规则心律的测量

每分钟心率（次 / 分）＝ 60（秒）/P-P 或 R-R 间距（秒）。也可采用查表法或使用专门的心率测量尺获得。

2. 对不规则心律的测量

（1）测 5 个以上 P-P 或 R-R 间距，算出其平均值，然后代入上述公式计算。

（2）数 6 s 内的 QRS 波群或 P 波个数，乘以 10。计算出的心率应注明是平均心率。

Note

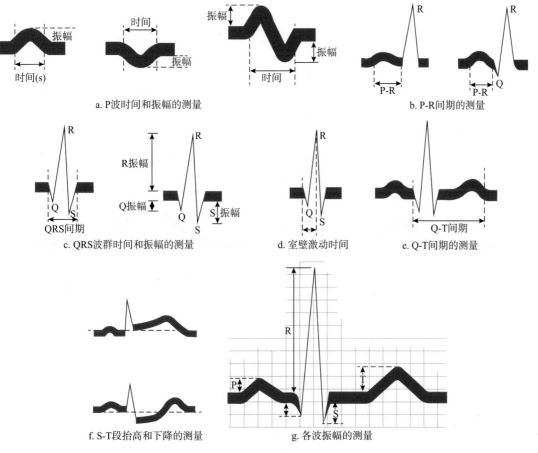

a. P波时间和振幅的测量

b. P-R间期的测量

c. QRS波群时间和振幅的测量

d. 室壁激动时间

e. Q-T间期的测量

f. S-T段抬高和下降的测量

g. 各波振幅的测量

图 3-3-2　心电图各波时间和振幅测量方法示意图

二、正常心电图的特点

正常心脏激动起源于窦房结，依次经结间束、房间束、房室交界区、左右束支及浦肯野纤维传至心室。这种先后有序的电激动传导，形成心电图上的相应波段。正常心电图每一心动周期包括一系列的波段（图 3-3-3），出现的顺序如下。

（一）P 波（the P wave）

为心房除极波，反映左右心房除极电位变化。P 波的前 1/3 代表右心房的除极，后 1/3 代表左心房除极，中间 1/3 代表左右心房的共同除极。在一个心动周期中最早出现。

1. 正常特点

（1）形态：在大部分导联上呈钝圆形，或有小切迹，但峰间距＜ 0.04 s。

（2）方向：在 I、II、aVF、$V_4 \sim V_6$ 导联直立，在 aVR 导联倒置，在其他导联可双向、低平或倒置。

（3）时间：一般＜ 0.12 s。

（4）电压：在肢体导联＜ 0.25 mV，胸导联＜ 0.20 mV。

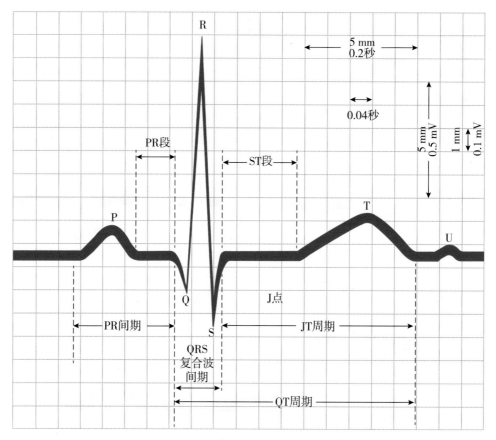

图 3-3-3　正常心电图各波、段、间期

2. 临床意义

P 波时间 ≥ 0.12 s，提示左心房肥大；Ⅱ、Ⅲ、avF 导联 P 波振幅 ≥ 0.25 mV 或 V_1、V_2 导联 P 波直立 ≥ 0.15 mV，提示右心房肥大。

（二）P-R 间期（P-R interval）

指 P 波起点至 QRS 波起点间的水平距离，代表心房开始除极到心室开始除极的时间。

1. 正常范围

成人正常窦性心律时，P-R 间期为 0.12 ~ 0.20 s。P-R 间期随年龄、心率变化而改变，年龄越大或心率越慢，P-R 间期越长，但是一般不超过 0.22 s。

2. 临床意义

P-R 间期延长，见于Ⅰ度房室传导阻滞；P-R 间期缩短，多见于预激综合征。

（三）QRS 波群

QRS 波群（the QRS complex）为心室的除极波，反映左右心室除极电位变化和时间。QRS 波群因探查电极的位置不同可呈多种形态，其命名方法为：首先出现的位于基线以上的正向波称为 R 波；R 波前的负向波称之为 Q 波；R 波后的第一个负向波称之为 S 波；S 波后的正向波称之为 R′波；R′波后的负向波称之为 S′波，以此类推。至于采用 Q 或 q、R 或 r、S 或 s，可根据其振幅大小而定。单一的负向波称为 QS 波（图 3-3-4）。

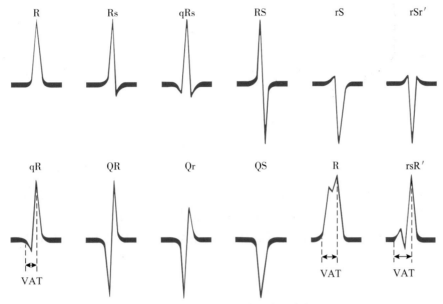

图 3-3-4　常见 QRS 波形态及命名

1. 正常特点

（1）时间：正常成年人 QRS 波群的时间 < 0.12 s。多数在 0.06 ~ 0.10 s。R 峰时间（室壁激动时间）在 $V_1 \leq 0.04$ s，在 $V_5 \leq 0.05$ s。

（2）形态：各导联记录到的心电图形态有所不同

1）肢体导联：一般 Ⅰ、Ⅱ、Ⅲ 导联 QRS 波群在电轴没有偏移的情况下，其主波向上。aVR 导联主波向下，可呈 QS、rS 或 Qr 型。aVL、aVF 导联变化较多，可呈 qR、Rs、R 或 rS 型。

2）胸导联：自 V_1 ~ V_5 的移行规律是 R 波逐渐增高，S 波逐渐变浅。其中在 V_1、V_2 导联多呈 rS 型，R/S < 1；在 V_5、V_6 多呈 qR、qRs、Rs 或 R 型，R/S > 1；在 V_3、V_4 导联 R 波与 S 波振幅大致相当，R/S 接近于 1。

（3）电压：各导联所记录到的电压也各不相同。

1）肢体导联：Ⅰ 导联 R 波 < 1.5 mV，aVL 导联 R 波 < 1.2 mV，aVF 导联 R 波 < 2.0 mV，aVR 导联 R 波 < 0.5 mV。

2）胸导联：V_1 导联 R 波不超过 1.0 mV，$R_{V1}+S_{V5}$ < 1.2 mV，V_5 导联 R 波 < 2.5 mV。

（4）Q 波：除 aVR 导联外，其他导联 Q 波的振幅小于同导联 R 波的 1/3，时间 < 0.03 s。正常人 V_1、V_2 不应出现异常 Q 波，但偶尔可呈 QS 型。

2. 临床意义

QRS 波异常改变对很多临床异常情况的判断有价值。如正常情况下 6 个肢体导联 QRS 波群振幅（正向波与负向波振幅绝对值相加）一般不应 < 0.5 mV，6 个胸导联 QRS 波群振幅一般不应 < 0.8 mV，否则称为低电压。低电压见于肺气肿、心包积液、全身水肿等；若 Q 波振幅超过正常范围称为病理性 Q 波，是心肌梗死的特征性心电

Note

图改变之一。另外，QRS 波群电压的增高对心室肥大的判断有帮助。

（四）J 点

J 点（the J point）为 QRS 波群终末与 ST 段起始的交接点，正常与基线重合，也可随 S-T 段的偏移而发生移位，上、下移位不超过 0.1 mV。

（五）S-T 段（the ST segment）

指 QRS 波群终点至 T 波起点间的一段基线，反映心室早期缓慢复极过程的电位变化。

1. 正常特点

正常的 S-T 段为一等电位线，可向上或向下有轻度偏移。但是在任何导联，S-T 段向下偏移均不应超过 0.05 mV；S-T 段向上偏移，在肢体导联及胸导联 $V_4 \sim V_6$ 均不应超过 0.1 mV，在 V_1、V_2 导联不应超过 0.3 mV，V_3 导联不超过 0.5 mV。

2. 临床意义

S-T 段下移超过正常范围常提示心肌缺血；S-T 段上移超过正常范围常见于心肌梗死、急性心包炎等。

（六）T 波（the T wave）

指 QRS 波群后一个较宽的双肢不对称的平缓波，反映心室快速复极过程的电位变化，称心室复极波。

1. 正常特点

（1）形态：T 波圆钝，从等电位线开始缓慢上升，而后则较快下降，前后肢不对称。

（2）方向：正常情况下，T 波的方向多与 QRS 波群的主波方向一致，在 Ⅰ、Ⅱ、$V_4 \sim V_6$ 导联直立，在 aVR 导联倒置，在其他导联可以直立、双向或倒置。但若 V_1 导联的 T 波直立，则 $V_2 \sim V_6$ 导联的 T 波就不应倒置。

（3）电压：在以 R 波为主的导联 T 波不应低于同导联 R 波的 1/10，否则为 T 波低平。胸导联的 T 波有时可高达 $1.2 \sim 1.5$ mV，但 V_1 导联的 T 波一般不超过 0.4 mV。

2. 临床意义

T 波低平或倒置常见于心肌损伤、缺血、低血钾等；T 波显著增高则见于心肌梗死早期及高血钾。

（七）U 波（the U wave）

紧跟 T 波后一较小的波，振幅很小，发生机制不清。其方向与同导联的 T 波方向一致。

1. 正常特点

T 波后 $0.02 \sim 0.04$ s 出现，振幅很小，V_3、V_4 较明显，方向多与 T 波的方向一致。

2. 临床意义

U 波增高常见于低血钾。

（八）QT 间期

QT 间期（the QT interval）指 QRS 波群起点至 T 波终点间的水平距离，代表心室除极与复极过程的时间。

1. 正常范围

QT 间期正常范围在 0.32 ~ 0.44 s。其长短与心率的快慢密切相关，心率越慢，QT 间期越长，反之则越短。由于 QT 间期受心率影响很大，因此常用校正的 QT 间期（QTc），通常用 Bazett 公式计算：

$$QTc=QT/\sqrt{RR}$$

QTc 是 RR 为 1 s（心率 60 次 / 分）时的 QT 间期。传统 QTc 正常值上限为 0.44 s，超过此上限即为 QT 间期延长。

近年推荐的 QT 间期延长标准为：男性 QTc 间期 ≥ 0.45 s，女性 QTc 间期 ≥ 0.46 s。

QT 间期的另一个特点是不同导联 QT 间期存在一定的差异，正常人不同导联 QT 间期差异最大可达 50 ms，以 V_2、V_3 导联 QT 间期最长。

2. 临床意义

QT 间期延长常见于心肌损伤、低血钙、心肌缺血、奎尼丁中毒；QT 间期缩短常见于高血钙、洋地黄效应等。

三、心电图检查的临床应用范围及临床意义

心电图主要反映心脏激动的电学活动，因此对各种心律失常和传导障碍的诊断和分析具有肯定的临床价值，目前尚无任何其他检查方法能够替代心电图在这方面的作用。

心电图是诊断急性心肌缺血和心肌梗死的快速、简单、可靠又实用的检查方法。在诊断和指导治疗遗传性心律失常（例如，先天性长 QT 综合征、Brugada 综合征、儿茶酚胺敏感性多形性室性心动过速等）方面，心电图发挥着重要作用。房室肥大、药物和电解质紊乱也可以引起一定的心电图变化，有助于诊断。心电图对心包炎、心肌病、心肌炎、肺栓塞、慢性肺源性心脏病、各种先天性心脏病等也有其特定的诊断价值。心脏电生理检查时，常需要与体表心电图同步描记，帮助判断电生理现象和辅助诊断。对于瓣膜活动、心音变化、心肌功能状态，心电图不能提供直接判断，但可作为心动周期的时相标记，又是其他检查的重要辅助手段。除了循环系统疾病之外，心电图已经被广泛应用于各种危重患者的抢救、手术麻醉、用药观察、航天、登山运动的心电监测。

心电图检查也有其局限性，如部分心脏病尤其是心脏病早期心电图可无异常改变，同样的心电图改变可见于多种疾病等。因此分析心电图时，必须结合其他临床资料，仔细询问病史、症状及与既往心电图相对照，才能得出全面又正确的诊断结果。

（杨瑞雪）

第四节　其他常见心电检查

一、动态心电图

动态心电图（ambulatory electrocardiography）是指长时间连续记录并分析人体心脏在活动和安静状态下心电图变化状况，可以连续记录 24 小时甚至更长时间。1957 年，美国物理学家 Norman J. Holter 发明了首个可穿戴的心电记录装置，故以他的名字命名为"Holter 监测器"。这标志着动态心电图的诞生。动态心电图可监测并捕捉到静息心电图难以发现的心律失常事件以及 ST-T 的异常改变。此项检查是临床上广泛使用的无创性心血管疾病诊断手段之一。

（一）系统构成

动态心电图检查主要由记录系统和回放分析系统组成。记录系统包括记录器和导联线（图 3-4-1A）。在受检者身上安置固定电极，通过导联线与记录器连接，采集心电信号转换为数字心电数据存储在内部存储介质中，如闪存卡或者固态硬盘。回放分析系统主要是心电分析软件（图 3-4-1B），系统能自动将记录到的心电数据进行回放和初步分类，通过散点图和模板形式呈现出来，在此基础上，人工审查、判定、修改、编辑后，打印或者上传有关的数据和图表，出具诊断报告。

A

B

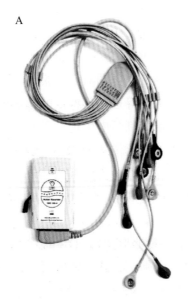
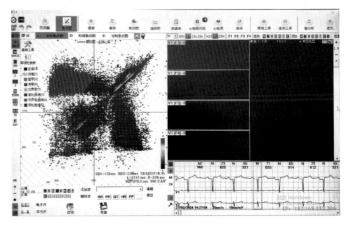

图 3-4-1　动态心电图系统构成

A. 记录系统；B. 回放分析系统，散点图模式

Note

（二）导联选择

目前多采用 12 导联动态心电图，10 个电极均固定在前胸部，以方便患者活动。常用导联及电极放置部位如下（图 3-4-2）。动态心电图的肢体导联称为胸肢导联，左右上肢电极分别固定在左右乳房上部的胸大肌处，下肢电极放在两侧肋弓边缘的部位。胸导联的电极安放位置同静息心电图。

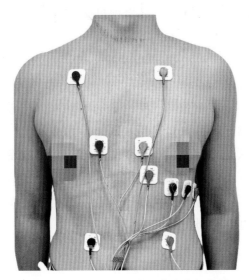

图 3-4-2 12 导联动态心电图电极位置

（三）临床应用范围

由于动态心电图可以获得受检者连续 24 h 甚至更长时间的心电图资料，因此常可检测到常规心电图检查不易发现的一过性异常心电图改变。还能够结合分析受检者的生活日志，了解患者的症状，活动状态及服用药物等与心电图变化之间的关系。常用于以下情况。

1. 心律失常　对各种心律失常做出定性和定量诊断。尤其是对心律失常导致不明原因晕厥的诊断。

2. 不明原因的胸痛　通过 ST 段的异常改变进行心肌缺血的诊断和评价。

3. 确诊和监测已知的心脏病

（1）冠心病：评估冠心病患者的心电活动，评价冠脉支架后的心肌供血情况。

（2）心肌病：监测心肌病患者的心电活动，评估心律失常的风险。

（3）心力衰竭：评估心力衰竭患者的心电活动，帮助指导用药治疗。

4. 药物和治疗效果评估

（1）抗心律失常药物疗效评估：监测药物治疗的效果和副作用。

（2）起搏器和除颤器评估：评估植入起搏器或除颤器的患者心电活动，确保设备正常工作。

5. 评估心脏自主神经功能　自主神经功能障碍：评估心率变异性和其他心脏自主神经功能的异常。

二、心电图运动负荷试验

心电图运动负荷试验（exercise stress test）是一种心功能试验，是通过一定量的运动增加心脏负荷，使心肌耗氧量增加，观察心电图变化，对已知或怀疑患有心血管疾病，尤其是冠状动脉粥样硬化性心脏病进行临床评估。虽然与冠状动脉造影结果对比有一定比例的假阳性与假阴性，但由于其方法简便实用、无创伤、安全，一直被公认为是一项重要的临床心血管疾病检查手段，是发现早期冠心病的一种主要检测方法。

（一）运动负荷试验的生理和病理基础

在临床上，一般以心率或心率与收缩压的乘积来反映心肌耗氧量情况。心肌耗氧量与心率快慢、心室大小、室壁张力、室内压力增加速度及心室射血时间有关。生理情况下，运动时随着肌肉组织需氧量的增加，心率相应加快，心排血量增加，必然伴随心肌耗氧量增加，冠状动脉血流量相应增加。当冠状动脉发生病变而狭窄到一定程度时，患者在静息状态下不一定发生心肌缺血，但当运动负荷增加伴随心肌耗氧量增加时，冠状动脉血流量不能相应增加，超过病变冠状动脉供血贮备能力时心肌出现缺血，心电图即可出现缺血性 ST 段改变。

（二）运动负荷量的确定

运动负荷量按运动量可分为极量运动试验和亚极量运动试验。极量是指心率达到生理极限的负荷量，亚极量是指心率达到 85% ~ 90% 最大心率的负荷量。极限运动量一般多采用统计所得的各年龄组的预计最大心率为指标，最大心率粗略计算法为：220- 年龄数。目前在临床上大多采用亚极量负荷试验，例如，50 岁的受检者最大心率为：220-50=170 次 / 分，亚极量负荷试验的心率应为：170×85%=145 次 / 分。

（三）适应证与禁忌证

1. 适应证
（1）对不典型胸痛或可疑冠心病患者进行鉴别诊断。
（2）已知或可疑冠心病患者的病变严重程度、危险性、心脏负荷能力和预后的评价。
（3）急性心肌梗死出院前预后评估、制订运动处方。
（4）评价冠心病的药物或介入手术治疗效果。
（5）进行冠心病易患人群流行病学调查筛选试验。

2. 禁忌证
（1）绝对禁忌证：①急性心肌梗死（2 天内）。②高度危险的不稳定型心绞痛。③引起症状或影响血流动力学的未控制的心律失常。④活动性心内膜炎。⑤有症状的主动脉瓣狭窄。⑥失代偿性心力衰竭。⑦急性肺血栓栓塞症。⑧急性非心脏性功能失调影响运动试验或被运动试验加剧。⑨急性心肌炎或心包炎。⑩躯体障碍影响安全性或运动量。

（2）相对禁忌证：①冠状动脉左主干狭窄。②中度狭窄的心脏瓣膜病。③血清电解质紊乱。④严重高血压〔收缩压＞200 mmHg和（或）舒张压＞110 mmHg〕。⑤快速性心律失常或缓率性心律失常。⑥肥厚型心肌病或其他流出道梗阻性心脏病。⑦高度房室传导阻滞。⑧精神或体力障碍而不能进行运动试验。

（四）运动方法

试验前应禁食或禁吸咽3 h，同时12 h内须避免剧烈体力运动。尽可能在试验前停用可能影响试验结果的药物，但应注意β肾上腺素受体阻断药骤停后的反弹现象。目前采用平板运动试验和踏车运动试验两种方法。

1. 平板运动试验

平板运动试验（exercise treadmill test）是目前应用最广泛的运动负荷试验方法。让受检者在活动的平板上走动，根据所选择的运动方案，仪器自动分级依次递增平板速度及坡度以调节负荷量，直到心率达到受检者的目标心率，分析运动前、中、后的心电图变化以判断结果。近年的研究表明，无论何种运动方案，达到最大耗氧值的最佳运动时间为8～12 min，延长运动时间并不能增加诊断准确性，强调运动方案的选择应根据受检者不同的具体情况而定（图3-4-3A）。

2. 踏车运动试验

踏车运动试验（bicycle ergonmeter test）是让患者在装有功率计的踏车上做踏车运动，以速度和阻力调节负荷大小，负荷量分级依次递增。直至心率达到受检者的目标心率。分析运动前、运动中及运动后的心电图变化，做出最后的诊断（图3-4-3B）。

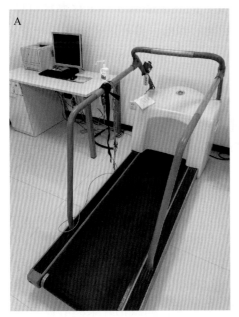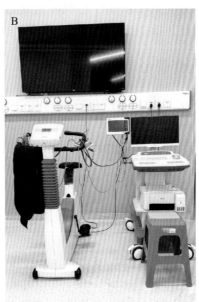

图3-4-3 平板运动试验

A. 平板运动试验；B. 踏车运动实验

运动负荷试验除常规12导联心电图外，还发展了CM₅双极导联，以增强检测的敏感性及稳定性。试验前应描记受检者卧位和立位12导联心电图并测量血压作为对照。

运动中通过监视器对心率、心律及 ST-T 改变进行监测，并按预定的方案每 3 min 记录心电图和测量血压一次。在达到预期亚极量负荷后，使预期最大心率保持 1 ~ 2 min 再终止运动。运动终止后，每 2 min 记录 1 次心电图，一般至少观察 6 min。如果 6 min 后 ST 段缺血性改变仍未恢复到运动前图形，继续观察至恢复。

（五）运动终止标准

（1）达到目标心率。
（2）出现明显的胸痛、呼吸困难、严重疲劳或头晕。
（3）出现显著的心电图变化（如 ST 段下降或升高）。
（4）血压出现显著异常（如严重高血压或低血压）。

（六）阳性标准与临床意义

试验结果的分析内容包括运动能力、临床症状、血流动力学和心电图改变的分析。阳性标准为：①运动中出现典型心绞痛或血压下降。②运动中或运动后心电图出现 J 点后 60 ~ 80 ms 的 ST 段缺血型压低或抬高 ≥ 0.1 mV，持续 1 min 以上；如运动前原有 ST 段下降者，运动后应在原有基础上再压低 0.1 mV 且持续 1 min 以上。③心律失常，运动后诱发的心律失常，如室速、房颤等。

运动试验的敏感性是指冠状动脉缺血性心脏病患者经运动试验发现异常的百分比，特异性是指无冠状动脉缺血性心脏病患者运动试验正常的百分比。运动试验中 ST 段水平型或下垂型压低 1 mm 的敏感性和特异性分别是 50% 和 90%，运动试验的结果对冠心病患者的心绞痛、心肌梗死或心脏死亡的发生率和 5 年生存率具有良好的判断价值。因此，运动试验可用于冠心病患者的预后判断，并可用于指导治疗方案的选择。

三、食管心电图

食管心电图（esophageal electrocardiography），是利用食管与心脏解剖位置贴近的特点，将食管电极从口腔或鼻送入食管，达到心脏水平时所记录到的心电图。相当于在心房和心室表面记录，一般与体表心电图同步记录分析，对区别房性与室性心动过速极为有用，对 P 波的显示尤为清楚。当电极在相当于心房上部水平时（探查电极距门齿 25 ~ 30 cm 处），P 波振幅大而倒置；在相当于心房水平中部时（距门齿 30 ~ 35 cm 处）P 波振幅大而呈双相；在相当于左心室水平时（距门齿 35 ~ 50 cm 处）P 波变小（图 3-4-4）。

除了描记食管心电图之外，食管电极也用来进行心脏电生理检查，又称为经食管电生理检查或食管调搏，方法是将食管电极的体外端与电生理检查仪相连，通过发出或调整程序刺激来描记心电活动，根据多种参数来诊断或治疗某些心律失常。其设备要求简单，操作方便，安全可靠，测得的各项心电参数与心内电生理检查所得的参数相关性良好，适合于普及应用，是心脏电生理检查的安全无创伤性检查技术。可检测和评价某些心律失常，如病态窦房结综合征、心房颤动、预激综合征、房室结双径路以及由此引起的阵发性室上性心动过速等，超速抑制亦可作为非药源性治疗阵发性室上性心动过速的有效手段，食管电极还可用来作为临时起搏器，用于三度房室传导阻滞和心搏骤停患者的抢救，也可作为心脏电复律术和外科危重患者手术时的保护措施。

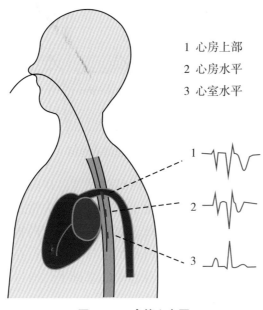

1　心房上部
2　心房水平
3　心室水平

图 3-4-4　食管心电图

四、起搏心电图

起搏心电图（paced electrocardiography）是指在心脏起搏器植入后，通过心电图记录心脏在起搏器作用下的电活动。心脏起搏器是一种植入式电子仪器，用于调节心脏的节律，尤其是在自然心律异常或不足以维持有效血液循环时。起搏心电图有助于评估起搏器的功能和心脏对起搏的反应。

人工心脏起搏系统主要包括两部分：脉冲发生器和电极导线。常将脉冲发生器单独称为起搏器。起搏器主要由电源（亦即电池，现在主要使用锂–碘电池）和电子线路组成，能产生和输出电脉冲。电极导线是外有绝缘层包裹的导电金属线，其功能是将起搏器的电脉冲传递到心脏，刺激电极所接触的心肌，使心脏激动和收缩，从而达到治疗由某些心律失常所致的心脏功能障碍的目的。

起搏心电图由自主节律与起搏节律共同组成。通过起搏心电图可以了解以下信息：起搏模式、起搏频率、特殊起搏功能、起搏器功能故障。起搏心电图包括两部分：起搏脉冲（起搏信号）和起搏波群。起搏脉冲（起搏信号）是由脉冲发生器发出的铁钉样刺激信号，常用 S 表示，表现为一个占时极短、振幅差异较大的电位偏转波，其振幅高低取决于起搏电极的类型、电极间距、起搏输出能量和记录的导联，如单极起搏、输出能量较高均使脉冲信号高大；而双极起搏、输出能量较低，可使脉冲信号低小，通常在 II 导联最为清楚。起搏波群是在起搏信号后紧跟的心脏搏动波，在心房起搏信号后紧跟 P 波，在心室起搏信号后紧跟 QRS-T 波，起搏波群的形态取决于心房或心室起搏电极的位置（图 3-4-5）。

Note

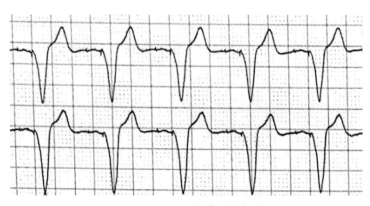

图 3-4-5　双腔起搏心电图

　　起搏器制造技术和工艺快速发展，功能日趋完善。在应用起搏器成功地治疗缓慢型心律失常的同时，起搏器也开始被应用于快速型心律失常及非心电性疾病，如预防阵发性房性快速心律失常、颈动脉窦晕厥、双室同步治疗药物难治性充血性心力衰竭等。分析起搏心电图必须首先确定患者自身的主导节律、存在的心律失常，还应了解起搏器类型、功能、参数等，在分析自身心律的基础上，通过分析起搏心电图并结合其他检查来判断起搏器功能是否正常。

（王　荣　翟　茜）

Note

第四章 心律失常

■ **心律失常的发生机制**
◎ 冲动形成障碍
◎ 触发活动
◎ 冲动传导障碍
◎ 基因缺陷
◎ 心律失常发生的离子靶点假说

■ **心律失常的分类**
◎ 概述
◎ 窦性心律及窦性心律失常
◎ 期前收缩

◎ 异位性心动过速
◎ 传导异常
◎ 逸搏和逸搏心律
◎ 心电图分析方法和步骤

■ **抗心律失常药物**
◎ 抗心律失常药物机制
◎ 抗心律失常药的分类
◎ 临床常用抗心律失常药
◎ 常用抗心律失常药的合理应用

病例 4-1

小强，男，13 岁，既往体健，感染奥密克戎病毒后出现发热症状，最高体温 39℃，伴全身痛，2 天后症状好转，7 天后症状消失。感染第 8 天小强去操场打球，当晚出现全身乏力、胸闷胸痛、头晕眼前发黑等症状。

查体发现：血压 100/60 mmHg；心率 43 bpm，血液检查肌红蛋白、肌钙蛋白、肌酸激酶同工酶均升高。心电图如下：

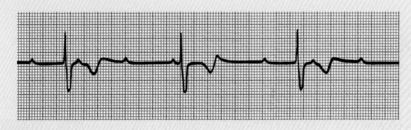

请思考以下问题：

1. 初步诊断小强是哪种心脏病？

2. 该心电图诊断是什么？

3. 请描述一下小强所患心律失常心电图特点？

4. 该疾病的治疗方案有哪些？

5. 如果小强病愈出院，日常生活中需要注意什么？

（杨瑞雪 提供）

Note

　　心律失常（arrhythmia）是由心肌细胞电活动异常，导致的心动频率和节律异常。心律正常时心脏协调而有规律地收缩、舒张，顺利地完成泵血功能；心律失常时心脏泵血功能发生障碍，影响全身器官的供血。心律失常是各种心脏疾病或其他疾病引起的临床常见症状，某些类型的心律失常，如心室颤动，可危及生命，因此，及时纠正和预防心律失常极为重要。心律失常的治疗方式有药物治疗和非药物治疗（电复律、经食管调搏、起搏器、导管射频消融和外科手术等）两种。药物治疗在抗心律失常方面发挥了重要作用，但抗心律失常药同时又存在致心律失常（pro-arrhythmia）的副作用。要做到正确合理应用抗心律失常药，必须掌握心脏电生理特性、心律失常发生机制和药物作用机制。

　　心律失常有多种分类方法，按心动频率将心律失常分为缓慢型和快速型；按心律失常发生的部位又可分为室上性和室性心律失常。缓慢型心律失常有窦性心动过缓、传导阻滞等，常用阿托品及异丙肾上腺素治疗；快速型心律失常的发病机制和治疗都较复杂，本章主要介绍快速型心律失常及其治疗药物。

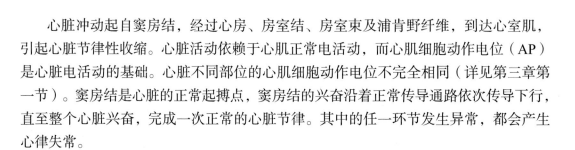

第一节　心律失常的发生机制

　　心脏冲动起自窦房结，经过心房、房室结、房室束及浦肯野纤维，到达心室肌，引起心脏节律性收缩。心脏活动依赖于心肌正常电活动，而心肌细胞动作电位（AP）是心脏电活动的基础。心脏不同部位的心肌细胞动作电位不完全相同（详见第三章第一节）。窦房结是心脏的正常起搏点，窦房结的兴奋沿着正常传导通路依次传导下行，直至整个心脏兴奋，完成一次正常的心脏节律。其中的任一环节发生异常，都会产生心律失常。

一、冲动形成障碍

（一）正常自律机制改变

　　正常自律活动只见于具有自律性的心肌细胞中，常受自主神经、电解质、缺氧、心肌牵张等因素的影响。正常自律机制改变是指参与正常舒张期自动除极化的起搏电流动力学和电流大小的改变而引起的自律性变化。

（二）异常自律机制形成

　　非自律性心肌细胞在某些条件下出现异常自律性称为异常自律机制形成。如工作肌细胞在缺血、缺氧条件下也会出现自律性。异常自律机制的发生可能是由于损伤造成细胞膜通透性增高和静息膜电位绝对值降低。这种异常自律性向周围组织扩布就会产生心律失常。

二、触发活动

触发活动指由后除极所引起的异常冲动的发放，后除极可分为早后除极和迟后除极，心律失常多由迟后除极化所致。

（一）早后除极

早后除极（early after-depolarization，EAD）是一种发生在完全复极之前的后除极，常见于2、3期复极中，因膜电位不稳定而产生的振荡性除极（图4-1-1）。诱发早后除极的因素有药物、低血钾等。最常见的形式是QT间期延长产生的尖端扭转型室速。

（二）迟后除极

迟后除极（delayed after-depolarization，DAD）是细胞内钙超载情况下，发生在动作电位完全或接近完全复极时的一种短暂的振荡性除极（图4-1-1）。诱发迟后除极因素有强心苷中毒、细胞外高钙及低钾等。

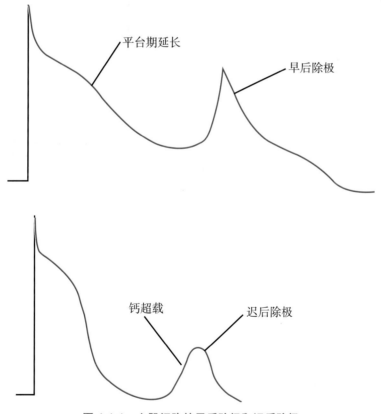

图 4-1-1　心肌细胞的早后除极和迟后除极

三、冲动传导障碍

（一）单纯性传导障碍

包括传导减慢、传导阻滞、单向传导阻滞等。后者的发生可能与邻近细胞不应期长短不一（见下文折返激动）或病变引起的传导递减有关。

（二）折返激动

一次冲动下传后，又可顺着另一环形通路折回而再次兴奋原已兴奋过的心肌，称为折返激动，是引起快速型心律失常的重要机制之一。正常时，激动经主支、侧支分别传向左右心室肌，并分别落到对方的不应期而自动消失。在病理状态下，如一侧分支中形成一个单向传导阻滞区，当冲动下达到此区时，因被阻滞而不能通过；但在正常一侧，激动顺利通过，并经心室肌逆传至另一侧，通过阻滞区（因为是单向传导阻滞），如果这时正常一侧的不应期已过，则可因受到折返来的影响而再次兴奋，然后冲动沿上述通道继续运行，形成折返（图 4-1-2）。这样单个折返引起期前收缩，连续折返则引起阵发性心动过速、扑动或颤动。产生折返激动必须具备如下条件：①解剖学及生理学上具有环形通路，通路的长度应大于冲动的"波长"。②单向传导阻滞。③折回的冲动落在原已兴奋心肌的不应期之外。

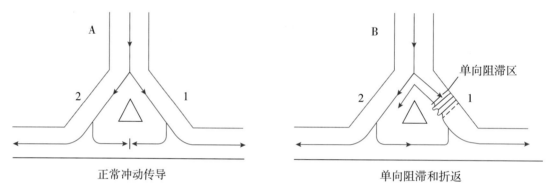

图 4-1-2　浦肯野纤维末梢正常冲动传导、单向阻滞和折返形成

四、基因缺陷

长 QT 间期综合征（long QT syndrome，LQTS）是以突发晕厥、惊厥甚至猝死为特征的心脏病，出现尖端扭转型室速（torsade de pointes），易致猝死，心电图表现为 QT 间期延长（图 4-1-3）。LQTS 分为遗传性 LQTS（congenital LQTS）和获得性 LQTS（acquired LQTS）两类。遗传性 LQTS 是由基因缺陷引起的心肌复极异常疾病，迄今为止，已明确有 13 个基因的突变可致心肌细胞离子通道功能异常而引起 LQTS。获得性 LQTS 主要由某些药物的副作用或体内电解质失衡引起。使用延长 QT 间期的

Note

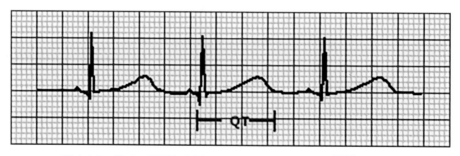

图 4-1-3　长 QT 间期心电图，QT=0.6s，QTc=QT/$\sqrt{RR}$ =0.625s

药物可致获得性 LQTS，其与药物直接或间接过度抑制 hERG 基因（human etherà-go-go-related gene）编码的延迟整流钾通道（hERG 钾通道）相关。

五、心律失常发生的离子靶点假说

心肌细胞膜上存在多种离子通道，产生如 I_{Na}、I_{Ca}、I_{Kr}/hERG、I_{Ks}、I_{Kur}、I_{K1}、I_{KM3} 等电流，这些通道蛋白表达和功能的彼此平衡是心脏正常功能的基础。当某种通道的功能或蛋白表达异常时，通道间平衡被打破，将出现心律失常。

（杨瑞雪）

第二节　心律失常的分类

一、概述

如前所述，尽管心律失常发生机制有五种，但在心电图表现形式上常分为冲动形成异常和冲动传导异常两大类。

（一）冲动形成异常

1. 窦性心律失常
①窦性心动过速。②窦性心动过缓。③窦性心律不齐。④窦性停搏。

2. 异位心律
①被动性异位心律：逸搏（房性、房室交界区性、室性）、逸搏心律（房性、房室交界区性、室性）。②主动性异位心律：期前收缩（房性、房室交界区性、室性）、阵发性心动过速（房性、房室交界区性、室性）、心房扑动、心房颤动、心室扑动、心室颤动。

（二）冲动传导异常

1. 生理性
干扰和房室分离。

2. 病理性
①窦房传导阻滞。②房内传导阻滞。③房室传导阻滞。④束支或分支阻滞（左、右束支及分支传导阻滞）或室内阻滞。⑤预激综合征。

二、窦性心律及窦性心律失常

（一）窦性心律

窦性心律（sinus rhythm）属于正常节律。其心电图特征为：①P波规律出现，且P波形态表明激动来自窦房结（即P波在Ⅰ、Ⅱ、aVF、$V_4 \sim V_6$导联直立，在aVR导联倒置）。②P波频率为60~100次/分。③P-R间期0.12~0.20 s。④P与P间距差值≤0.12 s（图4-2-1）。

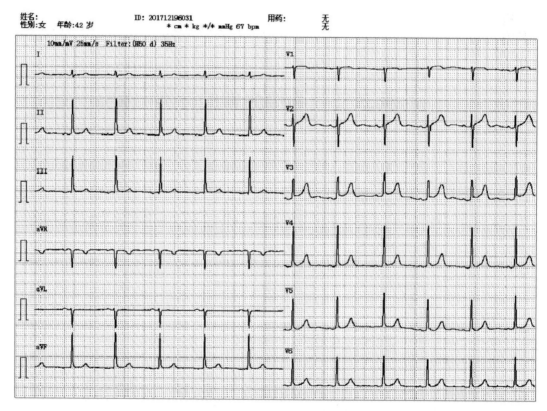

图 4-2-1　正常窦性心律心电图

（二）窦性心律失常

1.窦性心动过速

成人窦性心律的频率＞100次/分，称为窦性心动过速（sinus tachycardia）。窦性心动过速时，P-R间期及Q-T间期相应缩短，有时可伴有继发性S-T段轻度压低和T波振幅降低。常见于运动、精神紧张、发热、甲状腺功能亢进、贫血、失血、心肌炎和拟肾上腺素类药物作用等情况（图4-2-2）。

2.窦性心动过缓

一般规定窦性心律的频率＜60次/分时，称为窦性心动过缓（sinus bradycardia）。常见于健康青年人、老年人及运动员等生理情况；病理情况见于窦房结功能障碍、颅内压增高、甲状腺功能低下等；某些药物（如β肾上腺素受体阻断药、洋地黄过量、胺碘酮等）等亦可引起窦性心动过缓（图 4-2-3）。

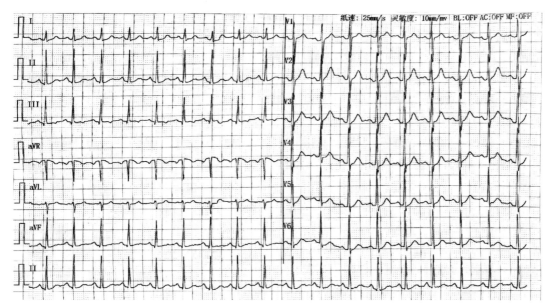

图 4-2-2　窦性心动过速心电图

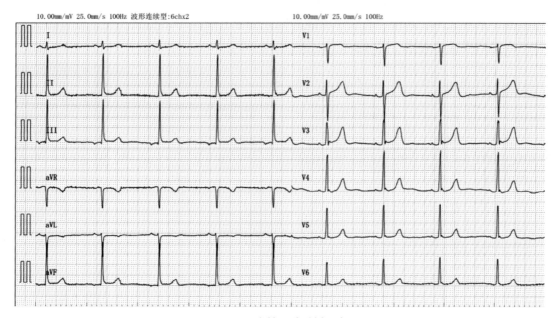

图 4-2-3　窦性心动过缓心电图

3. 窦性心律不齐

窦性心律的起源未变，但节律不整，在同一导联上 PP 间期差异 > 0.12 s，称为窦性心律不齐（sinus arrhythmia）。窦性心律不齐常与窦性心动过缓同时存在。较常见的一类心律不齐与呼吸周期有关，称呼吸性窦性心律不齐，多见于青少年，一般无病理意义（图 4-2-4）。

Note

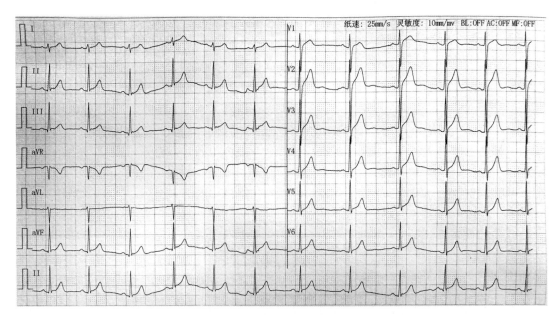

图 4-2-4　窦性心律不齐心电图

4. 窦性停搏

窦性停搏（sinus arrest）亦称窦性静止。心电图上见规则的 P-P 间距中突然出现 P 波脱落，形成长 P-P 间距，且长 P-P 间距与正常 P-P 间距不呈倍数关系。窦性停搏后常出现逸搏或逸搏心律（图 4-2-5）。

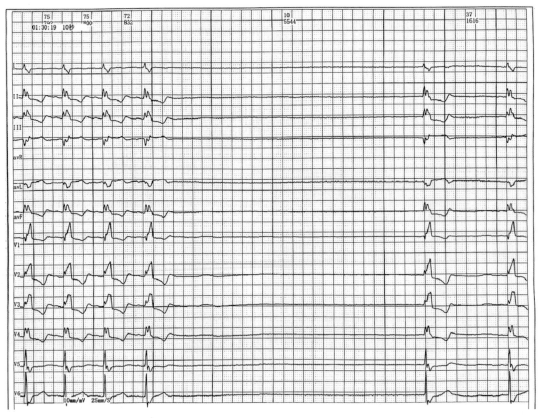

图 4-2-5　窦性停搏心电图

5. 病态窦房结综合征

由于心脏起搏传导系统退行性病变及冠心病、心肌炎（尤其是病毒性心肌炎）、心肌病等病因，累及窦房结及其周围组织而产生一系列缓慢性心律失常，并引起头昏、黑蒙、晕厥等临床表现，称为病态窦房结综合征（sick sinus syndrome，SSS）。其主要的心电图表现有：①持续的窦性心动过缓，心率< 50 次 / 分，且不易用阿托品等药物纠正。②窦性停搏或窦房阻滞。③在显著窦性心动过缓基础上，常出现室上性快速心律失常（房性心动过速、心房扑动、心房颤动等），又称为慢 – 快综合征。④若病变同时累及房室交界区，可出现房室传导障碍，或发生窦性停搏时，长时间不出现交界性逸搏，此即称为双结病变（图 4-2-6）。

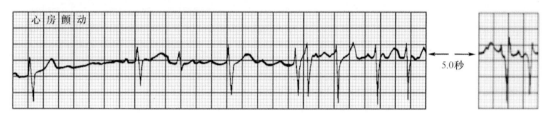

图 4-2-6　病态窦房结综合征合并心房颤动心电图

三、期前收缩

期前收缩（premature contraction）是指起源于窦房结以外的异位起搏点提前发出的激动，又称过早搏动，是临床上最常见的心律失常。期前收缩发生的部位，可分为房性、交界性和室性期前收缩，其中以室性期前收缩最为常见，房性次之，交界性比较少见。

（一）期前收缩的心电图术语

1. 偶联间期

偶联间期（coupling interval）指异位搏动与其前窦性搏动之间的时距。房性期前收缩的偶联间期应从异位 P 波起点测量至其前窦性 P 波起点，而室性期前收缩的偶联间期应从异位搏动的 QRS 起点测量至其前窦性 QRS 起点。

2. 代偿性间歇

期前收缩代替了一次正常窦性搏动，其后出现一个较正常心动周期为长的间歇，称为代偿性间歇（compensatory pause）。房性期前收缩大多为不完全性代偿性间歇；而交界性和室性期前收缩，距窦房结较远不易侵入窦房结，故往往表现完全性代偿性间歇。

3. 插入性期前收缩

指插入在两个相邻正常窦性搏动之间的期前收缩，其后无代偿性间歇。

4. 单源性期前收缩

指期前收缩来自同一异位起搏点或有固定的折返径路，其形态、联律间期相同。

5. 多源性期前收缩

指在同一导联中出现 2 种或 2 种以上形态及偶联间期互不相同的异位搏动。如偶联间期固定，而形态各异，则称为多形性期前收缩，其临床意义与多源性期前收缩相似。

6. 频发性期前收缩

依据出现的频度可分为偶发及频发。每分钟期前收缩多于 5 次者称为频发性期前收缩，少于 5 次者称为偶发期前收缩。常见的二联律（bigeminy）（图 4-2-7）与三联律（trigeminy）就是一种有规律的频发性期前收缩，前者指期前收缩与窦性心搏交替出现，后者指每 2 个窦性心搏后出现 1 次期前收缩。

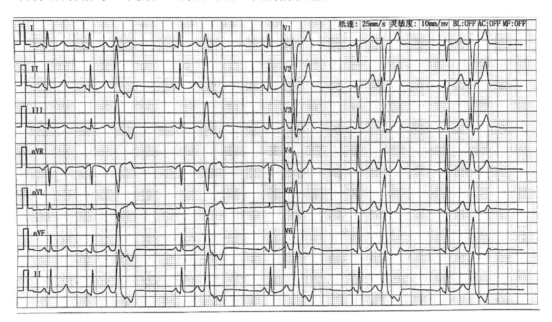

图 4-2-7　室性期前收缩二联律

（二）室性期前收缩

室性期前收缩（premature ventricular contraction）心电图表现：①提前出现的 QRS-T 波，前无 P 波或无相关的 P 波。②期前出现的 QRS 波群形态宽大畸形，时限常通常 > 0.12 s。③ T 波方向多与 QRS 的主波方向相反。④往往为完全性代偿间歇，即期前收缩前后的 2 个窦性 P 波间距等于正常 P-P 间距的 2 倍（图 4-2-8）。

（三）房性期前收缩

房性期前收缩（premature atrial contraction）心电图表现：①提前出现的异位 P' 波，其形态与窦性 P 波不同。② P'-R 间期 > 0.12 s。③多为不完全性代偿间歇，即期前收缩前后 2 个窦性 P-P 间期小于正常 P-P 间期的 2 倍。④ QRS 波群多为室上性（图 4-2-9）。⑤部分房性期前收缩的 P'-R 间期可以延长；如异位 P' 波后无 QRS-T 波，则称为未下传的房性期前收缩；有时 P' 波下传心室引起 QRS 波群增宽变形，多呈右束支阻滞图形，称房性期前收缩伴室内差异性传导。

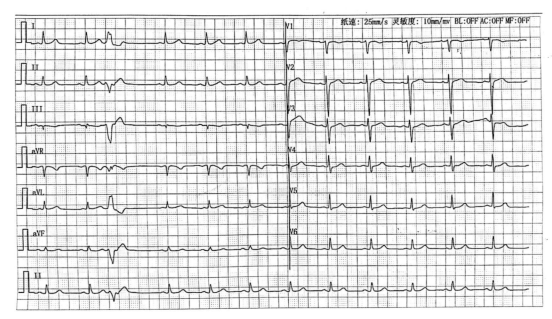

图 4-2-8　室性期前收缩心电图

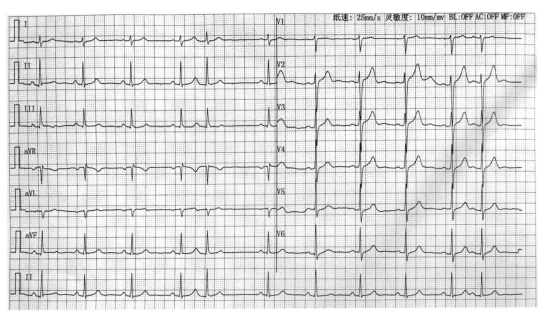

图 4-2-9　房性期前收缩心电图

（四）交界性期前收缩

交界性期前收缩（premature junctional contraction）心电图表现：①提前出现的 QRS-T 波，其前无窦性 P 波，QRS-T 形态与窦性下传者基本相同。②出现逆行 P′波（Ⅱ、Ⅲ、aVF 导联倒置，aVR 导联直立），可发生于 QRS 波群之前（P′-R 间期 < 0.12 s）或 QRS 波群之后（R-P′间期 < 0.20 s），或者与 QRS 相重叠。③大多为完全性代偿间歇（图 4-2-10）。

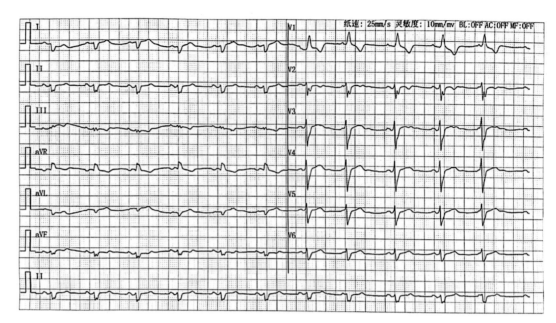

图 4-2-10　交界性期前收缩心电图

四、异位性心动过速

异位性心动过速是指异位节律点兴奋性增高或折返激动引起的快速异位心律（期前收缩连续出现 3 次或 3 次以上）。异位性心动过速是短阵或持续发作的快速而基本规则的异位心律，其发作与终止大多突然，过去曾被称为阵发性心动过速（paroxysmal tachycardia）。发作时心率一般 160 ~ 220 次 / 分。每次发作可持续不及 1 s 或持续数秒、数分、数小时甚至数天，自动或经治疗后终止。部分可呈反复发作，发作间隙长短不一。根据异位节律点发生的部位，可分为房性、交界性及室性心动过速。

（一）阵发性室上性心动过速

阵发性室上性心动过速（paroxysmal supraventricular tachycardia，PSVT）分为房性与交界性心动过速，但常因 P′ 波不易辨别，故将两者统称为室上性心动过速（图 4-2-11）。心电图表现：①频率一般在 160 ~ 250 次 / 分，节律快而规则。②QRS 波群形态一般正常（伴有束支阻滞或室内差异传导时，可呈宽 QRS 波群）。③常有继发性 ST-T 改变。

（二）阵发性室性心动过速

阵发性室性心动过速（paroxysmal ventricular tachycardia，PVT）心电图表现：①频率多在 140 ~ 200 次 / 分，节律可稍不齐。②QRS 波群宽大畸形，时限通常 > 0.12 s。③如能发现 P 波，并且 P 波频率慢于 QRS 波群频率，P-R 无固定关系（房室分离），则诊断明确。④偶尔心房激动夺获心室或发生室性融合波，也支持室性心动过速的诊断（图 4-2-12）。

Note

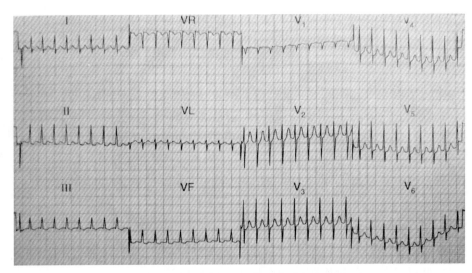

图 4-2-11　阵发性室上性心动过速心电图

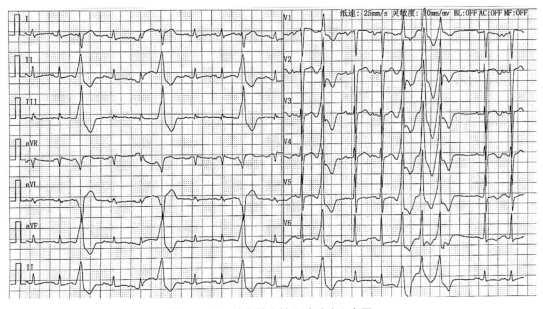

图 4-2-12　阵发性室性心动过速心电图

（三）非阵发性心动过速

非阵发性心动过速（nonparoxysmal tachycardia）又称加速性自主心律，可发生在心房、房室交界区或心室。此类心动过速发作多有渐起渐止的特点。心电图主要表现为：频率比逸搏心律快，比阵发性心动过速慢，交界性心律多为 70 ~ 130 次 / 分，室性心律多为 60 ~ 100 次 / 分。

（四）尖端扭转型室性心动过速

尖端扭转型室性心动过速（torsade de pointes，TDP）是一种严重的室性心律失常。发作时可见一系列增宽变形的 QRS 波群，以每 3 ~ 10 个心搏围绕基线不断扭转其主波的方向，每次发作持续数秒到数十秒而自行终止，但极易复发或转为心室颤动

Note

（图 4-2-13）。

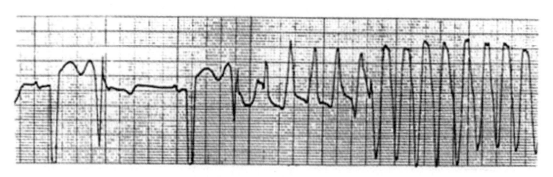

图 4-2-13　尖端扭转型室性心动过速心电图

尖端扭转型室性心动过速临床上常见于先天性长 Q-T 间期综合征、严重的心动过缓、低钾、低镁及某些药物作用（如奎尼丁、胺碘酮等）。

（五）扑动与颤动

扑动与颤动可出现于心房或心室，是一种比阵发性心动过速频率更快的主动性异位心律，扑动是一种快速匀齐的节律，颤动是一种快速、细小而凌乱的节律，两者之间可相互转化。其形成与环形激动及多发微折返有关。

1. 心房扑动与颤动

（1）心房扑动（atrial flutter，AFL）：心电图表现如下。①正常 P 波消失，代之连续的大锯齿状扑动波（F 波），多数在 Ⅱ、Ⅲ、aVF 导联中清晰可见；F 波间无等电位线，波幅大小一致，间隔规则，频率多为 240 ～ 350 次 / 分。②F 波大多不能全部下传，而以固定房室比例（2∶1 或 4∶1）下传，故心室律规则，如果房室传导比例不恒定或伴有文氏现象（二度 Ⅰ 型房室传导阻滞，详见后述），则心室律可以不规则。③房扑时 QRS 波群时限一般不增宽（图 4-2-14）。如果 F 波的大小和间距有差异，且频率＞ 350 次 / 分，称不纯性心房扑动。

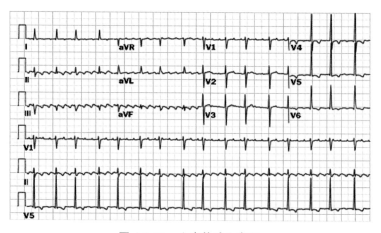

图 4-2-14　心房扑动心电图

（2）心房颤动（atrial fibrillation，AF）：简称房颤，是临床上很常见的心律失常。许多心脏疾病发展到一定程度都有出现心房颤动的可能。房颤时整个心房失去协调一致的收缩，心排血量降低，久之易形成附壁血栓。心电图表现：①正常 P 波消失，代以大小不等、形状各异的颤动波（f 波）。通常以 V_1 导联为最明显。②心房 f 波的频率为 350～600 次/分。③心室律绝对不规则，R-R 间距不等。④QRS 波群一般不增宽（图 4-2-15）。

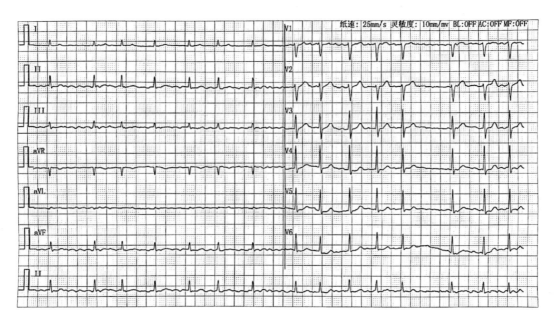

图 4-2-15　心房颤动心电图

2. 心室扑动与心室颤动

（1）心室扑动：目前多数人认为心室扑动（ventricular flutter）是心室肌产生环形激动的结果，表明心肌受损、缺氧或代谢紊乱，异位激动落在易损期，心脏失去排血功能。心电图特点：①无正常 P-QRS-T 波，代之以连续快速而相对规则的大振幅的扑动波。②频率达 200～250 次/分（图 4-2-16）。心室扑动常不能持久，若不能很快恢复，便会转为心室颤动而导致死亡。

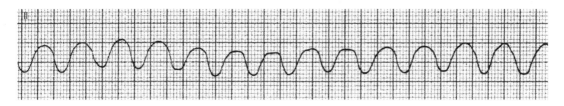

图 4-2-16　心室扑动心电图

（2）心室颤动（ventricular fibrillation）：往往是心脏停搏前的短暂征象。由于心脏出现多灶性局部兴奋，以致完全失去排血功能。心电图表现（图 4-2-17）：①P-QRS-T 波完全消失，出现大小不等、极不匀齐的低小室颤波。②频率 200～500 次/分。心室扑动和心室颤动均是极严重的致死性心律失常。

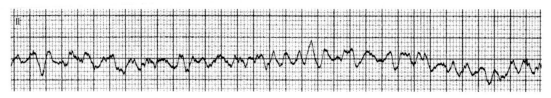

图 4-2-17　心室颤动心电图

五、传导异常

心脏传导异常包括传导障碍、意外传导和捷径传导。传导障碍又可分为病理性传导阻滞与生理性干扰脱节。心脏传导阻滞按发生的部位分为窦房传导阻滞、房内传导阻滞、房室传导阻滞和室内传导阻滞。按阻滞程度可分为一度（传导延缓）、二度（部分激动传导发生中断）和三度（传导完全中断）。按传导阻滞发生情况，可分为永久性、暂时性、交替性及渐进性。

（一）窦房传导阻滞

窦房传导阻滞（sinoatrial block）简称窦房阻滞，系因窦房结周围组织病变，使窦房结发出的激动传出到达心房的时间延长或不能传出，导致心房心室停搏。常规心电图不能直接描记出窦房结电位，故一度窦房阻滞不能观察到；三度窦房阻滞难与窦性停搏相鉴别，只有二度窦房阻滞出现心房和心室漏搏（P-QRS-T 均脱漏）时才能诊断。分为两型：窦房传导逐渐延长，直至一次窦性激动不能传入心房，心电图表现为 P-P 间距逐渐缩短，于出现漏搏后 P-P 间距又突然延长呈文氏现象，称为二度 I 型窦房传导阻滞，此应与窦性心律不齐相鉴别；在规律的窦性 P-P 间距中突然出现一个长间歇，这一长间歇恰等于正常窦性 P-P 间距的倍数，此称二度 II 型窦房传导阻滞（图 4-2-18）。

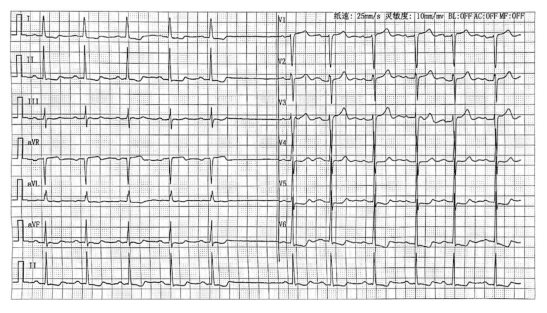

图 4-2-18　二度 II 型窦房阻滞心电图

（二）房室传导阻滞

窦房结电活动经心房、房室交界区传入心室，引起心室收缩。通常分析P波与QRS波群的关系可以了解房室传导情况。房室传导阻滞（atrioventricular block，AVB）是临床上常见的一种心脏传导阻滞，可发生在不同水平：在房内的结间束（尤其是前结间束）传导延缓即可引起P-R间期延长；房室结和希氏束是最常发生传导阻滞的部位。阻滞部位越低，潜在节律点的稳定性越差，危险性也就越大。房室传导阻滞多数是由器质性心脏病所致，少数可见于迷走神经张力增高的正常人。

1. 一度房室传导阻滞

心电图主要表现如下。①P-R间期延长：在成人若P-R间期＞0.20 s（老年人P-R间期＞0.22 s）；或对2次检测结果进行比较，心率没有明显改变而P-R间期延长超过0.04 s。②每个P波之后均有QRS波群（图4-2-19）。

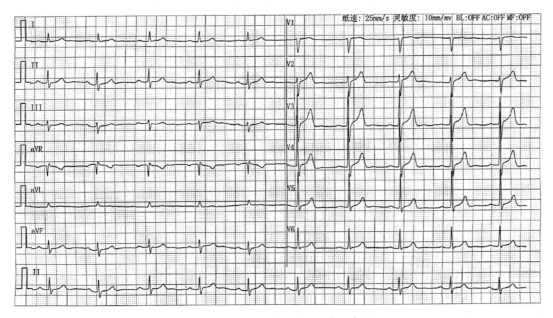

图4-2-19 一度房室传导阻滞心电图

2. 二度房室传导阻滞

心电图主要表现为部分P波后QRS波脱漏，分两种类型。

（1）二度Ⅰ型房室传导阻滞（称MorbizⅠ型）：表现为P波规律出现，P-R间期逐渐延长，直到P波后QRS波群脱漏，漏搏后房室传导阻滞得到一定改善，P-R间期又缩短，之后又逐渐延长，如此周而复始地出现，称为文氏（Wenckebach）现象（图4-2-20）。通常以P波下传个数的比例来表示房室阻滞的程度，如4:3传导表示4个心房激动（P波）下传，只有3个激动能下传心室。

（2）二度Ⅱ型房室传导阻滞（称MorbizⅡ型）：表现为P-R间期恒定（正常或延长），部分P波后无QRS波群（图4-2-21）。凡连续出现2次或2次以上的QRS波群脱漏者，称高度房室传导阻滞，如呈3:1或4:1传导的房室传导阻滞等。

临床上Ⅰ型房室传导阻滞较Ⅱ型常见。前者多为功能性或病变位于房室结或希氏束的近端，预后较好。后者多属器质性损害，病变大多位于希氏束远端或束支部位，易发展为完全性房室传导阻滞，预后较差。

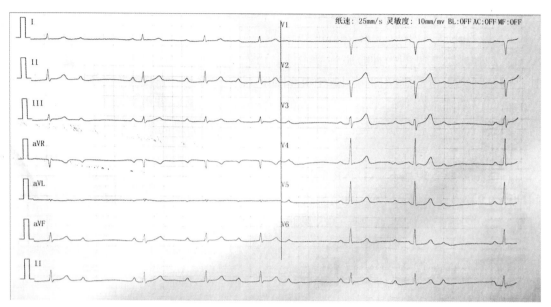

图 4-2-20　二度Ⅰ型房室传导阻滞心电图

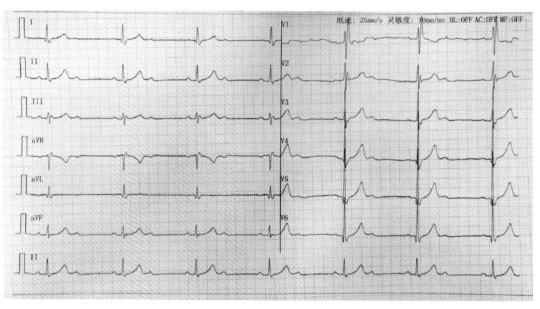

图 4-2-21　二度Ⅱ型房室传导阻滞心电图

3. 三度房室传导阻滞

又称完全性房室传导阻滞。当来自房室交界区以上的激动完全不能通过阻滞部位时，在阻滞部位以下的潜在起搏点就会发放激动，出现交界性逸搏心律（QRS 形态正常，频率一般为 40 ～ 60 次 / 分）或室性逸搏心律（QRS 形态宽大畸形，频率一般为 20 ～ 40 次 / 分），以交界性逸搏心律为多见。如出现室性逸搏心律，往往提示发生阻滞的部位较低。由于心房与心室分别由两个不同的起搏点激动，各保持自身的节律，心电图上表现：①P 波与 QRS 波毫无关系（P-R 间期不固定）。②心房率快于心室率。

Note

③ QRS 波的形态取决于起搏点的位置（图 4-2-22）；如果偶尔出现 P 波下传心室者，称为几乎完全性房室传导阻滞。

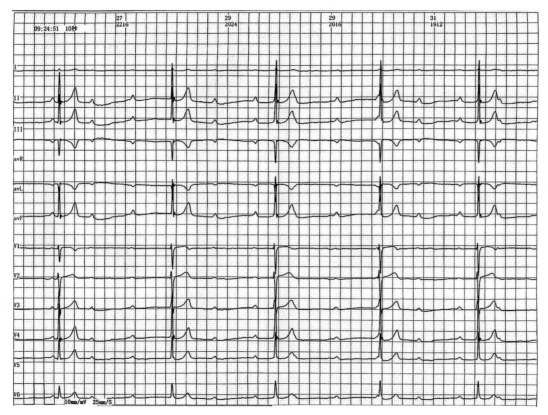

图 4-2-22　三度房室传导阻滞心电图

（三）束支与分支阻滞

心房的激动经房室结下传入心室后，在室间隔上方分为右束支和左束支分别支配右心室和左心室。左束支又分为左前分支和左后分支。它们可以分别发生不同部位的传导阻滞。常见有左、右束支阻滞和左前、后分支阻滞。根据 QRS 时间是否 ≥ 0.12 s 分为完全性与不完全性束支传导阻滞。

1. 完全性左束支传导阻滞

左束支较为粗短，且由双侧冠状动脉供血，只有病变较为广泛时才会出现传导阻滞。完全性左束支传导阻滞（left bundle branch block，LBBB）时，激动沿右束支先激动右心室，室间隔除极向量由左向右变为自右向左，其心电图表现为：① QRS 波群的时间 ≥ 0.12 s。② QRS 波群的形态的改变：Ⅰ、aVL、V_5、V_6 导联呈宽大、平顶或有切迹的 R 波。③ V_1、V_2 呈宽大、较深的 S 波，呈现 QS 或 rS 波。④继发 ST-T 波改变，QRS 波群向上的导联（如Ⅰ、aVL、V_5 等）S-T 段下降，T 波倒置。在 QRS 波群主波向下的导联（如Ⅱ、aVR、V_1 等）S-T 段抬高、T 波直立（图 4-2-23）。

2. 不完全性左束支传导阻滞

不完全性左束支传导阻滞（incomplete left bundle branch block，ILBBB）QRS 时间 < 0.12 s。但要注意，不完全性左束支阻滞的心电图与左心室肥厚的图形相似，

必须结合临床其他资料进行区别。

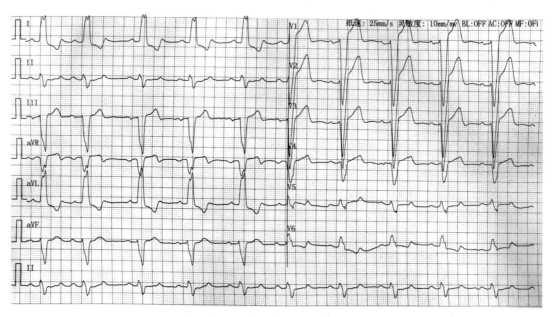

图 4-2-23　完全性左束支传导阻滞心电图

3. 完全性右束支传导阻滞

右束支较为细长，由单侧冠状动脉供血，且不应期较长，易发生阻滞。右束支阻滞时，激动沿左束支先激动左心室，再沿心肌细胞缓慢激动右心室，历时较长，由于心室除极顺序的改变，除极顺序亦改变，故有继发 ST-T 改变。完全性右束支传导阻滞（right bundle branch block，RBBB）心电图表现：① QRS 波群的时间 ≥ 0.12 s。② QRS 波群形态：V_1、V_2 导联形成 rsR′ 波或 M 型，而在 I、V_5、V_6 导联 S 波增宽且有切迹，时限 ≥ 0.04 s。③ V_1 导联 R 峰时间 ≥ 0.05 s。④ V_1、V_2 导联 ST-T 方向波方向相反（图 4-2-24）。

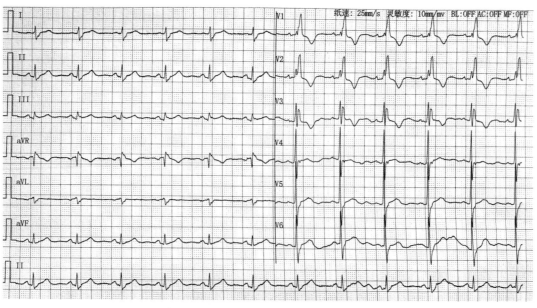

图 4-2-24　完全性右束支传导阻滞心电图

4. 不完全性右束支传导阻滞

发生不完全性右束支传导阻滞（incomplete right bundle branch block，IRBBB）时，心室的除极与完全性右束支传导阻滞基本一样，其心电图的图形与完全性相似，仅 QRS 波群时限< 0.12 s。

不完全性右束支传导阻滞可见于无心脏病证据的健康人。完全性右束支传导阻滞者也不一定有广泛的心肌损害，如不伴有其他器质性心脏病，常无重要意义。常见的病因为风心病、先天性房间隔缺损，亦可见于肺心病、冠心病等。

5. 左前分支阻滞

左前分支阻滞（left anterior fascicular block）的心电图表现为：①电轴显著左偏，一般在 –90° ~ –30°。② QRS 波群在Ⅱ、Ⅲ、aVF 呈 rS 波形，且Ⅰ、aVL 呈 qR 型。③ QRS 时间无明显增宽（图 4-2-25）。

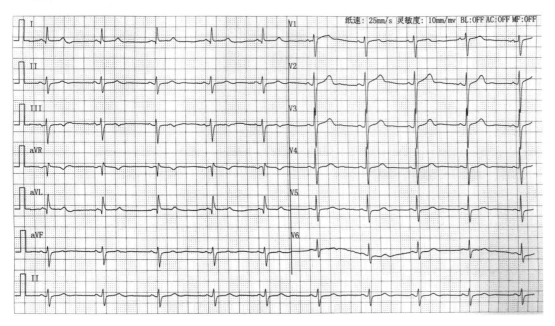

图 4-2-25　左前分支阻滞心电图

6. 左后分支阻滞

左后分支阻滞（left posterior fascicular block）的心电图表现为：①电轴显著右偏达 90° ~ 180°。② QRS 波群在Ⅰ、aVL 呈 rS 波形，Ⅲ、aVF 呈 qR 型。③ QRS 时间< 0.12 s。

（四）预激综合征

预激综合征（pre-excitation syndrome）又称 WPW 综合征（Wolff-Parkinson-White syndrome），属传导途径异常，指在正常的房室结传导通路之外，沿房室环周围还存在附加的房室传导束（Kent 束，图 2-6-1），激动经由旁路提前到达心室，使部分（或全部）心室肌提前激动。经典 WPW 综合征的心电图表现为：① P-R 间期（实质上是 P-δ 间期）缩短< 0.12 s。② QRS 时限延长≥ 0.12 s。③ QRS 波群起始部粗钝，与其余部分形成顿挫，即所谓预激波（亦称 delta 波）。④ PJ 间期一般正常。⑤继发性 ST-T 波

Note

改变。⑥部分患者可发生室上性心动过速。上述心电图改变分为 A、B 两型。A 型的预激波和 QRS 波群主波在 V₁ 导联均向上，而 B 型 V₁ 导联的预激波和 QRS 波群的主波则均向下；前者提示左心室旁路，而后者提示右心室旁路（图 4-2-26）。

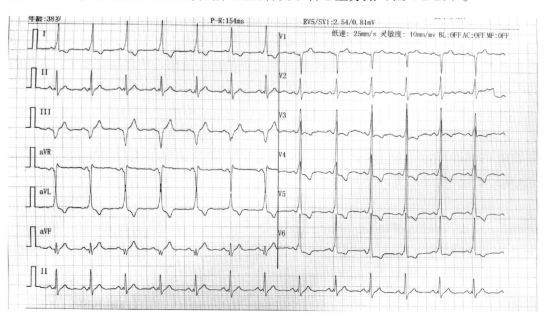

图 4-2-26　预激综合征心电图

六、逸搏和逸搏心律

当高位节律点发生病变或受到抑制而出现停搏或节律明显减慢时（如病态窦房结综合征），或者因传导障碍而不能下传时（如窦房或房室传导阻滞），或其他原因造成长的间歇时（如期前收缩后的代偿间歇等），作为一种保护性措施，低位起搏点就会发出一个或一连串的冲动，激动心房或心室。仅发生 1 ~ 2 个称为逸搏（escape beat），连续 3 个以上称为逸搏心律（escape rhythm）。按发生的部位分为房性、房室交界性和室性逸搏。其 QRS 波群的特点与各相应的期前收缩相似，两者的差别是期前收缩属提前发生，为主动节律，而逸搏则在长间歇后出现，属被动节律。临床上以房室交界性逸搏最为多见，室性逸搏次之，房性逸搏较少见。

（一）交界性逸搏心律

是最常见的逸搏心律，见于窦性停搏及三度房室传导阻滞等情况，其 QRS 波群呈交界性搏动特征，频率一般为 40 ~ 60 次 / 分，慢而规则（图 4-2-27）。

（二）室性逸搏心律

多见于双结病变或发生于束支水平的三度房室传导阻滞。其 QRS 波群呈室性波形，频率一般为 20 ~ 40 次 / 分，可以不十分规则。

Note

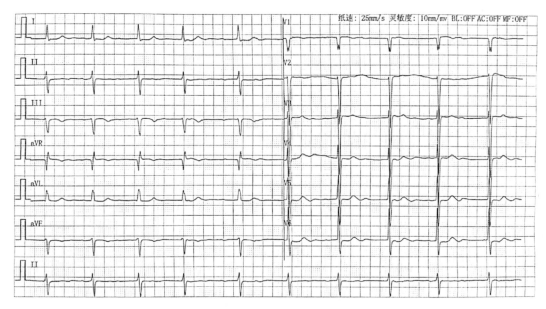

图 4-2-27 交界性逸搏心律心电图

七、心电图分析方法和步骤

心电图对于各种心律失常和急性心肌缺血的诊断有着非常重要的临床价值，因此快速、有效、准确地读出心电图信息是临床各科尤其是心内科、急诊科医师的必备技能。熟练掌握心电图分析方法和技巧，密切结合临床情况，才能做出正确的诊断和解释。

（一）心电图操作要求

准确无误读出心电信息首先要保证心电图机是正常工作状态，比如正确的电压定标和走纸速度，排除肌电及基线漂移等干扰因素。对于心律失常的判断单导联心电图可以满足，心肌缺血/梗死的定位需要 12 导联的心电图以免遗漏重要的信息，并根据临床需要决定是否延长记录时间或加作导联［如右室和（或）后壁］。

（二）结合临床资料

心电图记录心脏电活动存在一定的局限性，受个体差异的影响。许多心脏疾病在早期/未发病时，心电图可以正常。多种疾病可以引起同一种图形改变，例如心肌病、心肌炎、脑血管意外等都可能出现病理性 Q 波，不可轻易诊断为心肌梗死。因此，密切结合临床资料，必要时详细询问病史以及做必要的体格检查尤为重要。

（三）心电图定性、定量分析

心电图是诊断各种心律失常的金标准，把握心律是心电图诊断的第一要素。因此定性分析是基础。

阅图步骤如下。

1. 定性分析

寻找 P 波与 QRS-T 波群的关系，确定是窦性还是异位心律（例如房性、室性、房室交界区），如果一个导联有干扰辨别不清需要多导联观察，如果 P、QRS-T 无相关性，要继续寻找 PP 之间、RR 之间关系以得出有效结论。必要时可行动态心电图、运动负荷心电图、经食管 / 心腔内电生理检查。

2. 定量分析

浏览各导联 P、QRS-T 波形、时间、方向、振幅等，以得出有效的临床信息，比如电轴偏移、房内 / 室内传导阻滞、ST-T 改变及房室肥大等。

3. 分析方法

原则上一种疾病可以解释的现象不要设想过多的可能；用最常见的诊断解释，不用罕见少见的诊断；同一受检者不同时间心电图的前后对比有益于疑难心电图分析；心电图诊断要顾及治疗和患者的安全。

（四）熟悉心电图的正常变异

分析心电图必须熟悉心电图的正常变异。例如成人 P 波偏小、儿童 P 波偏尖常无意义；由于体位和节律点位置关系，Ⅲ、avF 导联 P 波低平或轻度倒置时只要 I 导联 P 波直立，aVR 导联 P 波倒置，则并非异常；QRS 波群振幅随年龄增加而递减；儿童右心室电位常占优势；横位时 Ⅲ 导联易见 Q 波；"顺钟向转位"时，V_1 甚至 V_2 导联可出现"QS"波形；呼吸可导致交替电压现象；青年人易见 ST 段斜形轻度抬高；有自主神经功能紊乱者可出现 ST 段压低、T 波低平或倒置，尤其女性；体位、情绪、饮食等也常引起 T 波振幅减低；儿童和妇女 V_1 ～ V_3 导联的 T 波倒置机会较多等。

（杨瑞雪）

第三节　抗心律失常药物

一、抗心律失常药物机制

心律失常发生的主要原因是冲动形成异常或冲动传导异常或两者兼有，抗心律失常药通过直接或间接影响心脏的离子通道，减少异位起搏活动（异常自律性增高或迟后除极）、消除折返等，从而发挥抗心律失常作用。抗心律失常药物作用机制如下。

（一）降低自律性

抗心律失常药物可通过降低动作电位 4 期自动除极化速率、提高阈电位水平、增加最大舒张末期电位绝对值、延长动作电位时程等方式降低异常自律性（图 4-3-1）。

Note

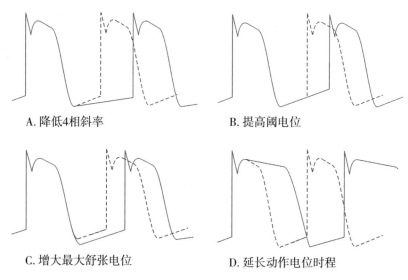

A. 降低4相斜率　　　　　　　　　B. 提高阈电位

C. 增大最大舒张电位　　　　　　D. 延长动作电位时程

图 4-3-1　降低自律性的四种方式

虚线代表原来动作电位，实线代表用药后动作电位

（二）减少后除极

迟后除极的发生与细胞内钙超载有关，钙通道阻断药通过抑制细胞内钙超载而减少迟后除极，钠通道阻断药可抑制一过性钠内流而减少迟后除极的发生。早后除极的发生与动作电位时程过度延长有关，抗心律失常药可通过促进或加速复极，缩短动作电位时程，减少早后除极的发生。

（三）消除折返

1. 改变传导性

抗心律失常药可通过加快传导取消单向传导阻滞，或减慢传导使单向传导阻滞变为双向传导阻滞而终止折返激动。

2. 改变不应期

可通过以下三种方式。

（1）绝对延长有效不应期（ERP）：延长动作电位时程（APD）和 ERP，以延长ERP 更为显著，ERP/APD 比值增大。

（2）相对延长 ERP：缩短 APD 和 ERP，以缩短 APD 更为显著，ERP/APD 比值增大。

（3）使相邻细胞不均一的 ERP 趋向均一化。

二、抗心律失常药的分类

治疗心律失常药物的分类方法有数种，但最常用的是 Vaughan Williams 分类法，其根据药物的主要作用通道和电生理特点，将众多化学结构不同的抗心律失常药物归纳为四大类：Ⅰ类——钠通道阻断药；Ⅱ类——β 肾上腺素受体阻断药；Ⅲ类——动作电位时程延长药（钾通道阻断药）；Ⅳ类——钙通道阻断药。

（一）Ⅰ类——钠通道阻断药

根据对钠通道的阻滞强度和阻滞后通道的复活时间常数（$T_{recovery}$），又将钠通道阻断药分为三个亚类，即Ⅰa、Ⅰb、Ⅰc。

1.Ⅰa类

$T_{recovery}$ 1 ~ 10 s 适度阻断钠通道，降低动作电位 0 相上升速率，减慢传导，不同程度抑制心肌细胞膜 K^+、Ca^{2+} 通透性，延长复极过程，且以延长 ERP 更为显著。代表药物有奎尼丁、普鲁卡因胺等。

2.Ⅰb类

$T_{recovery}$ < 1 s 轻度阻断钠通道，轻度降低动作电位 0 相上升速率，降低自律性，缩短或不影响动作电位时程。本类药有利多卡因、苯妥英等。

3.Ⅰc类

$T_{recovery}$ > 10 s，明显阻断钠通道，显著降低动作电位 0 相上升速率和幅度，减慢传导性的作用最为明显。代表药物有普罗帕酮、氟卡尼等。

（二）Ⅱ类——β肾上腺素受体阻断药

阻滞心脏 β 受体，抑制交感神经兴奋所致的起搏电流、钠电流和 L- 型钙电流增加，表现为减慢 4 相舒张期去极速率而降低自律性，降低动作电位 0 相上升速率而减慢传导。代表药物有普萘洛尔等。

（三）Ⅲ类——延长动作电位时程药

又称钾通道阻断药，抑制多种钾电流，延长 APD 和 ERP，对动作电位幅度和除极化速率影响很小。代表药物有胺碘酮等。

（四）Ⅳ类——钙通道阻断药

抑制 L- 型钙电流，降低窦房结自律性，减慢房室结传导，减少心肌细胞内钙超载。代表药物有维拉帕米和地尔硫䓬。

三、临床常用抗心律失常药

（一）Ⅰ类——钠通道阻断药

1.Ⅰa类

（1）奎尼丁

药理作用：奎尼丁（quinidine）为金鸡纳树皮所含生物碱之一，是奎宁的右旋异构体，能够阻断钠通道和多种心脏钾通道。奎尼丁低浓度（1 μmol/L）时即可阻断电压门控钠（I_{Na}）通道、快速延迟整流钾（I_{Kr}）通道，较高浓度尚具有阻断延缓延迟整流钾（I_{Ks}）通道、内向整流钾（I_{K1}）通道、瞬时外向离子流（I_{to}）通道及 L- 型钙离子（$I_{Ca(L)}$）通道作用。此外，本药还具有明显的抗胆碱作用和阻断外周血管

α受体作用。奎尼丁抑制 4 相 Na$^+$ 内流，提高兴奋阈值，降低浦肯野纤维的自律性及心房肌、心室肌细胞的自律性，对正常窦房结影响较小，对病窦综合征者则明显降低其自律性。奎尼丁降低心房肌、心室肌、浦肯野纤维等的 0 期上升最大速率和幅度，使传导速度减慢，使病理情况下的单向传导阻滞变为双向传导阻滞，从而消除折返激动引起的心律失常。奎尼丁阻断钾通道，抑制 K$^+$ 外流，延长心房肌、心室肌、浦肯野纤维的复极过程，使 APD 和 ERP 延长，心电图显示为 Q-T 间期延长。这种作用在心率减慢和细胞外低钾时，容易诱发早后除极。心肌局部缺血时，由于浦肯野纤维的不应期缩短或不一致，造成邻近细胞复极不均一而形成折返，奎尼丁延长 ERP 并使其均一化，从而有利于消除折返激动引起的心律失常。奎尼丁还可减少 Ca^{2+} 内流，具有负性肌力作用。

体内过程：口服后几乎全部被胃肠道吸收，经 1～2 h 血药浓度达高峰，生物利用度为 70%～80%。血浆蛋白结合率约 80%，组织中药物浓度较血药浓度高 10～20 倍，心肌浓度尤高。$t_{1/2}$ 为 5～7 h。主要经过 CYP450 氧化代谢，其羟化代谢物仍有药理活性，10%～25% 以原形随尿液排出。

临床应用：奎尼丁为广谱抗心律失常药，适用于心房颤动、心房扑动、室上性和室性心动过速的转复和预防，以及频发室上性和室性期早搏的治疗。对心房颤动、心房扑动目前虽多采用电转律法，但奎尼丁仍有应用价值，用于转律后的维持治疗。

不良反应及药物相互作用：腹泻是奎尼丁的最常见副作用，30%～50% 的患者会发生。腹泻引起的低血钾可加重奎尼丁的尖端扭转型心动过速的副作用。奎尼丁可引起"金鸡纳反应"（chichonic reaction），表现为头痛、头昏、耳鸣、腹泻、恶心、视力模糊等症状。金鸡纳反应的发生与血浆奎尼丁水平过高有关，可通过降低剂量减少发生。奎尼丁心脏毒性较为严重，中毒浓度可致房室及室内传导阻滞。应用奎尼丁的患者 2%～8% 可出现 Q-T 间期延长和尖端扭转型心动过速。奎尼丁的受体拮抗作用使血管扩张、心肌收缩力减弱、血压下降。奎尼丁抗胆碱作用可增加窦性频率，加快房室传导，治疗心房扑动时能加快心室率，因此应先给予钙通道阻断药、β 肾上腺素受体阻断药或地高辛以减慢房室传导，降低心室率。奎尼丁与地高辛合用，使后者肾清除率降低而增加其血药浓度；与双香豆素、华法林合用，可竞争与血浆蛋白的结合，使后者抗凝血作用增强；肝药酶诱导剂苯巴比妥能加速奎尼丁在肝中的代谢。

（2）普鲁卡因胺

药理作用：普鲁卡因胺（procainamide）的心脏电生理作用与奎尼丁相似，但无明显拮抗胆碱或 α 受体作用。普鲁卡因胺阻断开放状态的钠通道，降低自律性，减慢传导，延长大部分心脏组织的动作电位时程和有效不应期。

体内过程：口服吸收迅速而完全，1 h 血药浓度达高峰。肌内注射 0.5～1 h、静脉注射 4 min 血药浓度即达峰值。生物利用度约 80%，$t_{1/2}$ 为 3～4 h。本药在肝代谢为仍具活性的 N- 乙酰普鲁卡因胺。N- 乙酰普鲁卡因胺也具有抗心律失常作用，但其药理学特性与母药不同，几乎没有钠通道阻断作用，但延长动作电位时程的作用与普鲁卡因胺相当。

临床应用：曾用于各种类型心律失常的治疗，因其促心律失常作用和其他不良反应，现仅推荐用于危及生命的室性心律失常的急性治疗。

不良反应：口服有胃肠道反应，静脉给药（血药浓度＞ 10 μg/mL）可引起低血压和传导减慢。N- 乙酰普鲁卡因胺的血浆药物浓度＞ 30 μg/mL 时可发生尖端扭转型心动过速。变态反应较常见，如出现皮疹、药热、白细胞减少、肌痛等。中枢不良反应为出现幻觉、精神失常等。长期应用，少数患者出现红斑狼疮综合征。

2. Ⅰb 类

（1）利多卡因

药理作用：利多卡因（lidocaine）对失活和激活的钠通道结合能力强，而对静息态的钠通道结合能力很弱，因此对激活和失活状态的钠通道都有阻断作用，当通道恢复至静息态时，阻断作用迅速解除，因此利多卡因对除极化组织（如缺血区）作用强。心房肌细胞动作电位时程短，钠通道处于失活状态的时间短，利多卡因的阻断作用也弱，因此对房性心律失常疗效差。利多卡因抑制参与动作电位复极 2 相的少量钠内流，缩短浦肯野纤维和心室肌的 APD、ERP，以 APD 为主，故相对延长 ERP。利多卡因对正常心肌组织的电生理特性影响小，对除极化组织的钠通道（处于失活态）阻断作用强，因此对于缺血或强心苷中毒所致的除极化型心律失常有较强抑制作用（图 4-3-2）。利多卡因能减小动作电位 4 相除极速率，提高兴奋阈值，降低自律性。

体内过程：首过消除（first pass elimination）明显，生物利用度低，只能肠道外用药。本药在血液中有约 70% 与血浆蛋白结合，体内分布广泛。本药几乎全部在肝中代谢，经肾排泄，$t_{1/2}$ 为 2 h。

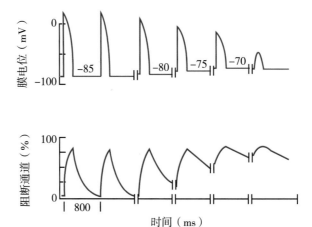

图 4-3-2　静息电位对利多卡因阻断钠通道的影响

图上半部分显示心室肌动作电位，下半部分显示钠通道的阻断百分率。左侧图显示的是静息电位处于正常水平（–85 mV）时，利多卡因与激活和失活的钠通道结合并阻断，舒张期钠通道恢复到静息期后药物与通道结合能力迅速减弱，对钠通道的阻断作用降到最低；中间部分显示心肌缺血时，心肌的静息电位水平上移（处于去极化状态如 –80，–75 mV），此时在舒张期，由于部分钠通道仍处于失活期，因此利多卡因与其结合能力仍然比较强，因此仍有部分阻断作用；右侧部分，对于缺血进一步加重或者其他疾病状态的心室肌细胞，膜电位复极不充分，静息电位升高为 –70 mV，利多卡因持续与多数钠通道结合，无法解离，因此利多卡因选择性地作用于缺血或疾病状态心室肌上的钠通道。

临床应用：利多卡因的心脏毒性低，主要用于室性心律失常，如心脏手术、心导管术、急性心肌梗死或强心苷中毒所致的室性期前收缩、室性心动过速或心室纤颤。

Note

不良反应及注意事项：肝功能不良患者静脉注射过快，可出现头昏、嗜睡或激动不安、感觉异常等不良反应；剂量过大可引起心率减慢、房室传导阻滞和低血压；Ⅱ、Ⅲ度房室传导阻滞患者禁用。眼球震颤是利多卡因中毒的早期信号。心力衰竭、肝功能不全者长期滴注后可产生药物蓄积，儿童或老年人应适当减量。

（2）苯妥英钠

苯妥英钠（phenytoin sodium）作用与利多卡因相似，抑制激活和失活状态的钠通道，降低部分除极的浦肯野纤维4相自发除极速率，降低其自律性。与强心苷竞争Na^+-K^+-ATP酶，抑制强心苷中毒所致的迟后除极。本药主要用于治疗室性心律失常，特别对强心苷中毒引起的室性心律失常，也可用于心肌梗死、心脏手术、心导管术等所引发的室性心律失常。苯妥英钠快速静注容易引起低血压，高浓度可引起心动过缓。常见中枢不良反应有头昏、眩晕、震颤、共济失调等，严重者出现呼吸抑制，低血压时慎用，窦性心动过缓及二、三度房室传导阻滞者禁用。有致畸作用，孕妇禁用。

（3）美西律

美西律（mexiletine）电生理作用与利多卡因相似。本药口服吸收迅速、完全，口服后3h血药浓度达峰值，作用维持8h，生物利用度为90%，$t_{1/2}$约12h。用于室性心律失常，特别对心肌梗死后急性室性心律失常有效。不良反应与剂量相关：短期可出现胃肠道不适，长期口服可出现神经症状，如震颤、共济失调、复视、精神失常等。房室传导阻滞、窦房结功能不全、心室内传导阻滞、有癫痫史、低血压和肝病者慎用。

3. Ⅰc类普罗帕酮

普罗帕酮（propafenone）化学结构与普萘洛尔相似，具有轻度的肾上腺素受体拮抗作用，以及钙通道阻滞作用。普罗帕酮能明显阻断钠通道，对开放状态和失活状态都有作用。普罗帕酮减慢心房、心室和浦肯野纤维的传导；降低浦肯野纤维自律性，也抑制钾通道，延长心肌细胞APD和ERP，但对复极过程的影响弱于奎尼丁。普罗帕酮适用于室上性和室性期前收缩，室上性和室性心动过速，伴发心动过速和心房颤动的预激综合征。

普罗帕酮口服吸收良好，2～3h作用达高峰，持续8h以上。初期给药肝脏首过消除作用强，生物利用度低；长期给药后，首过消除作用减弱，生物利用度几乎达100%。血浆蛋白结合率高达95%～97%。主要在肝代谢，99%以代谢物形式随尿排出。心血管系统不良反应常见有房室传导阻滞、窦房结功能障碍、加重充血性心衰、体位性低血压等；由于其减慢传导程度超过延长ERP程度易致折返，引发心律失常。消化道不良反应常见为恶心、呕吐、味觉改变等。肝肾功能不全时应减量。心电图QRS延长超过20%或Q-T间期明显延长者，宜减量或停药。本药一般不宜与其他抗心律失常药合用，以避免心脏抑制。

本类药物尚有氟卡尼、恩卡尼等。

（二）Ⅱ类——β肾上腺素受体阻断药

用于抗心律失常的β肾上腺素受体阻断药主要有普萘洛尔（propranolol）、美托洛尔（metoprolol）、阿替洛尔（atenolol）、纳多洛尔（nadolol）、醋丁洛尔（acebutolol）、噻吗洛尔（timolol）、阿普洛尔（alprenolol）、艾司洛尔（esmolol）等。这些药物的药理作用及药代动力学特征不尽相同，但 β 肾上腺素受体阻断药作用是其抗心律失常的基本机制。

β 受体激动可增加 L- 型钙电流、起搏电流（I_f）。病理条件下可触发早后除极和迟后除极诱导的心律失常。因此，β 肾上腺素受体阻断药可通过减慢心率、减少细胞内钙超载、抑制后除极诱发等作用治疗心律失常。

1. 普萘洛尔

（1）药理作用：普萘洛尔（propranolol）能降低窦房结、心房和浦肯野纤维自律性，在运动及情绪激动时作用明显。本药能减少儿茶酚胺所致的迟后除极发生，减慢房室结传导，延长房室交界细胞有效不应期。

（2）体内过程：口服吸收完全，首过效应明显，生物利用度为 30%，口服后 2 h 血药浓度达峰值，但个体差异大。血浆蛋白结合率达 93%。本药主要在肝脏代谢，$t_{1/2}$ 为 3 ～ 4 h，肝功受损时明显延长。90% 以上经肾排泄，尿中原形药不到 1%。

（3）临床应用：主要用于室上性心律失常，对于交感神经兴奋性过高、甲状腺功能亢进及嗜铬细胞瘤等引起的窦性心动过速效果良好。与强心苷或地尔硫䓬合用，对控制心房扑动、心房颤动及阵发性室上性心动过速时的心室率过快效果较好。可减少心肌梗死患者心律失常的发生，缩小梗死范围，降低病死率。普萘洛尔还可用于运动或情绪激动所引发的室性心律失常，减少肥厚型心肌病所致的心律失常。

（4）不良反应：本药可致窦性心动过缓、房室传导阻滞，并可诱发心力衰竭和哮喘、低血压、精神抑郁、记忆力减退等。长期应用对脂质代谢和糖代谢有不良影响。长期应用突然停药可产生反跳现象。

2. 阿替洛尔

阿替洛尔（atenolol）是长效 $β_1$ 受体拮抗药，心脏选择性强，抑制窦房结及房室结自律性，减慢房室结传导，对希氏 – 浦肯野系统也有抑制作用。可用于室上性心律失常的治疗，减慢心房颤动和心房扑动时的心室率。对室性心律失常亦有效。口服后 2 ～ 3 h 达峰值，$t_{1/2}$ 为 6 ～ 9 h。不良反应与普萘洛尔相似，由于选择性作用于 $β_1$ 受体，可用于糖尿病和哮喘患者，但须注意剂量不宜过大。

3. 艾司洛尔

艾司洛尔（esmolol）为短效 $β_1$ 受体拮抗药，具有心脏选择性，抑制窦房结及房室结的自律性、传导性。主要用于室上性心律失常，减慢心房扑动、心房颤动时的心室率。本药静脉注射后数秒钟起效，$t_{1/2}$ 为 9 min。不良反应有低血压、轻度减弱心肌收缩力。

（三）Ⅲ类——延长动作电位时程药

1. 胺碘酮

（1）药理作用：胺碘酮（amiodarone）对心脏多种离子通道均有抑制作用，如 I_{Na}、$I_{Ca（L）}$、I_K、I_{K1}、I_{to} 等，降低窦房结、浦肯野纤维的自律性和传导性，明显延长动作电位时程和有效不应期，延长 Q-T 间期和 QRS 波。胺碘酮延长动作电位时程的作用不依赖于心率的快慢，无翻转使用依赖性。翻转使用依赖性（reverse usedependence）是指心率快时，药物延长动作电位时程的作用不明显，而当心率慢时，却使动作电位时程明显延长，此作用易诱发尖端扭转型室性心动过速。此外，胺碘酮尚有非竞争性拮抗 α、β 受体作用和扩张血管平滑肌作用，能扩张冠状动脉，增加冠脉流量，减少心肌耗氧量。

（2）体内过程：胺碘酮脂溶性高，口服、静脉注射给药均可。生物利用度为 35% ~ 65%，本药在肝脏代谢，主要代谢物去乙胺碘酮仍具有生物活性。消除半衰期较为复杂，快速消除相为 3 ~ 10 天（消除 50% 药物），缓慢消除相要数周。停药后作用可维持 1 ~ 3 个月。

（3）临床应用：胺碘酮为广谱抗心律失常药，对心房扑动、心房颤动、室上性心动过速和室性心动过速有效。

（4）不良反应及注意事项：静脉给药常见低血压。在窦房结和房室结病变患者用药会产生明显的心动过缓和传导阻滞。常见心血管系统不良反应为窦性心动过缓、房室传导阻滞及 Q-T 间期延长，偶见尖端扭转型室性心动过速。有房室传导阻滞及 Q-T 间期延长者禁用。本品长期应用可见角膜褐色微粒沉着，不影响视力，停药后微粒可逐渐消失。少数患者发生甲状腺功能亢进或减退及肝坏死。个别患者出现间质性肺炎或肺纤维化，长期应用必须定期监测肺功能、进行肺部 X 线检查和监测血清 T_3、T_4。

2. 决奈达隆

决奈达隆（dronedarone）是一种新型抗心律失常药物，主要用于心房颤动和心房扑动患者维持窦性频律。决奈达隆与胺碘酮结构类似，因不含碘，对甲状腺及其他器官的毒性较胺碘酮明显降低。但对于严重心衰和左心收缩功能不全患者，决奈达隆可能增加患者死亡风险。

3. 索他洛尔

索他洛尔（sotalol）是非选择性 β 肾上腺素受体阻断药，并通过阻断延迟整流钾电流延长 APD。索他洛尔阻断 β 受体，降低自律性，减慢房室结传导；阻滞 I_K，延长心房、心室及浦肯野纤维的 APD 和 ERP。索他洛尔口服吸收快，无首过消除，生物利用度达 90% ~ 100%。本药与血浆蛋白结合少，在心、肝、肾浓度高。在体内不被代谢，几乎全部以原形经肾排出，$t_{1/2}$ 为 12 ~ 15 h，老年人、肾功能不全者 $t_{1/2}$ 明显延长。临床用于各种严重室性心律失常，维持心房颤动患者的窦性心律。对小儿室上性和室性心律失常也有效。不良反应较少，少数 Q-T 间期延长者偶可出现尖端扭转型室性心动过速。

4. 多非利特

多非利特（dofetilide）是特异性 I_{Kr} 钾通道阻滞药，可使心肌细胞的 APD 和 ERP 延长。仅阻滞 I_{Kr} 钾通道，无其他药理作用。多非利特可用于维持或恢复心房颤动患者的窦性心律。本药口服吸收良好，生物利用度约达 100%。主要以原形经肾排泄，肾功能不良者宜减量，肾衰竭患者禁用。主要毒性反应是诱发尖端扭转型室性心动过速。

（四）Ⅳ类——钙通道阻断药（维拉帕米）

（1）药理作用：维拉帕米（verapamil）对激活状态和失活状态的 L- 型钙通道均

有阻断作用，对 I_{Kr} 钾通道亦有阻断作用，表现为：①降低窦房结自律性，降低缺血时心房、心室和浦肯野纤维的异常自律性，减少或取消后除极所引发的触发活动。②减慢房室结传导性，此作用除可终止房室结折返，尚能防止心房扑动、心房颤动引起的心室率加快。③延长窦房结、房室结的有效不应期。

（2）体内过程：口服吸收迅速而完全，2 ~ 3 h 血药浓度达峰值。首过消除明显，生物利用度仅 10% ~ 30%。维拉帕米在肝脏代谢，其代谢物去甲维拉帕米仍有活性，$t_{1/2}$ 为 3 ~ 7 h。

（3）临床应用：治疗室上性和房室结折返引起的心律失常效果好，为阵发性室上性心动过速的首选药。

（4）不良反应：口服安全，可出现便秘、腹胀、腹泻、头痛、瘙痒等不良反应。静脉给药可引起血压降低、暂时窦性停搏。二、三度房室传导阻滞、心功能不全、心源性休克患者禁用此药，老年人、肾功能低下者慎用。

本类药物尚有地尔硫䓬（diltiazem）。

（五）其他类

1. 腺苷

腺苷（adenosine）为内源性嘌呤核苷酸，作用于 G 蛋白耦联的腺苷受体，激活心房、窦房结、房室结的乙酰胆碱敏感 K^+ 通道，导致动作电位时程缩短、超极化和自律性降低。腺苷也抑制 L- 型钙电流，此作用可延长房室结有效不应期，抑制交感神经兴奋所致的迟后除极。静脉注射后迅速减慢窦性频率和房室结传导，延长房室结有效不应期。腺苷可被体内大多数组织细胞所摄取，并被腺苷脱氨酶灭活，$t_{1/2}$ 仅为数秒，通常 1 ~ 2 min 内作用即消失，因此需静脉快速注射给药。临床主要用于迅速终止折返性室上性心律失常。静脉注射速度过快可致短暂心脏停搏。治疗剂量，多数患者会出现胸闷、呼吸困难。

2. 伊伐布雷定

伊伐布雷定（ivabradine）为选择性、特异性心脏窦房结起搏电流 I_f 通道阻滞药。伊伐布雷定有单纯减慢窦房结心率作用，减慢心率作用具有基础心率依赖性，不影响心脏电传导，无负性肌力作用，显著增加冠脉灌注。2019 年欧洲心脏病学会（european society of cardiology，ESC）室上速患者管理指南公布了伊伐布雷定治疗室上性心动过速的临床用法：对于有症状的不适当窦性心动过速患者，应考虑单独使用伊伐布雷定或联合使用 β 肾上腺素受体阻断药。对于体位性心动过速综合征患者可考虑使用伊伐布雷定，而对室性心动过速的慢性治疗可考虑使用伊伐布雷定联合 β 肾上腺素受体阻断药。对局灶性房性心动过速常规治疗无效时，应用伊伐布雷定联合 β 肾上腺素受体阻断药进行长期治疗。对于先天性交界性心动过速，伊伐布雷定与胺碘酮联用有效。妊娠或哺乳期不宜服用伊伐布雷定。作为 CYP3A4 底物，伊伐布雷定应避免与 CYP3A4 抑制剂（酮康唑、维拉帕米、地尔硫䓬、克拉霉素和葡萄柚汁）或诱导剂（利福平和卡马西平）同时使用或慎用。伊伐布雷定常见的不良反应是剂量依赖性的可逆的视反应，如视物模糊、幻视及视觉干扰等。

四、常用抗心律失常药的合理应用

抗心律失常药物已经使用了百年以上，各种新药也纷纷问世，对心律失常的控制起到了积极作用。尽管某些心律失常可经非药物手段，比如导管消融或外科手术治疗获得根治，但药物治疗依然在抗心律失常治疗中发挥了主要作用，且常常是作为首选治疗和长期维持治疗。因此，如何合理应用抗心律失常药物至关重要。

由于抗心律失常药物有致心律失常等副作用，因此必须严格把握适应证及其不良反应，正确应用。首先应确定是否有必要使用抗心律失常药物，避免滥用。用抗心律失常药物前，应留意纠正心肌缺血和心脏泵功能衰竭，纠正电解质紊乱，尤其是低钾血症等原发病和诱发因素，消除或治疗这些因素后就可控制心律失常，而不必长期应用抗心律失常药物。尽量选用疗效高而副作用小的药物。药物应从小剂量开始，无效时再逐渐增量。尽量减少联合用药，联合应用抗心律失常药物和其他药物时，应留意相互作用及配伍禁忌。总之，心律失常的药物治疗，重点在于熟练把握每种抗心律失常药物的作用机制、疗效、副作用和治疗原则，根据患者的情况个体化用药。

常用抗心律失常药药理特征比较见表 4-3-1。

表 4-3-1　常用抗心律失常药的药理作用及应用

药物	钠通道阻滞作用		不应期		钙通道阻滞作用	异位起搏活动	抗交感作用	心律失常的治疗	
	正常细胞	除极细胞	正常细胞	除极细胞				室上性	室性
奎尼丁	+	++	↑	↑↑	+	↓↓	+	+	+++
利多卡因	0	+++	↓	↑↑	0	↓↓	0	0	+++
普罗帕酮	+	++	↑	↑↑	+	↓↓	+	+	+++
普萘洛尔	0	+	↓	↑↑	0[1]	↓↓	+++	+	+
胺碘酮	+	+++	↑↑	↑↑	+	↓↓	+	+++	+++
维拉帕米	0	+	0	↑	+++	↓↓	+	+++	+[2]

1 普萘洛尔无直接阻滞钙通道的作用，但抑制交感神经兴奋所致的钙电流增加；2 交感神经兴奋所致的迟后除极

（刘慧青）

病例 4-1 解析

Note

第五章　心脏的泵血功能

■ **心脏的收缩特性**
　　◎ 心肌的微细结构
　　◎ 心肌细胞的收缩特点
■ **心脏的泵血机制**
　　◎ 心动周期
　　◎ 心脏的泵血过程
　　◎ 心脏输出量与心脏泵血功能的储备

◎ 心脏的听诊
◎ 心功能的评价
◎ 心泵功能的调节
■ **心脏瓣膜病理学**
◎ 感染性心内膜炎
◎ 风湿性心脏病
◎ 心脏瓣膜病

第一节　心脏的收缩特性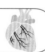

　　心脏在血液循环过程中起着泵的作用。心脏的泵血依靠心脏收缩和舒张的不断交替活动完成。心脏舒张时容纳从静脉返回的血液，收缩时将血液射入动脉，为血液流动提供能量。心房和心室的有序节律性收缩和舒张引起各自心腔内压力、容积发生周期性变化。

　　心肌和骨骼肌同属横纹肌，收缩也由动作电位触发，通过兴奋–收缩耦联使肌丝滑行而引起。除此之外，心肌收缩还有其自身的特点。

一、心肌的微细结构

（一）心肌细胞肌丝上存在连接蛋白

　　心肌细胞的结构和功能单位是肌节（sarcomere）。构成粗肌丝的主要是肌球蛋白，肌球蛋白的横桥端由连接蛋白或双联蛋白固定在肌节的 Z 线上。连接蛋白具有黏性和弹性，除了发挥固定肌球蛋白的作用外，还使心肌具有黏弹性，不仅保证肌节不易被过度拉长，还能产生弹性回缩力，形成心室舒张初期抽吸力的主要因素。细肌丝主要由肌动蛋白、原肌球蛋白和肌钙蛋白构成（图 2-3-10）。

（二）线粒体特别发达

　　心肌细胞的线粒体特别发达，使心肌细胞能够有充足的能量供应，可保证心脏持续搏动。

二、心肌细胞的收缩特点

（一）肌质网不发达，心肌收缩依赖外源性 Ca^{2+}

与骨骼肌细胞不同，心肌细胞的肌质网不发达，因此心肌的兴奋－收缩耦联过程高度依赖于细胞外 Ca^{2+} 的内流。心肌兴奋时，细胞外 Ca^{2+}（10%～20%）经肌膜中和横管膜中的 L 型钙通道流入胞质后，触发肌质网释放大量 Ca^{2+}（80%～90%）而使胞质 Ca^{2+} 浓度升高引起心肌收缩，这一过程也称为钙诱导钙释放（calcium-induced calcium release，CICR）。当心肌舒张时，肌质网上的钙泵逆浓度差将 Ca^{2+} 主动泵回肌质网（80%～90%），剩余的钙将通过肌膜中的钙泵和 Na^+-Ca^{2+} 交换体将 Ca^{2+} 排出胞外（10%～20%），使胞质 Ca^{2+} 浓度下降，使心肌细胞得以舒张（图 5-1-1）。

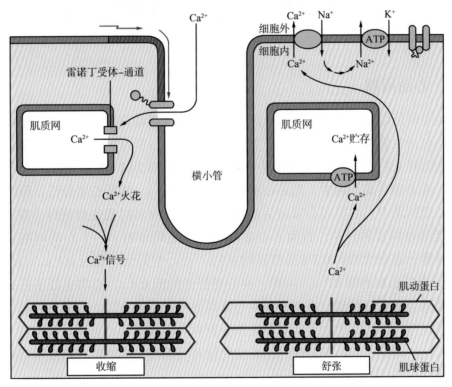

图 5-1-1　心肌细胞的兴奋－收缩耦联及舒张机制图

（二）心肌细胞不发生完全强直收缩，但存在正性阶梯现象

心肌细胞兴奋后的有效不应期特别长，相当于整个收缩期和舒张早期，因此心肌细胞不可能发生完全性强直收缩。心肌细胞的这一特性保证了心脏进行交替的收缩和舒张活动，使心脏能有效地充盈和射血。但在实验中可以看到，在一定条件下，大多数哺乳类动物的心脏随心率增加或刺激频率增加，心室肌收缩力也增强，即存在正性阶梯现象。该现象与在一定范围内增加刺激频率引起胞内钙瞬变幅度增加有关。

（三）同步收缩

与骨骼肌细胞不同，由于心肌细胞之间有低电阻的闰盘存在，兴奋可通过缝隙连接在细胞之间迅速传播，引起所有细胞几乎同步兴奋和收缩。因此，心肌可以被视作一个功能合胞体。从解剖结构看，由于心房与心室之间的纤维环和结缔组织将两者隔开，因此整个心脏可以看作由左、右心房和左、右心室两个合胞体构成，而房室结是唯一连接心房与心室的兴奋通路。心肌一旦兴奋，心房和心室这两个功能合胞体的所有心肌细胞将先后发生同步收缩，这种同步收缩保证了心脏各部分之间的协同工作和发挥有效的泵血功能。因此，心肌的同步收缩也称"全或无"式收缩。

（崔　敏）

第二节　心脏的泵血机制

一、心动周期

心动周期是指心脏的一次收缩和舒张构成的机械活动周期。心房与心室的一个心动周期均包括收缩期和舒张期。以一个正常成年人的心率为 75 次 / 分来计算，则每个心动周期历时 0.8 s。在心房活动周期中，先是心房收缩历时 0.1 s，随后心房舒张，历时 0.7 s。在心室活动周期中，先是心室收缩，历时 0.3 s，随后心室舒张，历时 0.5 s。在一个心动周期中，心房和心室的活动时按一定的次序和时程先后进行。左、右两个心房的活动是同步的，左、右两个心室的活动也是同步的。一个心动周期从心室收缩开始计算，心室收缩约 0.3 s 后舒张约 0.5 s；在心室舒张的最后 0.1 s，心房开始收缩 0.1 s，之后心房舒张 0.7 s。因此，在心室舒张的前 0.4 s，心房也处于舒张状态，这一时期称为全心舒张期。由于心室在心脏泵血中起主导作用，故通常心动周期指心室的活动周期，将心室的收缩期和舒张期分别称为心缩期和心舒期。心率和心动周期时间成反比。因此，当心率加快时，心动周期时间缩短，收缩期和舒张期都相应缩短（图 5-2-1）。

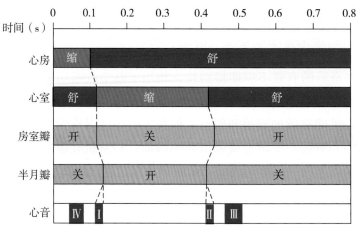

图 5-2-1　心动周期中心房和心室活动的顺序和时间关系

Note

心脏舒缩过程是个耗能的过程，其中心收缩期耗能较多，舒张期耗能较少。虽然舒张早期也是一个主动过程，胞质中 Ca^{2+} 回收入肌浆网及排出到细胞外也需要 ATP 提供能量，但毕竟比收缩期耗能少，所以心舒张期可以被视为心脏的相对"休息"期。当心率加快时，心动周期缩短，收缩期和舒张期都相应缩短，由于心舒张期比心收缩期长，舒张期缩短的程度更明显，使心肌的休息时间缩短，工作时间相对延长，这对心脏的持久活动是不利的。因此，当心率加快时，耗能会增多，而在安静时心率相对较慢，有利于节约能量。

二、心脏的泵血过程

由于心脏瓣膜的单向开放的结构特点，确保血液只能沿一个方向流动。心脏泵血功能是心室肌的收缩和舒张造成左心室内压变化，导致心房和心室之间及心室和主动脉之间产生压力梯度的根本原因；而压力梯度则是推动血液在心房、心室以及主动脉之间流动的主要动力。

心脏之所以能使静脉血回心，又使回心血液射入动脉，主要是由心肌的节律性舒缩活动和心脏瓣膜的单向开放决定的。心肌的节律性收缩和舒张，建立了心室与心房、动脉之间的压力梯度，这个压力梯度使得血液总是从压力高处向压力低处流动。心脏内单向开放的瓣膜控制了血流方向。左右心室的泵血过程相似，而且几乎同时进行。

下面以左心室为例，说明一个心动周期中心室射血和充盈的过程，以了解心脏的泵血机制（图 5-2-2、图 5-2-3）。

1. 心室收缩期

心室收缩期（period of ventricular systole）可分为等容收缩期和射血期，而射血期又可分为快速射血期和减慢射血期。

（1）等容收缩期：心室开始收缩后，心室内压迅速升高，当室内压超过房内压时，心室内血液向心房方向反流，推动房室瓣关闭，阻止血液倒流回心房。由于此时室内压仍低于主动脉压，因此主动脉瓣处于关闭状态，心室暂时是一个封闭的腔。从房室瓣关闭到主动脉瓣尚未打开的这段时期，心室的收缩并不改变心室的容积，故称为等容收缩期(period of isovolumic contraction)，历时约 0.05 s。此期心肌细胞的缩短不明显，因此也称为等长收缩期（isometric contraction phase）。在主动脉压升高或心肌收缩力减弱时，等容收缩期将延长。

（2）射血期（period of ventricular ejection）：当心室收缩使室内压升高超过主动脉压时，主动脉瓣开放，标志着等容收缩期的结束，射血期的开始。①快速射血期（period of rapid ejection）：在射血的早期，由于心室射入主动脉的血液量较多，血液流速也很快，称为快速射血期，历时 0.1 s。快速射血期的心室射出血液量约占总射血量的 2/3。心室内的血液很快进入主动脉，故心室容积迅速缩小，但由于心室肌强烈收缩，室内压仍继续上升，并达到峰值，主动脉压也随之升高。②减慢射血期（period of reduced ejection）：在射血的后期，由于心室收缩强度减弱，射血的速度逐渐减慢，称为减慢射血期，历时 0.15 s。在减慢射血期，室内压和主动脉压都由峰值下降。在快速射血期的中期或稍后，以及整个减慢射血期，室内压已略低于主动脉压，但此时心室内的血液由于受到心室肌收缩的挤压作用具有较高的动能，依靠其惯性作用，仍可逆压力梯度继续进入主动脉。

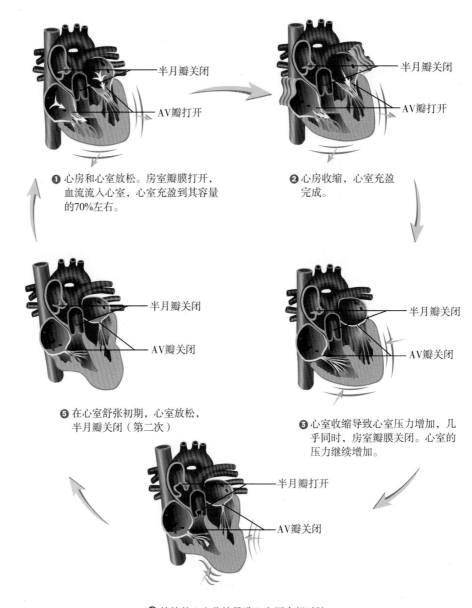

图 5-2-2　心脏的泵血过程

心脏周期的主要事件如下：①AV瓣打开时，血液流入心室，将它们充满约70%的体积。②心房收缩－心房收缩，迫使额外的血液流入心室完成充满。③半月瓣保持关闭，心室收缩－心室收缩的开始，心室收缩推动血液向心房，导致AV瓣关闭，随着压力开始增加。④随着心室收缩的继续，心室内增加的压力超过肺动脉和主动脉的压力，半月瓣被迫打开，血液被弹射到肺动脉和主动脉。⑤心室舒张期－心室舒张期开始时，心室内的压力低于主动脉和肺动脉的压力。半月瓣关闭，防止血液流回心室

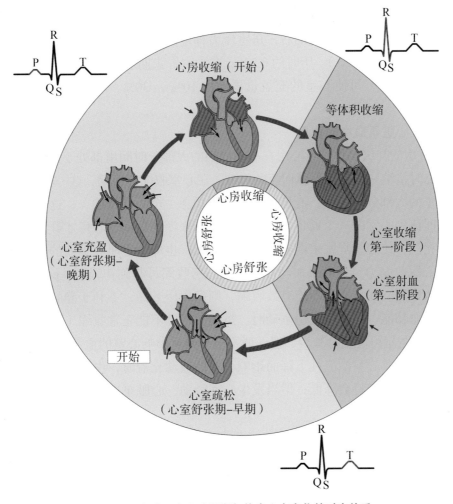

图 5-2-3　心脏一个心动周期与体表心电变化的对应关系

心脏周期中的一次心跳，即心室舒张期后是心室收缩期，然后是心房收缩期，之后是心房舒张期，如此循环往复。该周期还与关键的心电图示踪相对应：T 波（表示心室舒张期）；P 波（心房收缩期）和 QRS "尖峰"复合物（心室收缩期）

2. 心室舒张期

心室舒张期（period of ventricular diastole）可分为等容舒张期和充盈期，而充盈期又可分为快速充盈期和减慢充盈期。

（1）等容舒张期：心室收缩完毕后开始舒张，室内压急速下降，当室内压低于主动脉压时，主动脉内血液向心室反流，推动主动脉瓣并使其关闭。由于此时室内压仍明显高于心房压，房室瓣处于关闭状态，心室又成为封闭的腔。从主动脉瓣关闭到房室瓣尚未开启的这段时期，心室肌舒张并不改变心室的容积，故称为等容舒张期（isovolumic relaxation phase），历时 0.06 ～ 0.08 s。

（2）心室充盈期：随着心室肌继续舒张，当室内压下降低于房内压时，房室瓣开放，心房内的血液进入心室，标志着充盈期的开始。

①快速充盈期：房室瓣开启初期，室内压明显降低，甚至成为负压，心室对心房和大静脉内的血液可产生"抽吸"作用，血液顺房室压力梯度由静脉经心房快速流入心室，使室充盈，这一时期心室容积迅速增大，故称为快速充盈期（rapid filling phase），历时 0.11 s。快速充盈期，进入心室的血液量约为心室总充盈量的 2/3。

②减慢充盈期：快速充盈期后，房室压力梯度减小，充盈速度减慢，称为减慢充盈期（reduced filling phase），历时约 0.22 s。在心室舒张期最后 0.1 s，心房收缩期开始，使心室进一步充盈，可使心室的充盈量再增加 10% ~ 30%。此后心室活动进入新一轮周期。

3. 心房在心脏泵血中的作用

（1）心房的初级泵作用：心房在心动周期的大部分时间里都处于舒张状态，其主要作用是临时接纳和储存从静脉回流的血液。在心室收缩射血期，这一作用尤为重要。在心室舒张的大部分时间里，心房也处于舒张状态（全心舒张期），这时心房只是血液从静脉回流到心室的一个通道。只有在心室舒张期的后期，心房才开始收缩，使心室进一步充盈，使心室舒张末期容积进一步增大，也即心室肌收缩前的初长度增加，从而增大心肌收缩力，提高泵血功能。因此心房收缩可起到初级泵（priming pump）或启动泵的作用。如果心房不能有效收缩，则房内压升高，不利于静脉回流，且间接影响心室射血功能。当发生心房颤动时，虽然心房已不能正常收缩（初级泵的作用丧失），心室充盈量可能稍有减少，但一般不至于严重影响心室的血液充盈和射血功能。如果在心率加快及心室顺应性下降而影响心室的被动充盈时，由于心室舒张末期容积减小，心室的射血量将会降低；但当发生心室颤动，心脏泵血功能可立即停止，引起猝死。

（2）心动周期中心房内压的变化：在心动周期中，左心房压力曲线依次出现 a、c 和 v 三个小的正向波。a 波是心房收缩的标志。心房收缩引起房内压升高形成 a 波升支，随后心房舒张，房内压回降，形成 a 波降支（图 5-2-4 橘线）。心房收缩后，心室收缩引起室内压急剧升高，血液向心房方向冲击，使房室瓣关闭并凸向心房，造成心房内压的第二次升高，形成 c 波升支；心室开始射血后，心室容积减小，房室瓣向下牵拉，心房容积扩大，房内压降低形成 c 波降支。此后，肺静脉内的血液不断流入心房，使心房内压随回心血量的增多而缓慢升高，形成第三次向上的正波，即 v 波。最后，房室瓣开放，血液由心房迅速进入心室，房内压下降，形成 v 波降支。心房内压变化的幅度比心室内压变动的幅度小得多，其压力变化范围为 2 ~ 12 mmHg。

4. 血液在心脏内各腔室流动的动力

压力梯度是推动血液在心房和心室之间，以及心室和动脉之间流动的主要动力。心室肌的收缩和舒张是造成室内压力变化并导致心房和心室之间，以及心室和动脉之间产生压力梯度的根本原因。心瓣膜的结构特点和开启、关闭活动保证了血液的单方向流动和室内压的急剧变化，有利于心室射血和充盈（图 5-2-4）。

Note

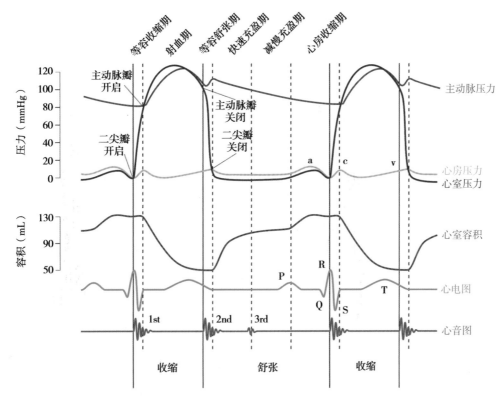

图 5-2-4　心动周期中左心室压力和容积改变以及瓣膜开闭等变化示意图

三、心脏输出量与心脏泵血功能的储备

（一）心脏的输出血量

1. 每搏输出量与射血分数

一侧心室每次收缩所输出的血量，称为每搏输出量（stroke volume），为心室舒张末期容积和心室收缩末期容积的差值，人体安静状态下为 60 ~ 80 mL。每搏输出量的变化是血流量和心肌收缩发生变化的早期信号。每搏输出量占心室舒张末期容积的百分比为射血分数（ejection fraction），人体安静时的射血分数为 55% ~ 65%。射血分数与心肌的收缩能力有关，心肌收缩能力越强，则每搏输出量越多，射血分数也越大。病理状态下，心室扩大、心室收缩功能减退，每搏输出量可以与正常人没有明显差别，但占增大的心室舒张末期容积的百分比明显降低，即射血分数下降，相较每搏输出量可以更客观地反映心泵血功能。

2. 心输出量与心指数

心输出量（cardiac output）是指每分钟左心室或右心室射入主动脉或肺动脉的血量。左、右心室的输出量基本相等。人体静息时每搏输出量约为 70 mL（60 ~ 80 mL），如果心率平均为 75 次 / 分，则每分钟输出的血量约为 5000 mL（4500 ~ 6000 mL），即每分心输出量，通常所称心输出量。每分钟心脏泵血量同血压相比，心输出量的变化能够提供机体功能或基础代谢率需求发生重大变化的早期报警。

为了便于在不同个体之间进行比较，一般多采用空腹与静息时每一平方米体表面积的每分心输出量即心指数（cardiac index）为指标：一般成年人的体表面积为 1.6 ~ 1.7 m^2。静息时心输出量为 5 ~ 6 L/min，故其心指数约为 3.0 ~ 3.5 L/（min·m^2）。在不同生理条件下，单位体表面积的代谢率不同，故其心指数也不同。新生婴儿的静息心指数较低，约为 2.5 L/（min·m^2）。在 10 岁左右时，静息心指数最高，可达 4 L/（min·m^2）以上，以后随年龄增长而逐渐下降。

（二）心做功量

心做功量是心室在一定时间内所做的功的多少。血液在循环过程中消耗的能量由心脏活动时所做的功提供，故心室所做的功是衡量心室功能的主要指标之一。由于心肌收缩排出的血液具有很高的压力和流速，故用心做功量来评价它的泵血功能具有更重要的意义。例如，当动脉血压增高时，为了克服增大的射血阻力，心脏就必须加强收缩以射出与原先同等量的血液。如果此时心肌收缩的强度不变，那么搏出量将会减少。由此可见，用心做功量作为评价心脏泵血功能的指标要比单纯的心输出量更为全面。

心脏的效率：在心动周期中，心肌消耗的能量不仅用于对外射出血液，完成机械功（外功），还把大部分能量用于完成离子跨膜主动运转、产生兴奋和启动收缩、产生和维持心室壁张力、克服心肌组织内部的黏滞阻力等，这部分能量不用于对外做功，称为内功，最后转化为热能释放。心脏所做的外功占心脏总能量消耗的百分比称为心脏的效率。心肌能量来源主要是物质的有氧氧化，故心肌耗氧量可作为心脏能量消耗的良好指标。心脏的效率可用下列公式计算：心脏的效率 = 心脏完成的外功 / 心脏耗氧量。

正常心脏的最大效率为 20% ~ 25%，心肌耗氧量主要取决于心肌的张力和张力持续的时间。动脉血压升高时，为射出相同量的搏出量，心室必须加强收缩，收缩期室壁张力增高，心肌耗氧量增加，心脏效率降低。充血性心力衰竭时，外周血管收缩，心室射血的阻力加大，收缩期室壁张力增高；另外，射血分数降低，心室舒张末期容积加大，舒张期室壁张力也增高，都导致心肌耗氧量增加，心脏的效率降低，最大效率可降至 5% ~ 10%。

（三）心脏泵功能的储备

健康成年人静息状态下心输出量为 5 L/min 左右，剧烈运动时心输出量可以增加 5 ~ 6 倍，达 25 ~ 30 L/min。说明健康人心脏泵血功能有很大的储备。心输出量随机体代谢需要而增加的能力，称为心泵功能储备或心力储备（cardiac reserve）。心力储备的大小可以反映心脏泵血功能对机体代谢需求的适应能力。心力储备的大小主要取决于每搏输出量和心率能够提高的程度。

1. 每搏输出量的储备

心室舒张末期容积和收缩末期容积都有一定的储备量，共同构成搏出量储备（stroke volume reserve）。正常静息时心室舒张末期容积约 125 mL，每搏输出量约 70 mL。由于心肌组织胶原纤维的存在，心室不能过分扩大，一般只能达到 140 mL 左右，因此舒张期储备（diastolic reserve）只有 15 mL。而当心肌最大收缩时，心室收缩末期

Note

容积可缩小到 15 ~ 20 mL，使搏出量增加 35 ~ 40 mL。因此，收缩期储备（systolic reserve）是每搏输出量储备的主要成分。收缩期储备通过提高心肌收缩力而实现。

2. 心率储备

在一定范围内增快心率并保持每搏输出量不变，心输出量增加，可达静息状态时的 2 ~ 2.5 倍。因此，心率储备（heart rate reserve）是心力储备的另一个因素。但心率过快时，由于舒张期过短，充盈不足，导致每搏输出量下降，反而使心输出量降低。健康成人心输出量随心率加快而增多的最高心率为 160 ~ 180 次 / 分。

四、心脏的听诊

心脏听诊是心脏查体中的重要方法，也是较难掌握的部分。通过心脏听诊可以获得重要的体格检查资料，为临床诊断提供有力依据。

心脏听诊时，环境应保持安静，受检者多采取坐位或仰卧位，必要时可嘱受检者改变体位、适当运动或采取深呼吸等方式进一步辨别特殊心音或杂音。

（一）心脏瓣膜听诊区

心脏瓣膜听诊区（auscultatory valve area）是指心脏各瓣膜开放或关闭时所产生的声音传导至胸壁听诊最清楚的部位。心脏瓣膜听诊区与心脏瓣膜的解剖部位不完全一致，通常有 5 个听诊区（图 5-2-5）。

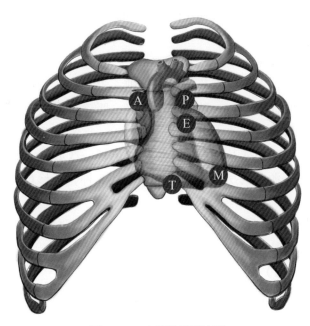

图 5-2-5　心脏瓣膜听诊区

①M，二尖瓣区；②P，肺动脉瓣区；③A，主动脉瓣区；④E，主动脉瓣第二听诊区；⑤T，三尖瓣区

1. 二尖瓣区（mitral valve area）

又称心尖区，为心尖搏动最强点，正常成人位于第 5 肋间左侧锁骨中线稍内侧。

2. 肺动脉瓣区（pulmonary valve area）

位于胸骨左缘第 2 肋间。

Note

3. **主动脉瓣区**（aortic valve area）

位于胸骨右缘第 2 肋间。

4. **主动脉瓣第二听诊区**（the second aortic valve area）

位于胸骨左缘第 3 肋间。

5. **三尖瓣区**（tricuspid valve area）

位于胸骨下端左缘或右缘。

以上听诊区时在心脏结构和位置正常的情况下设定的，实际操作中应根据受检者具体情况，适当调整听诊部位和范围。

（二）听诊顺序

规范的听诊顺序有助于防止遗漏听诊内容，通常按照逆时针方向对各听诊区进行听诊：二尖瓣区→肺动脉瓣区→主动脉瓣区→主动脉瓣第二听诊区→三尖瓣区。

（三）听诊内容

听诊内容主要包括心率、心律、心音、额外心音、心脏杂音和心包摩擦音。

1. **心率**（heart rate）

指每分钟心搏数。通常以心尖部听取第一心音计数。正常成人在安静、清醒状况下心率范围为 60 ～ 100 次 / 分，儿童较成人偏快。成人心率超过 100 次 / 分，婴幼儿心率超过 150 次 / 分，称为心动过速（tachycardia）。成人心率低于 60 次 / 分，称为心动过缓（bradycardia）。

2. **心律**（cardiac rhythm）

指心脏搏动的节律。正常成人节律基本规则，青年和儿童可出现随呼吸而改变的心律不齐，称为窦性心律不齐，一般无临床意义。听诊最常发现的心律失常有期前收缩（premature beat）和心房颤动（atrial fibrillation）。

期前收缩是指在规则心搏基础上，突然提前出现一次心搏，其后常有一较长代偿间歇。期前收缩按照来源分为房性、交界性和室性 3 种，听诊难以鉴别，需要心电图检查进一步明确。

心房颤动听诊特点为：①心律绝对不齐。②第一心音强弱不等。③脉率小于心率，这种脉搏脱漏现象称为脉搏短绌或短绌脉（pulse deficit）。

3. **心音**（heart sound）

在心动周期中，心肌收缩、瓣膜启闭、血液流速改变形成的湍流撞击心室壁和大动脉壁引起的振动都可通过周围组织传递到胸壁，用听诊器便可在胸部某些部位听到相应的声音，即为心音（heart sound）。若用传感器将这些机械振动转换成电信号记录下来，便可得到心音图（phonocardiogram）（图 5-2-4）。

心音发生在心动周期的一些特定时期，其音调和持续时间也有一定的特征。按照其在心动周期中出现的先后顺序，可依次命名为第一心音（first heart sound，S_1）、第二心音（second heart sound，S_2）、第三心音（third heart sound，S_3）和第四心音（fourth heart sound，S_4）。通常只能听到第一心音和第二心音，第三心音可以在部分青少年

Note

中闻及。第四心音仅能在病理状态下听到。

（1）第一心音：标志着心室收缩期的开始。多认为其产生机制主要由二尖瓣和三尖瓣瓣膜关闭引起心室内血液和室壁的振动，瓣叶突然紧张产生振动，以及心室射血引起的大血管壁和血液湍流所发生的振动而产生。特点为：①音调较低。②强度较响。③性质较钝。④时限较长。⑤与心尖搏动同时出现。⑥心尖区最响。

（2）第二心音：标志着心室舒张期的开始。产生机制多认为主要由主动脉瓣和肺动脉瓣的关闭引起瓣膜振动，以及血流冲击大动脉根部引起血液、管壁和室壁的振动所致。特点为：①音调较 S_1 高。②强度较 S_1 低。③性质较 S_1 清脆。④时限较 S_1 短。⑤心尖搏动之后出现。⑥在胸骨右、左两旁第二肋间（即主动脉瓣和肺动脉瓣听诊区，心底部）最响。

（3）第三心音：在部分健康儿童和青年人偶尔可听到，出现在心室舒张早期、快速充盈期之末，第二心音之后 0.12 ~ 0.18 s。产生机制多认为主要是心室快速充盈的血流冲击室壁，使室壁、腱索和乳头肌突然紧张、振动，以及充盈血流突然减速引起的振动所致。特点为：①音调低。②强度弱。③性质浊、钝。④时限短。⑤局限于心尖部或其内上方。⑥左侧卧位、呼气末较清楚。

（4）第四心音：出现在心室舒张的晚期，在 S_1 之前，是与心房收缩有关的一组产生在心房收缩期前的低频振动，也称心房音。特点为：低调、沉浊、很弱。正常心房收缩时一般不产生声音，但异常强烈的心房收缩和在左心室顺应性下降时可产生，因此属病理性心音。

4. 心音改变

心脏的某些异常活动产生杂音或者心音的改变，后者包括心音强度改变、性质改变和心音分裂。

（1）心音强度改变：影响心音强度的因素包括心脏结构的因素和外因。前者主要为心肌收缩力和心室充盈情况，以及瓣膜位置、结构和活动度等；后者主要包括心包积液、肺含气量、胸壁或胸腔病变等。

1）第一心音强度改变：主要取决于心室内压增加的速率，心室内压增加的速率越快，S_1 越强；其次受心室开始收缩时二尖瓣和三尖瓣的位置和上述其他因素的影响。

①S_1 增强：常见于二尖瓣狭窄。左室容量负荷减少，心室开始收缩时二尖瓣位置低垂，瓣叶振动幅度大，心室收缩时间短，左室内压迅速增加，二尖瓣关闭速度加快，振动较大，使 S_1 增强。但当二尖瓣狭窄瓣叶严重病变时，瓣膜活动明显受限，则 S_1 反而减弱。另外，在心动过速及心室收缩力加强（如发热、运动、贫血、甲亢等）及短 PR 间期时，也可出现 S_1 增强。

②S_1 减弱：常见于二尖瓣关闭不全。左室舒张期过度充盈，心室开始收缩时二尖瓣位置较高，瓣膜关闭幅度减小，S_1 减弱。一度房室传导阻滞时左室充盈过度、瓣膜位置较高，S_1 减弱。另外，心肌梗死、心肌炎、心肌病和左心衰竭时，心室收缩力减弱，S_1 低钝。

③S_1 强弱不等：常见于心房颤动和完全性房室传导阻滞。完全性房室传导阻滞时，出现房室分离现象，当心房心室同时收缩时，S_1 明显增强，称为"大炮音"（cannon

Note

sound）。

2）第二心音强度改变：主要取决于体或肺循环阻力的大小、主动脉瓣或肺动脉瓣的结构改变等。S_2有两个主要部分，即主动脉瓣部分（A_2）和肺动脉瓣部分（P_2），一般来说A_2在主动脉瓣区听诊最清楚，P_2在肺动脉瓣区听诊最清楚。通常青少年$P_2 > A_2$，成人$P_2 = A_2$，老年人$P_2 < A_2$。

①S_2增强：体循环阻力增高或血流增多时，主动脉压增高，主动脉瓣关闭时瓣叶振动增强，导致A_2增强或亢进，可向心尖区或肺动脉瓣区传导，常见于高血压、主动脉粥样硬化等。同理，肺循环阻力增高或血流增多时，出现P_2亢进，可向胸骨左缘第三肋间传导，常见于肺心病、左向右分流的先心病、肺动脉高压等。

②S_2减弱：由于体循环或肺循环阻力降低、血流减少等因素导致A_2或P_2减弱，常见于低血压、主动脉瓣狭窄或肺动脉瓣狭窄等。

S_1、S_2同时增强多见于运动、情绪激动、贫血、甲状腺功能亢进等使心脏活动增强时。S_1、S_2同时减弱多见于心肌严重受损或休克等循环衰竭时。某些影响心音传导的心外因素如肥胖、心包积液、胸腔积液、肺气肿等，亦可导致听诊时S_1、S_2同时减弱。

（2）心音性质改变：心肌严重病变时，S_1失去原有性质且明显减弱，S_2亦减弱，听诊时S_1、S_2极相似，可形成"单音律"。心率增快时，收缩期与舒张期时限几乎相等时，听诊似钟摆声，又称"钟摆律"或"胎心律"，提示病情严重，常见于大面积急性心梗、重症心肌炎等。

（3）心音分裂（splitting of heart sounds）：生理情况下，二尖瓣与三尖瓣、主动脉瓣与肺动脉瓣之间关闭的时间差十分微小，不能被人耳分辨。当S_1、S_2的两个主要成分之间的间距延长，导致听诊时心音分裂为两个声音，称为心音分裂。

1）S_1分裂：常见于右心室电活动或机械活动延迟，使三尖瓣关闭明显迟于二尖瓣，如完全性右束支传导阻滞、肺动脉高压、肺动脉瓣狭窄等。

2）S_2分裂：临床较常见。可见于以下情况。

①生理性分裂（physiologic splitting）：深吸气时胸腔负压增加，右心回心血流增加，右室排血时间延迟，肺动脉瓣关闭延迟，肺动脉瓣关闭若明显迟于主动脉瓣关闭，则可在深吸气末出现S_2分裂，常见于青少年。

②通常分裂（general splitting）：临床最常见的S_2分裂，也受呼吸影响，见于某些使右室排血时间延迟的情况，如二尖瓣狭窄伴肺动脉高压、肺动脉瓣狭窄等，也可见于左室射血时间缩短，主动脉瓣关闭时间提前，如二尖瓣关闭不全、室间隔缺损等。

③固定分裂（fixed splitting）：指S_2分裂不受呼吸影响，S_2分裂的两个成分时距固定，见于房间隔缺损。

④反常分裂（paradoxical splitting）：又称逆分裂（reversed splitting），指主动脉瓣关闭迟于肺动脉瓣，吸气时分裂变窄，呼气时变宽。S_2逆分裂是病理性体征，见于完全性左束支传导阻滞、主动脉瓣狭窄或重度高血压时。

5. **额外心音**（extra cardiac sound）

指在原有的S_1、S_2之外听到的附加心音，多数为病理性。

（1）舒张期额外心音

1）奔马律（gallop rhythm）：由病理性 S_3 和（或）S_4，与原有的 S_1、S_2 组成的节律，在心率快时，听诊似奔跑的马蹄声，故称奔马律。奔马律是心肌严重受损的体征。根据额外心音出现的早晚分为三种。

①S_3 奔马律：又称舒张早期奔马律（protodiastolic gallop）或室性奔马律（ventricular gallop）。其机制是由于舒张期心室前负荷过重且心肌病变使心室壁顺应性减退，在心室舒张中期血液快速充盈，导致僵硬的心室壁产生振动，即病理性 S_3。病理性 S_3 与生理性 S_3 有以下区别：病理性 S_3 主要见于严重器质性心脏病发生左心衰竭时，生理性 S_3 出现于健康人，尤其是儿童和青少年；病理性 S_3 多于心率快时闻及，生理性 S_3 多在非快心率时闻及；病理性 S_3 不受体位影响，生理性 S_3 在坐位或立位时可消失；病理性 S_3 与 S_2 的时距较 S_1 与 S_2 的时距长，声音较响，生理性 S_3 距 S_2 较近，声音较低。

②S_4 奔马律：又称舒张晚期奔马律（late diastolic gallop）或收缩期前奔马律（presystolic gallop）或房性奔马律（atrial gallop）。其机制主要是左室舒张末期压力增高和室壁顺应性降低，左房为克服来自心室的充盈阻力而代偿性的收缩增强，使心室舒张末期血液冲击较僵硬的室壁所致。多见于心室后负荷过重引起心室肥厚的心脏病，如高血压性心脏病、肥厚型心肌病及主动脉瓣狭窄等。

③重叠型奔马律（summation gallop）：为病理性 S_3 和 S_4 重叠在一起所致。

2）开瓣音（opening snap）：又称二尖瓣开放拍击音。舒张早期血液自高压力的左房迅速流入左室，导致弹性尚好的瓣叶迅速开放后又突然停止，使瓣叶振动引起拍击样声音。其特点为音调高、短促、响亮、清脆、呈拍击样，在心尖内侧较清楚。开瓣音可作为二尖瓣瓣叶弹性及活动尚好的间接指标。

3）心包叩击音（pericardial knock）：缩窄性心包炎时，在 S_2 后出现的一个较响的短促声音。心尖部和胸骨下端左缘听诊最佳。

4）肿瘤扑落音（tumor plop）：见于心房黏液瘤患者，与开瓣音相似，常随体位改变而变化。听诊部位为心尖部及胸骨左缘 3、4 肋间。

（2）收缩期额外心音：包括收缩早期喷射音和收缩中、晚期喀嚓音，后者常见于二尖瓣瓣叶脱垂患者。

（3）医源性额外音：主要包括人工瓣膜音和人工起搏音，为相应辅助装置植入心脏产生的声音。

6. 心脏杂音（cardiac murmurs）

是指除心音与额外心音外，在心脏收缩或舒张过程中的异常声音，心脏杂音性质对心脏疾病的诊断具有重要价值。

（1）杂音的机制：正常血流呈层流状态，在血流加速、异常血流通道、血管管径异常等情况下，可使层流变成湍流或漩涡冲击心壁、大血管、瓣膜、腱索等使之振动而在相应部位产生杂音。常见于血流加速、瓣膜口狭窄、瓣膜关闭不全、异常血流通道、心腔结构异常、大血管瘤样扩张等。

（2）杂音的听诊要点

1）部位：杂音最响部位常与病变部位有关。杂音在各瓣膜听诊区最响，常提示相应瓣膜病变；如在胸骨左缘第 3、4 肋间听到响亮而粗糙的收缩期杂音，则可能存在室间隔缺损；胸骨左缘第 2、3 肋间连续性机器样粗糙杂音，提示动脉导管未闭。

2）传导：杂音的传导方向有一定规律。二尖瓣关闭不全的杂音多向左腋下传导，主动脉瓣狭窄的杂音多向颈部传导；二尖瓣狭窄的隆隆样杂音常局限于心尖区。

3）时期：出现在 S_1 与 S_2 之间的杂音，称为收缩期杂音（systolic murmurs）；出现在 S_2 与下一次 S_1 之间的杂音，称为舒张期杂音（diastolic murmurs）；在收缩期与舒张期不间断的杂音，称为连续性杂音（continuous murmurs）；收缩期和舒张期均出现但不连续的杂音，称为双期杂音。根据杂音出现在各期的早晚又可分为早期、中期、晚期和全期杂音。

4）性质：心尖区舒张期隆隆样杂音是二尖瓣狭窄的特征；心尖区粗糙的吹风样全收缩期杂音提示二尖瓣关闭不全；主动脉瓣第二听诊区舒张期叹气样杂音提示主动脉瓣关闭不全。

5）强度：收缩期杂音一般采用 Levine 6 级分级法（表 5-2-1），舒张期杂音的分级也参照此标准。若响度为 2 级的杂音则记录为 2/6 级杂音。一般来说，2/6 级以下的杂音多为功能性，常无病理意义。3/6 级以上的杂音多为器质性。

表 5-2-1　杂音强度分级

级别	响度	听诊特点	震颤
1	极轻	很弱，易被忽视	无
2	轻度	容易被听到	无
3	中度	明显的杂音	无
4	中度	明显的杂音	有
5	响亮	杂音很响	明显
6	响亮	杂音很响	明显

6）形态：常见的有 5 种形态。

①递增型杂音（crescendo murmur）：杂音由弱逐渐增强，如二尖瓣狭窄的舒张期隆隆样杂音。

②递减型杂音（decrescendo murmur）：杂音由强逐渐减弱，如主动脉瓣关闭不全时的舒张期叹气样杂音。

③递增递减型杂音（crescendo-decrescendo murmur）：杂音由弱变强再由强变弱，如主动脉瓣狭窄的收缩期杂音。

④连续型杂音（continuous murmur）：如动脉导管未闭的杂音。

⑤一贯性杂音（plateau murmur）：强度基本保持一致，如二尖瓣关闭不全的全收缩期杂音。

7）体位、呼吸和运动对杂音的影响：某些体位可能使杂音更容易听到，如左侧卧位时可使二尖瓣狭窄的杂音更明显，坐位前倾时可使主动脉瓣关闭不全的杂音更明显。迅速改变体位，由于血液分布和回心血量的变化，杂音强度也会发生变化。深呼吸时，胸腔内压力改变，回心血量改变，亦可使杂音强度改变。运动时心率增快，一定范围内时循环血量增加，血流加速，杂音增强。

（3）杂音的临床意义：有杂音不一定有心脏病，有心脏病也可以没有杂音。根据杂音的临床意义可分为生理性杂音和器质性杂音（表 5-2-2）。

表 5-2-2 生理性与器质性收缩期杂音的鉴别要点

鉴别要点	生理性	病理性
年龄	儿童、青少年多见	不定
部位	肺动脉瓣区和（或）心尖区	不定
性质	柔和、吹风样	粗糙、吹风样、常呈高调
持续时间	短促	较长，常为全收缩期
强度	≤ 2/6 级	常 ≥ 3/6 级
震颤	无	常有
传导	局限	沿血流方向传导较远而广

根据杂音出现在心动周期中的时期与部位，将杂音的特点和临床意义详述如下。

1）收缩期杂音

二尖瓣区：①功能性，常见，可见于发热、贫血、甲亢、妊娠、剧烈运动等。具有心脏病理意义的功能性杂音见于扩张性心脏病、贫血性心脏病等导致左室增大，引起二尖瓣相对关闭不全。②器质性，主要见于风湿性心脏瓣膜病二尖瓣关闭不全、二尖瓣脱垂、乳头肌功能失调等，杂音特点为粗糙的吹风样，高调，常在 3/6 级以上强度，持续时间长，常向左腋下传导。

主动脉瓣区：①功能性，主要见于主动脉瓣粥样硬化、升主动脉扩张、高血压等。②器质性，主要见于主动脉瓣狭窄，杂音特点为喷射性、吹风样，收缩中期杂音，性质响亮而粗糙，递增 – 递减型，常伴有震颤，向颈部传导。

肺动脉瓣区：①功能性，临床多见，儿童或青少年常见。②器质性，见于先天性肺动脉瓣狭窄，杂音特点呈典型的收缩中期杂音，喷射性，响亮而粗糙，强度 3/6 级以上，常伴震颤。

三尖瓣区：①功能性，多见。②器质性，少见。

其他部位：①功能性，胸骨左缘第 2 ~ 4 肋间，部分青少年可闻及 1/6 ~ 2/6 级生理性杂音。②器质性，室间隔缺损，胸骨左缘第 3、4 肋间可闻及响亮而粗糙的收缩期杂音，强度 3/6 级以上，常伴有震颤，向心前区传导。

2）舒张期杂音

二尖瓣区：①功能性，主要见于中、重度主动脉瓣关闭不全，引起相对性二尖瓣关闭狭窄而产生杂音，称为 Austin-Flint 杂音。②器质性，主要见于风湿性心脏病二尖瓣狭窄。心尖区舒张中晚期隆隆样杂音，先递减后递增，音调较低，较局限，不传导，常伴有震颤级 S_1 增强，杂音前可有开瓣音。

主动脉瓣区：主要见于主动脉瓣关闭不全导致的器质性杂音。特点为主动脉瓣第二听诊区舒张期、递减型、叹气样杂音，向胸骨左缘及心尖部传导，前倾坐位、深呼气后最清楚。

肺动脉瓣区：多由于肺动脉扩张引起瓣膜相对关闭不全所致的功能性杂音，即 Graham-Steel 杂音。常见于引起肺动脉高压的疾病如二尖瓣狭窄、肺心病、原发性肺

Note

动脉高压等。

3）连续性杂音：常见于动脉导管未闭。

7. 心包摩擦音（pericardial friction sound）

听诊特点为性质粗糙，呈搔抓样，与心搏一致，与呼吸无关，屏气时不会消失，此特点可与胸膜摩擦音相鉴别。常见于心包炎、急性心肌梗死等。

五、心功能的评价

（一）临床常用的心功能的评价方法

1. 超声心动图

心脏超声是利用超声短波的特殊物理学特性检查心脏和大血管的解剖结构及功能状态的一种首选无创性技术。1954 年首次应用超声诊断心脏病。临床常用的有三种：M 型、二维和多普勒超声心动图。超声心动图在临床心功能的评价中扮演着重要角色，可通过心室容积变化获得每搏输出量、左室射血分数、心排血量、心脏指数来评价心脏收缩功能（图 5-2-6、图 5-2-7）。

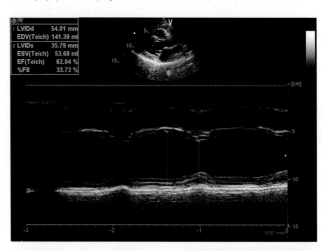

图 5-2-6　M 超测左心室舒张末期容积、左心室收缩末期容积、左室射血分数

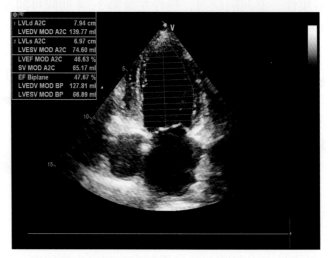

图 5-2-7　Simpson 法测左心室舒张末期容积、左心室收缩末期容积、左室射血分数

2. 无创心排出量

对危重患者尤其是急性心衰患者的血流动力学监测是一个重要且关键的项目。生物体容积变化时引起电阻抗变化，根据胸部所有组织结构具有固定不变的容积电阻抗值和心脏射血时血管容积变化引起的电阻抗值变化，计算心排出量和其他血流动力学数值，全面反映心脏的功能状态。

无创心排出量监测仪测量常用指标主要有：平均动脉压；连续心排量输出；心脏指数；每搏输出量；每搏输出量指数；外周血管阻力：血流在动脉系统内遇到的阻力反映左心室后负荷大小；外周血管阻力指数：指小动脉和微动脉对左心收缩时体循环血流的每搏总外周阻力；胸腔液体量（thoracic fluid content，TFC）：根据胸腔电传导性测量出的胸内液体总量，指导输液速度和输液量；加速指数：血液在主动脉升部和弓部的加速度，用于评价心肌收缩能力，指导应用心脏活性药物。

3. 中心静脉压监测

中心静脉压（central venous pressure，CVP）指腔静脉与右房交界处的压力，是反映右心前负荷的指标，与血容量、静脉张力和右心功能有关。临床上常依据中心静脉压的变化来估计患者的血流动力学状况。中心静脉压的高低取决于心功能、血容量、静脉血管张力、胸腔内压、静脉血回流量和肺循环阻力等因素，其中尤以静脉回流与右心室排血量之间的平衡关系最为重要。

4. 肺动脉漂浮导管

肺动脉漂浮导管（Swan-Gans 导管）能够迅速地进行各种血流动力学监测。由静脉插入经上腔或下腔静脉，通过右房、右室、肺动脉主干和左或右肺动脉分支，直至肺小动脉。在肺动脉主干测得的压力称为肺动脉压（pulmonary artery pressure，PAP）。当漂浮导管在肺小动脉楔入部位所测得的压力称为肺小动脉楔压（pulmonary arterial wedge pressure，PAWP，又名肺毛细血管楔压，pulmonary capillary wedge pressure，PCWP）。PAWP 和 PAP 是反映左心前负荷与右心后负荷的指标，由于中心静脉压不能反映左心功能，所以，当患者存在左心功能不全时进行 PAP 和 PAWP 监测是很有必要的。

5. 脉搏指示持续心排血量（pulse indicator continous cadiac output，PICCO）监测

PICCO 是一种对重症病人主要血流动力学参数进行检测的工具，该仪器在大动脉（通常是主动脉）内测量温度 – 时间变化曲线，因而可测量全心相关参数，而不仅以右心代表全心，经由全心舒张末期容积和每搏输出量计算得到的全心射血分数（global ejection fraction，GEF），在一定程度上反映了心肌收缩功能；更为重要的是其所测量的全心舒张末期容积（global end diastoli cvolume，GEDV）、胸腔内血容积（intrathoracic blood volume，ITBV）能更充分地反映心脏前负荷的变化，避免了以往以中心静脉压、肺动脉阻塞压（pulmonary artery obstruction pressure，PAOP）等压力代容积，不能预测扩容反应的缺陷。

（二）从心室压力变化评价心功能

心脏的主要功能是泵血。临床常需对心脏的泵血功能进行判断，即心功能评价。

心功能评价可分为心脏射血功能评价和心脏舒张功能评价。

心导管检查是评价心室功能的金标准。心导管术（cardiac catheterization）可同时进行压力和容积的测定。心导管术是指导管从周围血管插入，送至心腔及各处大血管的技术，用以获取信息，达到检查、诊断和某些治疗的目的。导管可送入心脏右侧各部及肺动脉，也可送入心脏左侧各部及主动脉。

1. **心脏射血功能评价**

通过分别计算搏出量、射血分数和每搏功，以及心输出量、心指数可评价心室的射血功能。此外，对心室收缩压曲线求一阶导数，所产生的心室收缩压变化速率曲线（dP/dt）可作为心脏收缩能力的指标。随着年龄的增长，左心室收缩能力减弱，dP/dt峰值（dP/dt_{max}）降低，因此dP/dt_{max}常被用来比较不同功能状态下心脏收缩能力。dP/dt_{max}还受其他因素影响，例如，左心室舒张末压及主动脉血压升高都能增加dP/dt_{max}。因此，有人认为将dP/dt_{max}除以同一瞬间的心室压（P）即（dP/dt_{max}）/P来评价心脏收缩能力比单纯dP/dt_{max}更为合适。

2. **心室舒张功能评价**

对心室舒张压曲线求一阶导数，所产生的心室压舒张压变化速率曲线（-dP/dt）可作为心脏舒张功能的指标。年龄增长也可使左心室舒张功能降低。-dP/dt峰值（$-dP/dt_{max}$）可用来比较不同功能状态下心脏舒张功能，年龄增长也可使左心室舒张功能降低，$-dP/dt_{max}$下降。

（三）从心室容积变化评价心功能

超声心动图（echocardiogram）是目前无创评价左心室舒张功能最为常用和最为重要的方法。

1. **心室收缩功能评价**

主要有左心室舒张末内径（left ventricular end diastolic dimension，LVDd）、左心室收缩末内径（left ventricular end systolic dimension，LVDs）、左心室舒张末容积、左心室收缩末容积、左心室射血分数（left ventricular ejection fraction，LVEF）、左心室缩短分数（left ventricular fraction shortening，LVFS）。临床上LVEF是评价绝大多数患者左心室收缩功能的首选指标。此外通过计算射血期心室容积的变化速率（dV/dt）和心室直径的变化速率（dD/dt）可用来反映心室收缩能力的变化。

2. **心室舒张功能评价**

图5-2-8A和B为舒张期左心室容积随时间变化的曲线及其一阶导数（心室容积变化速率，dV/dt）曲线。正常人在舒张早期，二尖瓣开放即刻产生较大的左心室血液流入速率（e波），而左心房收缩时产生较小血液流入速率（a波，e/a＞1）。在舒张功能障碍的患者，舒张速率减慢，等容舒张期延长，在舒张早期左心室压力值较高，抽吸的作用变小（e波变小）；左心房收缩对左心室充盈的作用加大（a波增大，e/a＜1）。

临床上，心导管术、超声心动图和心脏磁共振成像等微创或无创技术常用于评价心室舒张功能。左侧心导管是评估心室舒张功能的金标准，但是，由于其是有创的，不作为常规方法。经胸超声心动图有出色的时空分辨率和可用性，是最常用的方法。最近心脏磁共振成像技术也开始被应用于左心室舒张功能评价。

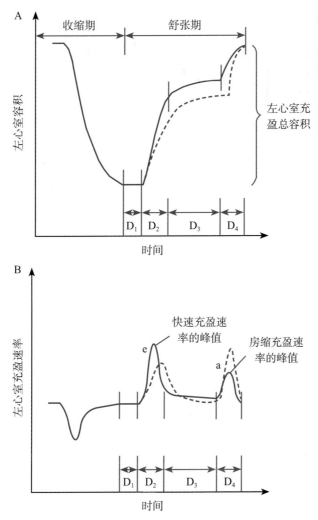

图 5-2-8 舒张期左心室容积随时间变化曲线

实线为正常人，虚线为心室舒张功能不全病人。D_1–D_4 分别为等容舒张期、快速射血期、减慢射血期和心房收缩期；e 波和 a 波分别为快速充盈期和心房舒张期左心室血液流入速率

（四）从心室压力和容积变化评价心功能

1. 心脏做功量的测定

心脏所做的功可分为两类：一是外功，主要是指由心室收缩而产生和维持一定压力（室内压）并推动血液流动（心输出量）所做的机械功，也称压力容积功；二是内功，指心脏活动中用于完成离子跨膜主动转运、产生兴奋和收缩、产生和维持心壁张力、克服心肌组织内部的黏滞阻力等所消耗的能量。

（1）每搏功：心脏的每搏功（stroke work）简称搏功，是指心室一次收缩射血所做的外功，即心室完成一次心搏所做的机械外功。心脏收缩射血所释放的机械能除主要表现为将一定容积的血液提升到一定的压力水平而增加血液的势能外，还包括使一定容积的血液以较快的流速向前流动而增加的血流动能。这些参数可通过下面的算式计算：

$$压力 - 容积功 = 搏出量 \times 心动周期中室内压增量$$
$$血流动能 =1/2 \times （搏出量质量 \times 血流速度 ^2）$$
$$每搏功 = 压力 - 容积功 + 血流动能$$

人体在安静状态下，血流动能在左心室每搏功的总量中所占的比例仅约 1%，一般可忽略不计。所以，每搏功近似于压力 - 容积功。可见，心肌收缩射血所释放的机械能主要用于射出具有一定压力增量的一定容积的血液量。

由于射血期左心室内压是不断变化的，精确计算每搏功需将整个心动周期中压力与容积的变化进行积分。在实际应用中，常以平均动脉压代替射血期左心室内压平均值，以左心房平均压代替左心室舒张末期压，因此，每搏功的计算可变化为下式：

$$左心室每搏功（J）= 搏出量（L）\times 13.6（kg/L）\times 9.807$$
$$\times （平均动脉压 - 左心房平均压）（mmHg）\times 0.001$$

上式中每搏功单位为焦耳（J），搏出量单位为升（L），汞（Hg）的密度单位为 kg/L，乘以 9.807 将力的单位由 kg 换算为牛顿（N），乘以 0.001 将高度单位由 mm 换算为 m。若按搏出量为 70 mL，平均动脉压为 92 mmHg，平均心房压为 6 mmHg，则每搏功为 0.803 J。

（2）每分功：每分功（minute work）是指心室每分钟内收缩射血所做的功，即心室完成每分输出量所做的机械外功。每分功等于每搏功乘以心率。若按心率为 75 次 / 分计算，则每分功为 60.2 J/min。

当动脉血压升高时，为克服加大的射血阻力，心肌必须增加其收缩强度才能使每搏输出量保持不变，因而心脏做功量必定增加。可见，与单纯的心输出量相比，用心脏做功量来评价心脏泵血功能将更为全面，尤其是在动脉血压水平不同的个体之间，或在同一个体动脉血压发生改变前后，用心脏做功量来比较心脏泵血功能更显其优越性。在正常情况下，左、右心室的输出量基本相等，肺动脉平均压仅为主动脉平均压的 1/6 左右，故右心室的做功量也只有左心室的 1/6 左右。

2. 应用心室压力 - 容积环评价心功能

通过心导管术与超声心动图单独或联合应用可分别绘制出心室压力 - 时间曲线和心室容积 - 时间曲线（图 5-2-9），以每个相对应时间点的压力和容积值绘制压力 - 容积曲线，可产生一个心室压力容积环（pressure-volume loop）。该环是一个"位相图"，该环所表示的是整个心动周期中的心室压力 - 容积关系。该环逆时针环绕一周完成一个完整的心动周期。虽然图上没有标出明确时间，但该环是根据心动周期每个时间点的压力和容积依次绘制而成的。环上两点之间的距离与实际所用的时间是不成正比的。其收缩末期压力 - 容积关系曲线（end-systolic pressure-volume relation，ESPVR）可反映心室收缩能力。心室压力 - 容积环变化也可用于反映前负荷和后负荷变化。舒张功能障碍的患者，压力 - 容积环向上和向左偏移；这种偏移表明左心室顺应性减少或僵硬度增加，即需要较高的压力，才能使一个顺应性下降的心室达到相同的充盈容积。

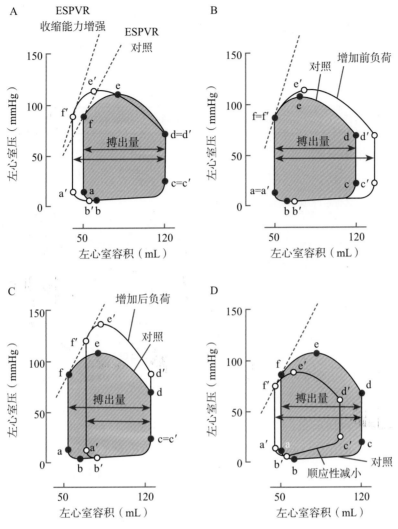

图 5-2-9 心室容积 - 时间曲线

六、心泵功能的调节

在机体内，心脏的泵血功能是随不同生理情况的需要而改变的。健康成年人处于安静状态时，心输出量为 5 ～ 6 L；剧烈运动时，心输出量可达 25 ～ 30 L，为安静时的 5 ～ 6 倍。这种变化是在复杂的自身调节及神经、体液调节下实现的。

（一）心输出量的自身调节

首先，从心脏本身阐述控制心输出量的因素。如前所述，心输出量等于搏出量与心率的乘积，机体即通过对搏出量和心率这两方面的调节来改变心输出量（图 5-2-10）。

1. 每搏输出量的调节

心脏的每搏输出量取决于前负荷（心肌初长度）、心肌收缩能力，以及后负荷的影响。

（1）前负荷的影响与异长自身调节：心室开始收缩之前所承受的负荷，称为前负荷（preload），可使心室肌在收缩前处于一定的初长度（initial length）。对于中

Note

空、近球形的心脏来说，心室肌的初长度决定于心室舒张末期的血液充盈量，换言之，心室舒张末期容积相当于心室的前负荷。由于在一定范围内，心室舒张末期容积与心室舒张末期压力具有良好的相关性，而后者测量更为方便，故常用心室舒张末期压力（end-diastolic pressure，EDP）来反映前负荷。

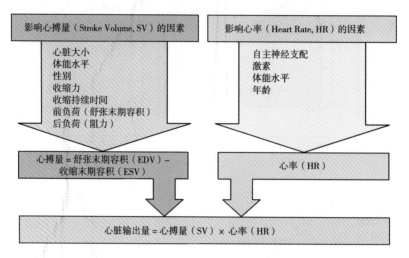

图 5-2-10　影响心输出量的因素

心输出量等于搏出量与心率的乘积。自主神经、激素水平、运动水平和年龄影响心率。心脏大小、收缩力、前负荷、后负荷、性别和运动水平影响搏出量

　　为观察前负荷对搏出量的影响，在实验中逐步改变心室舒张末期压力值，并测量心室在不同舒张末期压力下的搏出量或每搏功，便可得到心室功能曲线（图 5-2-11）。心室功能曲线大致可分三段：①心室舒张末期压在 5 ~ 15 mmHg 的范围内为曲线的上升支，心室的每搏功随着心室舒张末期压的增大而增大。左心室最适前负荷为 12 ~ 15 mmHg，通常左心室舒张末期压仅 5 ~ 6 mmHg，可见正常心室是在功能曲线的升支段工作，也表明心室具有较大程度的初长度贮备。而骨骼肌的自然长度已经接近最适初长度，故初长度贮备很小。②心室舒张末期压在 15 ~ 20 mmHg 的范围内，

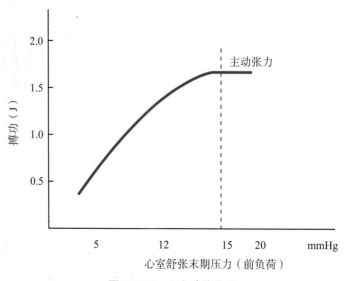

图 5-2-11　心室功能曲线

曲线渐趋平坦，说明前负荷在其上限范围变动时，对泵血功能的影响不大。③心室舒张末期压超过 20 mmHg，曲线仍平坦或轻度下倾，但并不出现明显的降支，说明正常心室的充盈压即使很高，搏功基本不变或仅轻度降低。只有在发生严重病理变化的心室，心功能曲线才出现降支。

从心室功能曲线可以看出，在一定范围内，随着前负荷（初长度）的增加，心肌收缩力加强，搏出量和每搏功增大。这种通过改变心肌初长度而引起心肌收缩力改变的调节，称为异长自身调节（heterometric autoregulation）。异长自身调节的机制在于不同的初长度可改变心肌细胞肌节中粗、细肌丝的有效重叠程度。当肌小节的初长度为 2.00 ~ 2.2 μm 时，正是心室肌细胞的最适初长度，此时粗、细肌丝处于最佳重叠状态，横桥连接的数目最多，收缩力最大。在肌小节长度达到最适初长度之前，随着前负荷和肌节初长度的增加，粗、细肌丝的有效重叠程度增加，形成的横桥连接的数目增多，因而心肌收缩力增强，心搏出量增多，每搏功增大。与骨骼肌不同的是，因正常心室肌具有较强的抗过度延伸的特性，心功能曲线不会出现明显的降支，这对于心脏泵血功能具有重要的生理意义，它使心脏在前负荷明显增加时一般不会发生搏出量和做功能力的下降。

1895 年，Frank 在离体蛙心实验中就已观察到这种心肌收缩力随心肌初长度增加而增强的现象。1914 年，Starling 利用狗的心肺标本也观察到，在一定范围内增加静脉回心血量，心室收缩力随之增强，从而将心室舒张末期容积在一定范围内增大可增强心室收缩力的现象称为心定律（law of the heart），后人称之为 Frank-Starling 定律，心室功能曲线被称为 Frank-Starling 曲线（图 5-2-12）。

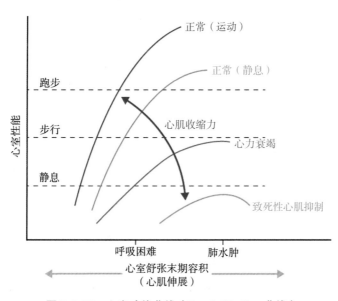

图 5-2-12　心室功能曲线（Frank-Starling 曲线）
红线为运动后，橘线为静息状态下，紫线为心衰时，绿线为心肌严重受损时心肌收缩能力的变化

异长自身调节的主要作用是对搏出量的微小变化进行精细调节。例如，当体位改变、血压突然改变以及左、右心室搏出量不平衡等情况下，可通过异长自身调节使心室射血量与静脉回心血量之间保持平衡，从而使心室舒张末期容积和压力保持在正常

范围内。

在整体情况下，心室的前负荷主要取决于心室舒张末期充盈的血液量，因此引起心肌初长度改变的主要因素是静脉回心血量和射血后心室内剩余血量。大多数情况下，静脉回心血量是决定心室前负荷大小的主要因素。静脉回心血量又受到心室充盈持续时间、静脉回流速度、心包腔内压力和心室顺应性等因素的影响。心室充盈时间受心率的影响，当心率增快时，心室舒张期缩短，心室充盈时间缩短，静脉回心血量减少；反之，则心室充盈时间延长，静脉回心血量增多。静脉回流速度取决于外周静脉压与心房压之差。当外周静脉压增高和（或）心房、心室内压降低时，静脉回流速度加快。剩余血量与心肌收缩力有关，心肌收缩力强，射血分数增大，剩余血量就减少。

（2）心肌收缩能力的影响与等长调节：搏出量除受前负荷即心肌初长度的影响外，还受心肌收缩能力（myocardial contractility）的调节。心肌收缩能力是指心肌不依赖于前、后负荷而能改变其力学活动（包括收缩的强度和速度）的一种内在特性。图 5-2-12、图 5-2-13 所示，当心肌收缩能力增强时（如在去甲肾上腺素的作用下），搏出量和每搏功增加，心室功能曲线向左上方移位；当心肌收缩能力下降时（如心力衰竭），心室功能曲线向右下方移位。这种通过改变心肌收缩能力的心脏泵血功能调节，称为等长自身调节（homometric regulation）。

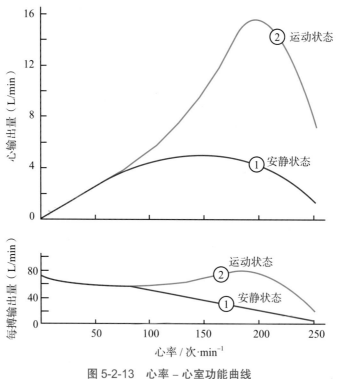

图 5-2-13　心率 - 心室功能曲线

心肌收缩能力受兴奋 - 收缩耦联过程中各个环节的影响，其中活化的横桥数目和肌球蛋白头部 ATP 酶的活性是影响心肌收缩能力的主要环节。活化横桥在全部横桥中所占的比例取决于兴奋时胞质内 Ca^{2+} 的浓度和（或）肌钙蛋白对 Ca^{2+} 的亲和力。儿茶酚胺是调节心肌收缩能力的最重要生理因素，通过激活 β 受体，增加 Ca^{2+} 内流，再通过钙触发钙释放机制促进胞质内 Ca^{2+} 浓度升高，从而使心肌收缩能力增强。钙增敏

Note

剂（如茶碱）可通过增加肌钙蛋白对 Ca^{2+} 的亲和力增强心肌收缩能力。甲状腺激素可提高肌球蛋白 ATP 酶的活性，因而也能增强心肌收缩能力。老年人和甲状腺功能低下的患者，因 ATP 酶活性降低，导致心肌收缩能力减弱。

（3）后负荷的影响：心肌开始收缩时所承受的负荷称为后负荷（afterload）。心室射血时，必须克服大动脉血压，才能将血液射入动脉内。因此，大动脉血压是心室收缩时所遇到的后负荷。在心肌初长度、收缩能力和心率都不变的情况下，当大动脉血压增高（即后负荷增大）时，射血阻力增大，等容收缩期室内压的峰值将增高，导致等容收缩期延长而射血期缩短，射血期心室肌缩短的速度和程度都减小，射血速度减慢，以致搏出量暂时减少。另外，搏出量减少造成心室内剩余血量增加，通过自身调节机制可使搏出量恢复正常。

在整体条件下，正常人大动脉压在 80 ~ 170 mmHg 范围内变动时，心输出量一般并不发生明显的改变。这是因为当动脉血压增高造成搏出量减少时，不仅可通过上述异长自身调节机制增加心肌初长度，机体还可通过神经和体液机制以等长调节的方式改变心肌收缩能力，使搏出量能适应于后负荷的改变。这种调节的生理意义在于当大动脉血压在一定范围内改变时心搏出量可维持在基本正常的水平。但当大动脉血压升高超过一定的范围并长期持续时，心室肌因长期超负荷活动，心肌逐渐发生肥厚，最终可能导致泵血功能的减退。如长期高血压病引起心脏病变时，可先后出现左心室肥厚、扩张以至左心衰竭。

2. 心率的调节

心率是搏出量和心输出量的重要调节因素。正常成年人安静状态时，心率为 60 ~ 100 次 / 分，有明显的个体差异。心率可随年龄、性别和不同生理状态而发生较大的变动。在一定范围内，心率的增加可使心输出量相应增加。但当心率过快（如超过 160 次 / 分），心室舒张期将明显缩短，心室充盈不足，搏出量也明显减少，从而导致心输出量下降。如果心率过慢，当低于 40 次 / 分时，心舒期过长，心室充盈早已接近最大限度，不能再增加充盈量和搏出量，因此心输出量也减少（图 5-2-13）。

在整体情况下，心率受神经和体液因素的调节。交感神经活动增强时心率加快；迷走神经活动增强时心率减慢。循环血中的肾上腺素、去甲肾上腺素和甲状腺激素水平增高时心率加快。此外，心率还受体温的影响，体温每升高 1℃，心率每分钟可增加 12 ~ 18 次。

（二）心脏的神经、体液调节

1. 心脏的神经支配及生理作用

（1）心交感神经及其作用：心交感节后神经元末梢释放的递质为去甲肾上腺素，与心肌细胞膜上的 β 受体结合后，可导致心率加快，房室交界的传导加快，心房肌和心室肌的收缩能力加强。这些效应分别称为正性变时作用（positive chronotropic action）、正性变传导作用（positive dromotropic action）和正性变力作用（positive inotropic action）。

一方面，去甲肾上腺素与 $β_1$ 受体结合后，通过 G 蛋白 -AC-cAMP-PKA 通路，从

Note

而激活腺苷酸环化酶，使细胞内 cAMP 水平升高，继而激活蛋白激酶和细胞内蛋白质的磷酸化过程，使心肌细胞膜中 L 型 Ca^{2+} 通道激活，开放概率增加，故在动作电位平台期 Ca^{2+} 内流增加，内流的 Ca^{2+} 又通过钙触发钙释放机制使胞质内 Ca^{2+} 浓度进一步升高，其最终效应是心肌收缩能力增强。另一方面，PKA 还可使受磷蛋白磷酸化，导致纵行肌质网（LSR）膜中的钙泵与 Ca^{2+} 亲和力增强，加速舒张期 LSR 对 Ca^{2+} 的摄取，故能加速心肌舒张。在窦房结 P 细胞，去甲肾上腺素不仅使 4 期钙内流增加，还能增强内向电流 I_f，使 4 期自动去极化速度加快，自律性增加，心率加快。在房室交界，去甲肾上腺素使心肌慢反应细胞膜中 L 型钙通道的磷酸化，可使 Ca^{2+} 内流增加，0 期去极化速度和幅度增大，房室传导速度加快。正性变传导作用还可使心室各部分肌纤维的收缩更趋于同步化，也有利于心肌收缩力的加强。

β_1 受体拮抗药因阻断了心交感神经的作用，通过降低心率、心肌收缩力和传导速度的作用，导致心输出量减少，动脉血压降低。因此在临床上，β_1 受体拮抗药是治疗高血压、心力衰竭的常用药物之一（详见第十五章）。

（2）心迷走神经及其作用：心迷走神经节后纤维末梢释放的神经递质乙酰胆碱（ACh）作用于心肌细胞膜的 M 型胆碱能受体（简称 M 受体），可导致心率减慢、心房肌收缩力减弱和房室传导速度减慢，即具有负性变时、变力和变传导作用（negative chronotropic action，negative dromotropic action and negative inotropic action）。刺激迷走神经时也能使心室肌收缩减弱，但其效应不如对心房肌明显。

乙酰胆碱激活心肌 M 受体后，通过 G 蛋白 -AC-cAMP-PKA 通路，使细胞内 cAMP 水平降低，PKA 活性降低，进而表现出与 β_1 受体激活相反的效应。对于窦房结细胞，4 期 Ca^{2+} 内流减少和 I_f 通道介导的 Na^+ 内流减少，使 4 期去极化速度减慢，自律性降低。此外乙酰胆碱敏感性钾通道（I_{K-Ach} 通道）的激活使 K^+ 外流增加，最大复极电位变得更负，也可导致自律性降低。乙酰胆碱使心肌细胞 L 型钙通道被抑制、Ca^{2+} 内流减少，导致收缩力减弱。同时 I_{K-Ach} 通道被激活，复极化时 K^+ 外流加速，平台期缩短，也加重 Ca^{2+} 内流减少，因此收缩力减弱。传导速度减慢主要与慢反应细胞的 0 期 Ca^{2+} 内流减少、0 期去极化速度和幅度降低有关。

2. 心脏的体液调节

（1）肾上腺素和去甲肾上腺素：肾上腺素（epinephrine，E 或 adrenaline）和去甲肾上腺素（norepinephrine，NE 或 noradrenaline，NA）都属于儿茶酚胺类物质。循环血液中的肾上腺素和去甲肾上腺素主要来自肾上腺髓质，其中肾上腺素约占 80%，去甲肾上腺素约占 20%。肾上腺素能神经末梢释放的去甲肾上腺素也有一小部分进入血液循环。

血液中的肾上腺素和去甲肾上腺素对离体心脏的作用是一致的，通过与心肌细胞膜上的 β_1 受体结合，发挥正性变时、变力、变传导作用。但两者在整体条件下，由于与不同的肾上腺素受体结合的能力不同，它们对心脏和血管的作用也不尽相同。肾上腺素与 α、β_1 和 β_2 受体结合的能力都很强。在心脏，肾上腺素与 β_1 受体结合后可产生正性变时和正性变力作用，使心输出量增多。在血管，肾上腺素的作用取决于血管平滑肌上 α 和 β_2 受体的分布情况。肾上腺素可引起 α 受体占优势的皮肤、肾和胃肠道血管平滑肌收缩；在 β_2 受体占优势的骨骼肌和肝血管，小剂量的肾上腺素常以兴奋 β_2 受体的效应为主，引起这些部位的血管舒张，大剂量时由于 α 受体也兴奋，则引起血管收缩。肾上腺素可在不增加或降低外周阻力的情况下增加心输出量。去甲肾上腺素主要与血管平滑肌 α 受体结合，也能与心肌 β_1 受体结合，而与血管平滑肌 β_2 受体结合的能力却较弱。静脉注射 NE 可使全身血管广泛收缩，外周阻力增加，动脉血压升高；而血压升高又使压力感受性反射活动增强，由于压力感受性反射对心脏的效应超过 NE 对心脏的直接效应，最终导致心率减慢（图 5-2-14）。

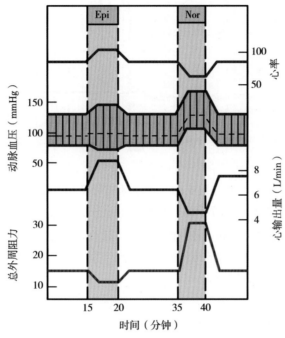

Epi，肾上腺素；Nor，去甲肾上腺素

图 5-2-14　静脉缓慢注射肾上腺素或去甲肾上腺素后心血管系统的改变

（王艳青　杨　帆　张心雨　崔　敏）

第三节　心脏瓣膜病理学

病例 5-1

　　刘某，女，65 岁，发作性胸闷 20 余年，近 1 月加重，遂去医院就诊。患者 20 年前无明显诱因出现胸闷，为阵发性，每次持续约 2 min，休息后缓解，未行特殊治疗。1 月前上述症状加重，多于活动劳累后发作，持续数分钟后缓解。患者既往高血压病史 20 余年，否认糖尿病及其他慢性病史。

查体发现：颈静脉无怒张，心尖搏动位置正常，双肺呼吸音清，未闻及干湿啰音。心界无增大，心律齐，主动脉瓣听诊区可闻及收缩期4/6级粗糙喷射样杂音；双下肢无水肿。行心电图检查提示：RV5+SV1 > 4.0 mV，提示左室肥厚，ST-T 改变（心电图如下）。

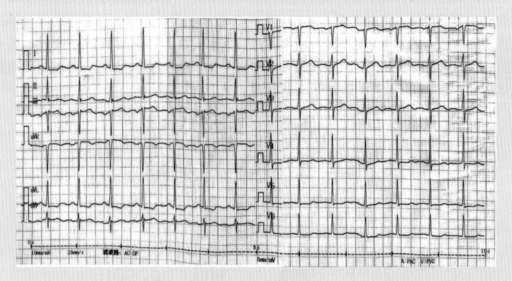

心脏超声检查提示：射血分数0.67，主动脉瓣可见三个嵴，右冠瓣和无冠瓣融合成一个大瓣，瓣叶钙化严重，开放受限。收缩期主动脉瓣前向血流加速，CW 测最大压差 109 mmHg，平均压差 64 mmHg，最大血流速度 521 cm/s，连续方程法估测主动脉瓣瓣口面积 0.53 cm^2。超声结论：二叶式主动脉瓣（type 1 型），左室肥厚、左房扩大、主动脉瓣狭窄（重度）并反流（轻度）。

请思考以下问题：

1、患者的诊断及诊断依据是什么？

2、主动脉瓣狭窄的常见病因是什么？

3、如何评估主动脉瓣狭窄的严重程度？

4、如何从病理生理学角度解释患者的症状、体征及心脏结构改变？

5、患者应如何治疗？ （李静媛　提供）

心脏瓣膜病（valvular heart disease，VHD）是指由于先天性发育异常或其他各种病变（如风湿性、退行性、感染、结缔组织病、创伤等）引起心脏瓣膜及其附属结构（包括瓣环、瓣叶、腱索、乳头肌等）发生解剖结构或功能上的异常，造成单个或多个瓣膜急性或慢性狭窄和（或）关闭不全，导致心脏血流动力学显著变化，并出现一系列的临床综合征。瓣膜狭窄（valvular stenosis）是指心脏瓣膜开放时，瓣膜口不能充分张开而缩小，血流通过障碍；瓣膜关闭不全（valvular insufficiency）是指心脏瓣膜关闭时，瓣膜口不能完全闭合，部分血液发生反流。心脏瓣膜病的常见病因包括炎症、黏液样变性、先天性畸形、缺血性坏死、创伤性等原因，其中风湿炎症导致的瓣膜损害称为风湿性心脏病。近年来风湿性心脏病的人群患病率正在降低，尽管黏液样变性及老年瓣膜钙化退行性改变所致的心脏瓣膜病日益增多，但在我国瓣膜性心脏病仍以风湿性心脏病最为常见。本节重点介绍感染性心内膜炎、风湿性心脏病及常见的瓣膜病。

Note

一、感染性心内膜炎

感染性心内膜炎（infective endocarditis，IE）是由病原微生物经血行途径直接侵袭心内膜、心瓣膜或邻近大动脉内膜而引起的炎症性疾病，常伴赘生物形成。病原微生物包括各种细菌、真菌、立克次体等，以细菌最为多见。病原体在赘生物及血液内繁殖可引起败血症，赘生物碎裂脱落可致败血性栓塞。根据病情和病程，本病可分为急性和亚急性感染性心内膜炎。前者感染的病原体毒力往往较强，有严重的全身中毒症状，病程短，未经治疗的患者可在数天或数周内死亡；后者感染的病原体毒力较弱，中毒症状较轻，病程较长。随着医疗条件的改善和新型高效抗生素的应用，急性感染性心内膜炎的预后已有显著改善，临床上有时很难与亚急性感染性心内膜炎区分。

根据瓣膜的类型，感染性心内膜炎可分为自体瓣膜和人工瓣膜心内膜炎。根据感染的病原体类型，则可分为金黄色葡萄球菌性心内膜炎、真菌性心内膜炎等。目前临床中已经摒弃了沿用多年的急性、亚急性和慢性心内膜炎分类方法，提出按照感染部位及是否存在心内异物将感染性心内膜炎分为四类：左心自体瓣膜感染性心内膜炎、左心人工瓣膜心内膜炎（瓣膜置换术后＜1年发生称为早期人工瓣膜心内膜炎，术后＞1年发生称为晚期人工瓣膜心内膜炎）、右心感染性心内膜炎、器械相关性感染性心内膜炎。感染性心内膜炎可发生于任何年龄段，以成年男性多见。尽管临床上抗生素的应用十分普遍，但感染性心内膜炎的发病率无明显降低，这可能与侵入性器械检查和心血管手术增多、吸毒者使用未消毒注射器以及病原体的耐药等有关。

（一）病因

感染性心内膜炎病因主要包括基础心血管病变及病原微生物两方面。此外血流动力学因素、切应力及其他机械因素造成的损伤、非细菌性血栓性心内膜炎、暂时性菌血症，以及血液中致病微生物的数量、毒力、侵袭力和黏附能力均与感染性心内膜炎的发生有关。

1. 心脏病因学

60%～80% 的患者都有原发瓣膜病变，如二尖瓣脱垂、主动脉瓣与二尖瓣的退行性变、先天性心脏病、风湿性心脏病等。心瓣膜病损伤处存在一定的血液压力阶差，容易引起局部心内膜的内皮受损，可形成非细菌性血栓性心内膜炎，涡流可使细菌沉淀于低压腔室的近端、血压异常流出处受损的心内膜上，使之转为感染性心内膜炎。

2. 病原微生物

近年来感染性心内膜炎的病原体已有明显改变，草绿色链球菌感染引起者现已明显减少（＜50%），葡萄球菌、革兰氏阴性杆菌、厌氧球菌、肠球菌及真菌等感染呈增加趋势，这与心血管手术、介入性治疗、广谱抗生素及免疫抑制剂等的应用有关。

急性感染性心内膜炎以金黄色葡萄球菌感染最多见，少数为肺炎球菌、A族链球菌、流感杆菌和淋球菌等。亚急性感染性心内膜炎仍以草绿色链球菌最为多见，肠球菌和表皮葡萄球菌次之。此外，自体瓣膜的心内膜炎 5%～10% 由非肠道革兰氏阴性杆菌，如嗜血杆菌、放线杆菌属、人类心杆菌属以及金氏杆菌属等感染引起，极少数由真菌、立克次体和衣原体等的感染引起。人工瓣膜的心内膜炎主要由凝固酶阳性的表皮葡萄球菌感染引起,其次为金黄色葡萄球菌、革兰氏阴性杆菌、类白喉杆菌和真菌等。静脉吸毒者主要由凝固酶阳性的金黄色葡萄球菌感染引起。

(二)发病机制

病原体可自感染灶(扁桃体炎、牙周炎、骨髓炎等)入血,形成菌血症,再随血流侵犯瓣膜。正常情况下,通过不同途径进入血液循环中的病原微生物均可被机体的防御机制消除。当心血管存在器质性病变时,心脏内血流状态发生改变,由正常的层流变成涡流或喷射状,并在较高的压力阶差的作用下冲击内膜使其损伤,内膜下胶原暴露,血小板、纤维蛋白、白细胞和红细胞积聚,为病原微生物的侵入创造了条件。此外,反复发生的菌血症刺激机体产生抗体(如凝集素)进入血流,有利于病原体在损伤部位黏附,并与上述的各种成分一起形成赘生物。赘生物是细菌的庇护所,血小板-纤维素沉积物可使其中的细菌免受宿主防御系统的攻击,微生物在其中生长繁殖成为感染灶。感染的赘生物因血小板、纤维素的聚集逐渐增大,使瓣膜破坏进一步加重;当赘生物碎裂脱落时,可导致栓塞,栓子中的细菌被释放入血流中产生菌血症,并形成转移性播散病灶。反复的菌血症会不断激活免疫系统,引发变态反应性炎症,如关节炎、血管炎、肾小球肾炎等。急性感染性心内膜炎通常是败血症、脓毒血症的严重并发症,细菌直接侵犯正常心内膜引起的急性化脓性心内膜炎。

(三)急性感染性心内膜炎的病理变化

急性感染性心内膜炎病变多发生于无基础病变的正常心内膜,主要侵犯二尖瓣和主动脉瓣,三尖瓣和肺动脉瓣很少受累。致病力强的化脓菌感染引起急性化脓性心内膜炎,并在易受血流冲击的瓣膜面形成巨大而松软的赘生物。肉眼观,赘生物呈灰黄或灰绿色,易脱落形成带菌栓子,引起远处器官(心、脑、肾、脾等)血管的含菌性栓塞,导致败血性梗死(septic infarct)并在梗死处形成继发性脓肿(图5-3-1)。镜下,瓣膜溃疡处组织坏死,大量中性粒细胞浸润,赘生物主要为血栓,其中混杂有脓性渗出物、坏死组织、大量病原体(如细菌菌落等)及肉芽组织(图5-3-2)。病变严重者,

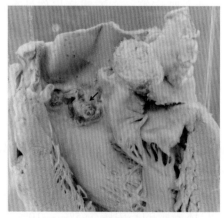

图 5-3-1 急性感染性心内膜炎

主动脉瓣见巨大的灰白、质脆、污秽的赘生物(↑)

Note

可发生瓣膜溃疡、破裂或穿孔，或者腱索断裂，导致急性瓣膜关闭不全而猝死。有时，炎症也可累及瓣膜根部的内膜和心肌，形成环形脓肿（ring abscess）。本病起病急，发展快，病程短，病情严重，虽经治疗，仍有 50% 以上的病例于数日或数周内死亡。

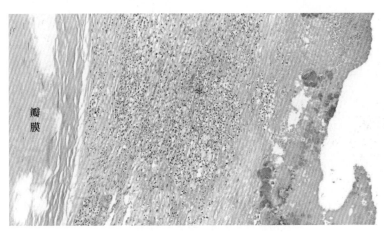

图 5-3-2 急性感染性心内膜炎

赘生物由坏死组织、脓性渗出物（＊）、大量中性粒细胞浸润（＊）、细菌菌落（＊）及肉芽组织构成

（四）亚急性感染性心内膜炎的病理变化

1. 心脏

心脏病变最常累及二尖瓣和主动脉瓣。病变表现为在原有基础病变的瓣膜或缺损的间隔上形成赘生物。肉眼观，赘生物单个或多个，大小不一，呈菜花状或息肉状，污秽，灰黄色，质松脆，易碎裂、脱落。严重时，可发生瓣膜溃疡、穿孔或腱索断裂（图 5-3-3）。光镜下，赘生物由血小板、纤维蛋白、中性粒细胞、坏死物组成，其深部有大量病原体，溃疡底部可见淋巴细胞、单核细胞浸润及肉芽组织形成（图 5-3-4）。瓣膜的损害可造成瓣膜口狭窄和（或）关闭不全，导致心力衰竭。心脏杂音见于 90% 患者，且杂音易变，最具特征的是新出现的病理性杂音或原有杂音的改变。根据致病菌侵犯的瓣膜不同可以出现不同的杂音。

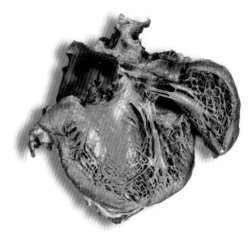

图 5-3-3　亚急性感染性心内膜炎

可见灰黄、息肉样赘生物（↑）

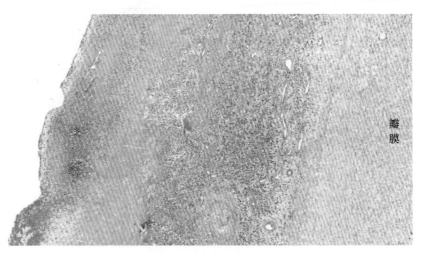

瓣膜

图 5-3-4　亚急性感染性心内膜炎

赘生物由血小板（＊）、纤维素样渗出和中性粒细胞（＊），以及深部淋巴细胞、
单核细胞浸润及肉芽组织（＊）构成

2. 血管

全身性血管栓塞是亚急性感染性心内膜炎的常见临床表现。赘生物碎裂脱落形成的栓子，可引起动脉栓塞，最常见于脑，其次为肾、脾和心脏，导致相应部位的梗死，临床上出现相应症状。由于栓子多来自赘生物的浅层，不含或含少量细菌，加上细菌毒力弱，因此一般不引起败血性梗死。由于细菌毒素和（或）免疫复合物的作用，微小血管壁常受损，发生血管炎，引起漏出性出血。临床表现为皮肤（颈、胸部）、黏膜（如口腔、睑结膜）及眼底的出血点（Roth 点），部分患者由于皮下小动脉炎，指、趾末节腹面、足底或大、小鱼际处，可出现紫红色、微隆起、有压痛的小结节，称为欧氏小结（Osier nodule）。

3. 肾脏

肾脏可因微栓塞引起局灶性肾小球肾炎，或因病原菌长期释放抗原入血，抗原 - 抗体免疫复合物的形成并沉积于肾脏引起弥漫性肾小球肾炎。

4. 败血症

由于细菌和毒素不断进入血流，患者有长期低热，皮肤、黏膜、眼底出血，脾肿，白细胞增多，贫血、红细胞沉降率增快及血培养阳性等迁延性败血症的表现。

在原有心脏病基础上出现上述症状时，应考虑并发亚急性感染性心内膜炎的可能。及时合理地给予抗生素及对症治疗，可以挽救患者生命。病变后期，瓣膜赘生物的机化和瘢痕形成，极易造成严重的瓣膜变形，从而导致慢性心瓣膜病。

二、风湿性心脏病

（一）风湿病

风湿病（rheumatism）是一种与 A 组乙型溶血性链球菌感染有关的变态反应性疾病，属于自身免疫性疾病。病变主要累及全身结缔组织和血管，最常侵犯心脏和关节，其次为皮下、浆膜、血管和脑组织，其中以心脏病变最为严重，常形成特征性风湿性

Note

肉芽肿。本病常反复发作，急性期称为风湿热（rheumatic fever）。除心脏和关节症状外，常伴有发热、环形红斑、皮下结节和舞蹈病等症状和体征。辅助检查常有血沉加快、白细胞增多，抗链球菌溶血素抗体 O 滴度升高及心电图 PR 间期延长等表现。病变反复多次发作后，常造成轻重不等的瓣膜器质性损害，产生严重后果。

风湿病的病变主要是全身结缔组织和血管的变态反应性炎症。病程不尽相同，但典型病变的病程较长且具有一定的特征性，大致可分为三期。

1. 变质渗出期

此期约持续 1 个月，是风湿病的早期改变，表现为心脏、关节、浆膜、皮肤、脑、肺和血管等部位的结缔组织发生黏液样变和纤维素样坏死，同时伴有充血，浆液、纤维蛋白渗出及少量淋巴细胞、浆细胞、嗜酸性和中性粒细胞浸润（图 5-3-5）。局部可检出少量免疫球蛋白。约 1 个月之后，病变可被完全吸收，或因发生纤维化而愈合。有时病变可继续发展，进入肉芽肿期，在动脉、关节和皮肤等处病变也可发展为类似的肉芽肿性病变。

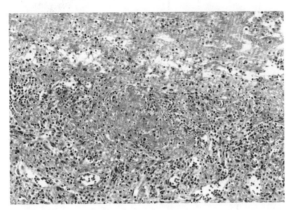

图 5-3-5　变质渗出期

渗出的纤维素成团分布，伴较多淋巴细胞、浆细胞浸润

2. 增生期或肉芽肿期

此期持续 2 ~ 3 个月。此期特点是形成风湿小体（或称 Aschoff 小体），其本质是在变质渗出期病变基础上形成具有特征性的肉芽肿性病变。风湿小体对风湿病的病理诊断具有较大意义。

Aschoff 小体是由纤维素样坏死，成群聚集的风湿细胞，少量渗出的淋巴细胞和浆细胞构成（图 5-3-6）。风湿小体多为球形、椭圆形或梭形，多数较小肉眼不易察觉，少数也可较大，尤其在关节、皮肤的肉芽肿性病变直径可达 1 cm。风湿小体的主要细胞成分风湿细胞（或称 Aschoff 细胞，有的文献称 Anitschkow 细胞）是纤维素样坏死附近的组织细胞增生、聚集，吞噬纤维素样坏死物转变而成。风湿细胞体积大，呈圆形或多边形，细胞界限清楚而不整齐；胞质丰富均质、略呈嗜双色性；核大，圆形或卵圆形，核膜清晰，染色质集聚于中央并呈细丝状向核膜放射，使核的横切面似枭眼状，故又称枭眼细胞（awl-eye cell）（图 5-3-7），长形核的纵切面则像毛虫状，也称毛虫细胞（caterpillar cell）（图 5-3-8），后期核可变得浓染结构不清。风湿细胞多为单核，亦可有少数双核或多核者，称为 Aschoff 巨细胞。

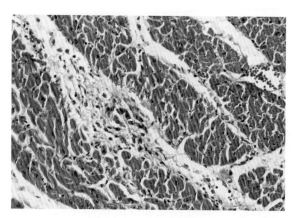

图 5-3-6　Aschoff 小体

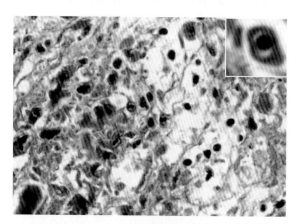

图 5-3-7　枭眼样风湿细胞

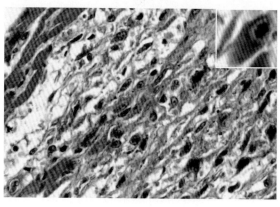

图 5-3-8　毛虫样风湿细胞

3. 纤维化期或硬化期

此期持续 2 ~ 3 个月。此期肉芽肿中的纤维素样坏死物被完全溶解吸收，风湿细胞转变为成纤维细胞，并产生胶原，原来的风湿小体逐渐纤维化，最终形成梭形小瘢痕。

上述整个病程持续为 4 ~ 6 个月。因风湿病常反复急性发作，故受累器官中可有新旧病变并存的现象。病变持续反复进展，可导致较为严重的纤维化和瘢痕形成。

（二）风湿性心脏病

风湿性心脏病（rheumatic heart disease）包括急性期的风湿性心肌炎和静止期的慢

性风湿性心脏病（主要是瓣膜病），多见于青壮年，无性别差异。几乎所有的风湿患者均有心肌炎，部分患者有风湿性心脏病的临床表现。

风湿性心肌炎（rheumatic carditis）可表现为风湿性心内膜炎、风湿性心肌炎和风湿性心外膜炎（即心包炎）。若病变累及心脏全层则称风湿性全心炎（rheumatic pancarditis）。风湿性心脏炎常为全心炎，通常以其中一种或两种病变为主。反复发作者，可相应引起心瓣膜病，心肌（间质）纤维化及心包粘连或缩窄性心包炎，此时应称为慢性风湿性心脏病。临床上常说的风心病是指慢性风湿性心脏病。

1. 风湿性心内膜炎

风湿性心内膜炎（rheumatic endocarditis）是风湿病最为重要的病变，主要累及瓣膜，也可累及瓣膜邻近的心内膜和腱索，引起炎症反应，导致瓣膜变形和功能障碍。炎症最常累及二尖瓣，其次为二尖瓣和主动脉瓣同时受累，三尖瓣和肺动脉瓣极少受累。

在急性期，受累瓣膜肿胀，镜下心肌间质内可见黏液样变性和纤维素样坏死，浆液性渗出及炎症细胞浸润，偶见风湿小体。随着病变瓣膜表面的内皮细胞，尤其是闭锁缘向血流面的内皮细胞，受瓣膜开关时的摩擦及血流的冲击作用发生变性、脱落时，内皮细胞下的胶原被暴露，诱导血小板在该处黏附、聚集，形成串珠状单行排列，粟粒大小（1～3 mm），灰白半透明，与瓣膜黏附紧密，不易脱落的疣状赘生物，也称疣状心内膜炎（verrucous endocarditis）（图 5-3-9）。赘生物较多时，可呈片状累及邻近腱索及心内膜。镜下，赘生物是由血小板和纤维素构成的白色血栓，血栓基底部有少许炎症细胞浸润及多少不等的风湿细胞，典型的风湿小体少见（图 5-3-10）。病变后期，瓣膜和腱索处的赘生物发生机化，瓣膜本身发生纤维化并形成瘢痕。如上述病变反复发生，可导致瓣膜增厚、变硬、卷曲、短缩，瓣叶间粘连，腱索增粗、短缩，最终导致慢性心瓣膜病，包括瓣膜狭窄和关闭不全。当病变累及心房、心室内膜时，可引起心内膜局灶性增厚及附壁血栓的形成。其中，左心房后壁因病变的二尖瓣关闭不全，受血液反流冲击较重，故该处病变较重，病变后期常形成纤维性增厚的斑块，称 McCallum 斑。

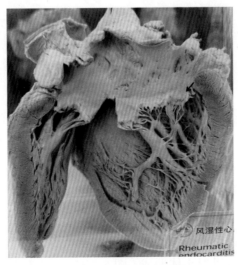

图 5-3-9　风湿性心内膜炎

灰白色、粟粒样赘生物沿二尖瓣闭锁缘单行排列（↑）

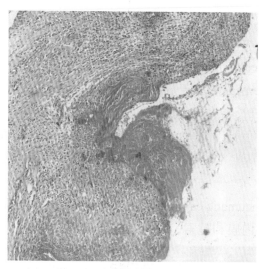

图 5-3-10 风湿性心内膜炎

瓣膜表面由崩解的血小板和纤维素堆积、聚集而成的白色血栓

2. 风湿性心肌炎

风湿性心肌炎（rheumatic myocarditis）发生于成人者，以心肌间质小血管旁出现风湿小体为特征（图 5-3-11）。风湿小体多见于室间隔和左心室后壁上部，其次为左心室后乳头肌，心房则以左房后壁、心耳的心内膜侧心肌内更为多见。此外，病变处还可见间质水肿及淋巴细胞浸润。当累及神经传导系统及冠状动脉时，可引起相似的肉芽肿性病变。风湿反复发作可导致心肌间质小瘢痕形成。发生于儿童者，常表现为弥漫性间质性心肌炎。患儿心脏扩大，甚至呈球形，可发生急性充血性心力衰竭。

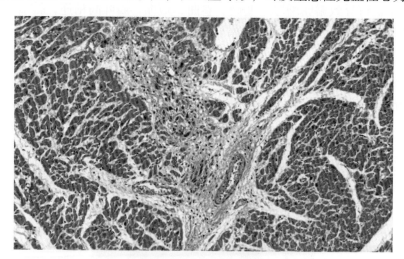

图 5-3-11 风湿性心肌炎

心肌间质、小血管旁见梭形的 Aschoff 小体，中央为少量纤维素样坏死，
周围见大量 Aschoff 细胞及少量淋巴细胞聚集。

3. 风湿性心包炎

风湿性心包炎（rheumatic pericarditis）又称风湿性心外膜炎，其病变特征是浆液和（或）纤维素渗出，偶有风湿小体形成（图 5-3-12）。心包间皮细胞可以脱落或增生。间皮细胞下间质充血，炎症细胞浸润，风湿小体少见。主要病变是多少不一的纤维蛋

Note

白和（或）浆液渗出。当以纤维蛋白渗出为主时，覆盖于心包表面的纤维蛋白可因心脏搏动牵拉而呈绒毛状，称为绒毛心（cor villosum）（图 5-3-13）；当以浆液渗出为主时，则形成心包积液。活动期后，各种渗出成分多被溶解吸收，仅少数患者心包表面渗出的纤维蛋白未被完全溶解吸收而发生机化粘连，甚至引起缩窄性心包炎，导致心功能障碍。

图 5-3-12　风湿性心外膜炎

心外膜见纤维素渗出伴炎细胞浸润

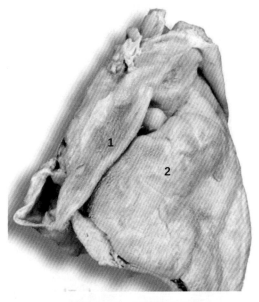

图 5-3-13　风湿性心包炎

渗出的纤维蛋白呈绒毛状被覆于脏层心包（1）、壁层心包（2）的表面

三、心脏瓣膜病

除少数先天性发育异常外，几乎所有心脏瓣膜病的组织学改变都是瓣膜机化、纤维化、玻璃样变以至钙化。大体改变为瓣膜增厚、变硬、卷曲、短缩、相邻瓣叶的粘连，也可出现瓣膜破损、穿孔，腱索断裂或融合缩短等。这些变化中如果以瓣叶粘连为主，

则引起瓣膜狭窄；如果以瓣膜卷曲、短缩或破裂、穿孔为主，则引起瓣膜关闭不全。瓣膜口的狭窄或关闭不全可以单独存在，亦可并存；可仅累及一个瓣膜，也可以是两个或两个以上瓣膜（如二尖瓣和主动脉瓣）同时或先后受累，称为联合瓣膜病。

心脏瓣膜病主要引起血流动力学紊乱，加重相应心脏腔室的压力性负荷（瓣膜狭窄时）或容积性负荷（瓣膜关闭不全时），导致相应腔室的代偿性肥厚（代偿期）。在代偿期，血液循环障碍征象不明显。当病变进行性加重进入失代偿期，患者可出现肺循环和（或）体循环血液循环障碍的临床症状和体征。

心脏听诊发现杂音往往是瓣膜病的首诊证据，任何有病理杂音的患者都应进一步完善心脏超声检查以明确瓣膜病的诊断。对于确诊瓣膜病的患者，还应评价病变原因、严重程度、随访病变进展、手术时机和手术风险，预防心内膜炎及风湿热、评价抗凝效果和出血 - 血栓栓塞并发症等。

（一）二尖瓣狭窄

二尖瓣狭窄（mitral stenosis，MS）是风湿性心脏瓣膜病的常见类型，正常二尖瓣质地柔软，由前内侧的主瓣和后外侧的小瓣组成，成人二尖瓣瓣口面积 $4.0 \sim 6.0 \text{ cm}^2$。当瓣口面积减小至 $1.5 \sim 2.0 \text{ cm}^2$ 时为轻度狭窄，$1.0 \sim 1.5 \text{ cm}^2$ 时为中度狭窄，瓣口面积 $< 1.0 \text{ cm}^2$ 时为重度狭窄。

（1）病因：大多数二尖瓣狭窄是由风湿性心脏病所致，少数由亚急性感染性心内膜炎所致，偶为先天性畸形，约 70% 为女性。主要病理改变是：瓣膜交界粘连，瓣叶增厚，瓣口变形和狭窄，腱索缩短融合，病程后期出现钙化，瓣叶活动受限（图 5-3-14）。依瓣膜病变情况，二尖瓣狭窄可分为：①隔膜型，瓣叶间粘连，瓣膜轻 - 中度增厚，小瓣较为严重，主瓣尚可轻度活动。②漏斗型，主瓣病变严重，瓣膜严重增厚，失去活动性，瓣叶间粘连严重，瓣膜口缩小呈鱼口状。腱索及乳头肌明显粘连短缩，常因瓣膜缩短合并关闭不全。

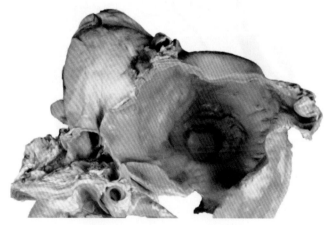

图 5-3-14　晚期风湿性心瓣膜病

瓣膜严重增厚、瓣叶间相互粘连，失去活动性，致瓣膜口缩小呈鱼口状

（2）血流动力学和心脏变化：早期，心室舒张期左心房血液流入左心室受阻，左心房代偿性扩张肥大，使血液在增高压力情况下快速通过狭窄口，引起漩涡与震动，

胸部听诊可闻及心尖区舒张期隆隆样杂音。进入失代偿期后，左心房血液不能充分注入左心室，左心房血液淤积，肺静脉回流受阻，引起肺淤血、肺水肿或漏出性出血。临床上，可出现呼吸困难、发绀、咳嗽和咳粉红色泡沫状痰等左心衰竭的症状。当肺淤血所致的肺静脉压增高超过一定限度时，可反射性引起肺小动脉痉挛，肺动脉压升高。血管痉挛反复发作，肺小动脉可出现内膜增生和中膜肥厚，管腔逐渐变小，肺动脉压进一步升高并持续存在。长期肺动脉高压，可导致右心室代偿性肥大，继而出现离心性肥大。当右心室失代偿高度扩张时，右心室瓣膜环随之扩大，出现三尖瓣相对关闭不全，导致收缩期右心室部分血液反流入右心房，右心房负担加重，引起体循环静脉淤血，患者会出现颈静脉怒张，肝淤血性肿大，下肢水肿及浆膜腔积液等右心衰竭的临床表现。

二尖瓣狭窄的整个病程中，左心室一直未受累。当狭窄严重时，左房、右房、右室均肥大扩张，而左心室相对缩小，因此心脏腔室的改变是"三大一小"。X线显示心脏为倒置的"梨形心"（图 2-5-8）。

（3）症状：最早出现的症状为劳力性呼吸困难，此后可发展为夜间阵发性呼吸困难，严重者可表现为端坐位呼吸甚至心源性肺水肿。可有咳嗽、咳粉红色泡沫痰，当肺淤血致肺血管破裂时可发生咯血。

（4）体征

1）视诊：重度二尖瓣狭窄者双颧可呈紫红色，称为"二尖瓣面容"。当右心室肥大时心尖搏动可向左移位。若儿童期即有二尖瓣狭窄，心前区可有隆起。

2）触诊：心尖部可触及舒张期震颤。患者左侧卧位时明显。右心室肥大时，心尖搏动左移，于胸骨左下缘或剑突下可触及右心室收缩期抬举样搏动。

3）叩诊：轻度二尖瓣狭窄时心浊音界正常。中度以上狭窄可造成肺动脉段、左房增大，胸骨左缘第2、3肋间心浊音区略向左扩大，正常心腰消失，心浊音区可呈梨形。

4）听诊特点：①特征性改变为心尖区听到较局限的、低调、隆隆样、舒张中晚期递增型杂音，左侧卧位时明显，心房颤动时，舒张晚期杂音可不明显。②可闻及心尖区 S_1 亢进。③部分患者于心尖区内侧可闻及开瓣音，提示二尖瓣瓣膜弹性及活动度尚好。开瓣音在 S_2 后发生越早，提示左房压高和狭窄严重，如瓣叶钙化僵硬，则 S_1 减弱和（或）开瓣音消失。④由于肺动脉高压，同时主动脉压力低于正常，两瓣不能同步关闭，导致 P_2 亢进和分裂。⑤严重肺动脉高压时，由于肺动脉及其瓣环的扩张，导致相对性肺动脉瓣关闭不全，因而在胸骨左缘第二肋间可闻及递减型、高调叹气样舒张早期杂音（即 Graham-Steel 杂音）。⑥晚期患者可出现心房颤动，表现为心音强弱不等、心律绝对不规则和脉搏短绌。

（二）二尖瓣关闭不全

二尖瓣关闭依赖二尖瓣装置（瓣叶、瓣环、腱索、乳头肌）和左心室的结构和功能完整，其中任何部分的异常均可导致二尖瓣关闭不全（mitral regurgitation，MR）。

（1）病因：在导致二尖瓣关闭不全的原因中，风湿性损害最为常见，另外二尖瓣脱垂综合征，感染性心内膜炎，肥厚型心肌病收缩期二尖瓣前叶向前运动、先心病心内膜垫缺损合并二尖瓣前叶裂均可导致二尖瓣瓣叶结构和功能异常。瓣环扩大多见于左室增大或伴左心衰竭，二尖瓣环退行性变和瓣环钙化常见于老年患者。腱索病变多是由于先天性或获得性腱索病变（过长、断裂缩短或融合）。乳头肌病变多见于急性心肌梗死并乳头肌坏死及其他少见原因（脓肿、肉芽肿及淀粉样变等）。

（2）血流动力学和心脏变化：心室收缩期时，左心室部分血液通过未完全关闭的二尖瓣口反流入左心房，在局部引起漩涡与震动，胸部听诊可闻及心尖区全收缩期吹风样杂音。左心房同时接受肺静脉回流的血液和左心室反流的血液，血容量增多，压力升高，左心房因而出现代偿性扩张肥大。在心室舒张期，左心房储积的大量血液涌入左心室，使其容量负荷增加，发生代偿性肥大。久之，左心房和左心室均可发生失代偿（左心衰竭），左心衰竭出现的肺淤血可继而引起肺动脉高压、右心室代偿性肥大直至失代偿，最终出现右心衰竭。X线检查中左右心房、心室均肥大扩张，表现为"球形心"。

（3）症状：轻度二尖瓣关闭不全患者可终身无症状，中、重者因二尖瓣口血液大量反流致心搏血量减少，常有疲劳、乏力感，晚期则出现肺淤血所致的呼吸困难。急性重度二尖瓣关闭不全可发生严重呼吸困难乃至急性肺水肿和心源性休克。

（4）体征

1）视诊：心尖搏动位置向左下移位，搏动增强，若发生心力衰竭则搏动减弱。

2）触诊：心尖搏动有力，可呈抬举性，重度二尖瓣反流时可触及收缩期震颤。

3）叩诊：心浊音界向左下扩大，晚期亦可向两侧扩大，提示左右心室均增大。

4）听诊特点：特征性体征为心尖区闻及 ≥ 3/6 级全收缩期粗糙吹风样杂音，可伴收缩期震颤。前叶损害为主者，杂音可向左腋下、左肩胛下区传导。后叶损害为主者，杂音可传向胸骨左缘及心底部。S_1 常减弱，P_2 可亢进和分裂。严重反流时心尖区可闻及 S_3，以及紧随 S_3 后的短促舒张期隆隆样杂音。

（三）主动脉瓣狭窄

主动脉瓣狭窄（aortic stenosis，AS）指左心室收缩期射向主动脉的血流因局部瓣膜阻塞而受阻。

（1）病因：主动脉瓣狭窄病因有三种，即先天性病变、退行性变和炎症性病变。单纯性主动脉瓣狭窄多为先天性或退行性变，极少数为炎症性，且男性多见。目前，与年龄相关的退行性主动脉瓣狭窄已成为成人最常见的主动脉瓣狭窄的原因。

（2）血流动力学和心脏变化：正常成人主动脉瓣口面积 3 ~ 4 cm²。主动脉瓣口面积减少至正常 1/3 前，血流动力学改变不明显。当主动脉瓣口面积 ≤ 1.0cm² 时，左心室血液排入主动脉受阻，左心室因压力性负荷升高发生代偿性肥大，这种肥大非常突出，呈向心性肥大。血液在较高压力差的情况下快速通过狭窄的主动脉瓣口，产生漩涡与震动，形成主动脉瓣区喷射性杂音。久之，左心室失代偿，随后相继出现左心衰竭、肺淤血、肺动脉高压及右心衰竭。临床上可先后出现心绞痛、主动脉脉压差减小，X线检查见左室影更为突出，呈靴形，称为"靴形心"（图 2-5-7）。

（3）症状：由于左心室代偿潜力大，故症状出现较晚。轻度狭窄可无症状，中重度狭窄可出现呼吸困难、心绞痛和晕厥，为典型主动脉瓣狭窄常见的三联征。

（4）体征

1）视诊：心尖搏动增强。

2）触诊：心尖搏动有力，可呈抬举性。主动脉瓣区可触及收缩期震颤。主动脉瓣狭窄严重者脉搏呈迟脉。

3）叩诊：心界正常或轻度向左扩大。

4）听诊：典型杂音为：粗糙而响亮的射流性杂音，3/6 级以上，呈递增 – 递减型，向颈部传导，在胸骨右缘 1～2 肋间听诊最清楚。一般来说，杂音愈响，持续时间愈长，高峰出现愈晚，提示狭窄程度愈重。左心室衰竭或心排出量减少时，杂音消失或减弱。长舒张期之后，如期前收缩后的长代偿间期之后或房颤的长心动周期时，心搏量增加，杂音增强。其次，A_2 减弱。严重主动脉瓣狭窄时 S_2 可逆分裂，有时在心尖部可闻及 S_4。

（四）主动脉瓣关闭不全

主动脉瓣关闭不全（aortic regurgitation，AR）指心脏舒张期主动脉内的血液经病变的主动脉瓣反流入左心室，左室前负荷增加，导致左室扩大和肥厚。

（1）病因：主动脉瓣关闭不全多由于主动脉瓣及（或）主动脉根部疾病所致，急性主动脉瓣关闭不全常见病因包括感染性心内膜炎所致主动脉瓣膜穿孔或瓣周脓肿、创伤、主动脉夹层及人工瓣撕裂。急性 AR 主要累及左心室。慢性主动脉瓣关闭不全常见于主动脉瓣本身病变或主动脉瓣根部扩张，约 2/3 的 AR 为风心病所致。感染性心内膜炎可导致瓣叶破损或穿孔。先天性畸形包括二叶主动脉瓣、室间隔缺损伴主动脉瓣脱垂可引起 AR。主动脉瓣黏液样变性及强直性脊柱炎等疾病也可导致主动脉瓣病变。某些疾病可诱发主动脉根部扩张，包括梅毒性主动脉炎、马方综合征（Marfan综合征）、特发性升主动脉扩张、严重高血压和（或）动脉粥样硬化致升主动脉瘤时也可加重 AR。

（2）血流动力学和心脏变化：当心室舒张时，主动脉部分血液经未完全关闭的主动脉瓣反流入左心室，引起主动脉瓣区舒张期杂音，左心室因容积性负荷增加而发生代偿性肥大。久之，依次出现左心衰竭、肺淤血、肺动脉高压和右心衰竭。

（3）症状：首发症状常为因心搏量增多所致的心悸、头昏。晚期发生呼吸困难等左心衰竭症状。

（4）体征

1）视诊：心尖搏动向左下移位，范围较大。部分重度主动脉瓣关闭不全时颈动脉搏动可明显增强，并可有随心搏出现的点头运动（De Musset 征）。

2）触诊：心尖搏动向左下移位，呈抬举性搏动。可出现毛细血管搏动征和水冲脉。

3）叩诊：心浊音界向左下扩大，心腰凹陷，心浊音界形似靴形。

4）听诊：主要体征为主动脉瓣区或其第二听诊区可闻及叹气样舒张期杂音，为递减型，可沿胸骨左缘向下传导至心尖，以前倾坐位呼气末屏气时杂音最清楚。重度反流致相对性二尖瓣狭窄，则在心尖区可闻及舒张期隆隆样杂音，出现于舒张中期，即 Austin-Flint 杂音。此外，由于脉压增大，在股动脉、肱动脉等处可听到枪击音和 Duroziez 双重杂音（详见第十章第一节）。枪击音、Duroziez 双重杂音、毛细血管搏动症和水冲脉，通常合称为周围血管征。

（五）二尖瓣脱垂

二尖瓣脱垂综合征（mitral valve prolapse syndrome）是指各种原因使二尖瓣瓣叶在心脏收缩时向左心房脱垂，导致二尖瓣关闭不全引起的一系列临床表现。

（1）病因：原发性二尖瓣脱垂综合征是一种先天性结缔组织病，其确切病因尚不十分清楚。各年龄段均可发病，以 14 ~ 30 岁女性多见。本病也可继发于一些其他疾病，如冠心病、心肌病、甲状腺功能亢进等。

（2）发病机制：在正常情况下，心室收缩时，乳头肌会立即收缩，在腱索的牵引下，二尖瓣瓣叶并进。当左心室继续收缩，室内压上升时，瓣叶向左心房膨出，乳头肌的协同收缩会使腱索拉紧以防瓣叶外翻入左心房，乳头肌的协同工作使二尖瓣瓣叶紧贴，瓣口关闭。当二尖瓣的瓣叶、腱索或瓣环发生病变时，松弛的瓣叶会在瓣口关闭时脱向左心房，导致二尖瓣关闭不全。二尖瓣脱垂也可见于左心室收缩功能异常，如节段性收缩，可使腱索和瓣叶松弛关闭，引起和加重其过长，使二尖瓣收缩晚期发生脱垂。二尖瓣脱垂造成左心室收缩时二尖瓣反流，加重左心房负荷和左心室舒张期负荷。

（3）病理变化：二尖瓣脱垂的主要的病理改变为二尖瓣黏液样变性，瓣膜海绵层增生并侵入纤维层，海绵层显著增厚并伴有蛋白多糖蓄积，瓣叶心房面因纤维素和血小板沉积而局限性增厚（图 5-3-15）。脱垂的二尖瓣瓣叶腱索间部分膨出，朝向左心房呈半球形隆起，瓣叶变长，面积增大，严重者有二尖瓣环扩张。同时，腱索变细、变长、扭曲，继而纤维化、增厚。腱索异常以瓣叶受累处最为明显。由于腱索异常，二尖瓣应力不均匀，导致瓣叶牵拉和剥脱组织的黏液样变性；腱索张力增加可导致腱索断裂。乳头肌及其邻近的心肌可因牵拉过度、相互摩擦而引起缺血和纤维化。瓣环的扩大和钙化可加重脱垂的程度。

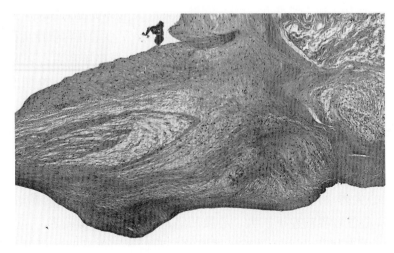

图 5-3-15　二尖瓣脱垂

瓣膜显著黏液样变性

（4）临床特点：大多数二尖瓣脱垂者可无症状或仅有轻微症状，少数患者可出现心悸、疲倦和胸痛，胸部听诊可闻及尖锐的收缩中期喀喇音及收缩中、晚期杂音。大部分患者预后较好，约3%患者并发二尖瓣反流和充血性心力衰竭。二尖瓣脱垂可增加患者发生感染性心内膜炎、心源性猝死、脑卒中和血管栓塞的可能性。

（郭　伟　李静媛　吴晓娟）

病例 5-1 解析

Note

第六章　心脏的血液供应

第一节　心脏的血管

心的血液供应来自左、右冠状动脉，回流的静脉血绝大部分经冠状窦汇入右心房，一部分直接流入右心房，极少部分流入左心房和左、右心室。心本身的循环称为冠状循环。尽管心仅占体重的约 0.5%，但总的冠脉血流量占心输出量的 4% ~ 5%。因此，冠状循环具有十分重要的地位。

一、心的动脉

（一）左冠状动脉

左冠状动脉（left coronary artery）起于主动脉的左冠状动脉窦，主干很短，长 5 ~ 10 mm，向左行于左心耳与肺动脉干之间，然后分为前室间支和旋支（图 2-1-2、图 2-3-2）。左冠状动脉主干的分叉处常发出对角支，又称正中支，向左下斜行，分布于左心室前壁，粗大者也可至前乳头肌。

1. 前室间支

前室间支（anterior interventricular branch）也称前降支，似为左冠状动脉的直

Note

接延续，下行于前室间沟内，起始段位于肺动脉干始部的左后方，被肺动脉干始部所掩盖，其末梢多数绕过心尖切迹止于后室间沟下 1/3，部分止于中 1/3 或心尖切迹，可与后室间支末梢吻合。故心尖区的血液供应大多数来源于前室间支。前室间支及其分支分布于左心室前壁、前乳头肌、心尖、右心室前壁的一小部分、室间隔的前 2/3 以及心传导系的右束支和左束支的前半。主要有以下分支。

（1）左室前支：又称外侧支，多为 3 ~ 5 支，向心左缘或心尖斜行，主要分布于左心室前壁、左心室前乳头肌和心尖部。

（2）右室前支：比较细小，分布于右心室前壁靠近前室间沟区域，最多有 6 支。第 1 支往往在近肺动脉瓣水平处发出，分布至肺动脉圆锥，称为左动脉圆锥支。此支与右冠状动脉右动脉圆锥支互相吻合形成动脉环，称为 Vieussens 环，是常见的侧支循环。

（3）室间隔前支：又称穿隔支，多为 12 ~ 17 支，起自前室间支的深面，穿入室间隔内，分布于室间隔的前 2/3。

2. 旋支

旋支（circumflex branch）也称左旋支。从左冠状动脉主干发出后走行于左侧冠状沟内，绕心左缘至左心室膈面，多在心左缘与后室间沟之间的中点附近分支而终。旋支及其分支分布于左心房、左心室前壁的一小部分、左心室侧壁、左心室后壁的一小部分或大部分，甚至可达左心室后乳头肌。旋支有以下主要分支。

（1）左缘支（left marginal branch）：于心左缘处起于旋支，是较恒定的一支，斜行至心左缘管径较粗，分支供应心左缘及邻近的左心室膈面的外侧部。

（2）左室后支（posterior branch of left ventricle）：多数为 1 支，分布于左心室膈面的外侧部。较大的旋支发出的左心室后支也可分布至左心室后乳头肌。

（3）窦房结支（branch of sinuatrial node）：约 40% 起于旋支的起始段，向上经左心耳内侧壁，再经左心房前壁至上腔静脉口，多以逆时针方向从上腔静脉口后方绕至前面，从尾端穿入窦房结。

（4）心房支（atrial branch）：为一些细小分支，分别供应左心房前壁、外侧壁和后壁。

（5）左房旋支（left atrial circumflex branch）：起于旋支近侧段，与主干平行，向左后行于旋支上方，分布于左心房后壁。

（二）右冠状动脉

右冠状动脉（right coronary artery）起于主动脉的右冠状动脉窦，行于右心耳与肺动脉干之间，再沿冠状沟右行，绕心下缘至膈面的冠状沟内（图 2-1-2、图 2-1-3、图 2-3-2）。一般在房室交点附近或右侧，分为后室间支和右旋支。右冠状动脉一般分布于右心房、右心室前壁大部分、右心室侧壁和后壁的全部，左心室后壁的一部分和室间隔后 1/3，包括左束支的后半以及房室结和窦房结。右冠状动脉主要发出以下分支。

1. 窦房结支

窦房结支（branch of sinuatrial node）约 60% 起于右冠状动脉，向上经右心房内侧壁至上腔静脉口，绕上腔静脉口穿入窦房结。

2. 右缘支

右缘支（right marginal branch）是一个较为恒定的分支，沿心下缘左行，分布至附近心室壁。左、右缘支较粗大、恒定，冠状动脉造影时可作确定心缘的标志。

3. 后室间支

后室间支（posterior interventricular branch）也称后降支，约 94% 的人该支起于右冠状动脉，自房室交点或其右侧发出后，沿后室间沟下行，多数止于后室间沟下 1/3，小部分止于中 1/3 或心尖切迹，可与前室间支的末梢吻合。该支除分支供应后室间沟附近的左、右心室壁外，还发 7 ~ 12 支室间隔后支，穿入室间隔，供应室间隔后 1/3。

4. 右旋支

右旋支（right circumfllex branch）为右冠状动脉的另一终支，起始后向左行越过房室交点，止于房室交点与心左缘之间，也可有细支与左旋支吻合。

5. 右房支

右房支（right atrial branch）可分为右房前支、右房中间支和右房后支，分布于右心房，并形成心房动脉网。

6. 房室结支

房室结支（branch of atrioventricular node）又称房室结动脉，约 93% 的人房室结支起于右冠状动脉。右冠状动脉的右旋支经过房室交点时，常形成倒 "U" 形弯曲，房室结支多起于该弯曲的顶端，向深部进入 Koch 三角的深面，其末端穿入房室结，供应房室结和房室束的近侧段。该支还向下分出细小分支供应室间隔上缘的小部分。右冠状动脉的 "U" 形弯曲，出现率为 69%，一旦出现就是冠状动脉造影的一个有用的辨认标志。

（三）冠状动脉的分布类型

左、右冠状动脉的分支和分布，在心的胸肋面的分布变异不大，而在膈面则有较大的变异。按 Schlesinger 分型原则，以后室间沟为标准，将国人冠状动脉分布类型分为 3 型（图 6-1-1）。

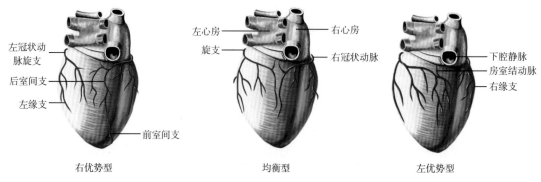

图 6-1-1　冠状动脉的分布类型

1. 右优势型

占 65.7%，右冠状动脉除分布至右心室膈面外，还越过房室交点和后室间沟，分布于左心室膈面的一部或全部。后室间支来自右冠状动脉。

2. 均衡型

占 28.7%，左、右心室的膈面各由本侧的冠状动脉供应，互不越过房室交点。后室间支为左或右冠状动脉的末梢支，或同时来自左、右冠状动脉。

3. 左优势型

占 5.6%，左冠状动脉较大，除发分支分布于左心室膈面外，还越过房室交点和后室间沟分布于右心室膈面的一部分，后室间支和房室结动脉均发自左冠状动脉。

（四）壁冠状动脉

冠状动脉主干及主要分支大部分行走于心外膜下的脂肪中和浅层心肌的浅面。有时主干或分支中的一段被部分浅层心肌形成的结构所掩盖，该段动脉称为壁冠状动脉，浅层心肌形成的结构称心肌桥。壁冠状动脉好发于前、后室间支。在冠状动脉手术时，应注意壁冠状动脉的存在。如果存在心肌桥，冠状动脉在收缩期管腔明显受压可导致心绞痛。

二、心的静脉

心的静脉可分为浅静脉和深静脉两个系统。浅静脉起于心肌各部，在心外膜下汇合成网、干，最后大部分汇流至冠状窦，经冠状窦汇流入右心房（图 6-1-2）。深静脉也起于心肌层，直接流入心腔，以回流入右心房者居多。

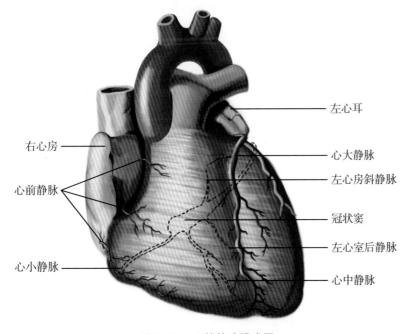

图 6-1-2　心的静脉模式图

（一）冠状窦及其属支

冠状窦（coronary sinus）位于心膈面，左心房与左心室之间的冠状沟内，以左心房斜静脉与心大静脉汇合处作为起点，向右以冠状窦口注入右心房。冠状窦口位于下腔静脉口和右房室口之间，开口处有冠状窦瓣，也称 Thebesius 瓣。冠状窦的主要属支如下（图 6-1-2）。

（1）心大静脉（great cardiac vein）：多数起于心尖和前室间沟下 1/3 段，伴前室间支上行，斜向左上进入冠状沟，绕心左缘至心膈面，于左房斜静脉注入处移行为冠状窦。心大静脉借其属支收纳左心室前壁、右心室前壁的小部分、心左缘、左心房前外侧壁、室间隔前部、左心耳及大动脉根部的静脉血。

（2）心中静脉（middle cardiac vein）：起于心尖部，伴右冠状动脉的后室间支上行，注入冠状窦的末端。心中静脉收纳左心室后壁、右心室后壁、室间隔后部、心尖部和部分心室前壁的静脉血。

（3）心小静脉（small cardiac vein）：起于心下缘，接受心下缘及部分右心室前、后壁的静脉血，上行至冠状沟，伴右冠状动脉向左注入冠状窦右端或心中静脉。

（二）心前静脉

心前静脉（anterior cardiac vein）起于右心室前壁，可有 1 ~ 4 支，主要收受右心室前壁级肺动脉圆锥的静脉血，大多向上越过冠状沟直接注入右心房，一部分注入心小静脉（图 6-1-2）。

（三）心最小静脉

心最小静脉（smallest cardiac veins）又称 Thebesius 静脉，是位于心壁内的小静脉，自心壁肌层的毛细血管丛开始，直接开口于心房或心室腔，直径约 1 mm。心最小静脉没有瓣膜。冠状动脉阻塞时，心最小静脉可成为心肌从心腔获得血液供应的一个途径，对心肌内层具有一定的保护作用。

（刘　真）

第二节　冠状动脉血流的调节

一、冠脉循环的生理特点

（一）灌注压高，血流量大

冠脉循环起始于主动脉根部，此处血压等于主动脉压，终止于体循环血压最低的冠状窦。另外，冠脉循环的路径短、血流阻力小，压力减低幅度小，冠脉小血管的血压和血液灌注压仍维持在较高水平。正常成年人在静息状态下，冠脉血流量（coronary blood flow，CBF）为每 100 g 心肌 60 ~ 80 mL/min，中等体重的人，CBF 总量为

200 ~ 250 mL/min，占心输出量的 4% ~ 5%；而心脏的重量只占体重的约 0.5%。在运动状态下，心输出量具有可达静息时的 5 ~ 6 倍的潜能。冠状动脉血流量的改变与心输出量的变化大致相平行。当心肌活动加强时，冠脉扩张，CBF 增加。冠脉最大程度扩张时，其血流量也可增加到每 100g 心肌 300 ~ 400 mL/min，即静息时的 5 倍左右。

（二）心肌摄氧率高，耗氧量大

在骨骼肌中，静息状态时，血液的血氧饱和度从 97% ~ 98%（动脉血）下降至 70%（静脉血）左右，动脉运输的 O_2 只有 25% ~ 30% 被肌肉摄取利用（图 6-2-1）。然而，心肌富含肌红蛋白，其摄氧能力很强。成年人即使在静息状态下，冠状窦静脉血的血氧饱和度也只有 25%，说明流经心脏的动脉血中约 75% 的氧气被心肌摄取利用。在运动状态下，向收缩中的肌肉增加 O_2 输送可以通过增加血流量和提高从血红蛋白中的氧摄取率（可达 80% ~ 90%）两种途径来实现。在心肌中，由于在静息状态时，氧摄取率已达 75%，通过此种途径再增加 O_2 输送量的潜力是有限的。研究表明，运动期间，心脏动脉血中的氧摄取率可以增加到 90%，但这对增加 O_2 的输送来说依然有限。因此，当心肌的代谢活动增强时，机体主要通过扩张冠脉，增加 CBF，来满足心肌当时对 O_2 需求的增加。

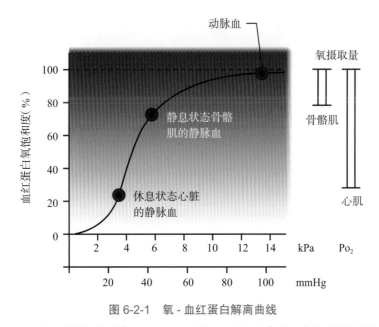

图 6-2-1　氧 - 血红蛋白解离曲线

骨骼肌从动脉血液中的氧摄取量通常为 25% ~ 30%。心肌即使在静止条件下的氧摄取量可达 75%

（三）冠脉血流量受心肌收缩的影响而发生周期性变化

冠状动脉主干和大分支走行于心脏的表面，小分支则常以垂直于心脏表面的方向穿入心肌，最后在心内膜下层分支成网。由于冠脉分支大多深埋于心肌组织中，容易在心肌收缩时受到压迫，故心肌的节律性收缩活动对冠脉血流量的影响很大，使之在心动周期中呈周期性变化（图 6-2-2）。在心室开始收缩时，由于心室壁张力急剧升高，压迫肌纤维之间的小血管，可使 CBF 明显减少，心肌深层的 CBF 可在等容收缩期出现断流甚至逆流。在快速射血期，由于主动脉压升高，冠状动脉压也随之升高，CBF 有所增加；但进入减慢射血期后，CBF 又有所下降。在舒张期开始后，心肌对冠脉的压迫减弱或解除，冠脉血流阻力减小，CBF 迅速增加，并在舒张早期达到高峰，然后逐渐回降。心肌收缩主要影响心肌心内膜层内的血管，位于心脏表面或是靠近心脏表面的血管相对来说不受影响。所以心内膜层更易受到缺血性损伤。

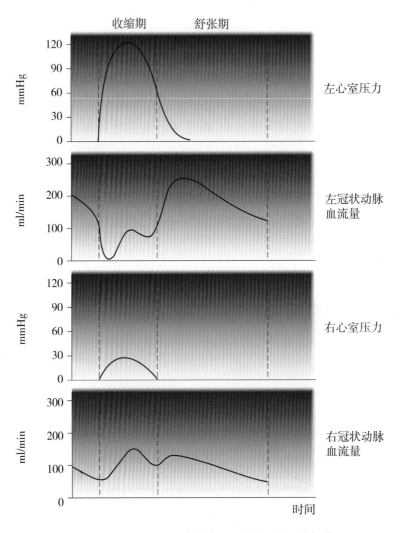

图 6-2-2　左、右冠状动脉的血流量与心室压力相关

因为左心室的肌肉比右心室的厚，所以左心室的收缩对 CBF 的影响更为显著。而且，冠状动脉主要在心室舒张期供血。一般情况下，左心室收缩期的 CBF 只有舒张期的 20% ~ 30%；当心肌收缩加强时，心室收缩期的 CBF 所占比例更小。当体循环外周阻力增大时，动脉舒张压升高，CBF 增加；而当心率加快时，心动周期缩短，舒张期比收缩期缩短得更为明显，因而 CBF 减少。可见，CBF 的多少主要取决于主动脉舒张压的高低和心室舒张期的长短。右心室壁心肌比左心室薄弱，收缩时对 CBF 的影响不如左心室明显，在静息状态下，右心室收缩期的冠脉血流量和舒张期的相差不大，或略多于后者。

综合考虑，在运动状态下，一方面由于心肌的代谢活动增强，机体通过扩张冠脉，增加 CBF；另一方面，因为心率的加快，舒张期缩短得更为明显，这就限制了 CBF 的增加，可能是对正常个体最大运动能力的限制因素。

二、冠脉血流量的调节

CBF 受心肌代谢水平、神经和体液因素的影响和自身调节。其中最重要的因素是心肌的代谢水平。

（一）心肌代谢水平的影响

心肌收缩的能量几乎完全来源于有氧代谢。CBF 与心肌代谢水平成正比；切断心脏的神经支配后，这种关系仍然存在。因此，这一调节方式也会被归于心肌血流量的自身调节。当心肌代谢增强时，耗氧量增加，局部组织中氧分压降低，可引起冠脉舒张，进而使 CBF 增加。但是，引起冠脉舒张的因素并非缺氧本身，而是心肌的某些代谢产物，如腺苷、H^+、CO_2、乳酸、缓激肽等。这些代谢物尤其影响直径在 150 ~ 170 μm 范围的血管。其中最受关注的是腺苷（adenosine）。腺苷被认为来自两条途径，一是在低氧条件下，ATP 生成减少而分解增加，心肌细胞中的 ATP 分解为 ADP 和 AMP，为心肌细胞提供能量。存在于冠脉血管周围间质细胞中的 5′- 核苷酸酶可将 AMP 进一步分解，产生腺苷。另外，腺苷也是 ATP 转换成 S- 腺苷甲硫氨酸和 S- 腺苷同型半胱氨酸时的中间产物。腺苷是非极性分子，一旦生成便可离开心肌细胞，作用于冠脉，产生强烈的舒血管效应。腺苷在间质具有非常短的半衰期，几秒内即被破坏，因此必须持续地产生，且不会引起其他器官的血管扩张。需要注意的是，肌细胞内正常 ATP 浓度大约为 5 mmol/L，而细胞外间质中腺苷浓度约为 10 nmol/L，之间相差了 50 万倍。因此，仅需消耗微量的 ATP，即可引起腺苷在间质中的显著积聚。目前认为，腺苷主要通过激活血管平滑肌细胞膜上的 G 蛋白耦联腺苷受体，介导 ATP 敏感性 K^+ 通道开放，K^+ 外流引起细胞膜超极化，致 Ca^{2+} 通道关闭，抑制细胞外 Ca^{2+} 内流，从而使血管平滑肌舒张，产生扩张冠脉并增加 CBF 的作用；部分经内皮细胞上的 ATP 敏感性 K^+ 通道介导，使内皮细胞产生 NO 增加，继而引起冠脉扩张（图 6-2-3）。

（二）神经调节

神经因素对冠脉血管具有直接和间接双重作用。冠状动脉受心交感和心迷走神经的双重支配。当交感神经兴奋时，其末梢释放去甲肾上腺素，可通过激活冠脉平滑肌 α 受体使之收缩，CBF 减少；也可作用于 $β_2$ 受体，使冠状动脉舒张，血流量增加，但该作用不明显。因此，交感神经对冠状动脉的直接作用主要是使其收缩，血流量减少。交感神经兴奋时，也可以激活心肌细胞上的 $β_1$ 受体，使心脏活动增强，耗氧量增加，代谢加强而使代谢产物增多，从而间接引起冠脉舒张，血流量增加。迷走神经兴奋时，末梢释放的乙酰胆碱可通过激活冠脉内皮 M 受体，促进内皮细胞释放 NO 对冠状动脉的直接作用是使其舒张；但是，迷走神经兴奋也可通过激活心肌 M 受体抑制心脏活动而使心肌代谢水平降低，从而间接引起冠脉收缩，血流量减少。

Note

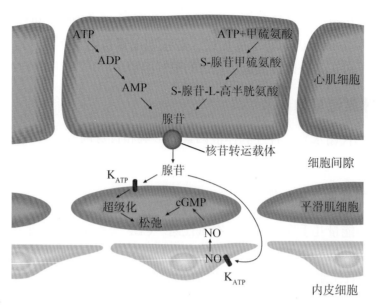

图 6-2-3　心肌代谢产物腺苷的来源及其对冠脉血管平滑肌的调节作用

在整体情况下，CBF 主要是由心肌本身的代谢水平来调节的。神经因素的影响可在很短的时间内就被心肌代谢改变引起的血流变化所抵消或掩盖。在剧烈运动或大失血等情况下，交感神经兴奋可使全身血管收缩，而冠脉血管（及脑血管）却无明显收缩，此时主要通过全身血量的重新分配来保证心、脑等重要器官仍能获得相对较多的血液供应。

（三）体液调节

肾上腺素和去甲肾上腺素主要通过作用于心肌细胞的 β_1 受体，增强心肌细胞代谢水平，间接引起冠脉舒张，CBF 增加；也可直接作用于冠脉平滑肌细胞上的 α 或 β 受体，引起冠状血管收缩或舒张，但其作用不如代谢作用明显。甲状腺激素也能提高心肌代谢水平，间接引起冠脉舒张，CBF 增加。血管紧张素 Ⅱ 和大剂量血管升压素能使冠状动脉收缩，CBF 减少。此外，NO、前列环素（PGI_2）、组胺、缓激肽、5- 羟色胺等可使冠状血管舒张，CBF 增加；而内皮素、血栓素 A_2 等可使冠脉血管收缩，CBF 减少（参见第九章）。

（四）自身调节

CBF 也受自身调节（图 6-2-4）。当冠状动脉有效灌注压在一定范围内（60 ~ 180 mmHg）波动时，CBF 能保持相对恒定。这主要是由微动脉（直径 < 150 μm 毛细血管前阻力血管）血管阻力的变化引起的。也就是说，在此范围内，当动脉血压突然升高时，冠脉有效灌注压升高，冠脉平滑肌受到牵张刺激，紧张性活动增强，血管收缩，血流阻力增大，以免 CBF 因灌注压升高而增多。反之，动脉血压降低对血管壁的牵张减弱而发生血管平滑肌舒张，局部血流阻力减小，使 CBF 不至于明显减少。这种微动脉平滑肌对牵张的直接反应称为肌源性反应（myogenic response），这可能是 CBF 自身调节的主要机制。其意义是在血压发生一定程度的变化时使 CBF 能保持相对稳定。

除此之外，代谢因素也参与了 CBF 的自身调节。

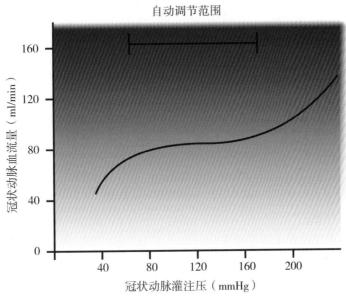

图 6-2-4　冠状动脉血流量的自身调节

（孙　玉）

第三节　心肌缺血与心电图的 ST-T 改变

病例 6-1

刘某，男，60 岁，既往有吸烟史数年，最近因发作性胸痛数月，加重一个月入院，胸痛每次持续数分钟，多在快走或爬坡登楼时出现，休息后缓解。静息状态下心电图正常（图 6-3-1），胸痛发作时心电图出现 ST-T 改变（图 6-3-2）。

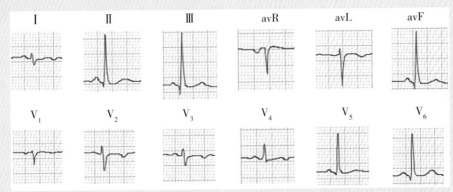

图 6-3-1　静息状态下心电图

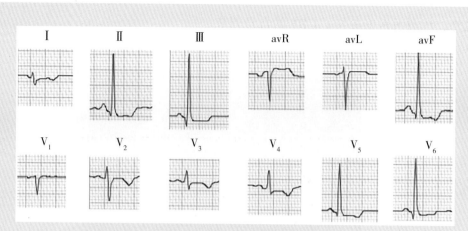

图 6-3-2　胸痛发作时心电图

请思考以下问题：

1. 患者的心电图出现了哪些异常？

2. 可能的原因是什么？是如何造成的？

3. 作为医生，你给患者哪些建议？

（杨瑞雪　提供）

引起心肌缺血的原因有许多，冠状动脉粥样硬化、冠状动脉痉挛、冠状动脉畸形、微血管病变、重度主动脉狭窄、肥厚型梗阻性心肌病等，最常见的当属冠状动脉粥样硬化。当冠状动脉粥样硬化引起管腔狭窄，导致心肌血流灌注不足，氧供减少，从而引起心肌缺血。心肌缺血主要影响到心肌的复极过程，心电图上表现为 ST 段和 T 波的改变。缺血的严重程度和缺血的部位都会影响到心电图上波形的变化。

由于冠状动脉走向自外向内，其灌注逐层降低，因此发生供血不足时，心内膜下心肌最容易发生心肌缺血，只有当一支较大的冠状动脉发生痉挛或阻塞时，才会发生心外膜下心肌缺血或透壁性心肌缺血。左室壁较厚且负荷较重，因此壁厚的左心室壁比壁薄的右心室壁更容易引起心肌缺血。

一、缺血型心电图改变

心室除极顺序是从心内膜向心外膜推进，而复极化则是心外膜最先复极，从心外膜向心内膜推进。当电极放在心外膜一侧时，复极 T 向量朝向电极，记录出直立的 T 波。

1. 心内膜下心肌缺血

当心内膜下心肌缺血时，心内膜复极滞后，这块心肌复极时其他心肌已经基本复极完毕，与之抗衡的向量减小或消失，导致面向缺血区的导联正向量增大，T 波高尖。

2. 心外膜下心肌缺血

心外膜下心肌缺血时，外膜下心肌复极完成较内膜更晚，T 波向量方向逆转，面向缺血区的导联记录到的 T 波转为倒置。

二、损伤型心电图改变

心肌损伤引起 ST 段变化，主要有两种学说，一种是舒张期损伤电流，另一种是

Note

收缩期损伤电流。

1. 舒张期损伤电流

心肌损伤时由于细胞膜对离子通道的通透性再次发生改变，使得损伤心肌与正常心肌之间出现电位差，形成舒张期损伤电流，向量从正常心肌指向损伤心肌。

2. 收缩期损伤电流

损伤心肌在复极化 2 相时有部分心肌仍在除极，两者之间的电位差形成了收缩期损伤电流，其方向由正常心肌指向受损心肌。

实际上两种电流大多同时存在。当心内膜下心肌损伤时，ST 段向量则从心外膜指向心内膜，在外膜一侧的导联记录到的就是 ST 段压低。心外膜下心肌损伤时，包括透壁心梗，ST 段向量由心内膜指向心外膜，面向损伤区的导联采集到的就是抬高的 ST 段。由于镜像原理，损伤心肌对侧的心肌 ST 段变化与其相反，若某导联在面向损伤区得到的是抬高的 ST 段，在其对侧导联可见 ST 段压低，如 Ⅱ、Ⅲ、avF 导联 ST 段抬高，则 Ⅰ、avL 导联可见 ST 段压低。

三、心肌缺血与 ST-T 改变的临床意义

（一）ST 段改变

从形态上可将 ST 段压低简单分为几种类型。

1. 下斜型 ST 段压低（图 6-3-3）

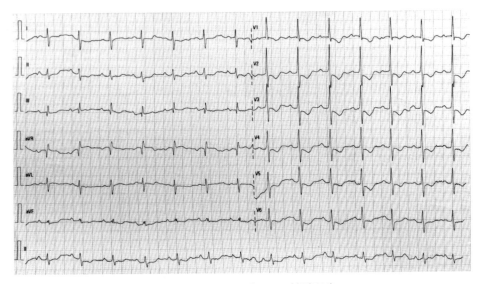

图 6-3-3　V1-6 导联 ST 下斜型下移

J 点明显下移，ST 段从 J 点开始继续斜型向下，压低的 ST 段与 R 波顶点的垂线所成的夹角＞90°。

2.水平型 ST 段压低（图 6-3-4）

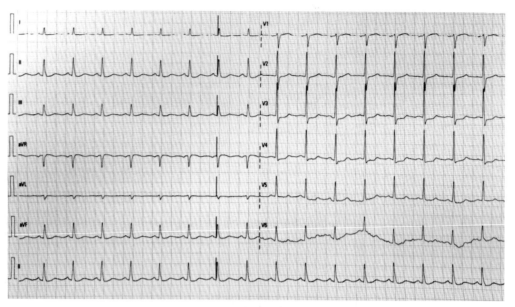

图 6-3-4　V3-4 导联 ST 段水平型下移

J 点明显下移，ST 段呈水平状，压低的 ST 段与 R 波顶点的垂线所成的夹角＝90°。

3.上斜型 ST 段压低（图 6-3-5）

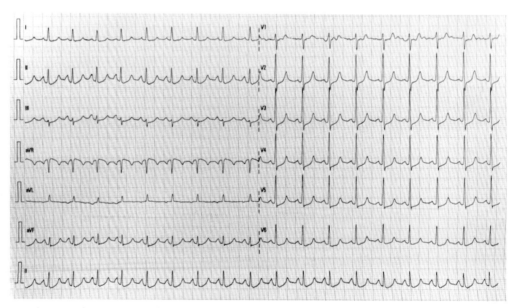

图 6-3-5　Ⅱ、Ⅲ、avF、V1-6 导联 ST 段上斜型下移

又称 J 点型 ST 段压低，J 点明显下移，ST 段与 R 波顶点的垂线所成的夹角≤80°。上斜型 ST 段压低多为生理性的，当 ST 段压低≥0.2 mV 才具有临床意义。

4. ST 段抬高（图 6-3-6）

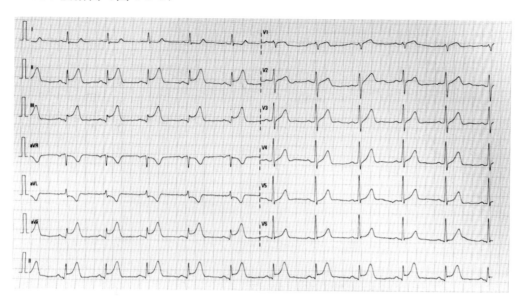

图 6-3-6　Ⅱ、Ⅲ、avF 导联 ST 段抬高

ST 段抬高最常见于急性心肌梗死，其次变异型心绞痛，多为弓背向上型抬高，并伴有镜像导联 ST 段下移；心包炎、早期复极等可见 ST 段呈凹面向上型抬高。

（二）T 波的改变

T 波改变可分为以下几类。

1. T 波高耸（图 6-3-7）

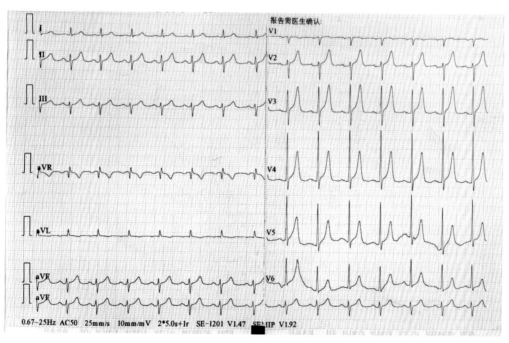

图 6-3-7　V3-4 导联 T 波高耸

肢体导联 T > 0.5 mV，胸导联 T 波 > 1.3 mV 一般可认为 T 波高耸。T 波高耸可

以是正常变异，也可见于心肌梗死超急性期、变异型心绞痛、高钾血症、早期复极等情况。

2. T 波倒置（图 6-3-8）

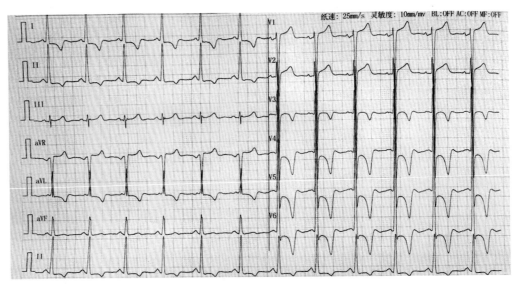

图 6-3-8　Ⅰ、Ⅱ、avL、V3-6 导联 T 波倒置

T 波倒置可见于心肌缺血也可见于其他情况，且多为非特异性，但双肢对称、倒置深尖的 T 波被称为冠状 T 波，多见于心肌缺血。巨大倒置 T 波常见于肥厚型心肌病、非 ST 段抬高型急性心肌梗死及颅内出血等神经系统疾病。

3. T 波低平（图 6-3-9）

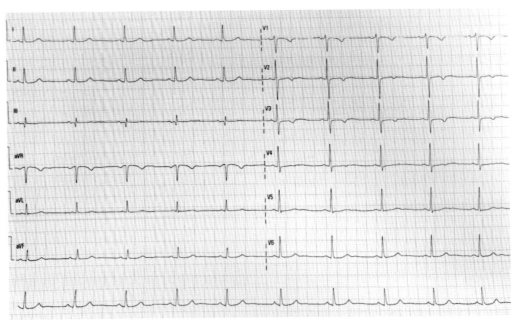

图 6-3-9　V4-5 导联 T 波低平

在以 R 波为主的导联，T 波振幅小于同导联 R 波振幅的 1/10 即称为 T 波低平。

4. T 波双向

T 波先正后负为 T 波正负双向（图 6-3-10），可见于心肌缺血急性心梗充分发展期；T 波先负后正为负正双向（图 6-3-11），常伴有 ST 段下斜型下移，多见于左心室内膜下心肌缺血。

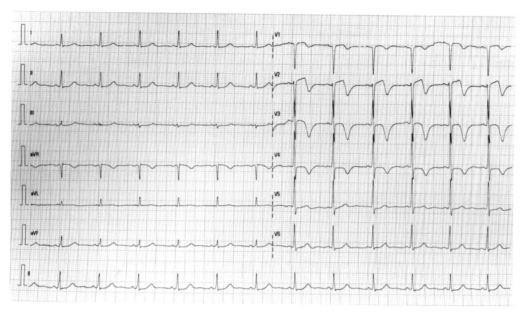

图 6-3-10　V2 导联 T 波正负双向，V3-4T 波倒置

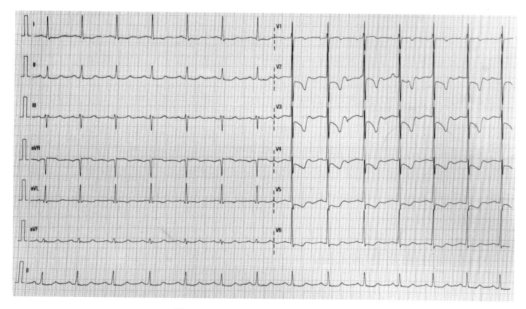

图 6-3-11　V2-6 导联 T 波负正双向

心肌缺血时心电图表现可以为仅有 ST 段改变或 T 波改变，也可两者同时出现，而冠心病患者并非每个人都有 ST-T 改变，部分人会有持续性 ST-T 改变，但心肌缺血时 ST-T 假性正常化。冠心病患者 ST 段呈水平型或下斜型压低时更具临床意义；T 波出现倒置深尖、双肢对称（称为冠状 T 波）诊断心肌缺血可靠性更高。

但需要强调的是，ST-T 改变并非心肌缺血特有的，也可以出现在生理性变化或其他病理状态时。体位改变可以造成 ST-T 段压低或抬高，影响程度因人而异。自主神经功能紊乱、情绪激动（交感神经兴奋）、吸烟、过度换气、贫血、Valsalva 动作、心脏神经症、心动过速、甲状腺功能亢进和低氧血症等均可造成心电图 ST-T 改变。这类改变绝大多数表现为上斜型 ST 段压低或伴有 T 波低平、双向和倒置。临床上，通常认为这是一种非特异性 ST-T 改变，实际上无明确的病理意义，多见于正常年轻人（尤其是年轻女性）和围绝经期女性。预激综合征、束支阻滞、心室异位激动或心室起搏等可引起心室肌除极异常从而引起复极顺序改变，导致的 ST-T 改变称为继发性 ST-T 改变。此外，结构性心脏病、心肌炎、心肌肥厚、电解质紊乱（低钾血症）及部分药物（如洋地黄类、β 肾上腺素受体阻断药等）均可造成 ST-T 改变。因此在临床诊断中，结合患者病史及临床其他资料并对心电图做动态分析非常重要。

（杨瑞雪）

第四节　常用心肌梗死标志物的检测方法及临床意义

心肌缺血损伤后，机体的各种生物化学指标变化较多，心肌细胞内的结构蛋白和一些酶类大分子即从心肌细胞释放入血液中，其含量变化可以敏感地反映心肌细胞受损的程度，因此能被用为心肌损伤的标志物。反映心肌缺血损伤的理想生物化学指标应具有以下特点：①具有高度的心脏特异性；②心肌损伤后迅速增高，并持续较长时间；③检测方法简便快速；④其应用价值已被临床证实。

本节主要介绍几种临床常用的急性心肌梗死（acute myocardial infarction，AMI）标志物，包括肌酸激酶及其同工酶、肌钙蛋白、肌红蛋白、乳酸脱氢酶及同工酶等，其中前三项已成为新的、可靠的心肌损伤标志物，更有利于 AMI 的早期诊断、疗效监测、预后判断和危险分层等。

一、肌酸激酶及其同工酶

肌酸激酶（creatine kinase，CK）主要存在于骨骼肌、心肌和脑组织的胞质和线粒体中。CK 是由 B 和 M 两个亚单位组成的二聚体，两个亚单位可组合成 3 种 CK 同工酶，即 CK-BB（CK1）、CK-MB（CK2）、CK-MM（CK3）。CK-BB 主要存在于脑、前列腺、肠、肺、膀胱、子宫、胎盘及甲状腺中；骨骼肌和心肌中以 CK-MM 占优势；而 CK-MB 则主要分布于心肌中。心肌受损时，主要表现为 CK-MB 升高。

【标本采集】血清，肝素或 EDTA 抗凝血浆。标本应避免溶血。

【参考区间】肌酸激酶偶联法：男 50 ~ 300 U/L，女 40 ~ 200 U/L。CK-MB 活

性：0 ~ 20 U/L（免疫抑制法）。CK-MB 质量：（CK-MB mass）0 ~ 3.8 μg/L（化学发光法）。

【临床意义】

1. 急性心肌梗死（AMI）

AMI 发生后 3 ~ 4 h，血清 CK、CK-MB 开始上升，10 ~ 36 h 达到高峰，3 ~ 4 天恢复正常。CK 活性升高的幅度超过 2 倍至数倍，较少超过 30 倍。CK、CK-MB 活性测定有助于 AMI 的早期诊断，其增高的程度与心肌损伤的程度基本一致。在 AMI 病程中，若 CK-MB 持续保持在高水平，则表明心肌坏死继续进行，如 CK、CK-MB 再次升高，提示心肌再次梗死。当梗死的血管成功再灌注后，90 min 内血清 CK-MB 增加 > 24 μg/（L·h）或 4 倍以上，CK 活性成倍增加。

2. 心绞痛

对于不稳定型心绞痛患者，血清 CK-MB 比 CK 活性测定诊断微小心肌梗死有更高的灵敏度。血清 CK-MB 增高的不稳定型心绞痛与不增高患者相比，数月后发生 AMI 或死亡率明显增高。此外，慢性心房颤动、心包炎、安装起搏器、冠状动脉造影、心脏手术等时也可见血清 CK-MB 升高。

3. 肌病和肌萎缩

如肌营养不良、多发性肌炎、挤压综合征等时，血清 CK-MB 水平也可增高。

4. 其他原因造成的心肌损伤

病毒性心肌炎、心脏手术、心脏外伤、有创性心脏干预治疗（如心导管、冠状动脉成形术等）时，血清 CK 活性升高。

5. 骨骼肌疾病

进行性肌营养不良、多发性肌炎、严重肌肉创伤、横纹肌溶解症、重症肌无力等时，CK 活性显著增高。

6. 其他

甲状腺功能减退出现粘液性水肿时，CK 可显著增高；甲状腺功能亢进时，CK 活性可减低。脑血管意外、休克、全身性惊厥、破伤风等时，CK 活性亦增高。

二、肌钙蛋白

肌钙蛋白（troponin, Tn）是肌肉收缩的调节蛋白。心肌肌钙蛋白（cardiac troponin, cTn）是心肌特异性的肌钙蛋白，它以复合体形式存在，包括 cTnI、cTnT 和 cTnC 三个亚单位，其中 cTnI、cTnT 为心脏特异的抗原。生理状况下 cTn 存在于心肌细胞内，当各种原因引起心肌细胞受损时，cTnI 和 cTnT 可释放到外周血中。

【标本采集】血清、肝素或 EDTA 抗凝血浆。标本应避免溶血。

【参考区间】cTnI：< 0.2 μg/L（化学发光法）为正常，> 1.5 μg/L 为诊断临界值。cTnT：0.02 ~ 0.13 μg/L（化学发光法）为正常，> 0.2 μg/L 为诊断临界值，> 0.5 μg/L 可以诊断急性心肌梗死。

【临床意义】

1. **急性心肌梗死（AMI）**

肌钙蛋白在 AMI 发作后 3 ~ 6 h 即升高，cTnI 在 12 ~ 24 h 达到高峰，增高可持续 7 ~ 10 天；cTnT 在 24 ~ 48 h 达到高峰，增高可持续 10 ~ 14 天。升高幅度为 20 ~ 50 倍。由于骨骼肌和心肌中肌钙蛋白异构体的氨基酸序列约有 50% 不同源，因此 cTn 是较特异的诊断 AMI 的心肌损伤标志物，可有效地鉴别心肌损伤与骨骼肌损伤。

2. **不稳定型心绞痛**

约有 1/3 的不稳定型心绞痛患者血清 cTn 升高，提示有小范围的心肌梗死。稳定型心绞痛患者 cTn 一般不升高。血清 cTn 增高的心绞痛患者，数月后 AMI 和死亡的发生率高于血清 cTn 不增高的患者。如多次测定血清 cTn 不增高，可以除外心肌的微小梗死。

3. **心肌炎**

cTn 在病毒性心肌炎有较高的阳性率，为 40% ~ 50%，重症可达 100%，且 cTn 升高与心肌损伤的严重程度呈正相关。

4. **AMI 溶栓治疗监测**

开始溶栓治疗后，如再灌注成功，90 分钟 cTn 可达最大值。

5. **其他**

心脏移植后发生慢性或亚急性移植排斥反应，可见血清 cTn 增高。在多发性器官衰竭、肾衰竭、心肌病时，若伴有心肌损伤，血清 cTn 增高。

三、肌红蛋白

肌红蛋白（myoglobin，Mb）是一种存在于骨骼肌和心肌中的含氧结合蛋白，正常人血清 Mb 含量极少，当心肌或骨骼肌损伤时，血液 Mb 水平升高。

【标本采集】血清，EDTA 或肝素抗凝血浆。标本应避免溶血。

【参考区间】10 ~ 80 μg/L。

【临床意义】

1. 急性心肌梗死（AMI）的诊断与排除诊断。Mb 分子量小，在心肌损伤早期即可释放到外周血并被检测出来。AMI 时，胸痛后 2 h 内血清 Mb 开始上升（> 100 μg/L），6 ~ 12 h 达高峰，平均高达 600 ~ 1000 μg/L，升高幅度为 5 ~ 20 倍，1 ~ 2 天恢复正常，因此 Mb 可作为早期诊断 AMI 的指标。如果急性胸痛 6 ~ 10 h 后，血清 Mb 浓度处于参考区间内，可以排除心肌梗死的可能性。若患者在胸痛后 12 h 或更长时间到达医院，不必再测定 Mb，因为此时血清 Mb 有可能已恢复到参考区间。但心肌再发生梗死，血清 Mb 升高明显早于其他心肌蛋白标志物。

2. 骨骼肌损伤   肌营养不良、多发性肌炎、皮肌炎、横纹肌溶解等骨骼肌疾病时，Mb 也增高，甚至明显上升；恶性高热、多发性外伤、烧伤、冻伤等也可因骨骼肌损伤导致血清或尿液中 Mb 增高。另外，高强度运动也可使血清 Mb 增高，因此 Mb 还可用于运动医学中过度训练的检测。

3. 急性肾衰竭或慢性肾衰竭时，可有肌红蛋白升高。

4. 心肌炎、严重的充血性心功能不全时 Mb 也可升高。

四、乳酸脱氢酶测定

乳酸脱氢酶（lactate dehydrogenase，LD）是一种糖酵解酶，广泛存在于机体的各种组织中，其中以心肌、骨髓肌和肾脏含量最丰富，其次为肝脏、脾脏、胰腺、肺脏和肿瘤组织，红细胞中 LD 含量也极为丰富。由于 LD 几乎存在于人体各组织中，所以 LD 对诊断具有较高的灵敏度，但特异性较差。

【标本采集】血清，EDTA 或肝素抗凝血浆。标本应避免溶血。

【参考区间】120 ~ 250 U 速率法。

【临床意义】

1. 心脏疾病

AMI 时 LD 活性较 CK、CK-MB 增高晚（8 ~ 18 小时开始增高），24 ~ 72 小时达到峰值，持续 6 ~ 10 天。病程中 LD 持续增高或再次增高，提示梗死面积扩大或再次出现梗死。

2. 肝脏疾病

急性病毒性肝炎、肝硬化、胆汁淤积性黄疸，以及心力衰竭和心包炎时的肝淤血、慢性活动性肝炎等 LD 显著增高。

3. 恶性肿瘤

恶性淋巴瘤、肺癌、结肠癌、乳腺癌、胃癌、宫颈癌等 LD 均明显增高。

4. 其他

贫血、肺梗死、骨骼肌损伤、进行性肌营养不良、休克、肾脏病等 LD 均明显增高。

五、乳酸脱氢酶同工酶测定

LD 是由 H 亚基（心型）和 M 亚基（肌型）组成的四聚体，根据亚基组合不同形成 5 种同工酶 LD1（H4）、LD2（H3M）、LD4（HM3）和 LD5（M4）。其中 LD1、LD2 主要来自心肌，LD3 要来自肺、脾组织，LD4、LD5 主要来自肝脏，其次为骨髓肌。由于 LD 同工酶的组织分布特点，其检测具有病变组织定位作用，且其意义较 LD 更大。

【标本采集】血清，EDTA 或肝素抗凝血浆。标本应避免溶血。

【参考区间】

LD1：（32.70 ± 4.60）%

LD2：（45.10 ± 3.53）%

LD3：（18.50 ± 2.96）%

LD4：（2.90 ± 0.89）%

LD5：（0.85 ± 0.55）%

LD1/LD2：<0.7

【临床意义】

1. AMI

AMI 发病后 12 ~ 24 小时有 50% 的病人，48 小时有 80% 的病人 LD1、LD2 明显增高，且 LD1 增高更明显，LD1/LD2>1.0。当 AMI 病人 LD1/LD2 增高，且伴有 LD5 增高，其预后较仅有 LD1/LD2 增高为差，且 LD5 增高提示心力衰竭伴有肝淤血或肝衰竭。

2. 肝脏疾病

肝脏实质性损伤，如病毒性肝炎、肝硬化、原发性肝癌时，LD5 升高，且 LD5>LD4，而胆管梗阻但未累及肝细胞时 LD4>LD5。恶性肿瘤肝转移时 LD4、LD5 均增高

3. 肿瘤

恶性肿瘤细胞坏死可引起 LD 增高，且肿瘤生长速度与 LD 增高程度有一定关系。大多数恶性肿瘤病人以 LD5、LD4、LD3 增高为主，且其阳性率 LD5>LD4>LD3。生殖细胞恶性肿瘤和肾脏肿瘤则以 LD1、LD2 增高为主。白血病病人以 LD3、LD4 增高为主。

4. 其他

骨髓肌疾病血清 LD5>LD4；肌萎缩早期 LD5 升高，晚期 LD1、LD2 也可增高；肺部疾病 LD3 可增高；恶性贫血 LD 极度增高，且 LD1>LD2。

（孟晓慧）

第五节　冠状动脉粥样硬化性心脏病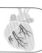

病例 6-2

患者，男，65 岁，既往高血压病史 30 年余，血压最高达 180/100 mmHg，服用"硝苯地平""卡托普利"，血压控制在 150/90 mmHg，长期吸烟史。患者 5 年前出现活动时胸痛、胸闷，胸痛以胸骨后为著，压榨性疼痛，可持续 3 ~ 5 min，休息或口服硝酸甘油可缓解，未规律服用抗血小板药物。就诊 6 h 前情绪激动后出现心前区压榨性疼痛，伴后背紧缩感、双侧牙痛，休息 30 min 不能缓解，舌下含服硝酸甘油无效，急来医院就诊。

查体发现：体温 36.5℃　P 92 次/分　R 20 次/分　BP 91/64 mmHg　身高 183cm　体重 80 kg，神志清，精神差，端坐呼吸、憋喘貌，左下肺呼吸音弱，右肺可闻及湿啰音，心音低钝，心率 92 次/分，律不规整，可闻及早搏，各瓣膜听诊区未闻及病理性杂音，双下肢无明显水肿。血液检查 NT-proBNP 6869 pg/mL, hs-CTNI 737.55 ng/L（参考值＜ 17 ng/L）。心电图如下。

Note

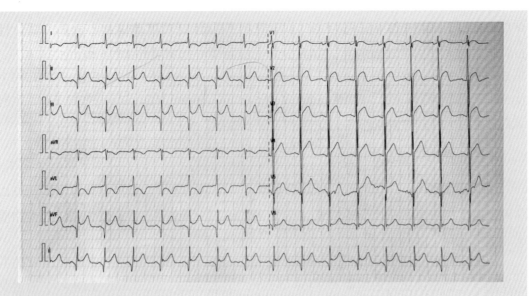

请思考以下问题：

1. 患者应诊断为急性冠脉综合征的哪种类型？

2. 该心电图有哪些特点，如何对其进行定位诊断？

3. 心电图可能会出现何种演变？

4. 该患者是否需要做 18 导心电图？

5. 该患者首先需要评估何种治疗方式？

6. 患者除了胸痛以外，还有胸闷、憋喘、端坐呼吸症状，还需要进一步完善哪些检查？

7. 该患者出院后的需要遵循的 ABCDEF 原则包括哪些内容？　（林宗伟　提供）

一、概述

（一）定义及流行病学

冠状动脉粥样硬化性心脏病（coronary atherosclerotic heart disease）指冠状动脉发生粥样硬化病变引起管腔狭窄或闭塞，导致心肌缺血、缺氧或者坏死而引起的心脏病，简称冠心病（coronary heart disease，CHD），亦称缺血性心脏病（ischemic heart disease，IHD）。心血管病死亡仍为我国城乡居民总死亡原因的首位，推算心血管病的现患者数为 1.2 亿，其中冠心病患者 1139 万。本病多发于 40 岁以上成人，男性发病早于女性，但近年来发病呈年轻化趋势，是威胁人类健康的主要疾病之一。

（二）分型

由于病理解剖及病理生理机制的不同，冠心病分为不同的临床表型。1979 年世界卫生组织将冠心病分为 5 型，分别是无症状性或隐匿型冠心病、心绞痛、心肌梗死（myocardial infarction，MI）、缺血性心肌病和猝死。近年来趋向根据冠心病的发病特点和处理原则的不同分为两大类，即慢性冠脉疾病（chronic coronary artery disease，CAD），亦称慢性心肌缺血综合征（chronic ischemic syndrome，CIS）和急性冠脉综

Note

合征（acute coronary syndrome，ACS）。其中，CAD又包括稳定型心绞痛、缺血性心肌病以及无症状性冠心病等；ACS分为不稳定型心绞痛（unstable angina，UA）、非ST段抬高型心肌梗死（non-ST-segment elevation myocardial infarction，NSTEMI）及ST段抬高型心肌梗死（ST-segment elevation myocardial infarction，STEMI），也有学者将冠心病猝死划分在内。

（三）发病机制及病理改变

动脉粥样硬化的发病机制，曾有多种学说，包括脂质浸润学说、内皮损伤-反应学说、血小板聚集和血栓形成假说、平滑肌细胞克隆学说等。目前较为公认的为脂质浸润学说。

动脉粥样硬化斑块的演化如图6-5-1、图6-5-2所示。在各种主要危险因素的共同作用下，低密度脂蛋白胆固醇（low-density lipoprotein cholesterol，LDL-C）通过受损的内皮细胞进入管壁内膜，经过氧化修饰形成氧化低密度脂蛋白胆固醇（oxidized LDL-C，ox-LDL-C），加重内皮损伤；单核细胞（monocyte）和淋巴细胞（lymphocyte）发生表面特性变化，黏附因子的表达增加，黏附于内皮细胞上的数量增多，同时从内皮细胞间移入内膜下形成巨噬细胞（macrophage），通过清道夫受体吞噬ox-LDL-C，

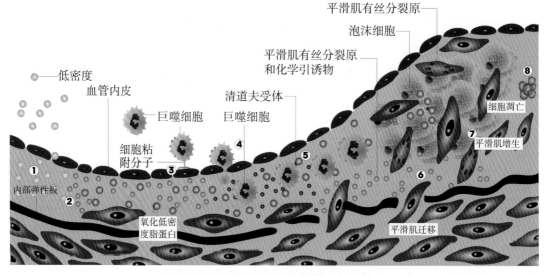

图6-5-1 动脉粥样硬化斑块的演化示意图

①内膜内脂蛋白颗粒（黄色小球）积聚。修饰的低密度脂蛋白用较深的颜色表示。修饰包括氧化和糖基化。②氧化应激，包括在修饰脂蛋白中发现的产物，可以诱导局部细胞因子的形成（绿色球体）。③细胞因子诱导黏附分子（内皮表面的红色突出）的表达增加，引起单核细胞黏附和化学趋化，引导它们迁移到内膜。④血液单核细胞在巨噬细胞趋化蛋白1（MCP-1）等趋化因子刺激下进入动脉壁时，会遇到巨噬细胞集落刺激因子等刺激，从而增强其表达清道夫受体。⑤清道夫受体介导修饰脂蛋白颗粒的摄取，促进泡沫细胞的发育。巨噬细胞来源的泡沫细胞是细胞介质的主要来源，可分泌细胞因子和效应分子，如次氯酸、超氧阴离子（O_2^-）和基质金属蛋白酶等。⑥平滑肌细胞从中膜移入内膜。⑦平滑肌细胞可分裂并分泌细胞外基质，促进细胞外基质在不断增长的动脉粥样硬化斑块中积累。通过这种方式，脂肪条纹可以演变成纤维脂肪病变。⑧晚期可发生钙化，并继续纤维化，有时还会伴随平滑肌细胞死亡（包括程序性细胞死亡或凋亡），形成富含脂质以及死亡细胞及其碎屑的核心而表面纤维囊细胞成分较少的斑块。IL-白介素；LDL-低密度脂蛋白

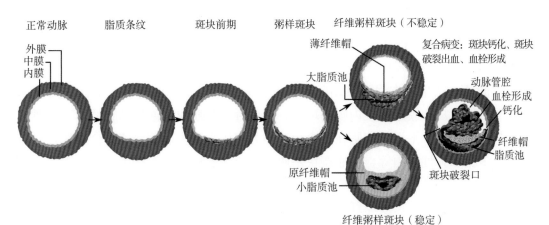

图 6-5-2　动脉粥样硬化进展过程血管横切面结构示意图

图中深黑色代表血栓、钙化，淡黑色代表脂质条纹、脂质核和脂质池，细黑点代表纤维帽

转变为泡沫细胞（foam cell），形成最早的粥样硬化病变脂质条纹。

脂纹（fatty streak）是动脉粥样硬化的早期病变。脂纹最早可出现于儿童期，但并非都发展为纤维斑块，是一种可逆性病变。肉眼观：于动脉内膜面，见黄色帽针头大的斑点或长短不一的条纹，条纹宽 1 ~ 2 mm，平坦或微隆起（图 6-5-3）。光镜下：病灶处内皮细胞下有大量泡沫细胞聚集。泡沫细胞圆形，体积较大，在石蜡切片上胞质内呈大量小空泡状。此时大多数泡沫细胞为巨噬细胞源性泡沫细胞。此外，可见较多的细胞外基质（蛋白聚糖），数量不等的合成型平滑肌细胞，少量淋巴细胞和中性粒细胞等。

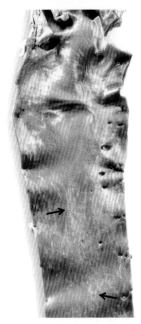

图 6-5-3　脂纹（动脉粥样硬化）

内膜表面黄色针头大的斑点或长短不一的条纹（箭头所示）

同时，巨噬细胞能分泌多种生长因子和促炎因子，包括肿瘤坏死因子 -α（tumor necrosis factor-α，TNF-α）、白介素 -1（interleukin-1，IL-1）、巨噬细胞趋化蛋

白 -1（macrophage chemoattractant protein-1，MCP-1）、血小板源生长因子（platelet derived growth factor，PDGF）、成纤维细胞生长因子（fibroblast growth factor，FGF）等，促进斑块的生长和炎症反应。进入内膜的 T 细胞识别巨噬细胞和树突状细胞提呈的抗原同时被激活，产生具有强烈致动脉粥样硬化的细胞因子。在 PDGF 和 FGF 的作用下，平滑肌细胞从中膜迁移至内膜并增殖，亦可吞噬脂质成为泡沫细胞的另一重要来源。在某些情况下，平滑肌细胞在凝血酶等强力作用下发生显著增殖，合成和分泌胶原、蛋白多糖和弹性蛋白等，构成斑块基质。在上述各种机制的作用下，脂质条纹进展为纤维脂质病变及纤维斑块。肉眼观：内膜表面散在不规则隆起的斑块，初为淡黄或灰黄色，后因斑块表层胶原纤维的增多及玻璃样变而呈瓷白色，状如凝固的蜡烛油（图 6-5-4）。斑块大小不等并可相互融合。光镜下：病灶表层为大量胶原纤维、散在的平滑肌细胞、少数弹性纤维及蛋白聚糖等形成的纤维帽，胶原纤维可发生玻璃样变。

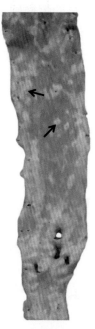

图 6-5-4 纤维斑块（动脉粥样硬化）

黄白色稍隆起的为纤维斑块（黑色箭头示）

纤维帽下方可见不等量的泡沫细胞、平滑肌细胞、细胞外脂质及炎症细胞。病变进一步发展，可见脂质蓄积及肉芽组织反应后期，纤维斑块发生出血、坏死、溃疡、钙化及附壁血栓，形成晚期的复合病变。肉眼观：动脉内膜面见灰黄色斑块（图 6-5-5），既向内膜表面隆起，又向深部压迫中膜。切面见纤维帽的下方，有多量黄色粥糜样物质。光镜下：在玻璃样变的纤维帽的深部，有大量无定形物质，为细胞外脂质及坏死物，其中可见胆固醇结晶（图 6-5-6），有时可见钙化。底部及周边部可见肉芽组织、少量泡沫细胞和淋巴细胞浸润。粥瘤处中膜平滑肌细胞受压而萎缩，弹性纤维破坏，该处中膜变薄。外膜可见毛细血管新生、结缔组织增生及淋巴细胞、浆细胞浸润。

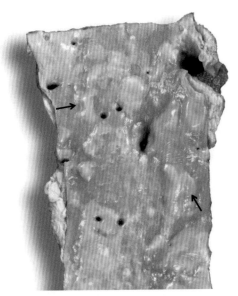

图 6-5-5　粥样斑块（动脉粥样硬化）

灰黄色不规则隆起的为粥样斑块（黑色箭头示）

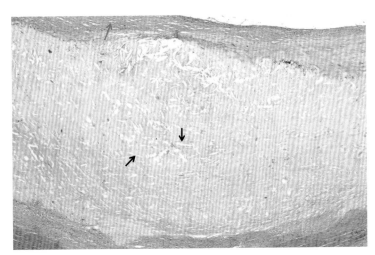

图 6-5-6　动脉粥样硬化（粥样斑块）

表层为纤维帽（蓝色箭头示），其下可见散在的泡沫细胞，深层为一些坏死物质，
沉积的脂质和胆固醇结晶裂隙（黑色箭头示）

当冠脉的供血与心肌的需血之间发生矛盾，冠脉血流量不能满足心肌代谢的需要，就可引起心肌缺血缺氧。暂时的缺血缺氧引起心绞痛，而持续严重的心肌缺血可引起心肌坏死即心肌梗死。

稳定型心绞痛又称劳力性心绞痛，其发病机制为当冠脉狭窄或部分闭塞时，其血流量减少，对心肌的供血量相对比较固定。在休息时尚能维持供需平衡而无症状。但在劳力、情绪激动、饱食等心脏负荷突然增加的情况下，心率增快、心肌张力和心肌收缩力增加等而致心肌氧耗量增加，而狭窄的冠状动脉供血却不能相应地增加以满足心肌对血液的需求时，即可引起心绞痛。

不稳定型心绞痛（UA）/ 非 ST 段抬高型心肌梗死（NSTEMI）发病机制为在不稳定粥样硬化斑块破裂或糜烂基础上血小板聚集、并发血栓形成、冠状动脉痉挛收缩、

Note

微血管栓塞导致急性或亚急性心肌供氧减少及缺血加重。虽然也可因劳力负荷诱发，但劳力负荷中止后胸痛并未缓解。其中，NSTEMI 常因心肌严重的持续性缺血导致心肌坏死，病理上出现灶性或心内膜下心肌坏死。

ST 段抬高型心肌梗死（STEMI）的基本病因是冠脉粥样硬化基础上一支或多支血管管腔急性闭塞，若持续时间达到 20 min 以上，即可发生急性心肌梗死（acute myocardial infarction，AMI）。大量的研究已证明，绝大多数 STEMI 是由于不稳定的粥样斑块破溃，继而出血和管腔内血栓形成，而使管腔闭塞。

（四）诊断

1. 症状

典型心绞痛的症状为发作性胸痛，活动或情绪激动时加重，休息或含服硝酸甘油时减轻，持续数分钟及十几分钟，心肌梗死者疼痛更剧烈、持续时间更长，含服硝酸甘油效果不佳。

2. 体格检查

心绞痛发作时可有心率增快，少数也可减慢。心梗患者可出现第一心音减弱，出现第四心音奔马律，少数有第三心音奔马律。10% ~ 20% 的患者在起病第 2 ~ 3 天出现心包摩擦音，为反应性纤维性心包炎所致。心尖区可出现粗糙的收缩期杂音或伴收缩中晚期喀喇音，为二尖瓣乳头肌功能失调或断裂引起，室间隔穿孔可在胸骨左缘 3 ~ 4 肋间新出现粗糙的收缩期杂音伴震颤。出现各种心律失常。早期血压可增高，绝大多数出现血压降低。

3. 实验室检查

（1）心电图

1）心绞痛心电图变化：12 导联静息心电图和发作心电图比较：R 波为主的相邻导联 ST 段压低，T 波低平或倒置，发作后数分钟内逐渐恢复。

2）急性心肌梗死心电图动态改变：①超急性期（数分钟至数小时）。急性心肌梗死发生后的数分钟，开始出现短暂的心内膜下心肌缺血，在心电图上产生异常高耸的 T 波，然后出现 ST 段上斜型或弓背向上型抬高，与直立 T 波相连。此外，QRS 振幅增高，并轻度增宽但未出现异常 Q 波。②急性期（梗死后数小时或数日，可持续数周）。急性期心电图中出现 ST 段抬高，即提示出现心肌损伤，心肌损伤使面向损伤区的导联多出现 ST 段弓背向上显著抬高，且常呈单向曲线改变。此外，也会出现异常的 Q 波（Q 波是心肌坏死的标志）或 QS 波，T 波由直立开始倒置并逐渐加深。此时也是心肌梗死早期心电图最具诊断意义的心电图表现。③亚急性期（梗死后数周至数月）。此期抬高的 ST 段恢复至基线，缺血型 T 波由倒置较深逐渐变浅，但坏死型 Q 波持续存在。④陈旧期（梗死后数月之后）。ST 段和 T 波恢复正常或 T 波持续倒置、低平，趋于恒定不变，但仍残留下坏死型的 Q 波。

3）24 h 动态心电图诊断标准：ST 段自 J 点后 80 ms 处水平或下斜型下移 0.1 mV 或 ST 段抬高 > 0.2 mV，持续 > 1 min 定义为阳性。

4）运动负荷心电图诊断标准：运动中或运动后以 R 波为主的导联 ST 段呈水平或

Note

下斜型下降（J点后60～80 ms）0.1 mV或原有ST段下移者，运动后应在原有基础上再下降0.1 mV，并持续2 min。

（2）超声心动图：超声心动图有助于对急性胸痛患者的鉴别诊断和危险分层，为无创性检查。新发室壁节段性运动不良是心肌梗死的可靠指标，可通过观察心腔形态的改变、心室的射血分数等来判断心肌缺血。对心肌梗死患者，超声心动图对发现机械并发症很有价值，如评估心脏整体和局部功能、乳头肌功能不全、室壁瘤和室间隔穿孔等。多巴酚丁胺负荷超声心动图检查还可用于评价心肌存活性。

（3）多层（16排或64排）螺旋CT诊断标准：至少一支主要冠状动脉或其主要分支的内径有≥50%的狭窄为阳性。

（4）核素灌注心肌显像诊断标准：心肌显像在运动和药物负荷时室壁局部出现放射性稀疏或缺损，延迟显像或静息后显像。

（5）冠状动脉造影诊断标准：至少一支主要冠状动脉或其主要分支的内径减少50%以上者为阳性。

（6）血清学检测：急性心肌梗死发生后，因为心肌缺血坏死或细胞膜通透性增加，使得心肌内的细胞酶释放入血，根据心肌受损情况不同，血清酶升高的幅度也不同，因此可以用血清酶的变化来反映心肌梗死的发生及病灶的大小。同时由于各种酶的生理特性不同，例如在细胞内定位不同、分子量大小不同、生物半衰期不同等，造成了各种酶入血的时间、入血的速度以及在血清内的持续时间不同，为实验室用作病程和预后的判断提供依据。

1）血清酶学检查：心肌酶是一类传统的血清标志物，应用时间长，也较为成熟，既往国内外常用于诊断心肌梗塞的血清酶主要有天冬氨酸转氨酶［aspartate transaminase，AST，又称谷草转氨酶（glutamic-oxaloacetic transaminase）］、乳酸脱氢酶（LDH）、肌酸激酶（CK）和CK-MB同工酶。由于急性心肌梗死后CK-MB的升高持续时间较短（起病后4 h增高，16～24 h达高峰，3～4天恢复正常），因此CK-MB适用于诊断再发心肌梗死。

2）心肌损伤标志物测定：心肌坏死时，心肌内含有的一些蛋白质类物质会从心肌组织内释放出来，并出现在外周血液循环中，因此可以作为心肌损伤判定指标。这些物质主要包括肌钙蛋白和肌红蛋白。

心肌肌钙蛋白（cardiac troponin，cTn）主要结合于心肌纤维中，少量以游离形式存在，正常人血中几乎探测不到。心肌细胞损伤时，游离的肌钙蛋白I亚单位（cTnI）和T亚单位（cTnT）首先释放于血中，3～4 h在外周血中逐渐增高，11～24 h释放达到峰值，持续7～10天后降至正常。

血清肌红蛋白（myoglobin，MYO）明显升高是心肌梗死的早期定量指标，起病后2 h内升高，12 h内达高峰，24～48 h内恢复正常。但是值得注意的是在急性肌损伤、急慢性肾衰、休克及能够引起肌肉病变的疾病时都会出现增高。

目前国内外一致认为，由于心肌肌钙蛋白在敏感性及特异性方面优于其他标志物如总CK、CK-MB、LDH、AST，用释放到血液的cTnI作为心肌损伤时首选生化标志物更为合适。同时可应用肌钙蛋白预测急性冠脉综合征患者的危险层次。由于广泛

Note

的组织分布，下述标志物缺乏组织特异性，在估测心肌损伤时不应再用，其中包括 CK、AST、LDH 及其异构体。

二、稳定型心绞痛

稳定型心绞痛，即稳定型劳力性心绞痛，亦称普通型心绞痛，是最常见的心绞痛。指由心肌缺血缺氧引起的典型心绞痛发作，其临床表现在 1 ～ 3 个月内相对稳定，即每日和每周疼痛发作次数大致相同，诱发疼痛的劳力和情绪激动程度相同，每次发作疼痛的性质和疼痛部位无改变，疼痛时限相仿，用硝酸甘油后也在相近时间内发生疗效。

（一）病理解剖

冠状动脉有左、右两支，开口分别在左、右主动脉窦。左冠状动脉有 1 ～ 3 cm 长的主干，然后分为前降支和回旋支。前降支供血给左心室前壁中下部、心室间隔的前 2/3 及二尖瓣前外乳头肌和左心房；回旋支供血给左心房、左心室前壁上部、左心室外侧壁及心脏膈面的左半部或全部和二尖瓣后内乳头肌。右冠状动脉供血给右心室、心室间隔的后 1/3 和心脏膈面的右侧或全部。这三支冠状动脉连同左冠状动脉的主干，合称为冠状动脉的四支。在左、右冠状动脉系统以及单侧冠状动脉各分支之间还存在侧支血管吻合支，在正常情况下它们一般没有功能。

粥样硬化可累及四支冠状动脉中的 1、2 或 3 支，亦可 4 支同时受累。其中以左前降支受累最为多见，病变也最重。粥样斑块多分布在血管分支的开口处，且常偏于血管的一侧，血管横切面上呈新月形（图 6-5-7、图 6-5-8）。

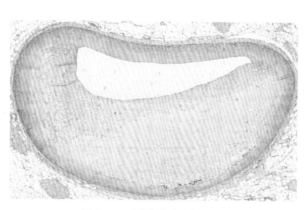

图 6-5-7　冠状动脉粥样硬化
内膜不规则增厚，粥样斑块形成，管腔变窄

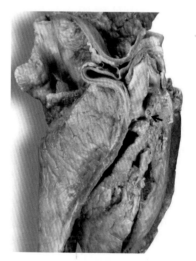

图 6-5-8　冠状动脉粥样硬化
冠状动脉管壁增厚，管腔阻塞（黑色箭头示）

稳定型心绞痛患者的冠状动脉造影显示有 1、2 或 3 支冠脉直径减少＞ 70% 的病变者分别各有 25%，此外，5% ～ 10% 的患者有左冠脉主干狭窄，其余约 15% 的患者无显著狭窄。后一种情况提示这些患者的心肌血供和氧供不足可能是冠状动脉痉挛、冠状循环的小动脉病变、血红蛋白和氧的解离异常、交感神经活动过度、儿茶酚胺分泌过多或心肌代谢异常等所致。存在心肌桥时冠状动脉在收缩期管腔明显受压也可导致心绞痛发生。

（二）临床表现

典型稳定型心绞痛发作是劳累时突然发生的位于胸骨体上段或中段之后的压榨性、闷胀性或窒息性疼痛，亦可能波及大部分心前区，可放射至左肩、左上肢前内侧，达环指和小指，范围有手掌大小，偶可伴有濒死的恐惧感觉，重者还可出汗，往往迫使患者立即停止活动。疼痛历时 1 ～ 5 min，很少超过 15 min；休息或含用硝酸甘油片，在 1 ～ 2 min 内（很少超过 5 min）消失。常在体力劳累、情绪激动、受寒、饱食、吸烟时发生，贫血、心动过速或休克亦可诱发。不典型的心绞痛，疼痛可位于胸骨下段、左心前区或上腹部，放射至颈、下颌、左肩胛部或右前胸，疼痛可很轻或仅有左前胸不适或发闷感。

心绞痛发作时，患者表情焦虑，皮肤苍白、冷或出汗。血压可略增高或降低，心率可正常、增快或减慢，以增快居多。可有房性或室性奔马律，心尖区可有收缩期杂音（二尖瓣乳头肌功能失调所致），第二心音可有逆分裂，还可有交替脉或心前区抬举性搏动等体征。

（三）诊断

根据典型的发作特点和体征，含用硝酸甘油后缓解，结合年龄和存在冠心病危险因素，除外其他原因所致的心绞痛，一般即可建立诊断。体格检查对稳定型心绞痛的诊断无重要价值，但可发现基础心脏病的线索。心电图检查是诊断心肌缺血的最常用的无创性检查。心绞痛发作时心电图检查可见以 R 波为主的导联中 ST 段压低，T 波平坦或倒置，发作过后数分钟内逐渐恢复（图 6-5-9）。其他变化还可有传导阻滞（房室或束支阻滞）、左心室肥大、心律失常等，偶有陈旧性心肌梗死表现。静息时 50% 以上的患者心电图在正常范围，可考虑进行动态心电图记录和（或）心脏负荷试验。后者常用活动平板运动、踏车等动力性负荷试验（图 6-5-10）。

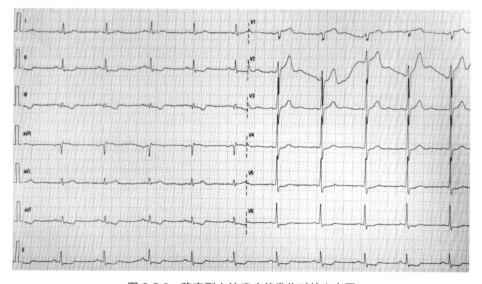

图 6-5-9　稳定型心绞痛症状发作时的心电图

（Ⅱ、Ⅲ、avF 导联 ST 段下斜型下移伴 T 波负正双向；V5-6 导联 ST 段上斜型下移伴 T 波低平）

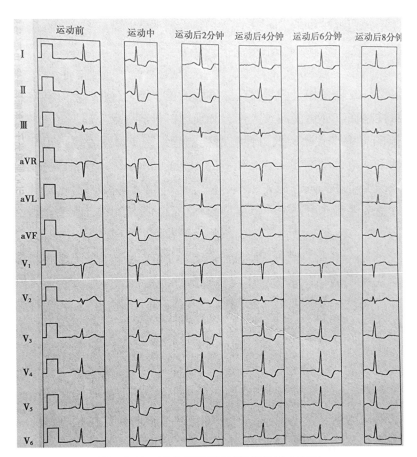

图 6-5-10 活动平板运动试验阳性的心电图

图示运动前心电图各导联无明显 ST-T 改变；运动时心电图除 V1、aVR 导联外各导联 ST 段明显 "下斜型" 下移，运动后 2、4、6、8 min 时记录的心电图除 V₁、aVR 导联外各导联 ST 段下降尚未完全恢复

三、急性冠脉综合征

（一）不稳定型心绞痛和非 ST 段抬高型心肌梗死

不稳定型心绞痛指介于稳定型心绞痛和急性心肌梗死之间的临床状态，包括除稳定型劳力性心绞痛以外的初发型、恶化型劳力性心绞痛和各型自发性心绞痛。它是在粥样硬化病变的基础上，发生了冠状动脉内膜下出血、斑块破裂、破损处血小板与纤维蛋白凝集形成血栓、冠状动脉痉挛以及远端小血管栓塞引起的急性或亚急性心肌供氧减少所致。它是急性冠状综合征（ACS）中的常见类型。若不稳定型心绞痛（UA）伴有血清心肌坏死标志物明显升高，此时可确立非 ST 段抬高型心肌梗死（NSTEMI）的诊断。

1. 病理解剖

病变血管供血的心肌是否坏死取决于冠状动脉病变严重程度、持续时间和侧支循环的开放程度。如果冠脉闭塞时间短，累计心肌缺血 < 20 min，组织学上无心肌坏死，也无心肌酶或其他标志物的释出，心电图呈一过性心肌缺血改变，临床上就表现为 UA；如果冠脉严重阻塞时间较长，累计心肌缺血 > 20 min，组织学上有心肌坏

Note

死，血清心肌坏死标志物也会异常升高，心电图上呈持续性心肌缺血改变而无 ST 段抬高和病理性 Q 波出现，临床上即可诊断为 NSTEMI。虽然 NSTEMI 心肌坏死面积不大，但心肌缺血范围往往不小，临床上依然高危；这可能是冠状动脉血栓性闭塞已有早期再通，或痉挛性闭塞反复发作，或严重狭窄的基础上急性闭塞后已有充分的侧支循环建立的结果。NSTEMI 时的冠脉内附壁血栓多为白血栓；也有可能是斑块成分或血小板血栓向远端栓塞所致；偶有由破裂斑块疝出而堵塞冠脉管腔者被称为斑块灾难（plaque disaster）。

2. 临床表现

UA 的临床表现一般具有以下三个特征之一：①静息时或夜间发生心绞痛，常持续 20 min 以上。②新近发生的心绞痛（病程在 2 个月内）且程度严重。③近期心绞痛逐渐加重（包括发作的频率、持续时间、严重程度和疼痛放射到新的部位）。发作时可有出汗、皮肤苍白湿冷、恶心、呕吐、心动过速、呼吸困难、出现第三或第四心音等表现。而原来可以缓解心绞痛的措施此时变得无效或不完全有效。UA 和 NSTEMI 中较少有严重的左心室功能不全所致的低血压。

3. 诊断

对年龄＞ 30 岁的男性和＞ 40 岁的女性（糖尿病患者更年轻）主诉符合上述临床表现的心绞痛时应考虑 ACS，但需先与其他原因引起的疼痛相鉴别。随即进行一系列的心电图和心肌标志物的检测，以判别为 UA、NSTEMI 抑或是 STEMI。心电图应在患者到达急诊室 10 min 内完成。初始心电图未能诊断者，应每隔 15 ～ 30 min 做一次心电图检查，必要时应追加 V_7 ～ V_9 导联以排除左回旋支闭塞导致的心肌梗死。ST-T 动态变化是 UA/NSTEMI 最可靠的心电图表现。UA 发作时心电图可出现两个或更多的相邻导联 ST 段下移≥ 0.1 mV 和（或）对称性 T 波倒置；如心电图变化持续 12 h 以上，则提示可能发生 NSTEMI（图 6-5-11）。

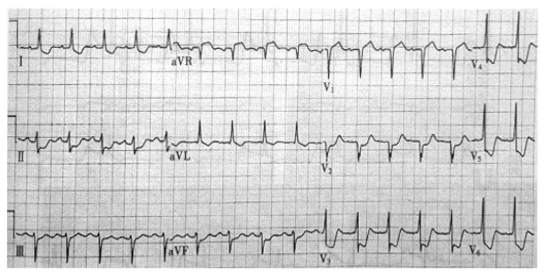

图 6-5-11　急性非 ST 段抬高型心肌梗死的心电图

Ⅱ、Ⅲ、avF 导联 ST 段上斜型下移，Ⅰ、avL、V2-6 导联 ST 段下斜型下移，最低可达 0.5 mV，avR 导联 ST 段弓背样抬高，V1-2 导联呈病理性 QS 波，该图高度提示前降支主干急性闭塞

（二）急性 ST 段抬高型心肌梗死

1.病理解剖

若冠状动脉管腔急性完全闭塞，血供完全停止，导致所供区域心室壁心肌透壁性坏死，临床上表现为典型的 STEMI，即传统的 Q 波型 MI。在冠状动脉闭塞后 20 ～ 30 min，受其供血的心肌即有少数坏死，开始了急性心肌梗死（AMI）的病理过程。心肌梗死多属于贫血性梗死，其形态变化是一个动态演变过程。一般梗死在 6h 后肉眼才能辨认，梗死灶呈苍白色，8 ～ 9 h 后呈土黄色。光镜下，心肌纤维早期凝固性坏死、核碎裂、消失，胞质均质红染或不规则粗颗粒状，心肌纤维呈"收缩带"状坏死。间质水肿，不同程度的中性粒细胞浸润（图 6-5-12）。4 天后，梗死灶外围出现充血出血带。7 天 ～ 2 周，边缘开始出现肉芽组织，向梗死灶内长入。3 周后肉芽组织开始机化，逐渐形成瘢痕组织。梗死心肌或瘢痕组织在心室内压作用下局限性向外膨隆形成室壁瘤。病变可波及心包出现反应性心包炎，波及心内膜引起附壁血栓形成。在心腔内压力的作用下，坏死的心壁可破裂（心脏破裂），破裂可发生在心室游离壁、乳头肌或心室间隔处。

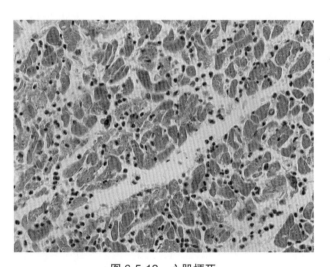

图 6-5-12　心肌梗死

心肌细胞凝固性坏死，心肌细胞间中性粒细胞浸润

病理学上，MI 可分为透壁性和非透壁性（或心内膜下）。前者坏死累及心室壁全层，多由冠脉持续闭塞所致；后者坏死仅累及心内膜下或心室壁内，未达心外膜，多是冠脉短暂闭塞而持续开通的结果。不规则片状非透壁 MI 多见于 STEMI 在未形成透壁 MI 前早期再灌注［溶栓或经皮冠脉介入术（percutaneous coronary intervention，PCI）治疗］成功的患者。

STEMI 发生后数小时所做的冠状动脉造影显示，90% 以上的 MI 相关动脉发生完全闭塞。少数 AMI 患者冠状动脉正常，可能为血管腔内血栓的自溶、血小板一过性聚集造成闭塞或严重的持续性冠状动脉痉挛的发作使冠状动脉血流减少所致。左冠状动脉前降支闭塞最多见，可引起左心室前壁、心尖部、下侧壁、前间隔和前内乳头肌梗死；左冠状动脉回旋支闭塞可引起左心室高侧壁、膈面及左心房梗死，并可累及房室结；右冠状动脉闭塞可引起左心室膈面、后间隔及右心室梗死，并可累及窦房结和房室结。右心室及左、右心房梗死较少见。左冠状动脉主干闭塞则引起左心室广泛梗死。

MI时冠脉内血栓既有白血栓（富含血小板），又有红血栓（富含纤维蛋白和红细胞）。STEMI的闭塞性血栓是白、红血栓的混合物，从堵塞处向近端延伸部分为红血栓。

2. 心电图检查

虽然一些因素限制了心电图对MI的诊断和定位的能力，如心肌损伤的范围、梗死的时间及其位置、传导阻滞的存在、陈旧性MI的存在、急性心包炎、电解质浓度的变化及服用对心电有影响的药物等，然而，标准12导联心电图的系列观察（必要时18导联），仍然是临床上对STEMI检出和定位的有用方法。

（1）特征性改变在面向透壁心肌坏死区的导联上出现以下特征性改变：①宽而深的Q波（病理性Q波）。②ST段抬高呈弓背向上型［指相邻两个导联新发生的ST段抬高，J点抬高的界限值：在V_2~V_3导联≥0.2 mV（男性），≥0.15 mV（女性），和（或）其他导联≥0.1 mV］。③T波倒置，往往宽而深，两支对称。在背向梗死区的导联上则出现相反镜像的改变，即R波增高、ST段压低和T波直立并增高。

（2）动态性改变：①起病数小时内，可无异常或出现异常高大，两肢不对称的T波。②数小时后，ST段明显抬高，弓背向上，与直立的T波连接，形成单向曲线。数小时到2天内出现病理性Q波（又称Q波型MI），同时R波减低，为急性期改变；Q波在3~4天内稳定不变，以后70%~80%永久存在。③如不进行治疗干预，ST段抬高持续数日至2周左右，逐渐回到基线水平，T波则变为平坦或倒置，是为亚急性期改变。④数周至数月以后，T波呈V形倒置，两肢对称，波谷尖锐，为慢性期改变，T波倒置可永久存在，也可在数月到数年内逐渐恢复（图6-5-13、图6-5-14）。合并束支阻滞尤其左束支阻滞时、在原来部位再次发生AMI时，心电图表现多不典型，不一定能反映AMI的表现。

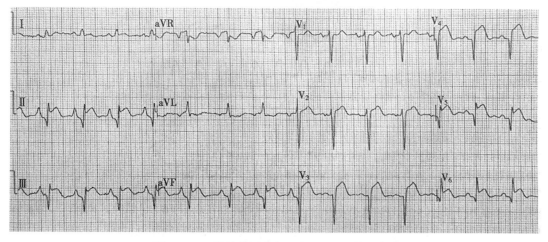

图 6-5-13　急性前侧壁和下壁心肌梗死的心电图

下壁Ⅱ、Ⅲ、avF导联出现病理性Q波，ST上抬与T波融合，前侧壁V3-6导联出现病理性Q波伴ST段弓背样上抬，上抬的ST段与T波融合。

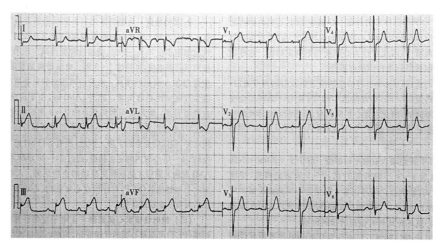

图 6-5-14　急性下壁心肌梗死的心电图

下壁Ⅱ、Ⅲ、avF 导联出现 ST 段上抬伴Ⅲ导联病理性 Q 波，上抬的 ST 段与 T 波融合；同时高侧壁Ⅰ、avL 导联出现 ST 段下移镜像改变。

（三）急性冠脉综合征的诊断流程

对于胸痛、胸部不适、乏力、活动时心悸或原有心绞痛加重，经快速地询问病史和体检，疑为 ACS 的患者，应 10 min 内检查 ECG。根据 ECG 上有无 ST 段抬高将患者分为两类。一类为 ST 段抬高，这类患者不必检测心肌损伤标志物，可直接按临床 AMI 治疗。另一类患者无 ST 段抬高，对于这一类患者的实验诊断程序为：立即检测 cTn，若升高，基本可确诊非 ST 段抬高的心肌梗死。若 cTn 不升高，应等待 2～4 h 后加做 cTn；若 cTn 升高，基本可确诊 NSTEMI，若不升高，可基本排除 AMI。图 6-5-15 所示为目前常用的急性胸痛患者临床诊断流程。

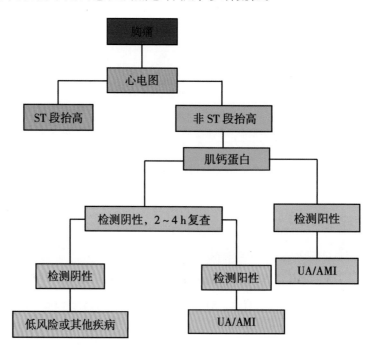

图 6-5-15　急性胸痛患者临床诊断流程

Note

如果要除外 AMI，仅靠一个时间点检查的数据不可靠；若要诊断 AMI，只要有一个时间点 cTn 超过参考区间即可。血清 cTn 诊断 AMI 的参考区间应根据不同的检测系统与受检人群确定。

四、心血管病损伤的风险因子

疾病风险因子是与疾病的发生相关，能够提示疾病发生风险的因子。心血管损伤相关风险因子包括高血压、高血脂、糖尿病、吸烟史、年龄以及家族史。近年来，超敏 C 反应蛋白和同型半胱氨酸作为新的风险因子成为研究的热点。对风险因子进行研究与干预，对于预防和控制疾病的发生、发展至关重要。

（一）超敏 C 反应蛋白

C 反应蛋白（C-reactive protein，CRP）是一种由肝合成的，能与肺炎双球菌的细胞壁 C 多糖发生反应的急性时相反应蛋白。CRP 分子量为 115 kD，半衰期为 19 h。当机体发生炎症、组织损伤时血 CRP 水平升高。用高敏感的方法检测到的体内低水平的 CRP，称为超敏 C 反应蛋白（high sensitive C-reactive protein，hs-CRP）。炎症反应促使动脉粥样硬化的发生和发展，hs-CRP 是心血管炎症病变的生物标志物。hs-CRP 在动脉粥样硬化损伤处趋化单核细胞，诱导单核细胞产生组织因子，激活补体，诱导内皮细胞产生黏附分子，使内皮细胞功能受损，加速动脉粥样硬化进展。hs-CRP 也能与脂蛋白结合，由经典途径激活补体系统，继而产生大量终末复合物，造成血管内皮损伤。个体的 hs-CRP 基础水平和未来心血管病的发病关系密切。CRP 水平与传统用于评估心脑血管疾病的风险因子（如年龄、吸烟史、高血压、高血脂、糖尿病等）没有直接关系。CRP 可能是比低密度脂蛋白胆固醇（LDL-C）更有效的独立心血管疾病预测指标，可以增加血脂检查、代谢综合征和弗雷明汉危险评分（Framingham risk score；根据胆固醇水平和非胆固醇因素计算个体未来 10 年冠心病发作概率）的预后价值。

标本可以采用血清或者肝素或 EDTA 抗凝血浆，标本应避免溶血。正常值 0 ~ 3.0 mg/L（免疫比浊法）。

1. hs-CRP 检测的临床意义

（1）用于疑似急性冠脉综合征患者的危险分层：急性冠脉综合征患者无论有无症状，均可用 hs-CRP 进行风险性评估。一般认为，hs-CRP < 1.0 mg/L 为低风险性；1.0 ~ 3.0 mg/L 为中危险性；> 3.0 mg/L 为高度风险性。如果 hs-CRP > 10 mg/L，这可能存在其他炎症，应在控制其他炎症以后重新采集标本检测。检测 hs-CRP 时应进行两次（最好间隔 2 周），取平均值作为评估的基础。

（2）评估脑血管疾病患者危险性及预后：hs-CRP 与颈动脉内膜中层厚度明显相关，早期监测 hs-CRP 对颈动脉粥样硬化引起的缺血性脑卒中有警示意义。

2. 应用评价

（1）由于健康人体内的 CRP 水平通常 < 3.0 mg/L，因此要使用高敏感的检测方法，应具有能检测到 < 0.3 mg/L 的 hs-CRP 的能力。

（2）在应用 hs-CRP 作为心脑血管炎症病变的生物标志物时，首先要排除组织感染、组织损伤、恶性肿瘤的存在。

（二）同型半胱氨酸

同型半胱氨酸（homocysteine，Hcy）是一种含硫氨基酸，由甲硫氨酸脱甲基生成，属于蛋氨酸循环的中间产物。血液中的 Hcy 大部分以与血浆白蛋白结合的形式存在，只有少量为还原型同型半胱氨酸和同型半胱氨酸二硫化物，临床检测的是所有类型的总和。Hcy 在维生素 B_6、维生素 B_{12}、叶酸和多种酶的作用下，转化为半胱氨酸或甲硫氨酸。当机体代谢障碍时，Hcy 无法代谢而在体内积聚，导致高同型半胱氨酸血症（hyperhomocysteinemia）。高同型半胱氨酸血症可由营养不良或遗传缺陷引起，大部分同型半胱氨酸升高是由叶酸、维生素 B_6 和维生素 B_{12} 缺乏引起的。高浓度的 Hcy 可以对血管壁造成损害，使血管内膜增厚、粗糙、斑块形成，管腔狭窄甚至阻塞管腔，导致动脉粥样硬化和冠心病的发生。目前认为 Hcy 与动脉粥样硬化性心脑血管疾病密切相关，是心脑血管疾病的独立危险因子。Hcy 水平可用于心血管疾病的风险评估。

标本可以采用血清或者肝素或 EDTA 抗凝血浆，应避免溶血。标本采集后置于冰上，6 h 之内检测。参考区间 5.08 ～ 15.39 μmol/L（化学发光法）。

1. 临床意义

（1）心血管疾病的独立风险因子：Hcy 水平升高与冠状动脉粥样硬化程度相关，与冠状动脉粥样硬化心脏病死亡率独立相关，是急性冠脉综合征的独立风险因子。随着 Hcy 水平的升高，风险度相应增加。血 Hcy 水平每升高 5 μmol/L，冠状动脉疾病风险度增加 1.6 倍。血 Hcy 水平增加 5 μmol/L 引起的风险与胆固醇增加 0.5 mmol/L 相当。Hcy 与高血脂、高血压和糖尿病对于心血管疾病具有协同作用。

（2）增加糖尿病、慢性肾病并发症的发生率和死亡率：糖尿病患者血 Hcy 水平每升高 5 μmol/L，未来 5 年内死亡率增加 3 倍。慢性肾病患者由于肾功能障碍，导致肾清除血液 Hcy 的能力减退，造成动脉粥样硬化和心血管病死亡率增加。

（3）脑卒中、痴呆症：Hcy 是脑卒中发病强有力的独立风险因子。血 Hcy 水平每升高 5 μmol/L，患脑血管疾病的风险度增加 1.5 倍。血 Hcy 水平＞ 14 μmol/L，阿尔茨海默病的发病风险增加 1 倍。

（4）妊娠相关疾病：妊娠期妇女体内 Hcy 水平较孕前显著降低，但是由于妊娠期妇女对 Hcy 损伤敏感性增强，所以 Hcy 水平轻度升高就可能导致一系列的血管损伤。Hcy 水平升高增加妊娠并发症的风险，如先兆子痫、习惯性流产、早产、胎盘早剥或胎盘梗死。

2. 应用评价

同型半胱氨酸是一种新的生物标志物，不同的检测系统（仪器和试剂），检测结果存在一定的差异。在临床应用判定体内基础水平或进行疗效评估时，应选择同一检测系统的检测结果作为评判标准。

Note

五、心血管损伤风险评估

心血管病总体风险是指根据多个心血管病危险因素的水平和组合来评估个体在未来一段时间内发生心血管病的概率，可分为短期风险和长期风险，其中短期风险一般指 10 年风险，长期风险一般指 15 ~ 30 年以上或终生风险。一级预防，即在特定的心血管事件发生前开展风险评估和危险因素管理。适用对象为 20 岁及以上没有心血管病的个体。通过评估心血管病总体风险，进行风险分层，进而针对不同风险水平的对象，制订相应的综合治疗或心血管病危险因素管理方案，降低心血管病总体风险（图6-5-16）。

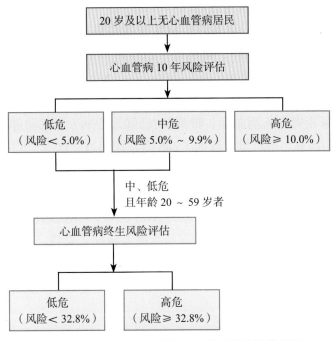

图 6-5-16　20 岁及以上居民心血管病风险评估流程

心血管病 10 年风险指个体在 10 年内首次发生心血管病的风险；心血管病终生风险指个体终生（至 85 岁）首次发生心血管病的风险（图表来自 2019 年中国心血管病风险评估和管理指南）

对于高危个体，应强化不良生活方式干预，如戒烟、控制体重、增加身体活动等，同时对需要起始药物治疗的危险因素，在临床医师指导下进行药物治疗，必要时进行心脏超声、颈动脉超声等详细的影像学检查，进一步评估心血管病风险。对于中危个体，应积极改变不良生活方式，如有必要可以在临床医师指导下进行相关治疗。对于低危个体，需提供健康生活方式指导以保持低危水平。

急性冠脉综合征（ACS）风险评估通常包括以下因素：年龄、性别、吸烟史、高血压、高血脂、糖尿病、家族史、既往冠心病史、心电图异常、心脏标志物升高等。风险评估工具医生可以使用多种风险评估工具来评估 ACS 的风险（如冠心病风险评估工具：该工具可以评估一个人患冠心病的 10 年风险；GRACE 风险评分：该评分可以评估 ACS 患者 6 个月内死亡或心肌梗死的风险；TIMI 风险评分：该评分可以评估 ACS 患者 14 天内死亡或心肌梗死的风险）。

ACS 患者的风险评估是一个连续的过程，需根据临床情况动态考量。

（1）STEMI

高龄、女性、Killip I 1～Ⅳ级、既往心肌梗死史、心房颤动、前壁心肌梗死、肺部啰音、收缩压 < 100 mmHg、心率 > 100 次 /min、糖尿病、肌酐增高、BNP 或 NT-proBNP 明显升高等是 STEMI 患者死亡风险增加的独立险因素。

溶栓治疗失败、伴有右心室梗死和血流动力学异常的下壁 STEMI 患者病死率增高。合并机械性并发症的 STEMI 患者死亡风险增大。冠状动脉造影可为 STEMI 危险分层提供重要信息。

（2）NSTE-ACS

可使用确定的风险评分体系进行病情和预后评估

①缺血风险：GRACE 评分对 NSTE-ACS 患者提供了较为准确的风险评估，其积分参数包括年龄、收缩压、脉搏、血肌酐、就诊时的 Killip 分级、入院时心脏骤停，心肌坏死标志物升高和 ST 段改变。

TIMI 危险积分包括 7 项指标：年龄 ≥ 65 岁、≥ 3 个冠心病危险因素（高血压、糖尿病、冠心病家族史、高脂血症、吸烟）、已知冠心病（冠状动脉狭窄 ≥ 50%）。过去 7 天内服用阿司匹林、有严重心绞痛（24h 内发作超过 2 次）、ST 段偏移 ≥ 0.5 mm 和心肌损伤标志物增高，每项 1 分。TIMI 评分使用简单，但其识别精度不如 GRACE 评分。

②出血风险：对于接受冠状动脉造影的 ACS 患者，CRUSADE 评分对严重出血具有合理的预测价值。CRUSADE 评分考虑基线患者特征（女性、糖尿病史、周围血管疾病史或卒中）、入院时的临床参数（心率、收缩压和心力衰竭体征）和入院时实验室检查（血细胞比容、肌酐清除率），用以评估患者住院期间发生出血事件的可能性。

（林宗伟　杨瑞雪　韩艳春　卜培莉）

第六节　治疗心绞痛的药物

心绞痛（angina pectoris）是缺血性心脏病的常见症状，是冠状动脉供血不足引起的心肌短暂急剧缺血、缺氧综合征，心绞痛持续发作如不及时治疗则可发展为心肌梗死。心绞痛的主要病理生理机制是心肌需氧与供氧的平衡失调，致心肌暂时性缺血缺氧。任何引起心肌组织对氧的需求量增加和（或）冠脉狭窄、痉挛致心肌组织供血供氧减少的因素都可成为诱发心绞痛的诱因。因此，增加心肌组织供氧、降低心肌组织对氧的需求量是治疗心绞痛的主要措施，冠状动脉粥样硬化斑块变化、血小板聚集和血栓形成是诱发不稳定型心绞痛的重要因素，因此，抗血小板药、抗血栓药也有助于心绞痛的防治。

临床用于治疗心绞痛的药物主要有硝酸酯类、β肾上腺素受体阻断药、钙通道阻断药、抗血小板药及一些新型的抗心绞痛药。下面主要介绍目前临床常用的三类药物：硝酸酯类、β肾上腺素受体阻断药以及钙通道阻断药。

（一）硝酸酯类

硝酸酯类（nitrate esters）药物包括：硝酸甘油（nitroglycerin）、硝酸异山梨酯（isosorbide dinitrate，消心痛）、单硝酸异山梨酯（isosorbide mononitrate）、戊四硝酯（pentaerithrityl tetranitrate）。本类药物均有硝酸多元酯结构，分子中 -O-NO$_2$ 是发挥疗效的关键结构（图 6-6-1），故作用相似，只是显效快慢和维持时间有所不同。硝酸甘油用于治疗心绞痛，已有百余年的历史，具有起效快、疗效确切、经济和方便等优点，至今仍是防治心绞痛的最常用药物。硝酸甘油口服因受首过消除等的影响，生物利用度仅为 8%，故临床上常舌下含服或外用（软膏或贴膜）。硝酸异山梨酯和单硝酸异山梨酯的作用及机制与硝酸甘油相似，但作用较弱，起效较慢，作用维持时间较长。主要口服用于心绞痛的预防和心肌梗死后心衰的长期治疗。

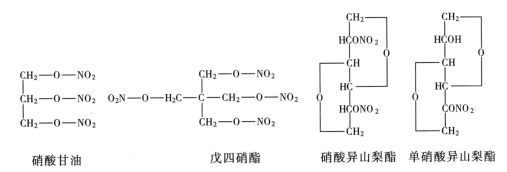

图 6-6-1　硝酸酯类分子结构

1. 药理作用与机制

硝酸酯类对血管平滑肌的松弛作用，是其防治心绞痛的作用基础。

（1）降低心肌耗氧量：最小有效剂量的硝酸甘油即可舒张静脉（容量血管），使回心血量减少，减轻心脏前负荷，缩小心室容积，降低心室壁张力，从而减少心肌耗氧量。较大剂量可舒张较大的动脉，对小动脉、毛细血管前括约肌作用较小。外周血管扩张，降低心脏的射血阻抗，减少左心室后负荷，因而降低心肌耗氧量。虽然扩张血管后由于血压降低，反射性地引起心率加快可增加心肌耗氧量，但上述作用的综合结果可使心脏的总耗氧量降低，缓解心绞痛。

（2）扩张冠脉，增加缺血区的血液灌注：硝酸甘油可选择性地舒张较大的心外膜血管、输送血管和侧支血管，而对小的阻力血管舒张作用较弱。心肌缺血区的阻力血管因缺血缺氧，代谢产物堆积而处于高度扩张状态，这样非缺血区的阻力就比缺血区大，用药后血液顺压力差从输送血管经侧支血管流向阻力较小的缺血区，增加缺血区的血液供应。

（3）降低左室充盈压，增加心内膜下区域供血：冠脉循环的特点是心内膜下的血液灌注易受心室壁张力及室内压的影响，故心绞痛急性发作时，左心室舒张末期压力增高，使心内膜下区域缺血最为严重。硝酸酯类药物能扩张静脉和动脉，使左室舒张末期的压力降低，改善心肌顺应性，降低对心内膜下血管的压力，因而增加心内膜下区域的血液灌注。

（4）保护心肌细胞，减轻缺血性损伤：硝酸甘油释放 NO，促进内源性的 PGI_2、降钙素基因相关肽（calcitonin gene-related peptide，CGRP）等物质生成与释放，这些物质对心肌细胞具有直接保护作用。此外，硝酸甘油通过产生 NO 而抑制血小板聚集，也有利于心绞痛的治疗。

硝酸酯类在血管平滑肌内经谷胱甘肽转移酶的催化释放出 NO，NO 与巯基（-SH）相互作用生成亚硝基硫醇，与可溶性鸟苷酸环化酶（guanylyl cyclase，GC）活性中心的 Fe^{2+} 结合，使之结构改变而活化，促进血管平滑肌细胞内 cGMP 的生成增多。cGMP 可激活 cGMP 依赖性蛋白激酶（cGMP dependent protein kinase），抑制 Ca^{2+} 内流和减少细胞内 Ca^{2+} 释放而降低细胞内 Ca^{2+} 浓度，使肌球蛋白轻链（myosin light chain，MLC）去磷酸化，阻止肌球蛋白与肌动蛋白相互作用，血管平滑肌松弛，血管舒张。

2. 临床应用

硝酸酯类是缓解心绞痛最常用的药物，适用于各种类型心绞痛的治疗。既可用于缓解急性发又能作为预防用药，也可用作诊断性的治疗。对稳定型心绞痛者为首选药，控制急性发作时，应舌下含服或气雾吸入硝酸甘油，如需多次含服可采用口服制剂，选用硝酸异山梨酯口服、单硝酸异山梨酯缓释片及透皮制剂；对由于长期冠脉痉挛引起的心肌梗死，硝酸酯类有一定疗效，但很少改善心肌梗死的死亡率，对曾用血栓溶解剂不发生再灌注的可能有很大帮助，并可阻止心肌重构。此外，尚可用于急性和慢性充血性心力衰竭的治疗，能增加外周静脉容量，降低前负荷，进而降低心室充盈压；也可降低肺部及全身血管阻力从而降低后负荷。

3. 不良反应与注意事项

硝酸酯类不良反应轻，临床用药安全。主要不良反应是由血管扩张引起的，常见面、颈部皮肤潮红及搏动性头痛，后者是由于脑膜血管扩张、颅内压增高所引起，因此颅脑外伤、颅内出血者禁用。剂量过大可使血压过度下降，冠状动脉灌注压过低，并可反射性兴奋交感神经、加快心率、加强心肌收缩性，反而可使耗氧量增加而加重心绞痛发作。超剂量时还会引起高铁血红蛋白血症，表现为呕吐、发绀等。

硝酸甘油连续应用 2 周左右可出现耐受性，剂量大小、用药频度、给药途径、剂型等都影响耐药性的产生。用药剂量大或反复应用过频易产生耐受性。不同类的硝酸酯之间存在交叉耐受性，停药 1 ～ 2 周后耐受性可消失。

（二）β 肾上腺素受体阻断药

β 肾上腺素受体阻断药于 20 世纪 60 年代开始被用于心绞痛的治疗，这类药物可使心绞痛发作次数减少，降低心肌耗氧量，增加患者运动耐量，缩小心肌梗死范围，是继硝酸酯类药物之后又一类治疗缺血性心脏病的药物。临床可用于心绞痛治疗的药物有十余种，包括普萘洛尔（propranolol）、吲哚洛尔（pindolol）、噻吗洛尔（timolol）

及选择性 β_1 受体拮抗药阿普洛尔（alprenolol）、美托洛尔（metoprolol）、醋丁洛尔（acebutolol）等。其中普萘洛尔、美托洛尔、阿替洛尔是临床最为常用的抗心绞痛药物。

1. 药理作用与机制

（1）降低心肌耗氧量：β 肾上腺素受体阻断药通过阻断 β_1 受体可使心率减慢，心脏舒张期延长；抑制心肌收缩力，降低血压，可明显降低心肌耗氧量，这是此类药物抗心绞痛作用的主要机制。它抑制心肌收缩力可增加心室容积，延长心室射血时间，导致心肌耗氧增加，但总效应仍是减少心肌耗氧量。临床常将本类药物与硝酸酯类药物合用，以抵消其副作用，并产生协同作用。

（2）改善心肌缺血区供血：冠脉血管 β 肾上腺素受体阻断药后，非缺血区与缺血区血管张力差增加促使血液流向已代偿性扩张的缺血区，从而增加缺血区血流量。其次，由于心率减慢，心舒张期相对延长，有利于血液从心外膜血管流向易缺血的心内膜区。此外，也可增加缺血区侧支循环，增加缺血区血液灌注量。

（3）其他作用：此外，本类药物因阻滞 β 受体，可抑制脂肪分解酶活性，减少心肌游离脂肪酸含量；改善心肌缺血区对葡萄糖的摄取和利用，改善糖代谢，减少耗氧；促进氧合血红蛋白结合氧的解离而增加组织供氧。

2. 临床应用

β 肾上腺素受体阻断药对硝酸酯类不敏感或疗效差的稳定型心绞痛，可使发作次数减少，对伴有心律失常及高血压者尤为适用。β 肾上腺素受体阻断药能降低近期有心肌梗死者心绞痛的发病率和死亡率。对冠状动脉痉挛诱发的变异型心绞痛不宜应用。对心肌梗死也有效，能缩小梗死区范围，但因抑制心肌收缩力，故应慎用。β 肾上腺素受体阻断药和硝酸酯类合用，宜选用作用时间相近的药物，通常以普萘洛尔与硝酸异山梨醇酯合用。β 肾上腺素受体阻断药能对抗硝酸酯类所引起的反射性心率加快和心肌收缩力增强，硝酸酯类可缩小 β 肾上腺素受体阻断药所致的心室容积增大和心室射血时间延长，两药合用能协同降低耗氧量，减少用量，副作用也减少。

β 肾上腺素受体阻断药一般宜口服给药，因剂量的个体差异大，应从小量开始逐渐增加剂量。停用 β 肾上腺素受体阻断药时应逐渐减量，如突然停用可导致心绞痛加剧和（或）诱发心肌梗死。对严重心功能不全、低血压、支气管哮喘、哮喘既往史及心动过缓者不宜应用。长期应用后对血脂也有影响，本类药物禁用于血脂异常的患者。

（三）钙通道阻断药

钙通道阻断药是临床用于预防和治疗心绞痛的常用药，特别是对变异型心绞痛疗效最佳。

1. 抗心绞痛作用及机制

（1）降低心肌耗氧量：钙通道阻断药能使心肌收缩力减弱，心率减慢，血管平滑肌舒张，血压下降，心脏负荷减轻，从而使心肌耗氧减少。

（2）舒张冠状血管：本类药物对冠脉中较大的输送血管及阻力小血管均有扩张作用，特别是对处于痉挛状态的血管有显著的解除痉挛作用，从而增加缺血区的血液灌注。此外还可增加侧支循环，改善缺血区的供血和供氧。

（3）保护缺血心肌细胞：钙通道阻断药通过抑制外钙内流，减轻缺血心肌细胞的 Ca^{2+} 超载而保护心肌细胞，对急性心肌梗死者，能缩小梗死范围。

（4）抑制血小板聚集：钙通道阻断药阻滞 Ca^{2+} 内流，降低血小板内 Ca^{2+} 浓度，抑制血小板聚集。

2. 临床应用

由于钙通道阻断药有显著解除冠状动脉痉挛的作用，因此变异型心绞痛是最佳适应证；对稳定型心绞痛及急性心肌梗死等也有效。钙通道阻断药因有松弛支气管平滑肌作用，故更适合伴支气管哮喘的心肌缺血患者；抑制心肌作用较弱，因而较少诱发心衰；因扩张外周血管恰好适用于心肌缺血伴外周血管痉挛性疾病患者的治疗。钙通道阻断药与 β 肾上腺素受体阻断药联合应用，特别是硝苯地平与 β 肾上腺素受体阻断药合用更为安全，两者合用对降低心肌耗氧量起协同作用，β 肾上腺素受体阻断药可消除钙通道阻断药引起的反射性心动过速，后者可抵消前者收缩血管作用。临床证明对心绞痛伴高血压及运动时心率显著加快者最适宜。

（1）硝苯地平：以扩血管作用为主。硝苯地平扩张冠状血管作用强，可解除冠脉痉挛，对变异型心绞痛的效果好；因其降压作用很强，可反射性地加快心率，增加心肌耗氧量，故其对稳定型心绞痛疗效不及普萘洛尔，两者合用可提高疗效，不良反应也相应减少。

（2）维拉帕米：可用于稳定型和不稳定型心绞痛。维拉帕米扩张冠状血管作用也较强，但扩张外周血管作用弱于硝苯地平，较少引起低血压，抗心律失常作用明显，因此特别适用于伴有心律失常的心绞痛患者。与 β 肾上腺素受体阻断药合用可明显抑制心肌收缩力和传导速度，应慎用。

（3）地尔硫䓬：其作用强度介于硝苯地平和维拉帕米之间，变异型心绞痛、稳定型和不稳定型心绞痛都可用。

（刘慧青）

病例 6-1 解析　　　病例 6-2 解析

Note

第七章　缺血－再灌注损伤

　　1980 年，Dewood 首次报道并总结了 322 例 AMI 患者发病后 24 h 之内进行冠状动脉造影的结果。Dewood 研究发现有 MI 早期症状的患者，几乎均出现血栓阻塞心脏受累及区域的动脉供血不足。重要的是，溶栓不仅恢复了这些患者动脉供血，也逆转了许多临床和心电图的心肌梗死表现。这些研究证实了冠状动脉缺血确实是 MI 的一个致病因素。至此，人类 AMI 的因果关系问题方才得到解决。但早在溶栓治疗出现之前，人们就发现对于缺血造成的不可逆损伤，重建血液供应并没有疗效，甚至反而会加重组织损伤。1955 年 Sewell 就报道，结扎狗冠状动脉一段时间后再恢复冠脉血流，部分动物可出现心室纤颤而死亡。1960 年 Jennings 发现缺血后再灌注可导致心肌组织水肿、收缩带形成和线粒体内磷酸钙沉积等心肌超微结构损伤，并首次提出了心肌再灌注损伤的概念。随后，陆续有其他器官缺血－再灌注损伤的报道，现已证实，在心、脑、肾、肝、肺、胃肠道、肢体及皮肤等多种组织器官都可发生缺血－再灌注损伤。

　　缺血－再灌注损伤（ischemia-reperfusion injury，IRI）是指在缺血的基础上，恢复血液灌注过程，使缺血所致的组织器官损伤进一步加重，甚至发生不可逆性损伤的现象。在缺血－再灌注损伤发生机制的研究中发现再灌注组织器官出现了钙反常（calcium paradox）、氧反常（oxygen paradox）和 pH 反常（pH paradox）现象。如在对心肌再灌注损伤研究中，在复制的再灌注模型上发现，应用大鼠离体心脏，先用无钙或低浓度钙溶液灌流，2 min 后再以含钙或高钙溶液灌注时，出现了心肌电信号异常、心肌功能、代谢及形态结构发生与临床相似的异常变化，这种现象称为钙反常。同样，以低氧溶液灌注组织器官一段时间后，再以正常氧溶液灌注，或者先在缺氧条件下培养

Note

细胞，再恢复正常氧培养细胞，发现组织或细胞的损伤未能恢复，反而更趋严重，这种现象称为氧反常。在对比缺血和再灌注后组织的 pH 变化时发现，缺血时，组织因缺氧产生了大量的酸性产物，如乳酸等，发生了代谢性酸中毒，再灌注时，一方面恢复了氧供应，减少了酸性代谢产物的产生；另一方面，再灌注血流带走了局部堆积的酸性物质，酸中毒迅速被纠正，但却出现使细胞损伤加重的反常现象，称为 pH 反常。提示钙、氧和 pH 的异常变化是缺血 – 再灌注损伤的主要因素和发生机制。目前，缺血 – 再灌注损伤的发生发展具体机制尚不清楚，阐明缺血 – 再灌注损伤的病因及发病机制对于预防与减轻缺血 – 再灌注损伤至关重要。

病例 7-1　心肌缺血再灌注损伤

患者，48 岁男性，有 10 年高血压病史，1 小时前因胸痛入院。

患者一小时前无明显诱因突然出现胸痛，疼痛部位以心前区为主，疼痛范围约手掌大小，呈压榨样疼痛，伴全身大汗、心悸、肩背部放射痛。自服"速效救心丸"后症状无缓解，急往医院就诊。

体格检查：血压 100/75 mmHg，脉搏 87 次 /min，神志清楚。双肺呼吸音清，未闻及干湿啰音，叩诊心界不大，心率 87 次 /min，心律齐，各瓣膜听诊区未闻及杂音。腹平软，无压痛及反跳痛。

辅助检查：心电图示急性前间壁心肌梗死。

入院后给予静脉溶栓治疗。治疗后，胸痛症状消失。但突然间，心电监护及心电图显示室性心动过速，急查血压 90/65 mmHg。

请思考以下问题：

1. 患者入院前为何持续胸痛？

2. 患者经过静脉溶栓治疗后为何胸痛症状消失？

3. 患者胸痛症状消失后，为什么又突然发生室性心动过速？此时血压为何下降？患者整个发病过程中发生了哪些病理生理学改变？　　　　　　　　　（郭晓笋　提供）

第一节　缺血 – 再灌注损伤发生的原因与影响因素

凡是在组织器官缺血基础上的血液再灌注都可能成为缺血 – 再灌注损伤的发生原因。值得注意的是，并非所有缺血的器官在血流恢复后都会发生缺血 – 再灌注损伤，许多因素可以影响其发生、发展的严重程度。

一、常见原因

1. 组织器官缺血后恢复血液供应，如休克时微循环的疏通，断肢再植和器官移

Note

植等。

2. 某些医疗技术的应用，如溶栓疗法、冠脉搭桥术以及经皮冠状动脉介入治疗等。

3. 体外循环条件下的心脏手术、肺血栓切除手术，心肺复苏、脑复苏等。

二、常见条件

（一）缺血时间

再灌注损伤与缺血时间具有明显的依赖关系，人体各组织器官都具有耐受一定时间缺血的潜能。缺血时间短，在缺血耐受时限内，恢复血供后可无明显的再灌注损伤。缺血时间长，超出了耐受时限，恢复血供则易导致再灌注损伤。若缺血时间过长，缺血器官易发生不可逆性损伤，甚至坏死，反而不会出现再灌注损伤。因而，缺血时间是影响缺血 – 再灌注损伤的首要因素。此外，因为代谢率及对氧的需求程度不同，不同动物、不同器官对缺血的耐受时限不同，发生缺血 – 再灌注损伤所需的缺血时间不同：小动物相对较短、大动物相对较长；高耗氧的器官相对短，低耗氧的器官相对长。如犬心脏一般为 15 ~ 45 min（冠状动脉左前降支血流阻断），肝脏一般为 45 min（部分肝血流阻断），肾脏一般为 60 min，小肠大约为 60 min，骨骼肌甚至为 4 h。

（二）侧支循环

缺血后侧支循环容易形成者，应缩短缺血时间和减轻缺血程度，不易发生再灌注损伤。

（三）需氧程度

对氧的依赖程度越高的器官越容易发生缺血 – 再灌注损伤，如心、脑等。

（四）再灌注的条件

再灌注液体压力大小、温度、pH 以及电解质的浓度都与再灌注损伤密切相关。适当降低再灌注液的速度、压力、温度、pH 及 Ca^{2+}/Na^+ 含量，或适当增加灌注液 K^+/Mg^{2+} 含量，有利于减轻再灌注损伤。

（郭晓笋）

第二节　缺血 – 再灌注损伤的发病机制

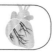

缺血 – 再灌注损伤的发生机制尚未彻底阐明。研究发现，自由基增多、细胞内钙超载、白细胞激活、微血管功能障碍与缺血 – 再灌注损伤的发生机制有关。

Note

一、自由基的作用

（一）自由基概念及分类

自由基（free radical）是指在外层电子轨道上具有单个不配对电子的原子、原子团或分子。自由基的不稳定结构，使其具有活泼的化学特性：①存在时间短。②容易发生氧化（失去电子）或还原反应（获得电子）。③氧化作用强，可引发强烈的氧化应激（oxidative stress）反应。

生物体系中主要的自由基如下。

1. 氧自由基

氧自由基（oxygen free radical，OFR）由氧诱发的自由基，如超氧阴离子自由基（$O_2^- \cdot$）和羟自由基（$\cdot OH$）。$\cdot OH$ 是目前发现的最活跃的氧自由基。

体内还有其他的化学性质活泼的含氧化合物，如单线态氧（$^1O_2$）、过氧化氢（H_2O_2）等，与氧自由基共同被称为活性氧（reactive oxygen species，ROS）（表 7-2-1）。

2. 其他自由基

由氧自由基与多价不饱和脂肪酸作用后生成的中间代谢产物为脂性自由基，如烷自由基（$L \cdot$）、烷氧自由基（$LO \cdot$）、烷过氧自由基（$LOO \cdot$）。除此之外，还有氯自由基（$Cl \cdot$）、甲基自由基（$CH_3 \cdot$）和一氧化氮自由基（$NO \cdot$）等。

表 7-2-1　机体内常见的几种活性氧

名称	特点
超氧阴离子（$O_2^- \cdot$）	单电子还原状态，主要在线粒体生成，可以形成其他活性氧，因而被称为"第一代活性氧"
羟自由基（$\cdot OH$）	三电子还原状态，氧化性最强的活性氧，对 DNA 损伤作用强。由 fenton 反应和铁盐催化的 Haber-Weiss 反应生成
单线态氧	第一激发态，具有氧化作用
过氧化氢（H_2O_2）	双电子还原状态，$O_2^- \cdot$ 歧化形成，或由 O_2 直接生成
烷氧自由基	由氧自由基与不饱和脂肪酸作用后生成脂性自由基
烷过氧自由基（$LOO \cdot$）	由氧自由基与不饱和脂肪酸作用后生成脂性自由基
一氧化氮（NO）	L- 精氨酸经 iNOS/eNOS 催化生成的气体分子，具有氧化作用
过氧亚硝基阴离子（$ONOO^-$）	由 $O_2^- \cdot$ 和 NO 反应生成，具有强氧化特性

（二）自由基的生成与清除

生理情况下，自由基的产生与清除维持动态平衡。

1. 自由基的生成

生理状况下，O_2 通过线粒体细胞色素氧化酶系统，接受 4 个电子还原成水，经过氧化磷酸化同时生成能量 ATP（图 7-2-1）。其中，只有 1% ~ 2% 的氧在获得 1 个电子时还原生成 $O_2^- \cdot$，获得 2 个电子生成 H_2O_2，获得 3 个电子生成 $\cdot OH$。H_2O_2 生成 $\cdot OH$ 的速度很慢，称为 Haber-Weiss 反应。而由 Fe^{3+} 催化的 Fenton 型 Haber-Weiss 反应可迅速形成 $\cdot OH$（图 7-2-2）。

Note

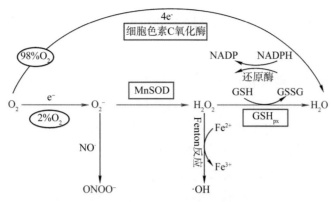

图 7-2-1　线粒体产生氧自由基示意图

SOD：超氧化物歧化酶；NADP：烟酰胺腺嘌呤二核苷酸；NADPH：还原型烟酰胺腺嘌呤二核苷酸磷酸；GSH：谷胱甘肽；GSSG：氧化谷胱甘肽

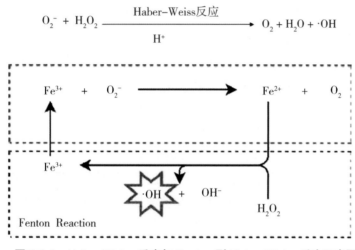

图 7-2-2　Haber-Weiss 反应与 Fenton 型 Haber-Weiss 反应示意图

O_2^-·是体内其他活性氧和自由基的主要来源，常被称为"第一代 ROS"，机体中 O_2^-·主要来自线粒体、微粒体及 NADPH/NADH 氧化酶系统。生理情况下，线粒体是 O_2^-·生成的主要场所。此外，在血红蛋白、肌红蛋白、儿茶酚胺及黄嘌呤氧化酶等氧化过程中也可生成 O_2^-·。

2. 自由基的清除

生理情况下，人体内存在两大抗氧化系统，第一抗氧化系统为氧化防御系统，可以及时清除机体产生的少量自由基，使自由基的产生与清除维持一种动态平衡，包括酶性抗氧化剂和非酶性抗氧化剂。其中，酶性抗氧化剂主要包括超氧化物歧化酶、过氧化氢酶、谷胱甘肽过氧化物酶。非酶性抗氧化剂主要包括辅酶 Q、维生素 E、维生素 C 等。第二抗氧化系统为氧化修复系统，少量的自由基损伤，可以通过机体的抗氧化修复系统进行自我修复，如一些蛋白水解酶对损伤 DNA 的修复作用。在病理条件下，由于自由基产生过多或抗氧化系统功能下降，超出了机体的清除和自我修复能力，则可引发自由基损伤作用。

Note

（三）缺血 – 再灌注导致自由基增多的机制

1. 线粒体电子传递链受损

线粒体是细胞氧化磷酸化反应的主要场所。缺血缺氧时，细胞内氧分压降低，ATP 生成减少，使 ATP 依赖的 Ca^{2+} 泵运转障碍，Ca^{2+} 进入线粒体增多，导致细胞色素氧化酶系统功能失调，电子传递链受损，以致再灌阶段进入细胞内的氧分子经单电子还原而形成的活性氧增多，特别是线粒体内 H_2O_2 及 $\cdot OH$ 生成增多。

2. 血管内皮细胞黄嘌呤氧化酶形成增加

在机体核苷酸代谢中，嘌呤核苷酸被分解代谢，最终生成尿酸排出，其中间的黄嘌呤氧化环节，有少量的 $O_2^- \cdot$ 和 H_2O_2 产生，并迅速被细胞内的超氧化物歧化酶和过氧化氢酶清除，从而避免了对细胞的损伤作用。黄嘌呤氧化过程的关键氧化酶是黄嘌呤氧化酶（xanthine oxidase，XO）。正常情况下，XO 和黄嘌呤脱氢酶（xanthine dehydrogenase，XD）主要存在于毛细血管内皮细胞内，以 10% XO 和 90% XD 的形式存在。Ca^{2+} 是 XD 转化为 XO 的必需激活剂。

当组织缺血时，一方面由于 ATP 减少，ATP 依赖的钙泵功能障碍，Ca^{2+} 进入细胞激活 Ca^{2+} 依赖性蛋白水解酶使 XD 大量转变为 XO；另一方面因氧分压降低，ATP 依次降解为 ADP、AMP 和次黄嘌呤，以致缺血组织内次黄嘌呤大量堆积。再灌注时，大量分子氧随血液进入缺血组织，XO 催化次黄嘌呤转变为黄嘌呤，并进而催化黄嘌呤转变为尿酸。这两步反应中都会释放出大量电子，以氧分子为电子接受体，从而产生大量的 $O_2^- \cdot$ 和 H_2O_2，后者再在金属离子参与下形成更为活跃的 $\cdot OH$。因此，再灌注时组织内 $O_2^- \cdot$、$\cdot OH$ 和 H_2O_2 等 ROS 大量增加。缺血时次黄嘌呤大量堆积、XO 激活；再灌注时 O_2 分子涌入是黄嘌呤氧化反应途径导致 ROS 产生增多的主要机制（图 7-2-3）。

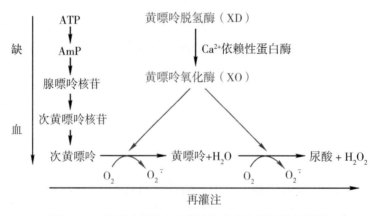

图 7-2-3　黄嘌呤氧化酶在活性氧生成中的作用示意图

3. 吞噬细胞呼吸爆发

具有吞噬杀伤功能的中性粒细胞、嗜酸性粒细胞、单核细胞、巨噬细胞等称为吞噬细胞。吞噬细胞在吞噬活动时被激活，其耗氧量显著增加，产生大量氧自由基，这一现象称为呼吸爆发（respiratory burst）或氧爆发（oxygen burst）。其摄入 O_2 的

70%～90% 在还原型烟酰胺腺嘌呤二核苷酸磷酸（nicotinamideadenine dinucleotide phosphate，NADPH）氧化酶和还原型烟酰胺腺嘌呤二核苷酸（nicotinamideadenine dinucleotid，NADH）氧化酶的催化下，接受电子形成氧自由基，用于杀灭病原微生物（图 7-2-4）。机体的缺血和（或）再灌注过程，都会引发大量炎症介质释放、补体系统激活，使吞噬细胞向缺血组织趋化、浸润，并激活了细胞内 NADPH/NADH 氧化酶系统，特别是当再灌注时涌入大量 O_2 分子，进一步使激活的吞噬细胞产生大量 ROS，破坏物质结构，造成组织细胞损伤。

$$NADPH+2O_2+H^+ \xrightarrow{\text{NADPH 氧化酶}} 2O_2^- + NADP^+ + 2H^+$$

$$NADH+2O_2+H^+ \xrightarrow{\text{NADH 氧化酶}} 2O_2^- + NAD^+ + 2H^+$$

图 7-2-4　吞噬细胞氧自由基生成示意图

4. 儿茶酚胺自身氧化增加

缺血－再灌注是一种应激状态，此时机体交感－肾上腺髓质系统兴奋，儿茶酚胺增多，具有重要的代偿调节作用。但过多的儿茶酚胺在单胺氧化酶催化下自氧化产生大量自由基，如肾上腺素代谢过程中有 $O_2^- \cdot$ 产生，参与了缺血－再灌注损伤。

5. 诱导型一氧化氮合酶表达增强

中性粒细胞和单核细胞未激活时有诱导型一氧化氮合酶（inducible nitric oxide synthase，iNOS）的低表达。缺血－再灌注导致白细胞激活后，iNOS 表达上调，导致 $NO \cdot$ 大量生成。$NO \cdot$ 是一种弱氧化剂，与 O_2 反应后可生成过氧亚硝基（peroxynitrite，$ONOO^-$）。$ONOO^-$ 在偏酸条件下极易自发分解生成 $NO_2 \cdot$ 和 $\cdot OH$，具有很强的氧化能力而产生损伤效应。

6. 体内清除自由基的能力下降

生理情况下，自由基的产生与清除维持动态平衡。缺血－再灌注时，由于清除自由基的能力下降及自由基大量产生，则造成组织细胞严重损伤。

（四）自由基增多引起机体损伤的机制

自由基性质极为活泼，可与其他物质反应，甚至相互反应形成二聚体或多聚体。自由基可与各种细胞成分，如膜磷脂、蛋白质、核酸等发生反应，造成细胞结构损伤和功能代谢障碍。

1. 膜脂质过氧化增强

细胞膜脂质双分子层对于维持膜结构完整及功能正常至关重要。细胞膜及细胞器膜的主要成分是极性磷脂，含有较多的不饱和脂肪酸，极易与自由基发生脂质过氧化反应（lipid peroxidation），使膜结构受损、功能障碍，引起以下损伤。

（1）细胞膜及细胞器膜结构破坏：脂质过氧化使膜不饱和脂肪酸减少，以致不饱和脂肪酸/蛋白质的比例失调；细胞膜及细胞器膜的液态性、流动性降低及通透性升高，可使细胞外 Na^+ 与 Ca^{2+} 内流增加，引起细胞水肿及钙超载。而细胞器膜脂质过氧化损伤可导致：①线粒体功能抑制，ATP 生成减少，细胞能量代谢障碍加重。②溶酶体破裂释放溶酶体酶，导致组织细胞自溶和结构破坏。③肌浆网钙 ATP 酶活性降低使肌浆网对钙的运转功能障碍，导致细胞内钙超载。

（2）膜蛋白功能被抑制：脂质过氧化使膜脂质发生交联、聚合，使存在于其间的膜蛋白（受体、酶、离子通道等）的活性下降。如离子通道蛋白，包括：Ca^{2+} 泵、Na^+ 及 Na^+/Ca^{2+} 交换蛋白等；信号转导的受体蛋白，包括各种激素受体、细胞因子受体蛋白、酶蛋白等。脂质过氧化反应不仅使膜结构发生改变，同时，自由基也可以直接使膜蛋白变性，导致膜蛋白功能下降（图 7-2-5）。

（3）脂质信号分子异常：磷脂是细胞膜所特有的成分，其中肌醇磷脂在细胞信号转导过程中具有重要作用。肌醇磷脂的脂质过氧化可使前列腺素（prostaglandin，PG）、三磷酸肌醇（inositol triphosphate，IP_3）和二酰甘油（diacylglycerol，DAG）等生成障碍，从而导致细胞信号转导异常。

（4）促进自由基及其他生物活性物质的生成：膜脂质过氧化可激活磷脂酶 C 和磷脂酶 D，进一步分解膜磷脂，催化花生四烯酸代谢反应，生成多种生物活性物质如前列腺素、血栓素 A_2（thromboxane A_2，TXA_2）、白三烯（leukotrienes，LT）等，加重再灌注损伤。自由基可与膜磷脂发生反应进一步形成脂性自由基，如 L·、LO·、LOO·等，增加自由基生成和增强脂质过氧化，加剧再灌注损伤的发生。

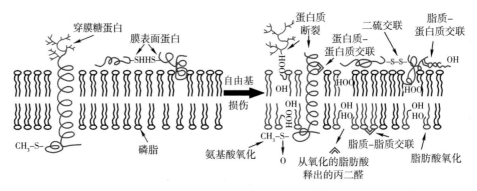

图 7-2-5　自由基对膜蛋白的损伤作用示意图

2. 蛋白质结构破坏、功能受损

自由基可与蛋白质多肽链上的巯基、氨基酸残基发生氧化反应，主要损伤表现如下。

（1）蛋白质结构变性：蛋白质的氨基酸残基与自由基发生氧化反应导致肽链断裂，蛋白质变性，功能丧失；许多酶蛋白活性中心的巯基与自由基发生氧化反应，形成二硫键，使氨基酸残基氧化，胞质及膜蛋白和某些酶交联形成二聚体或更大的聚合物，直接损伤蛋白质的功能。

（2）蛋白质降解：变性的蛋白质对水解酶系统敏感性增强，迅速地被 ATP 依赖的蛋白质水解酶系统、Ca^{2+} 依赖性蛋白水解系统和泛素降解系统（ubiquitin degradation system）降解。

3. 核酸破坏与 DNA 断裂

自由基可使核酸碱基羟化、断裂和交联，从而引起染色体畸变或细胞死亡。这种作用 80% 为·OH 所致。

总之，缺血－再灌注会使自由基生成增多，特别是氧自由基与活性氧，从而加重细胞损伤。由于氧化物质增多而抗氧化防御机制降低之间的不平衡导致的损伤，又被称为氧化应激。

二、钙超载

钙超载（calcium overload）是指当各种原因引起细胞 Ca^{2+} 转运机制异常、细胞内 Ca^{2+} 含量增多，导致细胞结构损伤和功能代谢障碍。

生理情况下，细胞内游离 Ca^{2+} 浓度约为 0.1 μmol/L，细胞外游离 Ca^{2+} 浓度约为 1.0 mmol/L，细胞外 Ca^{2+} 浓度明显高于细胞内，细胞内 Ca^{2+} 约 44% 存在于线粒体和内质网。细胞通过一系列转运机制维持细胞内外 Ca^{2+} 巨大的浓度梯度，保持细胞内低钙的状态，称为钙稳态。

（一）Ca^{2+} 进入胞质的途径

Ca^{2+} 进入胞质是顺浓度梯度的被动过程。一般认为，细胞外钙跨膜进入是细胞内钙释放的触发因素，细胞内 Ca^{2+} 增加主要取决于内钙释放。①质膜钙通道：电压依赖性钙通道（voltage dependent calcium channel，VDCC）可分为 L 型、T 型、N 型等亚型；受体操控钙通道（receptor operated calcium channel，ROCC），亦称配体门控钙通道（ligand gated calcium channel，LGCC），此类受体由多个亚基组成，与激动剂结合后，通道开放。②胞内钙库释放通道：钙释放通道（calcium release channel）属于受体操控钙通道，包括三磷酸肌醇操纵的钙通道（IP₃受体通道）和 Ry（ryanodine）敏感的钙通道，耦联于横管（transverse tubule，T-tubule）和肌浆网的 Ry 受体（ryanodine receptor，RyR），钙通道同时开放，造成局部游离钙浓度升高，形成"钙火花"（Ca^{2+} spark）。自发性钙火花是细胞内钙释放的基本单位，它成为引发钙振荡（calcium oscillation）和钙波（calcium wave）的位点，是构成心肌细胞兴奋－收缩耦联的物质基础。

（二）Ca^{2+} 离开胞质的途径

Ca^{2+} 离开胞质是逆浓度梯度、耗能的主动过程。①钙泵的作用：钙泵即 Ca^{2+}-Mg^{2+}-ATP 酶，其存在于质膜、内质网膜和线粒体膜上。当 $[Ca^{2+}]i$ 升高到一定程度，该酶被激活，水解 ATP 供能，将 Ca^{2+} 泵出细胞或泵入内质网及肌浆网，使细胞内 Ca^{2+} 浓度下降。②Na^+-Ca^{2+} 交换：Na^+-Ca^{2+} 交换蛋白是一种双向转运方式的跨膜蛋白，通过一种产电性电流（以 3 个 Na^+ 交换 1 个 Ca^{2+}）。Na^+-Ca^{2+} 交换主要受跨膜 Na^+ 梯度调节。生理条件下，Na^+ 顺着电化学梯度进入细胞，而 Ca^{2+} 则逆着电化学梯度移出细胞。③Ca^{2+}-H^+ 交换：$[Ca^{2+}]i$ 升高时，被线粒体摄取，H^+ 则排至胞质（图 7-2-6）。

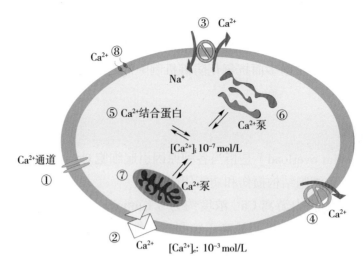

图 7-2-6 细胞内外 Ca^{2+} 转运模式图

①电压依赖性钙通道。②受体操控钙通道。③Na^+/Ca^{2+} 交换蛋白。④钙泵。⑤胞质 Ca^{2+} 结合蛋白。⑥肌浆网。⑦线粒体。⑧细胞膜 Ca^{2+} 结合蛋白

（三）缺血 – 再灌注导致钙超载的机制

有关心肌缺血 – 再灌注损伤时跨膜钙转运的研究，发现缺血后再灌注开始数分钟，细胞内钙流入明显增加，并持续较长时间，而钙流出相对只有短暂增加，表明细胞内钙超载主要发生在再灌注期，主要原因是钙内流增加，而不是钙外流减少。再灌注时钙超载的发生机制目前尚未完全清楚，可能与下列因素有关。

1. Na^+-Ca^{2+} 交换异常

Na^+/Ca^{2+} 交换蛋白（Na^+/Ca^{2+} exchange protein）是心肌细胞膜钙转运蛋白之一，在跨膜 Na^+、Ca^{2+} 梯度和膜电位驱动下对细胞内外 Na、Ca^{2+} 进行双向转运，交换比例为 $Na^+ : Ca^{2+} = 3 : 1$。生理条件下，Na^+/Ca^{2+} 交换蛋白以正向转运的方式将细胞外 Na^+ 移入细胞，将细胞内 Ca^{2+} 转移至细胞外，与内质网和细胞膜钙泵共同维持静息状态时的细胞内低钙浓度。病理条件下，如细胞内 Na^+ 明显升高或膜内正电位等，Na^+/Ca^{2+} 交换蛋白则以逆向转运的方式将细胞内 Na^+ 排出，细胞外 Ca^{2+} 进入细胞（图 7-2-7）。现已证实，Na^+/Ca^{2+} 交换蛋白的逆向运转增强是导致缺血 – 再灌注时 Ca^{2+} 超载的主要途径。

（1）直接激活——细胞内高 Na^+ 的作用：缺血时 ATP 生成减少，导致钠泵活性降低，细胞内 Na^+ 含量明显升高。再灌注时缺血细胞重新获得氧及营养物质供应，细胞内高 Na^+ 直接激活钠泵，同时迅速激活 Na^+/Ca^{2+} 交换蛋白，以逆向转运的方式加速 Na^+ 向细胞外转运，同时将大量 Ca^{2+} 运入胞质，从而导致细胞内 Ca^{2+} 浓度增加引起细胞损伤。

（2）间接激活——细胞内高 H^+ 的作用：质膜 H^+-Na^+ 交换蛋白主要感受细胞内 H^+ 浓度的变化，是维持细胞内 pH 稳定的重要蛋白。缺血时无氧代谢增强使 H^+ 生成增多，组织间液和细胞内酸中毒，pH 降低。再灌注时，通过血液缓冲和稀释作用，使细胞外 H^+ 浓度迅速下降，而细胞内 H^+ 浓度仍然很高，细胞内外形成显著的 pH 梯度差，由此激活细胞膜的 H^+-Na^+ 交换蛋白，促进细胞内 H^+ 排出，细胞外 Na^+ 内流，

Note

间接引起细胞内 Na^+ 增多。如果内流的 Na^+ 不能被钠泵充分排出，细胞内高 Na^+ 则可继发性激活 Na^+-Ca^{2+} 交换蛋白和反向转运，促进 Ca^{2+} 内流，导致钙超载。

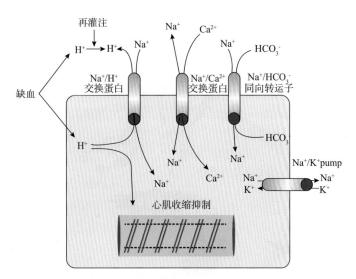

图 7-2-7　Na^+-Ca^{2+} 交换异常发生机制示意图

2. 增多的儿茶酚胺激活受体依赖性 Ca^{2+} 通道

组织缺血 – 再灌注时，内源性儿茶酚胺释放增加，一方面作用于 α_1 受体，激活 G 蛋白 – 磷脂酶 C 介导的细胞信号转导通路，促进磷脂酰肌醇分解，生成 IP_3 和 DAG。其中 IP_3 促进肌浆网钙释放通道开放，使肌浆网内的 Ca^{2+} 释放进入胞质；DAG 经激活蛋白激酶 C 促进 H^+-Na^+ 交换，进而激活 Na^+-Ca^{2+} 交换蛋白和逆向转运，促进胞外 Ca^{2+} 内流，使胞质内 Ca^{2+} 浓度进一步升高。另一方面儿茶酚胺作用于 β 受体，通过激活腺苷酸环化酶增加 L 型钙通道的开放，从而促进胞外 Ca^{2+} 内流，加重细胞内钙超载（图 7-2-8）。

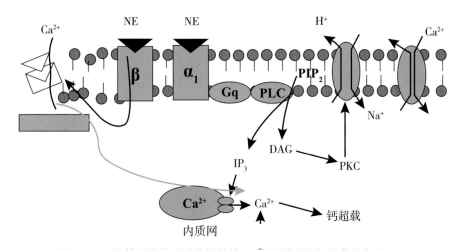

图 7-2-8　儿茶酚胺激活受体依赖性 Ca^{2+} 通道引发钙超载的发生机制

NE. 去甲肾上腺素；PLC. 磷脂酶 C；PIP2. 磷脂酰肌醇；DAG. 二酰甘油；PKC. 蛋白激酶 C；LGCC. 配体门控钙通道

3. 损伤的生物膜对 Ca^{2+} 的通透性增加

细胞膜和细胞器膜性结构是维持细胞内、外以及细胞内各区间离子平衡的重要结构。生物膜损伤可使其对 Ca^{2+} 通透性增强，Ca^{2+} 顺浓度差进入细胞，使细胞内钙超载（图 7-2-9）。

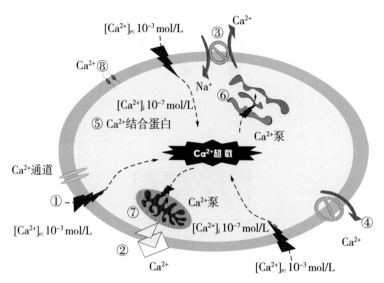

图 7-2-9　生物膜损伤引发钙超载发生机制

①电压依赖性钙通道。②受体操控钙通道。③ Na^+/Ca^{2+} 交换蛋白。④钙泵。⑤胞质 Ca^{2+} 结合蛋白。⑥肌浆网。⑦线粒体。⑧细胞膜 Ca^{2+} 结合蛋白

（1）细胞膜损伤：缺血－再灌细胞膜损伤引起钙超载的机制是：①细胞膜外被是 Ca^{2+} 依赖共价结合糖蛋白。缺血时，Ca^{2+} 减少使细胞膜外被糖蛋白与细胞膜脂质结合被破坏，膜对 Ca^{2+} 的通透性增加。②再灌注时生成大量的自由基，使细胞膜的脂质过氧化，加重膜结构的破坏。③细胞内 Ca^{2+} 增加激活磷脂酶，使膜磷脂降解，进一步增加细胞膜对 Ca^{2+} 的通透性，共同促使胞质 Ca^{2+} 浓度升高。

（2）线粒体膜损伤：缺血－再灌线粒体膜损伤导致钙超载的机制是：①由于细胞膜损伤，膜功能障碍，Ca^{2+} 内流增多，大量钙盐沉积于线粒体（详见后述），可造成呼吸链中断、氧化磷酸化障碍，ATP 合成减少，耗能离子泵功能抑制。②缺血－再灌注使线粒体呼吸链酶类活性降低，产生单电子还原而生成自由基及活性氧物质，进一步损伤线粒体膜。③自由基的损伤及膜磷脂的降解可使线粒体膜受损，抑制氧化磷酸化，使 ATP 生成进一步减少，又加重膜损伤，膜上 Ca^{2+} 泵功能障碍，不能及时摄取 Ca^{2+}，引起钙超载。

（3）内质网膜损伤：内质网钙摄取是依赖水解 ATP 的主动转运过程。自由基的作用及膜磷脂的降解可造成内质网膜损伤，使其钙泵功能障碍，对 Ca^{2+} 摄取减少，引起胞质 Ca^{2+} 浓度升高。

再灌注时，随血流运送来的大量 Ca^{2+} 使细胞内 Ca^{2+} 通过上述机制迅速增多，最终导致细胞内钙超载，且 Ca^{2+} 浓度升高的程度往往与细胞受损的程度呈正相关。

Note

（四）钙超载引起组织损伤的机制

细胞内钙超载是导致缺血－再灌注发生不可逆性损伤的关键因素，其损伤机制尚未完全阐明，主要与以下因素有关（图 7-2-10）。

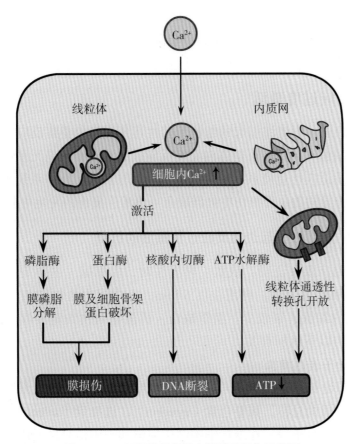

图 7-2-10　钙超载引起缺血再灌注损伤示意图

1. 线粒体损伤

聚集于胞质内 Ca^{2+} 被线粒体摄取时可消耗大量 ATP，同时进入线粒体的 Ca^{2+} 与含磷酸根的化合物结合，形成不溶性磷酸钙，既干扰线粒体的氧化磷酸化，使 ATP 生成减少，又损伤线粒体膜而加重细胞能量代谢障碍。此外，钙超载还可引起线粒体通透性转换孔（mitochondrial permeability transition pore，mPTP）开放，导致线粒体膜通透性增加，既可使线粒体呼吸功能抑制，又可导致细胞色素 C 释放及凋亡蛋白酶激活，启动细胞凋亡途径。

2. 钙依赖性蛋白酶激活

细胞内 Ca^{2+} 增多可增强多种钙依赖性蛋白酶的活性，影响细胞的功能，甚至导致细胞死亡：①激活磷脂酶类，促使膜磷脂降解，造成细胞膜结构受损。②激活钙依赖性蛋白酶活性，促进细胞膜和结构蛋白的分解。③激活核酸内切酶，引起染色体的损伤。④激活某些 ATP 酶，导致细胞高能磷酸盐水解，释放出大量 H^+，加重细胞内酸中毒。

3. 促进自由基产生

Ca^{2+} 是黄嘌呤脱氢酶转变为黄嘌呤氧化酶的必需离子激活剂，Ca^{2+} 增多，使细胞内的黄嘌呤脱氢酶迅速转变黄嘌呤氧化酶，催化黄嘌呤氧化过程，导致自由基产生增多。此外，钙超载还可激活膜磷脂酶 A_2，通过环加氧酶和脂加氧酶，在花生四烯酸降解过程中产生 H_2O_2 和 $\cdot OH$。在缺血 – 再灌注损伤中，自由基产生增多与钙超载是一对互为因果的损伤因素。

综上所述，钙超载既是缺血 – 再灌注的结果，又是缺血 – 再灌注细胞损伤的原因。细胞内 Ca^{2+} 聚积不仅激活磷脂酶，使膜磷脂降解，又进一步增加细胞膜对 Ca^{2+} 的通透性，促进钙超载。

三、炎症反应过度激活

一般认为，缺血 – 再灌注引起的细胞无菌性坏死引发的炎症反应与微生物感染后血管反应类似。缺血 – 再灌注可使体内免疫反应被激活，特别是无菌性炎症反应，主要涉及通过固有及适应性免疫系统的免疫细胞聚集与活化，补体系统激活。其中，白细胞聚集、激活介导的微血管损伤在脏器缺血 – 再灌注损伤的发生中起重要作用。

（一）缺血 - 再灌注引起炎症反应过度激活的机制

实验研究和临床观察证明：缺血 – 再灌注时，白细胞（主要是中性粒细胞）明显增加。以犬心肌缺血为例，再灌注仅 5 min，心内膜中性粒细胞即增加 25%，而缺血较轻的组织白细胞集聚较少。组织缺血 – 再灌注时白细胞浸润增加的机制尚不十分清楚，可能与以下机制有关。

1. 细胞黏附分子表达增加

黏附分子是指由细胞合成的、可促进细胞与细胞之间、细胞与细胞外基质之间黏附的一类大分子物质的总称，如整合素（integrin）、选择素（selectin）、细胞间黏附分子、血管细胞黏附分子等，在维持细胞结构完整和细胞信号转导中起重要作用。正常情况下，微血管内皮细胞仅表达少量黏附分子，而且血液以层流形式流动，故血管内皮细胞和血液中流动的白细胞互相排斥，这是保证微循环灌流的重要条件。缺血 – 再灌注时，血管内皮细胞和中性粒细胞的黏附分子表达明显增多，导致缺血 – 再灌注损伤局部中性粒细胞增多、聚集，促使中性粒细胞与血管内皮细胞黏附、滚动并穿过血管壁游走到细胞间隙。炎症反应引起大量趋化因子（chemokine）释放，可增加整合素的亲和力，促使中性粒细胞牢固黏附于血管壁上。

2. 趋化因子生成增多

趋化因子是指具有吸引白细胞定向移动的化学刺激物。组织缺血 – 再灌注损伤时，血细胞穿过血管壁迁移到感染或损伤区域，称为细胞渗出（emigration）。内皮细胞与白细胞分泌的趋化因子、选择素与整合素等可促进中性粒细胞与巨噬细胞的渗出。同时，细胞膜磷脂降解，花生四烯酸代谢产物，如白三烯、血小板活化因子、补体 C5a 片段及激肽等细胞因子增多，这些物质具有很强的趋化作用，吸引大量白细胞黏附于血管内皮或渗出到损伤组织区域。

（二）炎症反应引起机体损伤的机制

1. 微血管损伤

（1）微循环阻塞：与红细胞相比，白细胞体积大，变形能力弱。因此，白细胞在缺血－再灌注导致的微血管阻塞中起着关键作用。缺血－再灌损伤可引起大量中性粒细胞聚集、黏附在血管内皮细胞上，而且不易分离，极易嵌顿、堵塞微循环血管；激活的中性粒细胞和血管内皮细胞释放缩血管物质（如内皮素、TXA_2 等）增加，扩血管物质（如 NO、PGI_2 等）减少，可使微血管收缩，血流减少；加之内皮细胞肿胀、血小板黏附、微血栓形成和组织水肿等，更易形成无复流（no-reflow）现象，加重组织缺血缺氧（图 7-2-11）。无复流现象是指在血管再通血流恢复后，尽管较大分支的血管得到血液灌注，但部分缺血区的微循环并不能得到充分血液灌流的现象。

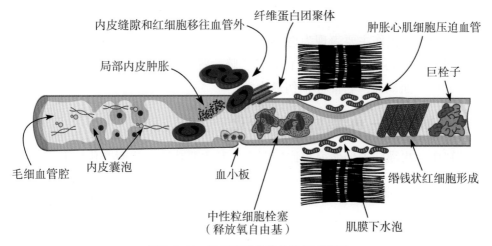

图 7-2-11　无复流现象发生机制示意图

（2）微血管通透性增高：缺血可损伤内皮细胞，使间隙增大，同时激肽等炎症因子可使微血管通透性增高，引发组织液外渗，又可导致血液浓缩，加重无复流现象。中性粒细胞自血管内游出并释放细胞因子又使微血管通透性进一步增高。

2. 细胞损伤

激活的中性粒细胞可释放大量的自由基和各种蛋白水解酶及细胞因子，导致组织细胞损伤。

（1）释放自由基：再灌注时，活化的白细胞发生呼吸爆发可产生大量自由基。自由基可导致细胞内蛋白质交联，使蛋白质结构改变并丧失活性；引起核酸碱基改变或DNA 断裂；使细胞膜结构变化，通透性增加等，导致细胞损伤。

（2）释放各种蛋白水解酶：聚集的白细胞能释放 20 多种酶，其中含丝氨酸的弹性蛋白酶，几乎可降解所有细胞外基质成分，并能攻击未受损的细胞；另外胶原酶和明胶酶，可降解各种类型的胶原，导致血管壁通透性增加并加重组织损伤。

（3）产生各种促炎细胞因子：白细胞被激活后，可释放促炎细胞因子，通过旁分泌或自分泌作用，促进中性粒细胞、巨噬细胞、淋巴细胞、肥大细胞、成纤维细胞等产生更多的细胞因子，引起瀑布反应，导致组织细胞损伤。

综上所述，缺血－再灌注损伤发生的基本机制，主要是缺血－再灌注的过程中自由基生成增多、钙超载及炎症反应过度激活，三者相互作用、协同作用，最终引起细胞、机体损伤。

（郭晓笋）

第三节　缺血－再灌注损伤时机体的功能代谢与形态结构变化

缺血－再灌注损伤主要表现为再灌注组织器官的代谢紊乱、功能障碍及结构损伤。临床上出现缺血－再灌注过程的器官如心、脑、肾、肝、肺、胃肠道等均可发生再灌注损伤，其中心肌缺血－再灌注损伤最为常见。

一、心肌缺血－再灌注损伤的变化

心脏缺血－再灌注损伤研究得比较深入，其主要功能、代谢变化如下。

（一）心功能障碍

1. 再灌注性心律失常

再灌注性心律失常（reperfusion arrhythmia）是指缺血心肌再灌注过程中出现的心律失常，以室性心律失常多见，如室性心动过速和心室颤动等。临床上发现再灌注性心律失常发生：①与再灌注区存在的可逆性功能损伤的心肌细胞数量呈正相关。②与缺血时间的长短有关，缺血时间过长或过短，其发生率都很低。③与缺血心肌的数量、缺血的程度及再灌注恢复的速度有关。临床发现，缺血心肌数量多、缺血程度重、再灌注恢复快，心律失常的发生率就高。

再灌注性心律失常的发生机制至今尚未阐明，目前认为，与以下几个原因有关：①再灌注心肌之间动作电位时程的不均一性，这是折返性心律失常的主要原因。再灌注区心肌细胞与无缺血区心肌细胞动作电位的复极有明显不同，同位于再灌注区的心肌细胞彼此的动作电位的时程也不同。②再灌注时细胞内高 Na^+ 激活 Na^+/Ca^{2+} 交换蛋白进行逆向转运，使动作电位平台期进入细胞内的 Ca^{2+} 增加，出现一个内向电流，在心肌动作电位后形成短暂除极，即延迟后除极，可造成传导减慢，触发多种心律失常。③缺血－再灌注时机体释放的大量儿茶酚胺，提高了心肌细胞的自律性，进一步促进再灌注性心律失常的发生。

2. 心肌舒缩功能障碍

（1）再灌注性心肌顿抑：心肌顿抑（myocardial stunning）的概念是 1982 年由

Note

Braunwald 和 Kloner 率先提出的，是指缺血心肌在恢复血液灌注后一段时间内出现的可逆性舒缩功能降低的现象。其与心肌梗死引起的收缩功能异常不同，此时心肌并未发生坏死，经过抗损伤或修复后收缩功能最终可以完全恢复正常。目前认为，自由基生成增多、细胞内钙超载及炎症反应过度激活是心肌顿抑的主要发生机制。如果有大量心肌发生顿抑，仍有可能发生心力衰竭。

（2）微血管顿抑：微血管顿抑（microvascular stunning）是指心肌冠状血管经短暂缺血并恢复供血后，在一段较长时间内对扩血管物质反应迟钝的现象。此时微血管并未坏死，属可逆性损伤。其机制与毛细血管被白细胞堵塞、血管平滑肌反应性降低、心肌间质水肿和内皮细胞功能障碍有关。

（二）心肌能量代谢障碍

心脏是一个高耗能、低耐受的器官。缺血使心肌细胞 ATP、磷酸肌酸含量迅速降低。再灌注时由于自由基和钙超载等对线粒体的损伤使心肌能量合成减少，加之再灌注血流的冲洗，核苷类物质含量下降，以致合成高能磷酸化合物的底物不足，造成心肌高能磷酸化合物的进一步降低，加重心肌功能障碍。

（三）心肌结构变化

再灌注损伤心肌的结构变化与单纯缺血心肌的变化性质基本相同，但前者程度更为严重。表现为：基底膜部分缺失，质膜破坏，损伤迅速扩展到整个细胞使肌原纤维结构破坏〔出现严重收缩带（prominent contraction band）、肌丝断裂、溶解〕，线粒体损伤（极度肿胀、嵴断裂、溶解，空泡形成、基质内致密物增多）。再灌注还可造成不可逆性损伤，出现心肌出血、坏死。

二、脑缺血－再灌注损伤的变化

脑是对缺氧最敏感的器官，它的活动主要依靠葡萄糖有氧氧化提供能量。一旦缺血缺氧，线粒体呼吸链功能障碍，ATP 合成减少，无氧酵解增强，乳酸增多，细胞内酸中毒，离子分布异常，Na^+ 和 Ca^{2+} 内流，细胞水肿，神经元功能障碍。另外，再灌注又会引起自由基增多、兴奋性氨基酸生成增多，钙超载及炎症反应过度激活而引起继发性损伤。临床上，脑缺血－再灌注损伤常见于溶栓术后。脑再灌注损伤最主要表现是脑水肿和脑细胞坏死。临床表现为感觉、运动或意识等脑功能障碍，严重时甚至死亡。

三、其他器官缺血－再灌注损伤的变化

除了心肌梗死与缺血性脑卒中，缺血－再灌注损伤还可继发于一系列病理过程中，如创伤、急性肾损伤、循环停止、睡眠呼吸暂停、镰状细胞病等。缺血－再灌注损伤也是器官移植、心肺复苏、血管外科手术治疗的挑战之一。

（一）肺缺血－再灌注损伤的变化

临床上，肺缺血－再灌注损伤常见于肺动脉栓塞的溶栓术后、各种原因导致的肺

缺血复流等。肺是含有大量微血管的组织，也是血液的滤过网，因而，肺缺血－再灌注损伤主要表现是微循环障碍。微循环障碍的发生机制主要是在再灌注过程中增多的自由基、激活的白细胞、细胞内钙超载共同引起微循环血管内皮细胞损伤，甚至死亡，导致微血管结构和功能障碍。

肺缺血－再灌注损伤的主要表现为肺动脉压升高、肺出血、肺水肿和急性呼吸功能衰竭。肺部的主要病理变化为肺泡腔积聚大量富含蛋白的液体，肺透明膜变和局灶性出血等。电镜下见线粒体肿胀、嵴消失，内质网扩张，Ⅱ型细胞的板层体消失，内皮细胞和Ⅰ型细胞肿胀。

（二）肝缺血-再灌注损伤的变化

肝移植和阻断血管的肝脏切除术等，可发生肝缺血－再灌注损伤。肝脏因其结构和功能特点，使其在缺血－再灌注时，极易发生自由基损伤和无复流现象。肝脏内富含黄嘌呤氧化酶，巨噬细胞（又称 Kupffer cell）和大颗粒淋巴细胞（NK 细胞）在再灌注时产生大量的自由基，加重因缺血导致的肝组织损伤。主要表现为：光镜下，肝细胞肿胀、脂肪变性、空泡变性及点状坏死。电镜下，线粒体肿胀、嵴减少，空泡形成等；内质网明显扩张；毛细胆管内微绒毛稀少等。肝功能严重受损，表现为血清丙氨酸氨基转移酶、天冬氨酸氨基转移酶及乳酸脱氢酶活性明显增高。

（三）肾缺血－再灌注损伤的变化

肾缺血－再灌注损伤常见于肾外伤、肾移植及临床各种因素导致的肾缺血复流过程。肾脏是一个拥有大量血管网的器官，富含黄嘌呤氧化酶，是体内嘌呤核苷酸的分解代谢场所之一，再灌注时，经黄嘌呤氧化过程途径产生大量的自由基，损伤肾血管，加重了微循环障碍。肾缺血－再灌注损伤临床表现为血清肌酐浓度明显增高，肾小管上皮细胞线粒体肿胀、嵴减少，排列紊乱，甚至崩解，空泡形成等，以急性肾小管坏死最为严重，可造成急性肾衰竭或导致肾移植失败。因而，缺血－再灌注损伤也是临床上休克肾的发病机制之一。

（四）肠缺血－再灌注损伤的变化

肠套叠、血管外科手术和失血性休克等，可伴有胃肠道缺血－再灌注损伤，其特征为黏膜损伤和屏障功能障碍。小肠是体内的嘌呤核苷酸的分解代谢场所之一，黄嘌呤氧化酶在小肠中活性较强；同时，小肠组织内有丰富的淋巴细胞、巨噬细胞等吞噬细胞，因而，在缺血－再灌注过程中，经黄嘌呤氧化过程和吞噬细胞呼吸爆发途径产生大量的自由基。自由基损伤导致肠壁毛细血管通透性升高，肠黏膜损伤，出现广泛上皮和绒毛分离，上皮坏死，固有层破损，肠壁出血及溃疡形成。因而，缺血－再灌注损伤也是临床上应激性溃疡的发病机制之一。同时，肠腔大量有毒物质，如内毒素、氨、硫醇等，经肠壁吸收增多，导致肠内毒素细菌易位。

Note

（郭晓笋）

第四节　缺血 – 再灌注损伤的适应性保护

缺血 – 再灌注的适应性保护是机体的内源性保护机制，按照适应性保护发生的时间可以分为缺血预适应及缺血后适应。

一、缺血预适应

缺血预适应（ischemic preconditioning，IPC）是指在长时间缺血前、实施多次短暂缺血与再灌的循环可减轻损伤的现象。

1986 年 Murry 等首先描述了心肌缺血预适应现象，结扎犬冠状动脉 40 min 可引起心肌细胞不可逆性损伤，出现心肌梗死。但是，在结扎冠状动脉之前给予反复 4 次的 5 min 缺血 /5 min 再灌注，即可使随后冠状动脉 40 min 结扎所致的心肌梗死面积明显减小。随后，这种保护作用在小鼠、大鼠、家兔甚至猪等不同物种，以及在体心脏、离体心脏及体外细胞等不同模型中得到了广泛的证实。此外研究表明，小肠、肾等心外组织短暂缺血预处理亦可使心肌发生缺血预适应，并且临床上试用 IPC 可预防经皮冠脉介入术（PCI）或心脏手术所致的心肌缺血性损伤。

缺血预适应主要有早期保护及延迟保护两个时相。早期保护时相是指细胞在预适应后其抗损伤能力立即增强，可持续 1 ~ 3 h；延迟保护时相又称第二窗口保护作用，是细胞的亚急性适应保护反应，是指在早期保护时相消失后又重新出现的保护作用，一般在 24 h 出现，持续 1 ~ 3 天。

随着缺血预适应的研究不断深入，其临床应用价值亦逐步凸显。有研究发现，临床心绞痛患者存在缺血预适应，其病死率低于无心绞痛病史的患者。心电图运动负荷实验表明，心肌缺血患者第一次负荷运动后，其第二次负荷运动时心肌缺血的阈值明显增高。这些临床研究为缺血预适应的应用提供了依据，预适应已成为缺血损伤内源性保护的热点。

二、缺血后适应

缺血后适应（ischemic postconditioning）是指组织缺血后，在恢复血流之前先进行多次短暂的再灌注和缺血，然后恢复持续灌注，可减轻再灌注损伤。

临床上在治疗心肌梗死时，心肌缺血早已发生，心肌缺血发生时间的不可预知使得缺血预适应的临床应用受到很大限制。2003 年 Zhao 等首先报道，结扎犬心左冠状动脉前降支 60 min，予以再灌注 30 s、再结扎 30 s 的连续 3 次循环，随后再灌注 3 h，可以减少活性氧生成，减轻微血管损伤和细胞凋亡，缩小心肌梗死范围，从而提出心肌缺血后适应的概念。目前已在多种属动物模型上证实缺血后适应具有明显的保护效果。

缺血后适应是一种十分重要的缺血损伤的内源性保护作用。与缺血预处理相比，由于缺血后适应是在疾病发生后进行的保护性措施，更易为临床所接受，因此缺血后适应具有更加重要的临床应用价值。

（郭晓笋）

第五节　缺血 – 再灌注损伤防治的病理生理基础

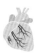

缺血 – 再灌注损伤的发生机制目前尚不十分清楚，再灌注损伤的防治尚处于实验研究和临床试验观察阶段，近年来一些研究进展为缺血 – 再灌注损伤提供了创新性的治疗策略。

一、尽早恢复血流与控制再灌注条件

尽量缩短脏器缺血时间是防治缺血 – 再灌注损伤的基本原则。

采用低压、低流速、低温、低钙液、低钠液或高钾液灌注以减轻缺血再灌注损伤。

二、清除与减少自由基、减轻钙超载

（一）自由基清除剂

①抗氧化物质：辅酶 Q、维生素 E、β- 胡萝卜素、维生素 C、谷胱甘肽等，这些物质能提供电子使自由基还原而清除自由基。②抗氧化酶：超氧化物歧化酶（superoxide dismutase，SOD）可歧化 O_2^-·生成 H_2O_2，过氧化氢酶可清除 H_2O_2，谷胱甘肽过氧化物酶可清除·OH。

（二）减少自由基生成

转铁蛋白、铜蓝蛋白等可结合游离 Fe^{2+}、Cu^{2+} 而减少自由基的生成。

（三）Ca^{2+} 通道阻断剂、线粒体 Ca^{2+} 转运体以及 Na^+-H^+ 交换体

Ca^{2+} 通道阻断剂、线粒体 Ca^{2+} 转运体以及 Na^+-H^+ 交换体可减轻 Ca^{2+} 超载，从而保护缺血 – 再灌注损伤细胞及组织。

三、应用细胞保护剂与抑制剂

某些药物不是通过改变器官组织的血流量，而是增强组织及细胞对内环境紊乱的耐受力、抑制缺血再灌的继发损伤环节而起细胞保护作用。补充糖酵解底物如磷酸己

Note

糖有保护缺血组织的作用；外源性 ATP 可使细胞膜蛋白磷酸化，有利于细胞膜功能恢复，避免严重的再灌注损伤；环孢素可抑制线粒体渗透转导孔开放，从而减轻缺血－再灌损伤。阿昔单抗－糖蛋白Ⅱb/Ⅲa 抑制剂通过阻滞血小板－白细胞聚集而减少缺血－再灌注损伤。

四、激活内源性保护机制

适应性保护作用是机体对于缺血－再灌注损伤的内源性保护现象，主要包括缺血预适应及缺血后适应。如在心肌缺血－再灌注损伤时，适应性保护作用主要可以通过减轻心肌梗死面积、减少缺血及再灌注后恶性心律失常的发生及促进心肌功能恢复三个方面发挥保护作用。

综上所述，缺血－再灌注损伤的病因、具体明确的发病机制及环节目前尚不清楚；同时，究竟是缺血本身造成的损伤，还是缺血后再灌注造成的继发性损伤难以界定。治疗既要尽早恢复缺血组织的血流，又要减轻或防止再灌注继发损伤的发生，这是缺血－再灌注损伤防治中亟待解决的重要课题。

（郭晓笋）

病例 7-1 解析

Note

第八章　心力衰竭

- **心力衰竭的病因、诱因和分类**
  - ◎ 心力衰竭的病因
  - ◎ 心力衰竭的诱因
  - ◎ 心力衰竭的分类
- **心力衰竭机体的代偿机制**
  - ◎ 神经 – 体液调节机制激活
  - ◎ 心脏本身的代偿
  - ◎ 心脏以外的代偿
- **心力衰竭发病机制**
  - ◎ 心肌收缩功能降低
  - ◎ 心肌舒张功能障碍
  - ◎ 心脏各部分舒缩活动不协调

- **心力衰竭对机体机能代谢的影响**
  - ◎ 心排血量减少
  - ◎ 静脉淤血
  - ◎ 心力衰竭的症状体征
- **常用心衰的实验室检查指标特点及临床意义**
  - ◎ 标本采集
  - ◎ 参考区间
  - ◎ 临床意义
- **心力衰竭的防治**
  - ◎ 治疗慢性心力衰竭的药物

病例 8-1

　　王某，男，68 岁，渐进性活动后呼吸困难 2 年，近 10 天加重，遂入院治疗。患者 2 年前体力活动后出现胸闷、气促症状，休息后可缓解。近半年多次出现夜间熟睡时被憋醒而被迫坐起、咳嗽现象。10 天前上呼吸道感染后呼吸困难加重，不能从事任何体力活动，夜间不能平卧。患者 10 余年前发现高血压（170/100 mmHg），未进行规律治疗。体温：36.8℃，脉搏：101 次 / 分，呼吸：25 次 / 分，血压：160/96 mm Hg。端坐体位，双肺呼吸音粗，双肺可闻及湿啰音，心脏相对浊音界向左下扩大。超声心动图显示轻度二尖瓣反流，左心房扩大，左心室射血分数（EF）35%。腹平软，肝脾肋下未及，移动性浊音阴性，双下肢无水肿。血氧饱和度 89%，BNP 650 ng/L，NT-proBNP 1200 ng/L。

　　请思考以下问题：

　　1. 该患者是否存在心力衰竭？ 如果存在，按心力衰竭的发生部位分类，属于哪种类型？

　　2. 该患者心力衰竭的病因和加重心衰的诱因是什么？

　　3. 该患者端坐呼吸的发生机制是什么？

　　4. 该患者经积极治疗症状平稳后，下一步的药物治疗方案是什么？

（付　悦　王婧婧　提供）

　　心脏是循环系统的泵，收缩期通过动脉系统将血液运送到全身各组织，舒张期使血液通过静脉系统回流入心脏。心脏通过节律性收缩和舒张为血液循环提供动力，从而满足组织细胞的代谢需求，维持机体的生命活动。

各种原因引起的心脏结构和（或）功能损伤导致心脏泵血功能降低，称为心功能不全（cardiac insufficiency）。心功能不全早期通过代偿机制，动用心力储备，心排血量尚能满足日常代谢的需要，通常无明显症状，需通过心功能专项检查发现，为心功能不全代偿期。如果导致心功能不全的病因较重或持续发展，心肌原发性或继发性舒缩功能障碍较重或心室充盈严重受限，在有足够循环血量的情况下，心排血量绝对或相对下降，不能满足机体代谢需要，出现肺循环和（或）体循环静脉淤血等临床病理生理学综合征，此时心功能不全进入失代偿期，称为心力衰竭（heart failure），简称心衰。

目前，我国正面临人口老龄化和代谢危险因素持续流行的双重压力，心血管病的发病率处于持续上升阶段，已成为城乡居民疾病死亡的首要原因。心力衰竭是各种心脏疾病的严重和终末阶段，全世界心力衰竭患者已超过 2000 万，在我国现患人数推测约为 890 万。而因急性心力衰竭而急诊就诊的患者 5 年全因死亡率可达 55.4%，中位生存时间仅为 34 个月。因此，心力衰竭是一类严重危害人类健康的重大疾病，其防治已成为目前面临的重要公共卫生问题。

第一节　心力衰竭的病因、诱因和分类

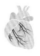

一、心力衰竭的病因

许多循环系统及非循环系统疾病均可直接或间接造成心脏结构或功能损伤，影响心室射血和（或）充盈，使心脏泵血功能降低，最终导致心力衰竭。心肌收缩性、心室负荷和心率是影响心输出量的基本因素。心力衰竭的病因主要可以归纳为心肌收缩性降低、心室负荷过重、心室充盈受限和心律失常。

（一）心肌收缩性降低

心肌收缩性是指心肌内在的收缩特性，不依赖于心脏负荷的变化。心肌收缩相关结构成分的改变或心肌代谢的异常均可影响心肌收缩性。例如，心肌梗死、心肌炎、心肌病和心肌中毒等可造成心肌原发性损伤，使心肌细胞发生变性、坏死，降低心肌收缩性。冠状动脉粥样硬化、严重贫血、维生素 B_1 缺乏和糖尿病等可直接影响心肌细胞代谢，使心肌细胞发生继发性损伤，抑制心肌收缩性。冠状动脉病变是世界范围内引起心功能不全的主要病因。阿霉素等药物和酒精等也可通过损害心肌的代谢和结构抑制心肌收缩性。此外，影响心肌兴奋 – 收缩耦联的因素也可调控心肌的收缩性，如胞质 Ca^{2+} 的转运障碍或肌钙蛋白与 Ca^{2+} 的亲和力障碍等。

（二）心室负荷过重

1. 心室前负荷过重

心室的前负荷也称容量负荷，是指心室收缩前所承受的负荷，主要由心室舒张末期容积或充盈压决定。左心室前负荷过重主要见于二尖瓣或主动脉瓣关闭不全；右心室前负荷过重可见于房间隔或室间隔缺损出现左向右分流、三尖瓣或肺动脉瓣关闭不全等。严重贫血、甲状腺功能亢进、维生素 B_1 缺乏和动静脉瘘等疾病时，机体处于全身高动力循环状态，也可造成心室前负荷过重。

2. 心室后负荷过重

心室的后负荷也称压力负荷，是指心室射血时所需要克服的阻力。左心室后负荷过重常见于高血压、主动脉瓣狭窄或主动脉缩窄等；右心室后负荷增加常见于肺动脉瓣狭窄或肺动脉高压等。

（三）心室充盈受限

心室充盈受限是指在静脉回心血量无明显减少的情况下，由于心脏本身的病变导致的心脏舒张和充盈障碍。心肌肥厚或纤维化、急性心包炎或慢性窄缩性心包炎等心包疾病、房室瓣狭窄、限制性心肌病等均可使心室充盈受限，使心排血量降低。

（四）心律失常

心脏冲动形成和传导异常使心脏搏动的频率和（或）节律发生改变，导致心律失常。严重的心动过速或心动过缓、房室传导阻滞、心房或心室纤颤等心律失常使心脏规律的舒缩活动发生紊乱，影响心率和（或）每搏输出量，严重时可导致急性心力衰竭。

二、心力衰竭的诱因

在引起心功能不全疾病的发展过程中，机体的心力储备处于不断被动员和消耗的状态。如果再出现加重心脏负荷、增加心肌耗氧量、阻碍心室充盈、影响心肌供血供氧、干扰能量代谢或离子转运等因素时，则可能诱发或加重心力衰竭。流行病学分析表明，60%～90% 的心力衰竭存在诱因。常见的心力衰竭诱因有以下几个方面。

（一）感染

感染是心力衰竭最常见的诱因。除致病微生物及其产物对心肌的直接损伤外，感染引起的发热和心率加快使心肌耗氧量和机体能量消耗增加，加大机体对于心输出量的需求。特别是呼吸道感染情况下，如果合并支气管痉挛、黏膜充血和水肿等，还会影响机体的供氧，同时增加肺循环阻力，加重右心室后负荷。

（二）心律失常

心律失常可作为心力衰竭的诱因，尤其是快速型心律失常，如室上性心动过速、伴有快速心率的心房纤颤和心房扑动等。心率增快一方面使心肌耗氧量增加，另一方面由于舒张期的缩短，造成冠脉灌流不足、心肌供血不足和心室充盈减少，诱发心力衰竭。对于缓慢型心律失常而言，心率过慢（低于 40 次 / 分）也会造成心输出量的减少，促进心衰的发生。

（三）水、电解质与酸碱平衡紊乱

酸中毒可以通过干扰心肌 Ca^{2+} 转运及肌球蛋白 ATP 酶活性，减弱心肌收缩性。血清 K^+ 的异常可干扰心肌的兴奋性、传导性、收缩性和自律性。

（四）心脏负荷增加

妊娠期会出现血容量增加，且血浆量增加超过红细胞数量的增加，出现稀释性贫血，机体呈高动力循环状态，增加心脏前负荷；分娩过程中的宫缩、疼痛与焦虑等可兴奋交感神经系统，除使静脉回流增加、使心脏前负荷增加外，还可引起外周小血管收缩、增加心脏后负荷，以及提高心率，增加心肌耗氧量。此外，情绪激动、气温变化、过量过快输液、过度体力劳动、外伤与手术等均可增加心脏负荷，诱发心衰。

以上各种因素可通过直接损伤心肌细胞、干扰心肌细胞代谢、加重心脏负荷、破坏心肌做功与耗能间的平衡而诱发心力衰竭。此外，年龄也是心力衰竭的重要危险因素，心力衰竭的患病率随年龄增长明显升高。

三、心力衰竭的分类

心力衰竭可以按照发展速度、发生部位、心肌收缩和舒张功能障碍状态、左心室射血分数变化、心排血量水平、症状严重程度等进行不同分类。

（一）按心力衰竭的发展速度分类

1. 急性心力衰竭

大面积心肌梗死、心肌炎等急性的严重心肌损伤、突然加重的心脏负荷或严重心律失常等，使处于正常或代偿期的心功能在短时间内发生衰竭或使慢性心力衰竭突然恶化，称为急性心力衰竭（acute heart failure）。临床上以急性左心衰最为常见。

2. 慢性心力衰竭

心功能障碍发病过程缓慢，如高血压、心瓣膜病、冠心病、肺源性心脏病等，机体通过代偿调节可使心功能长时间维持在代偿期。但代偿调节并不能消除心功能障碍的病因，却引起心室重塑等非可逆性的结构和功能性改变，最终使心功能进入失代偿状态，称为慢性心力衰竭（chronic heart failure）。

（二）按心力衰竭的发生部位分类

1. 左心衰竭

左心衰竭（left heart failure）主要由于左心室心肌损伤或左心负荷过重，导致左心泵血功能下降，肺循环回流入左心的血液不能充分泵入主动脉，临床表现为心输出量减少伴肺循环淤血。常见于冠心病、高血压、主动脉缩窄、主动脉瓣狭窄及关闭不全等。

2. 右心衰竭

右心衰竭（right heart failure）主要见于大面积肺栓塞、肺源性心脏病、右心室梗死、右侧心脏瓣膜病、肺动脉狭窄以及某些先天性心脏病（如法洛四联症和房室间隔缺损）。由于右心损伤或负荷过重，体循环回流的血液不能充分泵入肺循环，表现为体循环静脉压力增高、体循环淤血。

3. 全心衰竭

全心衰竭（whole heart failure）是临床上常见的心衰类型，指左心衰和右心衰同时存在。心肌炎、心肌病或严重贫血等可使左、右心同时受累，发生全心衰竭。一侧心力衰竭也可发展波及另一侧而演变成全心衰竭。

（三）按心肌收缩和舒张功能障碍状态分类

1. 收缩性心力衰竭

收缩性心力衰竭（systolic heart failure）是临床常见类型，病因主要导致心脏收缩功能障碍，射血分数下降，心室收缩末期容积增大，常同时伴有心脏扩大及体循环和（或）肺循环淤血。

2. 舒张性心力衰竭

舒张性心力衰竭（diastolic heart failure）的病因主要引起舒张功能障碍，以心室舒张末期压力升高、心室充盈减少而心肌收缩功能无明显降低为特征。

3. 收缩和舒张性心力衰竭

晚期或重症心力衰竭常见心肌的收缩及舒张功能均降低，称为收缩和舒张性心力衰竭（systolic and diastolic heart failure）。

（四）按左心室射血分数变化分类

左心室射血分数（left ventricular ejection fraction，LVEF）是指左室每搏输出量与左心室舒张末期容积的比值，反映左心室收缩功能的变化，静息状态下为 55% ~ 65%。根据 LVEF 可将心力衰竭划分为射血分数降低的心力衰竭（heart failure with reduced ejection fraction，HFrEF，LVEF ≤ 40%）、射血分数保留的心力衰竭（heart failure with preserved ejection fraction，HFpEF，LVEF ≥ 50%）、射血分数轻度降低的心力衰竭（heart failure with mild reduced ejection fraction，HFmrEF，LVEF 41% ~ 49%）。由于 LVEF 是动态变化的，因此对心衰进行分类应根据病情变化进行动态评估和分类更有价值。如患者既往 LVEF ≤ 40%，治疗后随访 LVEF > 40% 并较基线增加 ≥ 10%，被定义为射血分数改善的心力衰竭（heart failure with improved ejection fraction，HFimpEF）。

（五）按心力衰竭时心排血量水平分类

1. 低排血量性心力衰竭

低排血量性心力衰竭（low output heart failure）患者心脏泵血功能绝对性下降，大多数心力衰竭都属于此类，可见于多种先天性、瓣膜性、高血压性、冠状动脉性和心

Note

肌病性等心脏疾病。

2. 高排血量性心力衰竭

高排血量性心力衰竭（high output heart failure）是指心脏泵血功能相对下降，主要见于严重贫血、妊娠、甲状腺功能亢进、动 – 静脉瘘及维生素 B_1 缺乏症等。上述患者机体处于高动力循环状态，发生心力衰竭之前心排血量明显高于正常。发生心力衰竭后，患者心排血量低于心力衰竭前水平，不能满足上述病因造成的机体高代谢需求，但仍高于或等于正常人群水平。

（六）按心力衰竭症状严重程度分类

1. 纽约心脏学会心功能分级

这一方案由纽约心脏协会（New York Heart Association，NYHA）于 1928 年提出（表 8-1-1），因操作简单，临床上沿用至今。

2. 心力衰竭分期

由美国心脏病学会（American College of Cardiology，ACC）、美国心脏协会（American Heart Association，AHA）和美国心力衰竭协会（Heart Failure Society of America，HFSA）联合编撰的《2022 年 AHA/ACC/HFSA 心力衰竭管理指南》中根据心衰的发生和进展，将其分为 4 个阶段：A 期（心衰风险期）、B 期（心衰前期）、C 期（症状性心衰期）、D 期（心衰晚期）。上述各个阶段的治疗干预目的分别为控制危险因素（A 期）、针对风险和结构性心脏病进行治疗以预防心衰（B 期）、减轻症状、发病和死亡（C 期、D 期）。此外，此指南提出应在 A 期尽早识别并干预危险因素，并且在 B 期的心脏结构改变和心功能下降之前提供积极治疗。

表 8-1-1　纽约心脏协会心功能分级

分级	症状
I	活动不受限，日常体力活动不引起明显的气促、疲乏或心悸等心力衰竭症状
II	活动轻度受限，休息时无症状，日常活动可引起明显的气促、疲乏或心悸等心力衰竭症状
III	活动明显受限，休息时可无症状，轻于日常活动即引起显著的气促、疲乏、心悸等心力衰竭症状
IV	休息时也有症状，任何体力活动均会引起不适。如无须静脉给药，可在室内或床边活动者为 IV a 级；不能下床并需静脉给药支持者为 IV b 级

（付　悦）

第二节　心力衰竭机体的代偿机制

生理情况下，心脏具有很强的储备功能，可在机体对于心输出量的需求增加时被动员。在心功能不全的病因作用下，心脏泵血功能减退，可激活一系列神经 – 体液代偿机制，启动心脏本身及机体其他系统的多种代偿适应性变化（图 8-2-1）。在心功能不全的最初阶段，这些代偿反应对于维持心脏泵血功能、血流动力学稳态及重要器官的血流灌注具有重要意义。然而，若引起心功能不全的病因不能及时被去除，神经 - 体液机制长期持续激活会导致心脏发生不可逆的结构性改变，加重心肌损伤，降低心脏泵血功能，成为导致心功能不全发展的关键环节。

一、神经 - 体液调节机制激活

神经 - 体液调节机制是心功能受损时心脏本身和心脏以外代偿反应的基本调节机制，主要包含交感神经系统、肾素 - 血管紧张素 - 醛固酮系统（renin-angiotensin-aldosterone system，RAAS）、促炎细胞因子系统的激活及其他体液因子的作用。

（一）交感 - 肾上腺髓质系统

心肌受损和心脏负荷增加等因素造成心排血量降低，对颈动脉窦和主动脉弓压力感受器的牵张刺激减弱。慢性心力衰竭时，持续的组织低灌注使压力感受器对于牵张刺激的敏感性降低，同时可伴有心室、心房和肺循环大血管壁的容量感受器重塑。此外，心排血量降低引起的组织缺氧对化学感受器的刺激增强，以上机制协同激活交感 - 肾上腺髓质系统。

在心功能不全早期或损伤较轻时，交感 - 肾上腺髓质系统激活可使心肌收缩力增强、心率加快，提高心输出量；同时收缩阻力血管，维持动脉血压，促使脏器血流重新分配，保证心、脑等重要器官的灌注，对于增强心泵功能和稳定血流动力学发挥积极作用。但是，随着时间的推移，交感 - 肾上腺髓质系统的持续过度激活会产生许多不利影响，例如，心率过快会增加心肌耗氧量，并影响冠脉灌注和心室充盈；血管的广泛收缩增加心脏前、后负荷，同时引起组织低灌流；影响离子转运，诱发心律失常；激活 RAAS 导致水钠潴留；促进心肌结构、代谢和功能发生慢性代偿性的心室重塑，导致心功能不全进行性发展。循证医学研究证实，β 肾上腺素受体阻断药可以通过抵抗慢性心力衰竭交感过度兴奋产生的不良影响，用于心力衰竭的治疗。

（二）肾素 - 血管紧张素 - 醛固酮系统激活

心排血量减少使血管紧张素 Ⅱ（angiotensin Ⅱ，Ang Ⅱ）和醛固酮（aldosterone，ALD）水平增高，激活 RAAS。Ang Ⅱ 具有明显的血管收缩作用，可与去甲肾上腺素协同，维持血流动力学稳态及重要器官的血供。醛固酮可引起水钠潴留，增加回心血量，提高心排血量。但是 RAAS 的过度激活可加重心室的前、后负荷，并引起和不断加重心室重塑，导致心功能恶化。Ang Ⅱ 还可促进心肌细胞和非心肌细胞的肥大或增殖，醛固酮也是引起心脏纤维化的重要因素。血管紧张素 Ⅰ 转化酶抑制药（angiotensin converting enzyme inhibitors，ACEI）、血管紧张素 Ⅱ 受体阻断药（angiotensin Ⅱ receptor blocker，ARB）及醛固酮拮抗药能够阻断 RASS 的过度激活，是治疗心力衰竭的重要药物。

（三）钠尿肽

钠尿肽（natriuretic peptide，NP）是一类参与维持机体水盐平衡、血压稳定、心血管及肾脏等器官功能稳态的多肽，主要包含心房钠尿肽（atrial natriuretic peptide，ANP）、B型钠尿肽（B-type natriuretic peptide，BNP）和C型钠尿肽（C-type natriuretic peptide，CNP）。ANP主要由心房肌合成和分泌，BNP主要由心室肌合成和分泌，血管系统主要合成CNP。生理状态下，钠尿肽除了抑制肾小管对钠的重吸收、抑制醛固酮和抗利尿激素的分泌外，还可以拮抗Ang Ⅱ和减低肾素的分泌。血浆BNP和N末端BNP原（N-terminal pro-brain natriuretic peptide，NT-proBNP）含量在心脏负荷增加或心室扩大时升高，与心功能损伤的严重程度呈正相关，可作为心衰诊断与评估的重要生物标志物。心衰患者血浆钠尿肽的升高有助于调节交感神经系统及RAAS过度兴奋造成的血管收缩和水钠潴留，但是对慢性心衰患者而言，肾脏对钠尿肽的反应性下降，利钠等生理作用受损。

除上述调节因素外，其他血管活性的物质（如内皮素、神经肽Y和抗利尿激素、NO等）及炎性细胞因子（如促炎细胞因子TNF-α、IL-1和IL-6及抗炎细胞因子IL-10等）的表达失调也在心功能不全的代偿期和失代偿期中发挥作用。

二、心脏本身的代偿

在神经-体液机制的调控下，心脏本身可发生一系列代偿反应，主要包括心率加快、心脏紧张源性扩张、心肌收缩性增强和心室重塑。其中心率加快、心脏紧张源性扩张和心肌收缩性增强是心脏的功能性代偿反应，可被快速动员。而心室重塑则是在持续性心肌损伤或机械负荷过重的情况下，心室发生的结构、功能及代谢的慢性适应性改变。

1. 心率加快

心率加快是易被动员的代偿反应。当心输出量降低时，兴奋的交感神经可加快窦房结自律细胞舒张期去极化速率，使心率加快。在一定范围内，心率的增加可以提高心输出量，对于维持动脉血压、保证重要器官的灌注具有积极的代偿作用。然而，心率加快的代偿作用也具有局限性：首先，心率加快除了会使心肌耗氧量增加，还使心脏舒张期显著缩短，冠脉灌流不足，心室充盈量减少，加重心肌缺血缺氧，减少心输出量。其次，人心率超过150次/分时会造成每搏输出量的减少，超过180次/分时减少超过一半。

2. 心脏紧张源性扩张

心肌肌节初长度取决于心脏的前负荷，即心室舒张末期的容积或压力，能够在一定程度上调整心肌的收缩能力。根据Frank-Starling定律，当心肌肌节初长度在1.7～2.2 μm时，心肌收缩能力随心脏前负荷的增加而增加。当心肌受损或心脏负荷过重激活神经-体液调节机制，引起容量血管收缩，使回心血量增加，导致心室舒张末期容积增大，肌节被拉长（< 2.2 μm）。此时粗细肌丝更接近最佳重叠状态，不仅增加有效横桥的数量，还可增加心肌对胞质Ca^{2+}的敏感性，提升心肌收缩能力，有利于及时泵出心室内过多的血液。这种伴有心肌收缩力增强的心腔扩大称为紧张源性扩

张（tonogenic dilation），是急性心力衰竭的重要代偿方式。

然而心脏紧张源性扩张的代偿能力是有限的，当肌节初长度超过 2.2 μm 时，有效横桥数目反而减少，心肌收缩力降低。长期容量负荷过重引起的心力衰竭或扩张型心肌病时心室明显扩大，肌节被过度拉长，引起心肌收缩力减弱。这种心肌过度拉长并伴有心肌收缩力减弱的心腔扩大称为肌源性扩张（myogenic dilation），已不具有代偿意义。心室容积扩大可使心室壁应力增加，导致心肌耗氧量增多；舒张末期压力增高可导致循环淤血；同时影响冠状动脉灌流，加重心肌损伤。

3. 心肌收缩性增强

心肌收缩性是心肌收缩强度和速度的内在特性，不依赖于心脏的前、后负荷，受神经 - 体液因素及一些药物的影响。对于急性心衰而言，增强心肌收缩性对于维持心排血量和血流动力学稳态是十分重要且最为经济的代偿机制。心功能受到损伤时，交感神经系统激活，儿茶酚胺增多，激活心肌细胞膜 $β_1$ 受体，使 cAMP 增多，从而激活蛋白激酶 A（protein kinase A，PKA）。PKA 可磷酸化心肌细胞膜上 L 型钙通道，使 Ca^{2+} 内流增加，通过 Ca^{2+} 触发 Ca^{2+} 释放机制增强心肌收缩力。PKA 还可增加舒张期肌质网钙泵的磷酸化，促进肌质网对胞质 Ca^{2+} 的摄取，促进心肌舒张。然而，对于慢性心力衰竭来说，血浆中虽存在大量儿茶酚胺，但心肌组织中儿茶酚胺的量减少，且 $β_1$ 受体敏感度降低，正性变力作用的效果显著减弱。

4. 心室重塑

心脏由心肌细胞（约占细胞总数的 33%，心肌体积的 70%）、非心肌细胞（约占细胞总数的 67%，主要包括心脏成纤维细胞、血管平滑肌细胞和内皮细胞等）及细胞外基质组成。心室重塑（ventricular remodeling）是指在持续心肌损伤或机械负荷过重的情况下，神经 - 体液调节机制过度激活，心室通过改变其结构、功能和代谢而发生的慢性代偿适应性反应。心室重塑是一个渐进性的过程，涉及各种心脏成分的改变，虽然早期对于改善心脏泵血功能具有一定的代偿作用，但也是心功能逐渐向失代偿期演变的关键环节。心室重塑主要涉及心肌细胞的重塑和表型改变、非心肌细胞和细胞外基质的重塑，以及心肌间质与实质比例的变化。

（1）心肌细胞的重塑：是心肌量变与质变共存的复杂过程，量变主要表现为心肌肥大，而质变则指心肌细胞表型的改变。

1）心肌肥大（myocardial hypertrophy）：在细胞水平表现为心肌细胞体积的增大，在组织水平表现为心肌质量的增加，是心力衰竭发生与发展的重要病理学基础。临床上可用超声心动图等无创的方式检测心室壁厚度，因此心肌肥大又称为心室肥厚。

长期负荷过重引起的超负荷性心肌肥大主要包括两个基本类型：①向心性肥大（concentric hypertrophy），一般是由于心脏长期后负荷过重，收缩期室壁应力持续增加，合成的心肌肌节呈并联排列，心肌细胞增粗。主要表现为心室壁明显增厚，心腔容积正常甚至减小，室壁厚度与心腔半径的比值增大，常见于高血压、主动脉狭窄等疾病。②离心性肥大（eccentric hypertrophy），一般是由于心脏长期前负荷过重，舒张期室壁应力增大，合成的心肌肌节呈串联排列，心肌细胞长度增加，心腔容积增大；而心腔容积增大又使收缩期室壁应力增加，进而刺激肌节呈并联排列，使心室壁有所增厚。

主要表现为心腔容积显著增大，伴有室壁一定程度的增厚，室壁厚度与心腔半径的比值基本保持正常，常见于二尖瓣或主动脉瓣关闭不全等疾病。

心室壁应力是决定心肌耗氧量的重要因素，与心室内压和心腔半径成正比，与心室壁厚度成反比。无论是向心性肥大还是离心性肥大都是心脏对于室壁应力的增加产生的适应性变化，可通过降低室壁应力减少心肌耗氧量，这是慢性心功能不全非常重要的代偿方式。此外，虽然心肌肥大时单位重量心肌收缩性降低，但是心肌肥大使整体心脏重量增加，心肌收缩蛋白总量增加，心肌整体收缩性能提升，可使心输出量在较长时间内满足机体的需求而处于代偿期。然而，超过代偿限度的肥大心肌可能发生不同程度的缺血、缺氧、代谢障碍及舒缩能力减退，使心功能逐步由代偿期演进至失代偿期。

2）心肌细胞的表型改变：是由于心肌合成的蛋白质的种类或表达水平变化所引起的心肌细胞的"质变"。在引起心肌肥大各种因素作用下，一些在成年个体心脏处于沉默状态的胚胎期基因表达增多，如胎儿型肌球蛋白重链和轻链、肌钙蛋白T、肌钙蛋白I和磷酸肌酸激酶等；而也有某些功能性基因表达受到抑制，如 β_1 受体、细胞膜L型钙通道、肌质网钙释放通道及钙泵等，从而使异常肥大的心肌细胞在不同亚细胞定位发生蛋白表达改变，在代谢和功能方面有别于正常心肌细胞。

（2）非心肌细胞及细胞外基质的变化：缺血、缺氧、炎性细胞因子等可以引起非心肌细胞结构和功能的改变，如血管内皮细胞损伤和血管平滑肌细胞增殖等，影响心肌微血管的结构，影响冠脉供血和储备。

成纤维细胞是细胞外基质的主要来源。细胞外基质是存在于细胞间隙、肌束之间及血管周围的纤维、结构性糖蛋白和蛋白多糖的总称，其中最主要的是Ⅰ型和Ⅲ型胶原纤维。胶原纤维的量和成分是决定心肌延展性和回弹性的重要因素。一般来说，重塑早期以Ⅲ型胶原增多为主，有利于肥大心肌肌束组合的重新排列及心室的结构性扩张；重塑晚期以粗大的Ⅰ型胶原增加为主，可以提高心肌的抗张强度，防止心肌细胞在心室壁应力过高的情况下向侧向滑动，造成室壁变薄和心腔扩大。

非心肌细胞及细胞外基质的重塑改变了心肌间质和心肌细胞的比值，还有Ⅰ型/Ⅲ型胶原的比值增大，最终导致室壁顺应性降低、影响心脏的舒张功能、心肌细胞的供血供氧减少、阻碍心肌细胞间的信息传递和舒缩协调性、促进心肌细胞纤维化。

心室重塑会对心功能产生诸多不利影响：①心肌肥大：向心性肥大可导致心肌缺血和舒张功能异常，离心性肥大可引起功能性房室瓣反流及收缩功能异常；②心肌表型改变是导致肥大心肌舒缩功能降低的关键机制；③非心肌细胞增生和细胞外基质的异常一方面会降低室壁顺应性影响舒缩功能，另一方面则会影响心肌细胞间的信息传递、舒缩协调性及与毛细血管间的物质交换；④冠脉周围的纤维增生和管壁增厚影响冠脉灌流及储备。因此，心室重塑会造成心肌结构、代谢和功能的异常，是心功能不全发展恶化的关键环节。

三、心脏以外的代偿

（一）增加血容量

血容量的增加有助于增加静脉回流，提高心输出量，是慢性心功能损伤的主要代偿方式之一。其发生机制如下：①交感神经兴奋使肾血管收缩，肾血流量下降，使近曲小管重吸收钠水增多，血容量增加；② RAAS 激活，醛固酮促进远曲小管和集合管对钠水的重吸收；③抗利尿激素增高，促进远曲小管和集合管对水的重吸收；④抑制钠水重吸收的激素减少，如 PGE$_2$ 和 ANP 等。血容量增加可以在一定范围内提高心输出量，但是长期过度的血容量增加将会加重心脏负荷。

（二）血流重新分布

心输出量减少使交感 – 肾上腺髓质系统激活。由于不同器官血管的交感神经末梢密度和血管平滑肌细胞受体表达量不同，使外周血管发生选择性收缩，引起全身血流的重新分布，表现为皮肤、骨骼肌及内脏器官血流量减少，特别是肾脏，而心、脑血流量不变或略微有增加。血流重新分布的代偿意义在于维持血压及重要器官的血流量，但是外周血管的长期收缩会导致心脏的后负荷增加，也会使外周器官因长期供血不足造成功能减退。

（三）对缺氧的代偿反应

心泵血功能降低时，机体可能会由于体循环和（或）肺循环淤血、血流速度减慢或肺水肿等引起缺氧。缺氧引起的代偿反应主要包括红细胞增多和组织利用氧的能力增强。

1. 红细胞增多

缺氧使促红细胞生成素合成和释放增多，促进骨髓造血，使红细胞和血红蛋白生成增多，增强血液的携氧能力，改善周围组织的缺氧状态，具有积极的代偿意义。但是，红细胞数目过多会增加血液的黏滞度，使血流阻力增加，加重心脏负荷。

2. 组织利用氧的能力增强

心功能减退时，缺氧可导致组织细胞发生一系列自身结构、功能和代谢的调整，增强细胞对氧的利用能力，代偿缺氧对组织细胞的损伤。例如，增加线粒体数量和表面积，增强细胞色素氧化酶活性，改善线粒体呼吸功能；细胞内磷酸果糖激酶活性增强，通过糖酵解途径为细胞补充能量；肌肉中肌红蛋白含量升高，加强肌肉组织对氧的利用和储存等（图 8-2-1）。

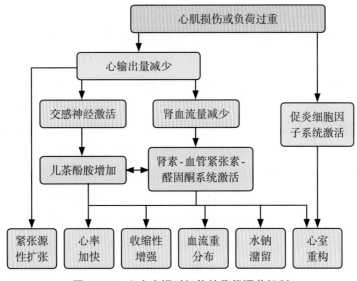

图 8-2-1　心力衰竭时机体的代偿调节机制

（付　悦）

第三节　心力衰竭发病机制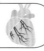

心力衰竭的发生机制十分复杂，迄今尚未完全阐明。虽然不同原因所致的心力衰竭及心力衰竭发展的不同阶段的机制皆有不同，但神经 – 体液调节失衡是其关键途径，心室重宿是其分子基础，最终的结果导致心肌舒缩功能障碍。

一、心肌收缩功能降低

（一）心肌收缩成分减少

1. 心肌细胞数量减少

因心肌细胞变性、萎缩甚至死亡而使有效收缩的心肌细胞数量减少，可造成心肌收缩功能降低。心肌细胞死亡主要分为坏死（necrosis）与凋亡（apoptosis）两种形式。

（1）心肌细胞坏死：坏死是造成心肌细胞数量减少的主要原因。当心肌细胞受到严重的缺血、缺氧、细菌和病毒感染及中毒等损伤性因素作用后，引起溶酶体破裂，大量溶酶体酶特别是蛋白水解酶释放，导致细胞成分自溶，心肌细胞发生坏死；同时单核巨噬细胞合成分泌的肿瘤坏死因子等促炎细胞因子活化，可破坏心脏结构和功能，使心功能进一步恶化。在临床上，引起心肌细胞坏死最常见的原因是急性心肌梗死。一般而言，当梗死面积达左室面积的 23% 时便可发生急性心力衰竭。

（2）心肌细胞凋亡：目前多种心力衰竭的动物模型及患者的心脏中均证实有心肌

细胞凋亡的存在。实验发现在心肌缺血的中心区以细胞坏死为主，而在边缘区可以观察到细胞凋亡，而且凋亡是造成老年患者心肌细胞数减少的主要原因。心肌细胞凋亡不仅在调节细胞数量和心室重构中起作用，还在代偿性心肌肥大向失代偿性心力衰竭的转变过程中占有重要地位。因此，干预心肌细胞凋亡已成为心力衰竭防治的主要目标之一。

2. 心肌结构改变

在分子水平上，肥大心肌的表型改变，胎儿期基因过表达，同时一些参与细胞代谢和离子转运的蛋白质，如肌质网钙泵蛋白和细胞膜 L 型钙通道蛋白等合成减少。在细胞水平上，肥大心肌的肌丝与线粒体不成比例增加，细胞核显著增大，肌原纤维排列紊乱。在组织水平上，不同部位的心肌肥大、凋亡和坏死共存，心肌细胞和非心肌细胞的肥大与萎缩、增殖与死亡共存，这种不均一性改变使心脏收缩能力降低。在器官水平上，心力衰竭时的心室表现为心腔扩大而室壁变薄，扩张的心室几何结构发生改变，横径增加，使心脏由正常的椭圆形变成球状。心室扩张使乳头肌不能锚定房室瓣，主动脉和肺动脉瓣环扩大，可造成功能性瓣膜反流，导致心室泵血功能进一步降低，而血流动力学紊乱进一步参与并加重心室重塑。

（二）心肌能量代谢障碍

1. 能量生成障碍

生理状态下，维持心脏收缩功能和基础代谢所必需的 ATP 主要来自线粒体的氧化代谢，极少量来源于糖酵解。供给心肌能量的底物包括脂肪酸、葡萄糖、乳酸、酮体和氨基酸等。在有氧条件下，正常心肌优先利用脂肪酸供能。心肌约 2/3 的 ATP 来源于脂肪酸的 β- 氧化，仅 1/3 由葡萄糖及乳酸等分解产生。在心功能不全发展过程中，心肌脂肪酸氧化明显下调，代谢底物从优先利用脂肪酸向利用葡萄糖转变。而缺氧或损伤引起心肌线粒体的结构与功能发生改变，有氧氧化障碍，糖酵解加速，不仅造成心肌能量生成减少，还使局部乳酸生成增加，进一步损伤心肌。

心脏是一个高耗氧的器官，当心肌需氧增加时，主要依赖增加心肌的血液供应来保证心肌的能量生成。冠心病引起的心肌缺血是造成心肌能量生成不足的最常见原因。休克、严重贫血等也可以减少心肌的供血供氧，引起心肌能量生成障碍。过度肥大的心肌内线粒体含量相对不足、线粒体氧化磷酸化水平及毛细血管的数量相对不足，均导致肥大心肌产能减少。此外，维生素 B_1 缺乏引起的丙酮酸氧化脱羧障碍，也使心肌细胞有氧氧化障碍，导致 ATP 生成不足。

2. 能量转化储存障碍

当心肌产生足够的 ATP 时，在磷酸肌酸激酶（creatine phosphate kinase）的催化下，ATP 与肌酸之间发生高能磷酸键转移而生成磷酸肌酸（creatine phosphate，CP），迅速将线粒体中产生的高能磷酸键以能量贮存的形式转移至胞质。随着心肌肥大的发展和心肌损伤的加重，产能减少而耗能增加，尤其是磷酸肌酸激酶同工型发生转换，导致磷酸肌酸激酶活性降低，使储能形式的磷酸肌酸含量减少，作为能量储备指数的 CP/ATP 比值明显降低。当心肌细胞坏死时，细胞膜完整性破坏，磷酸肌酸激酶释放

Note

入血，使血清磷酸肌酸激酶活性升高，可用于评价心肌细胞的损伤程度。

3. 能量利用障碍

心肌对能量的利用是通过位于肌球蛋白头部的 ATP 酶水解 ATP 实现的（图 8-3-1）。在收缩期，Ca^{2+} 与肌钙蛋白 C 结合，位于肌球蛋白头部的 $Ca^{2+}-Mg^{2+}-ATP$ 酶水解 ATP，这不仅为横桥的形成与滑动提供能量，还影响肌球蛋白与肌动蛋白的亲和力。当肌球蛋白与 ADP 及 Pi 结合时，与肌动蛋白的亲和力高；而与 ATP 结合时，与肌动蛋白的亲和力低。因此，$Ca^{2+}-Mg^{2+}-ATP$ 酶活性是决定心肌对 ATP 进行有效利用和收缩速率的重要因素。人类衰竭心肌的 ATP 酶活性降低，其机制主要与心肌调节蛋白改变有关。如肌球蛋白轻链 -1（myosin light chain，MLC-1）的胎儿型同工型增多，肌钙蛋白 T 亚单位的胎儿型同工型（TnT4）增多等，使肥大心肌肌球蛋白头部的 ATP 酶活性降低，利用 ATP 产生机械功障碍，心肌收缩性降低。

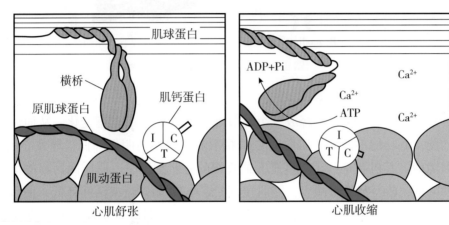

图 8-3-1　心肌舒缩的分子生物学基础

酸中毒抑制肌球蛋白 ATP 酶活性，是造成心肌收缩蛋白功能降低的另一个重要原因，在心肌缺血导致心功能降低中起着不可忽视的作用。

（三）心肌兴奋 - 收缩耦联障碍

心肌细胞除极化引发胞质 Ca^{2+} 浓度瞬变，将心肌电活动与机械活动相耦联。Ca^{2+} 可通过多重机制影响心肌的兴奋 – 收缩耦联，进而调控心肌的收缩与舒张（图 8-3-2）。心肌细胞兴奋时，膜去极化激活细胞膜 L 型钙通道开放，少量细胞外 Ca^{2+} 迅速进入胞质，触发肌质网内储存的 Ca^{2+} 释放入胞质，胞质 Ca^{2+} 浓度快速上升，Ca^{2+} 与肌钙蛋白 C 结合，引起心肌收缩。当心肌开始舒张时，肌质网 $Ca^{2+}-ATP$ 酶（又称钙泵）消耗 ATP 将 Ca^{2+} 转运至肌质网内储存。此外，还有少量胞质内 Ca^{2+} 经细胞膜上的 Na^+-Ca^{2+} 交换蛋白与钙泵转运到细胞外。在这一过程中，Ca^{2+} 与肌钙蛋白 C 的结合是横桥形成的启动环节，而肌质网 $Ca^{2+}-ATP$ 酶是调控心肌舒张的重要靶点。任何影响心肌对 Ca^{2+} 转运和分布的因素都会影响钙稳态，导致心肌兴奋 – 收缩耦联障碍。

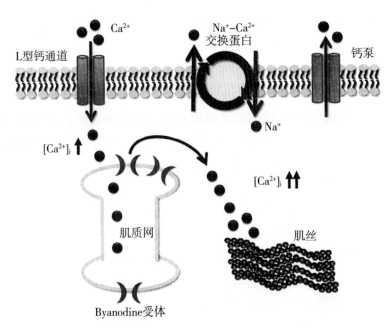

图 8-3-2　心肌细胞的钙转运

1. 肌质网钙转运功能障碍

肌质网通过摄取、储存和释放三个环节维持胞质 Ca^{2+} 的动态变化，从而调节心肌的舒缩功能。心功能不全时，肌质网 Ca^{2+} 摄取和释放能力明显降低，导致心肌兴奋 – 收缩耦联障碍。其机制是：①过度肥大或衰竭的心肌细胞中，肌质网钙释放蛋白的含量或活性降低，Ca^{2+} 释放量减少。②肌质网 Ca^{2+}-ATP 酶含量或活性降低，使肌质网摄取 Ca^{2+} 减少，一方面胞质内 Ca^{2+} 不能迅速降低，使心肌舒张延缓；另一方面造成肌质网贮存的 Ca^{2+} 量减少，供给心肌收缩的 Ca^{2+} 不足，心肌收缩性受到抑制。

2. 胞外 Ca^{2+} 内流障碍

心肌收缩时胞质中的 Ca^{2+} 除大部分来自肌质网外，尚有少量从细胞外经 L 型钙通道内流，它不但可直接升高胞内 Ca^{2+} 浓度，更主要的是触发肌质网使 Ca^{2+} 大量释放。长期心脏负荷过重或心肌缺血缺氧时，由于交感神经持续兴奋，心肌内储存的去甲肾上腺素含量下降，同时肥大心肌膜 β 受体密度相对减少且敏感性降低，使 L 型钙通道开放减少，Ca^{2+} 内流受阻。此外，细胞外液的 K^+ 与 Ca^{2+} 在心肌细胞膜上有竞争作用，因此在高钾血症时 K^+ 可阻止 Ca^{2+} 的内流，导致胞内 Ca^{2+} 浓度降低。

3. 肌钙蛋白与 Ca^{2+} 结合障碍

心肌兴奋 – 收缩耦联的关键是 Ca^{2+} 与肌钙蛋白结合，它不但要求胞质的 Ca^{2+} 浓度迅速上升到足以启动收缩的阈值（10^{-5} mol/L），同时还要求肌钙蛋白活性正常。心肌细胞酸中毒时，H^+ 竞争结合肌钙蛋白上的 Ca^{2+} 结合位点，此时即使胞质 Ca^{2+} 浓度已上升到收缩阈值，也无法与肌钙蛋白结合，心肌的兴奋 – 收缩耦联因而受阻。酸中毒还可使肌浆网中钙结合蛋白与 Ca^{2+} 亲和力增大，使肌浆网在心肌收缩时不能释放足量的 Ca^{2+}。

二、心肌舒张功能障碍

心脏舒张是保证心室有足够血液充盈的基本因素。任何使心室充盈量减少、弹性回缩力降低和心室僵硬度增加的疾病都可以引起心室舒张功能降低。据统计,舒张性心力衰竭的发生率占全部心力衰竭的 20% ~ 40%,尤其在老年患者中发病率较高。

(一)主动性舒张功能减弱

主动性舒张功能减弱常发生于舒张早期。心肌收缩后,产生正常舒张的首要因素是胞质中 Ca^{2+} 浓度要迅速从 10^{-5} mol/L 降至 10^{-7} mol/L,Ca^{2+} 与肌钙蛋白解离,肌钙蛋白恢复原来的构型。肥大或衰竭心肌细胞由于缺血、缺氧,ATP 供应不足,肌质网或心肌细胞膜上 Ca^{2+}-ATP 酶活性降低,不能迅速将胞质内 Ca^{2+} 摄取入肌质网或泵出细胞外,使心肌收缩后胞质内 Ca^{2+} 浓度不能迅速降低并与肌钙蛋白解离,导致心室舒张迟缓和不完全,从而使心肌舒张功能降低(图 8-3-3)。

另外,肌球 – 肌动蛋白复合体迅速解离,肌动蛋白才能够恢复原有构型,其结合位点重新被原肌球蛋白掩盖,细肌丝向外滑行,恢复到收缩前的位置。这是心肌舒张的关键步骤,也是一个需要消耗 ATP 的主动过程。损伤的心肌由于 ATP 缺乏及 Ca^{2+} 与肌钙蛋白亲和力增加,使肌球 – 肌动蛋白复合体解离困难,肌动蛋白难以恢复原有的构型,影响心室的舒张和充盈(图 8-3-3)。

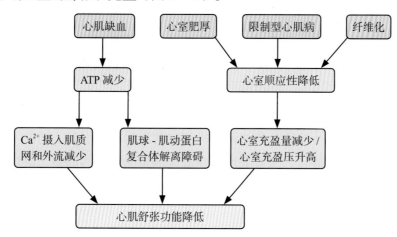

图 8-3-3 心肌舒张功能障碍的机制

(二)被动性舒张功能减弱

见于舒张晚期,指心室顺应性(ventricular compliance)降低及充盈障碍。心室顺应性是指心室在单位压力变化下所引起的容积改变(dV/dp),其倒数 dp/dV 即为心室僵硬度。高血压及肥厚型心肌病时心室壁增厚,心肌炎症、纤维化及间质增生等均可引起心室壁成分改变,导致心室顺应性下降,心室在舒张末期容量减少,每搏输出量减少,而心室收缩末期容量无明显变化。当左室舒张末期压力过高时,肺静脉压随之上升,从而出现肺淤血、肺水肿等左心衰竭的临床表现(图 8-3-3)。此时,心肌的收缩功能尚无明显损伤,心排血量无明显降低。由于冠心病和高血压已经成为心功能不全的主要病因，因此舒张功能障碍引起的心功能不全也日益受到重视。

此外，心肌细胞骨架的改变、后负荷过大、心率过快、心室显著扩张以及心室的相互作用也会影响心室舒张功能。

三、心脏各部分舒缩活动不协调

为保持心功能的稳定，心脏各部、左右心之间、房室之间以及心室本身各区域的舒缩活动处于高度协调的工作状态。一旦心脏舒缩活动的协调性被破坏，将会引起心脏泵血功能紊乱而导致心排血量下降。大面积严重心肌病变，如心肌梗死，心肌各部分的供血不均一，梗死区、边缘缺血区和非病变区的心肌在兴奋性、自律性、传导性和收缩性方面都存在差异，在此基础上易发生心律失常，使心脏各部分舒缩活动的协调性遭到破坏。度过心肌梗死的急性期后，坏死心肌被纤维组织取代，该处室壁变薄，收缩时可向外膨出，形成室壁瘤，影响心脏泵血。无论是房室活动不协调还是两侧心室不同步舒缩，心排血量均有明显的降低。

综上，在多种原因的共同作用下，心肌收缩功能降低和（或）舒张功能障碍和（或）心脏各部分舒缩活动不协调，最终导致心脏泵血功能的下降，出现心力衰竭。

（王婧婧）

第四节　心力衰竭对机体机能代谢的影响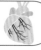

心脏泵血功能障碍及神经 – 体液调节机制过度激活可以引起心功能不全的患者在临床上出现多种症状或体征，主要表现为以心排血量减少引起的器官组织灌流量减少和肺循环或体循环静脉淤血为特征的综合征。

一、心排血量减少

心排血量（cardiac output），又称心输出量，随组织细胞代谢需要而增加的能力称为心力储备（cardiac reserve），反映心脏的代偿能力。由心肌收缩性降低和心室负荷过重引起的收缩性心功能不全，在临床上表现为心排血量减少的综合征，又称为前向衰竭（forward failure）。

（一）心脏泵血功能降低

1.心排血量减少及心排血指数降低

心排血量是评价心脏泵血功能的重要指标之一，心脏指数（cardiac index，CI），又称心指数，是心排血量经单位体表面积标准化后的心脏泵血功能指标。心脏泵血功能受损的早期阶段，心力储备减少。随着心功能不全的发展，心排血量显著减少，常

Note

常依赖升高的充盈压或（和）增快的心率才能达到满足组织代谢需求的水平。严重心功能不全时，卧床静息时的心排血量也显著减少，多数患者心排血量< 3.5 L/min，心脏指数< 2.2 L/（min·m²）。

2. 射血分数降低

射血分数是每搏输出量占左心室舒张末期容积的百分比，是评价左心室射血效率的指标，能较好地反映心肌收缩力的变化。心功能不全时，每搏输出量降低而左心室舒张末容积增大，射血分数降低。一般认为，当左室射血分数> 50% 时，左心室的收缩功能尚可；射血分数40% ~ 55%表示收缩功能轻度损伤；30% ~ 40%表示中度损伤，< 30% 为收缩功能严重抑制，患者预后差。

值得注意的是，射血分数受到心室压力负荷和容量负荷的影响。例如，压力负荷增加会抑制心肌收缩能力，降低射血分数；而二尖瓣反流引起的容量负荷过度，在一定程度上会通过紧张源性扩张增加射血分数。舒张性心力衰竭的发生率占全部心力衰竭的40% ~ 50%，特别是在老年、女性和肥胖患者中发病率较高，故不应单以射血分数判断是否存在心力衰竭。

此外，反映心肌收缩性的指标，如等容收缩期心室内压上升的最大速率（+dp/dt$_{max}$）及反映心肌舒张性能的指标，如等容舒张期心室内压下降的最大速率（−dp/dt$_{max}$）在心功能不全时也有不同程度的降低。

3. 心室充盈受损

通常以肺毛细血管楔压（pulmonary capillary wedge pressure，PCWP）反映左心房压和左心室舒张末压（left ventricular end diastolic pressure，LVEDP）；以中心静脉压（central venous pressure，CVP）反映右心房压和右心室舒张末压（right ventricular end diastolic pressure，RVEDP）。由于射血分数降低、心室射血后剩余血量增多，使心室收缩末容积（ventricular end systolic volume，VESV）增多，心室容量负荷增大，心室充盈受限。在心功能不全早期阶段即可出现心室舒张末压升高。

4. 心率增快

由于交感神经系统兴奋，患者在心功能不全早期即有明显的心率增快。随每搏输出量的进行性减少，心排血量的维持对心率增快的依赖程度增大，因此心悸常是心功能不全患者最早的和最明显的症状。然而，过快的心率不但可使心排血量转而降低，还可造成心肌缺血、缺氧而加重心肌损害。

（二）器官血流重新分配

心排血量减少引起的神经 – 体液调节系统的激活，表现为血浆儿茶酚胺、Ang Ⅱ和醛固酮含量增高，由于各组织器官的灌注压降低和阻力血管收缩的程度不一，导致器官血流量重新分配。

1. 动脉血压的变化

心功能不全对血压的影响依心功能不全发生的速度和严重程度而定。急性心力衰竭时（如急性心肌梗死），由于心排血量锐减，导致动脉血压下降，甚至发生心源性休克。慢性心力衰竭时，交感 – 肾上腺髓质系统兴奋，发生外周阻力增大、心率加快及血容量增多等代偿反应，动脉血压可维持在正常范围。而对因慢性心力衰竭出现心功能急剧恶化而入院的患者而言，由于交感神经－体液调节系统的过度激活，约50%的患者出现动脉血压升高。

2. 器官血流重新分配

器官血流量取决于灌注压及灌注阻力。心功能不全时，各组织器官的灌注压降低和阻力血管收缩的程度不一，导致器官血流量重新分配。一般而言，心功能不全较轻时，心、脑血流量可维持在正常水平，而皮肤、骨骼肌、肾脏及内脏的血管床因含α受体较多，在交感神经兴奋时收缩较为明显，故血流量显著减少。当心功能不全发展到严重阶段，心、脑血流量亦可减少。

（1）肾血流量减少：心功能不全时，心排血量减少通过对压力感受器和肾球旁装置的刺激使肾血流量明显减少，肾小球滤过率减少、肾小管重吸收增加，患者尿量减少，出现水钠潴留，亦可伴有氮质血症。患者的尿量在一定程度上可以反映心功能的状况，随心功能的改善，尿量增加。在慢性心功能不全时，压力感受器和肾球旁装置对心排血量减少的敏感性降低，尚可维持一定的肾血流量。

（2）骨骼肌血流量减少：在轻度心功能不全时，患者在静息状态下无明显不适，而在体力活动时器官血液灌注与组织代谢需求的失衡较为显著。由于骨骼肌血流量减少，心功能不全患者的早期症状之一是易疲乏（fatigue），运动耐受力降低（exercise intolerance），这是通过减少骨骼肌耗氧量以适应组织的低灌流状态，在早期具有一定的保护意义。然而，由于心功能不全患者的血管内皮功能受损，缺血或运动时引起的扩血管反应减弱，难以抗衡神经－体液调节机制激活所致的外周血管收缩，骨骼肌的血液灌注不足。长期低灌注可导致骨骼肌局部炎症因子升高、细胞凋亡及自噬，引起骨骼肌萎缩、肌纤维表型由氧化型（Ⅰ型）向糖酵解型（Ⅱ型）转变，氧化代谢酶活性降低及线粒体数量及氧化能力下降等，这是心功能不全患者运动耐力降低、易疲劳的主要机制。

（3）脑血流量减少：随着心排血量的进一步减少，脑血流量也可以减少。脑供血不足可引起头昏、头痛、失眠、记忆力减退和烦躁不安等表现。部分患者在变换体位时出现头昏、晕厥等直立性低血压的表现。当心排血量急剧减少时，可导致因脑缺血而发生短暂性意识丧失，称为心源性晕厥（cardiogenic syncope）。严重者晕厥发作可持续数秒并伴有四肢抽搐、呼吸暂停、发绀等临床表现，称为阿－斯综合征（Adama-Stokes syndrome）。

（4）皮肤血流量减少：心功能不全时，皮肤血流量减少，表现为皮肤苍白、皮肤温度降低。如果合并缺氧，可出现发绀。

二、静脉淤血

慢性心力衰竭时常以水钠潴留、血容量增多、静脉淤血和组织水肿为突出表现。水钠潴留是对有效循环血量减少产生的代偿反应，与肾血管收缩导致的肾小球滤过率降低、醛固酮和ADH增多、滤过分数增大导致的肾小管对水钠的重吸收增强等因素有关。然而，由于心肌收缩力降低，神经－体液调节机制过度激活通过增加血容量和收缩容量血管引起的前负荷增加，非但不能使心每搏输出量有效增加，反而导致充盈压显著升高而造成静脉淤血，表现为静脉淤血综合征，亦称后向衰竭（backward failure）。根据静脉淤血的主要部位分为体循环淤血和肺循环淤血（图 8-4-1）。

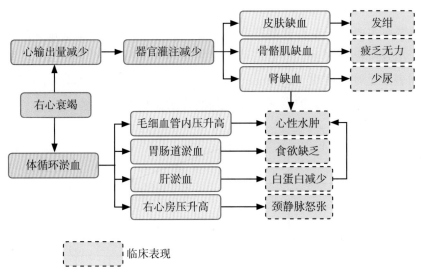

图 8-4-1　右心衰竭临床表现的病理生理基础

（一）体循环淤血

体循环淤血见于右心衰竭及全心衰竭，主要表现为体循环静脉系统的过度充盈、静脉压升高、内脏充血和水肿等（图 8-4-1）。

1. 静脉淤血和静脉压升高

右心衰竭时因水钠潴留及右室舒张末期压力升高，使上下腔静脉回流受阻，静脉异常充盈，静脉压升高，临床上以受重力影响最大的下肢和内脏表现最为明显。右心淤血明显时出现颈静脉充盈或怒张（jugular vein engorgement）。按压肝脏后颈静脉异常充盈，称为肝颈静脉反流征（hepatojugular reflux）阳性。静脉淤血和交感神经兴奋引起的容量血管收缩，可使静脉压升高。

2. 肝大及肝功能损害

由于下腔静脉回流受阻，肝静脉压升高，肝小叶中央区淤血，肝窦扩张、出血及周围水肿，导致肝脏肿大，局部有压痛。长期右心衰竭还可造成心源性肝硬化。因肝细胞变性、坏死，患者还可出现转氨酶水平增高及黄疸。

3. 胃肠功能改变

慢性心功能不全时，由于胃肠道淤血及动脉血液灌流不足，可出现消化系统功能障碍，表现为消化不良、食欲缺乏、恶心、呕吐、腹泻等。

4. 水肿

水肿是右心衰竭及全心衰竭的主要临床表现之一，称为心源性水肿（cardiac edema）。受重力的影响，心源性水肿在体位低的下肢表现最为明显，严重者还可伴发腹水及胸腔积液等。毛细血管血压增高是心性水肿的始发因素，而肾血流量减少可引起肾小球滤过率降低和醛固酮增加，造成钠、水潴留，促进水肿的发展。此外，由于胃肠道淤血引起的食物消化吸收障碍、肝淤血造成的肝功能损伤可导致低蛋白血症，又进一步加重心性水肿（图8-4-1）。

（二）肺循环淤血

肺循环淤血主要见于左心衰竭患者（图8-4-2）。当左心排血量减少，肺毛细血管楔压升高，出现肺循环淤血，严重时可出现肺水肿（pulmonary edema）。肺淤血、肺水肿的共同表现是呼吸困难（dyspnea），表现为患者气短及呼吸费力的主观感觉，具有一定的限制体力活动的保护意义，也是判断肺淤血程度的指标。

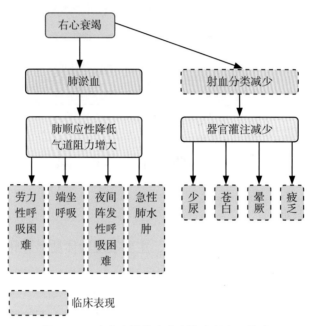

图 8-4-2　左心衰竭临床表现的病理生理基础

1. 呼吸困难发生的基本机制

（1）肺淤血、肺水肿导致肺顺应性降低，要吸入同样量的空气，需要增加呼吸肌做功，消耗更多的能量，故患者感到呼吸费力。

（2）支气管黏膜充血、肿胀及气道内分泌物导致气道阻力增大。

（3）肺毛细血管压增高和间质水肿使肺间质压力增高，刺激肺毛细血管旁感受器（juxtapulmonary capillary receptor），又称肺 J 感受器（pulmonary J receptor），引起反射性浅快呼吸。

2. 呼吸困难的表现形式

根据肺淤血和肺水肿的严重程度，呼吸困难可有不同的表现形式（图8-4-2）。

（1）劳力性呼吸困难：左心衰竭患者仅在体力活动时出现呼吸困难，休息后消失，称为劳力性呼吸困难（exertional dyspnea），为左心衰竭最早的表现。其机制是：①体力活动时四肢血流量增加，回心血量增多，肺淤血加重。②体力活动时心率加快，舒张期缩短，左心室充盈减少，肺循环淤血加重。③体力活动时机体需氧量增加，但衰竭的左心室不能相应地提高心排血量，因此机体缺氧进一步加重，刺激呼吸中枢，使呼吸加快加深，出现呼吸困难。

（2）夜间阵发性呼吸困难（paroxysmal nocturnal dyspnea）：患者夜间入睡后（多在入睡 1 ~ 2 h 后）因突感气闷、气急而惊醒，被迫坐起，可伴有咳嗽或咳泡沫样痰，发作较轻者在坐起后有所缓解，经一段时间后自行消失。严重者可持续发作，咳粉红色泡沫样痰，甚至发展为急性肺水肿。夜间阵发性呼吸困难的发生机制是：①患者入睡后由端坐位改为平卧位，下半身静脉回流增多，水肿液吸收入血液循环也增多，加重肺淤血。②入睡后迷走神经紧张性增高，使小支气管收缩，气道阻力增大。③熟睡后中枢对传入刺激的敏感性降低，只有当肺淤血程度较为严重，动脉血氧分压降低到一定程度时，方能刺激呼吸中枢，使患者感到呼吸困难而惊醒。若患者在气促咳嗽的同时伴有哮鸣音，则称为心源性哮喘（cardiac asthma）。

（3）端坐呼吸：患者在静息时已出现呼吸困难，平卧时加重，故需被迫采取端坐位或半卧位以减轻呼吸困难的程度，称为端坐呼吸（orthopnea）。其机制是：①端坐位时下肢血液回流减少，肺淤血减轻。②膈肌下移，胸腔容积增大，肺活量增加，通气改善。③端坐位可减少下肢水肿液的吸收，使血容量降低，减轻肺淤血。端坐呼吸是左心衰竭造成严重肺淤血的表现。

（4）急性肺水肿：重度急性左心衰竭时，由于突发左心室排血减少，引起肺静脉和肺毛细血管压力急剧升高，毛细血管壁通透性增大，血浆渗出到肺间质与肺泡而引起急性肺水肿。此时，患者可出现发绀、气促、端坐呼吸、咳嗽、咳粉红色（或无色）泡沫样痰等症状和体征（图 8-4-2）。

左心衰竭引起长期肺淤血，肺循环阻力增加，使右心室后负荷增加，久之可引起右心衰竭。当病情发展到全心衰竭时，由于部分血液淤积在体循环，肺淤血反而可较单纯左心衰竭时有所减轻。

三、心力衰竭的症状体征

（一）症状

1. 左心衰竭（肺淤血）

主要临床表现为乏力、进行性劳累性呼吸困难、夜间阵发性呼吸困难，端坐位呼吸、咳嗽、咳痰，少数出现咯血。

2. 右心衰竭（体循环淤血）

常出现消化道及肝淤血引起的腹胀、食欲缺乏、恶心甚至呕吐。

（二）体征

1. 左心衰竭

主要为肺循环淤血的体征。

（1）视诊：有不同程度的呼吸急促、轻微口唇发绀、高枕卧位或端坐体位。急性肺水肿时可出现自口鼻涌出大量粉红色泡沫，呼吸窘迫，并大汗淋漓。

（2）触诊：严重者可触及交替脉。

（3）叩诊：除基础心脏病的固有体征外，慢性左心衰者心脏相对浊音界一般多向左下扩大。

（4）听诊：根据心力衰竭程度的轻重，单侧或双侧肺可闻及由肺底往上不同程度的细小湿啰音，也可伴哮鸣音；急性肺水肿时，则双侧满布湿啰音和哮鸣音。心率增快，心尖部及其内侧可闻及舒张期奔马律，P_2 亢进。

2. 右心衰竭

主要为体循环淤血的体征。

（1）视诊：可见颈静脉充盈、怒张，肝颈静脉回流征阳性，可有周围性发绀及皮下水肿，晚期可发生黄疸及大量腹水。

（2）触诊：可触及不同程度的肝大、压痛。下肢或腰骶部等下垂部位可查到凹陷性皮下水肿，严重者全身水肿。

（3）叩诊：心脏相对浊音界常向左扩大，可发现胸腔积液和腹水体征。

（4）听诊：可因右心室显著扩大，出现三尖瓣相对性关闭不全的反流性杂音以及右心室舒张期奔马律。

除以上所列体征外，尚有原发性心脏病变和心力衰竭的症状与体征。

（王婧婧）

第五节　常用心衰的实验室检查指标特点及临床意义

心力衰竭是由多种原因引起的心肌损伤，检测心衰标志物可提高诊断的可靠性，本节主要介绍临床实验室常用的心衰标志物。

B 型钠尿肽（BNP）的生物合成首先编码出含有 134 个氨基酸的前 BNP 原（pre-proBNP），切去 N 端信号肽后成为 108 个氨基酸的 BNP 原（proBNP），内切酶将 proBNP 进一步加工成无活性的含 N 端 76 个氨基酸的 NT-proBNP 和具有生物学活性的含 C 端 32 个氨基酸的 BNP。BNP 半衰期短（22 min），体外稳定性较差；NT-proBNP 半衰期长（120 min），体外较稳定，且在心力衰竭患者的血浆浓度较 BNP 高。当血容量增加、心室负荷过多及室壁张力改变时，BNP/NT-proBNP 反应性合成与释放增加。检测血中 BNP/NT-proBNP 含量，对心力衰竭的诊断、预后和疗效评估具有重要意义。

一、标本采集

EDTA 抗凝血浆。标本应避免溶血。BNP 在玻璃容器中不稳定，应采用塑料管采集。储于室温的全血标本 4 h 内检测。

二、参考区间

BNP: 0 ~ 100ng/L（化学发光法）。NT-proBNP: < 300 ng/L; 50 ~ 70 岁: 0 ~ 900 ng/L; 70 岁以上: 0 ~ 1800 ng/L。

三、临床意义

1. 心力衰竭的诊断、预后和疗效判断

心力衰竭时，无论有无症状，BNP、NT-proBNP 水平均明显升高，且与心力衰竭严重程度成正比。因此，BNP 可作为无症状或早期心力衰竭的诊断指标，结合临床还可对心力衰竭进行分级。当 BNP < 100 ng/L 时，心力衰竭的可能性极小，阴性预测值为 90%。当 BNP > 400 ng/L 时，心力衰竭的可能性极大，阳性预测值为 90%。当 BNP 水平在 100 ~ 400 ng/L 时为灰区，应结合临床及进一步检查综合判断。NT-proBNP 用于排除急性心力衰竭的最佳诊断临界值为 300 ng/L，阴性预测值为 99%。对不同年龄组的 < 50 岁、50 ~ 70 岁、> 70 岁患者分别采用 450 ng/L、900 ng/L 和 1800 ng/L 为临界值，总体阳性预测值为 88%。NT-proBNP 对判断急性心力衰竭预后的准确性优于其他许多临床指标，治疗前后 NT-proBNP 水平变化的百分比作为疗效的靶目标，衡量远期风险。急性心力衰竭患者 NT-proBNP 水平从入院到出院下降超过 30% 的患者预示预后良好，不到 30% 的患者预后为中等，而出院时 NT-proBNP 水平增高者的预后较差。

2. 呼吸困难的鉴别诊断

肺源性呼吸困难与心力衰竭引起的呼吸困难不易鉴别，而 BNP、NT-proBNP 检测则可提供有价值的鉴别诊断依据。心力衰竭引起呼吸困难者的 BNP、NT-proBNP 水平明显升高，而肺源性呼吸困难患者的 BNP、NT-proBNP 正常。肺部疾病患者 BNP、NT-proBNP 升高，提示同时存在心力衰竭，或者是呼吸困难的真正病因为心力衰竭而被误诊为肺部疾病。

3. 对心力衰竭和急性冠脉综合征危险分层

BNP、NT-proBNP 是心力衰竭死亡率的独立预测因子，BNP、NT-proBNP 水平升高，提示疾病进展及并发症发生率和死亡率增加。BNP、NT-proBNP 水平升高的急性冠脉综合征患者发生心脏并发症的概率和心肌梗死后的死亡率也相应增高。

4. 监测心力衰竭治疗效果

心力衰竭治疗后 BNP 下降 50%，或 BNP < 350 ng/L 预后好；治疗后 BNP 更高，或 BNP > 400 ng/L 预后差。

5. 筛查高危人群

对于心力衰竭高危人群，例如心肌梗死、糖尿病、长时间血压未控制的高血压等，检测 BNP、NT-proBNP 可早期发现心力衰竭，以及时进行有效治疗，降低发病率和死亡率。不适用于筛选无症状的低危的左室收缩功能不全的患者。

（孟晓慧）

第六节 心力衰竭的防治

心力衰竭是一种进行性的病变，一旦起始便不断发展。随着对心力衰竭发生机制认识的不断深入，心力衰竭的治疗模式也发生了很大的变化，治疗方式已从过去的短期血流动力学措施转变为长期的、修复性策略，治疗目标不仅仅是改善症状，更重要的是抑制神经－体液系统的过度激活，防止和延缓心肌重塑的发展，从而降低心力衰竭的死亡率和住院率，提高患者的生活质量和延长寿命。

首先，必须采取积极有效的措施防治可能导致心力衰竭发生的原发性疾病。例如，解除冠脉堵塞和痉挛，积极控制血压，纠正血糖、血脂异常，有规律地运动，戒烟限酒和控制肥胖等。此外，消除诱因是一个不可忽视的防治环节。例如，控制感染、避免过度紧张和劳累、合理补液、纠正电解质和酸碱平衡紊乱等。

目前，药物治疗仍是治疗心力衰竭的主要手段。当前治疗慢性心力衰竭的标准药物包括血管紧张素 Ⅰ 转换酶抑制药（angiotensin Ⅰ converting enzyme inhibitors，ACEI）或血管紧张素 Ⅱ 受体阻断药（angiotensin Ⅱ receptor blockers，ARB）或血管紧张素受体脑啡肽酶抑制药（angiotensin receptor neprilysin inhibitor，ARNI）抑制肾素－血管紧张素系统、β 肾上腺素受体阻断药联合应用利尿药等，此外，在特定患者中应用醛固酮受体拮抗药，可以进一步降低病死率。钠－葡萄糖共转运蛋白2（sodium-glucose linked transporter -2，SGLT-2）抑制剂也被纳入了慢性心力衰竭指南指导的药物治疗。收缩功能障碍的心力衰竭患者加用地高辛可改善症状，提高生活质量，但不能降低病死率。血管扩张药也可以迅速缓解心衰患者的症状。

严重心力衰竭特别是左心衰竭时，患者可因血流速度减慢和肺换气障碍引起缺氧。对于有呼吸困难并出现低氧血症的患者，吸氧可提高氧分压和血浆内溶解的氧量，改善组织的供氧。心肌能量药物如能量合剂、葡萄糖、氯化钾、肌苷等可能具有改善心肌代谢的作用。对于有严重血流动力学障碍的瓣膜狭窄或反流的患者，可考虑做瓣膜置换或修补术。对难治性的严重心力衰竭患者可考虑采用人工心脏或心脏移植。

一、治疗慢性心力衰竭的药物

（一）治疗心力衰竭药物的分类

根据药物的作用及作用机制，治疗心力衰竭的药物可分为以下几类。

1. **肾素－血管紧张素－醛固酮系统（RAAS）抑制药**

（1）血管紧张素 Ⅰ 转化酶抑制药（ACEI）：卡托普利、依那普利等。

（2）血管紧张素 Ⅱ 受体阻断药（ARB）：氯沙坦、缬沙坦等。

（3）血管紧张素受体脑啡肽酶抑制药（ARNI）：沙库巴曲缬沙坦。

（4）醛固酮拮抗药：螺内酯、依普利酮。

2. β肾上腺素受体阻断药

美托洛尔、卡维地洛等。

3. 利尿药

氢氯噻嗪、呋塞米等。

4. 钠 - 葡萄糖共转运蛋白 2（SGLT-2）抑制剂

达格列净、坎格列净和恩格列净等。

5. 强心苷类药

地高辛等。

6. 其他治疗慢性心力衰竭的药物

（1）血管扩张药：硝普钠、硝酸异山梨酯、肼屈嗪、哌唑嗪等。

（2）非苷类正性肌力药：米力农、维司力农等。

（3）钙通道阻断药：氨氯地平等。

（4）钙增敏药：左西孟旦等。

（二）肾素 - 血管紧张素 - 醛固酮系统抑制药

1. 血管紧张素 I 转化酶抑制药（ACEI）

临床常用于治疗心力衰竭的 ACEI 有卡托普利（captopril）、依那普利（enalapril）、西拉普利（cilazapril）、福辛普利（fosinopril）、雷米普利（ramipril）等。

（1）治疗心力衰竭的作用机制

1）抑制 ACE 的活性：ACEI 可使血液及组织中 Ang II 含量降低，减弱 Ang II 的收缩血管作用，亦减少 Ang II 引起的醛固酮释放，减轻水钠潴留。同时抑制缓激肽的降解，促进 NO 和 PGI_2 生成，发挥扩血管、降低心脏负荷的作用。

2）对血流动力学的影响：ACEI 能降低全身血管阻力（对动脉的扩张作用大于静脉），增加心排血量，降低左室充盈压和室壁张力，改善心脏舒张功能。此外，ACEI 可降低肾血管阻力，增加肾血流量。

3）抑制心肌肥厚及血管重构：长期应用（治疗时间不少于半年）ACEI 即使在血压未降的情况下，仍能有效地阻止和逆转心室和血管重构，改善心功能。

4）抑制交感神经活性：ACEI 通过其抗交感作用进一步改善心功能，同时直接或间接降低血中儿茶酚胺和精氨酸血管升压素（arginine-vasopressin，AVP）、内皮素（endothelins，ET）含量，提高副交感神经张力。

5）保护心肌和血管内皮细胞：ACEI 能逆转血管内皮细胞的功能损伤，抗氧自由基损伤，改善血管的舒张功能，发挥抗心肌缺血和保护心肌的作用，也有利于治疗慢性心力衰竭。

（2）临床应用

ACEI 是治疗心力衰竭的基础药物，对各阶段慢性心力衰竭患者均有作用，能消除或缓解心衰症状，增加运动耐量，提高生活质量，防止和逆转心肌重构，降低病死率。

2. 血管紧张素 II 受体阻断药（ARB）

ACEI 是治疗慢性心力衰竭的重要基础药物，然而也有不足之处，如引起干咳、血管神经性水肿等不良反应，对非 ACE 催化形成 Ang II 的途径无效。而 ARB 直接阻断 Ang II 与血管紧张素 II 1 型受体（angiotensin II type 1 receptor，AT_1-R）结合，则可较完全地阻止 Ang II 的作用，如氯沙坦（losartan）、缬沙坦（valsartan）、坎地沙坦（candesartan）、厄贝沙坦（irbesartan）、依普沙坦（eprosartan）、替米沙坦（telmisartan）等，使 CHF 的治疗又增添了一类有效的药物。

ARB 对 ACE 途径及非 ACE 途径产生的 Ang II 均有拮抗作用，长期使用可改善血流动力学，能预防及逆转心血管重构，降低心衰患者的再住院率和病死率。ARB 抗心力衰竭的作用与 ACEI 相似，且因其对缓激肽途径无影响，故使用后不引起干咳、血管神经性水肿等不良反应。临床可用于不能耐受 ACEI 的慢性心力衰竭患者。

3. 血管紧张素受体脑啡肽酶抑制药（ARNI）

ARNI 兼有 ARB 和脑啡肽酶抑制药的作用，前者阻断 RAAS 的 AT_1-R，后者抑制脑啡肽酶可升高利钠肽、缓激肽和肾上腺髓质素及其他内源性血管活性肽的水平，两者共同发挥舒张血管、利尿利钠及改善心脏前后负荷的作用，并可改善动脉硬化，延缓心肌纤维化和重塑。

ARNI 的代表药物是沙库巴曲缬沙坦，对于 NYHA 心功能 II～III 级、有症状的慢性心力衰竭患者，若能够耐受 ACEI/ARB，推荐以 ARNI 替代 ACEI 或 ARB，以进一步减少心衰的死亡率。在未使用 ACEI 或 ARB 的有症状慢性心衰患者中，如血压能够耐受，虽然首选 ARNI 也有效，但缺乏循证医学证据支持，因此临床应用需审慎。其主要的不良反应是低血压、肾功能恶化、高钾血症和血管神经性水肿。

4. 醛固酮拮抗药

醛固酮除由肾小管的盐皮质激素受体（mineralocorticoid receptors，MR）介导而发挥保 Na^+、排 K^+、排 Mg^{2+} 作用外，还通过其他靶组织如心脏、血管、脑中的 MR 介导使心力衰竭恶化。在常规治疗的基础上，加用醛固酮拮抗药可防止心衰的恶化，进一步降低心衰患者的病死率。醛固酮拮抗药如螺内酯（spironolactone）、依普利酮（eplerenone）是慢性心力衰竭药物治疗的又一进步。

（三）利尿药

利尿药是治疗心力衰竭的传统用药之一，可促进 Na^+、水排泄，减少血容量，降低心脏前负荷，消除或缓解静脉淤血及其所致的肺水肿和外周水肿，对慢性心力衰竭伴有水肿或有明显淤血者尤为适用。虽然单用利尿药不能降低慢性心力衰竭患者的死亡率，但至今仍是慢性心力衰竭基础治疗不可缺少的标准辅助用药。

治疗轻度慢性心力衰竭可单独应用噻嗪类；对中、重度慢性心力衰竭，可口服高效利尿药或噻嗪类与留钾利尿药合用；对严重慢性心力衰竭、慢性心力衰竭急性发作、急性肺水肿或全身水肿者，宜静脉注射呋塞米。目前推荐的利尿药使用方法为小剂量给药，同时合用 ACEI、β 肾上腺素受体阻断药及小剂量地高辛。

利尿药引起的电解质平衡紊乱，尤其是排钾利尿药引起的低钾血症，是心力衰竭

Note

时诱发心律失常的常见原因之一。因此在使用时除配合低盐膳食外，必要时应补充钾盐或合用留钾利尿药。长期大量应用利尿药还可导致糖代谢紊乱、高脂血症。

（四）β肾上腺素受体阻断药

β肾上腺素受体阻断药治疗慢性心力衰竭由禁忌到提倡使用是近年来慢性心力衰竭治疗的重要进展之一。目前只有美托洛尔（metoprolol）、比索洛尔（bisoprolol）、卡维地洛（carvedilol）与奈必洛尔（nebivolol）证实不仅能改善慢性心力衰竭患者的左室功能，也能改善预后，其中卡维地洛治疗效果较为显著，美国FDA已批准将卡维地洛作为正式治疗慢性心力衰竭的药物。

1. 治疗慢性心力衰竭的作用机制

（1）对心功能与血流动力学的作用：β肾上腺素受体阻断药对心功能的影响是双向的，短期效应表现为血压下降、心率减慢、充盈压上升、心排血量下降和心功能恶化。这种对心脏的立即抑制效应就是传统认为慢性心力衰竭时禁用β肾上腺素受体阻断药的依据。但长期用药后，可通过减慢心率、延长左室充盈时间、增加心肌血流灌注、减少心肌耗氧量明显改善心功能与血流动力学变化。这种长期用药后心功能的改善说明其治疗慢性心力衰竭作用可能由其他机制介导。

（2）拮抗交感神经活性和上调 β_1 受体：交感神经系统激活是慢性心力衰竭时神经体液变化的最重要因素。β肾上腺素受体阻断药通过阻断心脏β受体，拮抗交感神经对心脏的作用，防止高浓度去甲肾上腺素对心脏的损害；防止过量儿茶酚胺所致的大量 Ca^{2+} 内流，避免心肌细胞坏死；通过上调衰竭心肌 β_1 受体的数量及恢复其信号转导能力，改善其对儿茶酚胺的敏感性等作用来治疗慢性心力衰竭。卡维地洛兼有阻断 α_1 受体、抗氧化等作用，表现出较全面的抗交感神经作用。

（3）抑制RAAS的激活：β肾上腺素受体阻断药通过抑制RAAS的激活，减少肾素、血管紧张素的释放，使血管扩张，减少水钠潴留，减轻心脏的前、后负荷；还可减慢心率和减少心肌耗氧量，从而改善心肌缺血和心室的舒张功能，对慢性心力衰竭的病理生理机制和血流动力学效应产生良好的影响。

（4）抗心律失常与抗心肌缺血作用：β肾上腺素受体阻断药具有明显的抗心肌缺血及抗心律失常作用，是其降低慢性心力衰竭患者病死率和猝死率的重要机制，因而能减少急性心血管事件及猝死的发生，改善慢性心力衰竭患者的预后。

2. 临床应用

β肾上腺素受体阻断药对扩张型心肌病及缺血性慢性心力衰竭有效，长期应用可阻止临床症状恶化，改善心功能，降低猝死及心律失常的发生率。

应用β肾上腺素受体阻断药治疗慢性心力衰竭时，应注意下列情况。

（1）观察时间应较长，一般心功能改善的平均奏效时间为3个月（心功能改善与治疗时间呈正相关），即其慢性效果显著。

（2）应从小剂量开始，一般低于最终目标剂量的1/10，逐渐增加使患者既能够耐受又不致引起慢性心力衰竭的剂量，如开始剂量偏大将导致慢性心力衰竭加重。

（3）在充分使用利尿药、ACEI和地高辛基础上，使用β肾上腺素受体阻断药。此外，还应正确选择病种，对扩张型心肌病慢性心力衰竭的疗效最好。

（4）对严重心动过缓、左室功能衰竭、重度房室传导阻滞、低血压及支气管哮喘者慎用或禁用。

（五）钠 - 葡萄糖共转运蛋白 2（SGLT-2）抑制剂

SGLT-2 抑制剂包括达格列净（dapagliflozin）、坎格列净（canagliflozin）、恩格列净（empagliflozin）和伊格列净（ipragliflozin）等。通过抑制近段肾小管管腔侧细胞膜上的 SGLT-2 的作用而抑制葡萄糖重吸收，降低肾糖阈、促进尿葡萄糖排泄，从而达到降低血糖的作用。SGLT2 抑制剂目前不仅用于 2 型糖尿病患者，而且用于慢性心衰治疗，与是否合并糖尿病无关。对于合并高危心血管风险或心血管疾病的 2 型糖尿病患者使用 SGLT2 抑制剂可以降低心衰住院风险。此外，无论是否合并糖尿病，慢性心衰规范治疗基础上加用达格列净或恩格列净可降低心血管死亡或心衰住院风险。SGLT2 抑制剂总体不良反应发生率低。可能出现生殖泌尿道感染，多数轻到中度，抗感染治疗有效。部分可能增加截肢风险和骨折风险。ARNI 和 SGLT2 抑制剂的大量临床获益证据，使得改善慢性心力衰竭预后的药物治疗模式从"金三角"（ACEI/ARB+β 肾上腺素受体阻断药 +MR 拮抗剂）晋阶为"新四联"（ARNI 或 ACEI/ARB+SGLT2 抑制剂 +β 肾上腺素受体阻断药 +MR 拮抗剂）。

（六）强心苷类

强心苷（cardiac glycosides）是一类历史悠久的具有强心作用的苷类化合物，临床主要用于慢性心力衰竭的治疗，也可用于治疗某些心律失常。临床最常用的为地高辛（digoxin），其他尚有洋地黄毒苷（digitoxin）、毛花苷 C（lanatoside C）、毒毛花苷 K（strophanthin K）等。

1. 药理作用及机制

1）对心脏的作用

（1）正性肌力作用：强心苷对心脏具有高度的选择性，能显著加强衰竭心肌的收缩力，增加心排血量，其强心苷的正性肌力作用有以下特点：①加快心肌纤维缩短速度，使心肌收缩敏捷，因此舒张期相对延长。②加强衰竭心肌收缩力的同时，并不增加心肌耗氧量，甚至使心肌耗氧量有所降低。③增加慢性心力衰竭患者心排血量，但不增加正常人心排血量。

强心苷可与心肌细胞膜上 Na^+-K^+-ATP 酶结合并抑制其活性，使细胞内 Na^+ 增加，又通过 Na^+-Ca^{2+} 双向交换机制，最终导致细胞内 Ca^{2+} 浓度增加，使心肌收缩力加（图 8-6-1）。

（2）负性频率作用：治疗剂量的强心苷对正常心率影响小，但对心率加快及伴有房颤的慢性心力衰竭患者则可显著减慢心率。这一作用主要是继发于强心苷的正性肌力作用，使心排血量增加，反射性兴奋迷走神经而使心率减慢。此外，强心苷还可直接兴奋迷走神经，增加窦房结对乙酰胆碱的反应性。

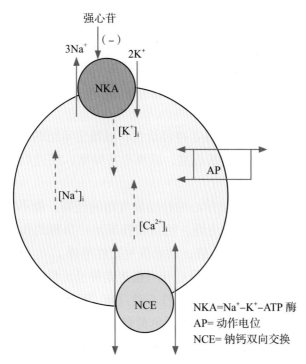

图 8-6-1　强心苷作用机制示意图

（3）对传导组织和心肌电生理特性的影响：治疗剂量的强心苷增强迷走神经活性，其神经末梢释放的 ACh 抑制起搏电流，并使乙酰胆碱敏感的钾通道开放频率增加，加速 K^+ 外流，增加最大舒张电位，与阈电位距离加大，自律性下降，减慢窦性频率。相反，强心苷能提高浦肯野纤维自律性并缩短其有效不应期，通过直接抑制 Na^+-K^+-ATP 酶，使细胞内失 K^+，降低最大舒张电位，而接近阈电位，从而提高自律性；同时由于最大舒张电位绝对值的减小，除极发生在较小膜电位，除极速率降低，动作电位振幅缩小，故 ERP 缩短，这是强心苷中毒时出现室颤或室性心动过速的机制。

减慢房室结传导是其加强迷走神经活性、减慢 Ca^{2+} 内流的结果。缩短心房 ERP 也由迷走神经活性增强、促 K^+ 外流所介导，这是强心苷使房扑转为房颤的原因。

2）对神经 – 内分泌系统的作用：中毒量强心苷增强交感神经的活性，同时重度抑制 Na^+-K^+-ATP 酶，使胞内 Na^+、Ca^{2+} 大量增加，K^+ 明显减少而引起各种心律失常。中毒量强心苷亦兴奋延脑催吐化学感受区引起呕吐。

3）对肾脏的作用：地高辛对慢性心力衰竭患者有明显的利尿作用，是正性肌力作用后肾血流量增加所致，并由其直接抑制肾小管 Na^+-K^+-ATP 酶、减少肾小管对 Na^+ 的重吸收、促进 Na^+ 和水排出有关。

4）对血管的作用：强心苷能直接收缩血管，增加外周阻力，升高血压。但慢性心力衰竭患者用药后不升高或仅略升高血压，这是因为强心苷可直接或间接抑制交感神经活性，超过其缩血管效应，使外周阻力有所下降，局部血流增加。

2. 临床应用

1）慢性心力衰竭：强心苷主要用于治疗以收缩功能障碍为主的慢性心力衰竭，伴房颤或心室率快的慢性心力衰竭疗效最佳。对心肌外机械因素影响所致的慢性心力衰竭，如严重二尖瓣狭窄及缩窄性心包炎者无效。

强心苷治疗慢性心力衰竭的优点是作用较持久，无耐受现象，有神经内分泌样作用，又有口服制剂。但由于缺乏正性松弛作用，长效作用差，又不能延长生存时间，毒性大，安全范围小，故使用受限。但对有症状的收缩功能障碍者，轻、中度慢性心力衰竭窦律患者，仍是可用药物之一。

2）心律失常

（1）心房纤颤：强心苷加强迷走神经活性，减慢房室结的传导，使过多冲动隐匿在房室结中不能通过房室结下传到心室，减慢心室频率，用药后多数患者房颤并未停止，而循环障碍却得到纠正。

（2）心房扑动：强心苷是治疗心房扑动最常用的药物，能不均一地缩短心房不应期而引起折返激动，使房扑转为房颤，然后发挥其治疗房颤的作用而获得疗效。某些患者在房扑转为房颤后，停用强心苷，常可恢复窦性节律。

（3）阵发性室上性心动过速：强心苷兴奋迷走神经活性，因而有效，但少用。应注意，强心苷中毒时也会出现阵发性室上性心动过速，因此用药前应先鉴别其发病原因。

现在临床上强心苷类药物一般采用无负荷量的维持量法，即按一级消除动力学的规律，每日给予维持量，经 4 ~ 5 个 $t_{1/2}$，能使血药浓度达到稳态而发挥疗效，可减少中毒发生率。肾功能不全者、老人、基本病因为缺血性心脏病、心肌病及肺源性心脏病等应酌减剂量。

3. 不良反应及防治

强心苷治疗安全范围小，一般治疗量已接近中毒剂量的 60%。

常见胃肠道反应，如厌食、恶心、呕吐、腹泻等。剧烈呕吐可导致失钾而加重强心苷中毒，应减量或停药，并注意补钾，但应注意区别这是不是由于强心苷用量不足、慢性心力衰竭未被控制所致。中枢神经系统症状可见头痛、疲乏、眩晕、噩梦、谵妄、幻觉，偶见惊厥，还有黄、绿视症及视力模糊等视觉障碍。最严重的是心脏毒性反应，常见室上性或室性心律失常及房室传导障碍，其中室性早搏出现早较多见，约占心脏反应的 33%，依次为房室传导阻滞、房室结性心动过速、房性过速兼房室阻滞、室性过速、窦性停搏等。

防治上首先应注意诱发因素，及时停药。

对快速型心律失常者可静脉滴注钾盐，轻者口服。因细胞外 K^+ 可阻止强心苷与心肌细胞膜 Na^+-K^+-ATP 酶结合，故能阻止中毒反应的发展。对严重者，还需用苯妥英钠，它与强心苷竞争 Na^+-K^+-ATP 酶，恢复其活性。也可用利多卡因解救室性心动过速及心室纤颤。对危及生命的极严重中毒者，宜用地高辛抗体 Fab 片段做静脉注射，它能迅速结合并中和地高辛，使后者脱离 Na^+-K^+-ATP 酶而解除毒性，80 mg Fab 片段可拮抗 1 mg 地高辛。

对强心苷中毒时的心动过缓或 Ⅱ、Ⅲ 度房室传导阻滞等缓慢型心律失常，不宜补钾，宜用阿托品解救，无效时采用快速起搏。

4. 药物相互作用

奎尼丁可使地高辛血药浓度升高 1 倍，其他抗心律失常药胺碘酮、钙通道阻断药、普罗帕酮也能提高地高辛血药浓度，因此合用时宜酌减地高辛用量。苯妥英钠因能增

Note

加地高辛的清除而降低地高辛血药浓度。拟肾上腺素药可提高心肌自律性，使心肌对强心苷的敏感性增高，而导致强心苷中毒。排钾利尿药可致低血钾而加重强心苷毒性。

（七）其他治疗心力衰竭的药物

1. 血管扩张药

血管扩张药因迅速降低心脏前、后负荷可改善急性心力衰竭症状。血管扩张药扩张静脉可减少静脉回心血量，降低前负荷，缓解肺部淤血症状；扩张小动脉，可降低外周阻力，降低心脏后负荷，增加心排血量，缓解组织缺血症状。

（1）硝酸酯类：硝酸甘油（nitroglycerin）、硝酸异山梨酯（isosorbide dinitrate）主要扩张静脉，降低前负荷，略降后负荷。使静脉容量增加而降低右房压，明显减轻肺淤血及呼吸困难等症状，还选择性扩张心外膜下的冠状血管，增加冠脉流量，提高心室收缩及舒张功能。尤适用于冠心病、肺楔压增高的心力衰竭患者。但应用时易产生耐受性。

（2）肼屈嗪（hydralazine）：扩张小动脉，降低后负荷，增加心排血量，也较明显增加肾血流量。因能反射性激活交感神经及 RAAS，故长期单独应用难以维持疗效。主要用于肾功能不全或对 ACEI 不能耐受的慢性心力衰竭患者。

（3）硝普钠（nitroprusside sodium）：能扩张小静脉和小动脉，降低心脏前、后负荷，增加心排血量。作用快，静脉给药后 2 ~ 5 min 起效，故可快速控制危急的心力衰竭。适用于需迅速降低血压和肺楔压的急性肺水肿、高血压危象等危重病例。

（4）哌唑嗪（prazosin）：是选择性的 α_1 受体拮抗药，能扩张动、静脉，降低前、后负荷，增加心排血量。久用效果差，易引起直立性低血压。

2. 非苷类正性肌力作用药

经临床试验证明非苷类正性肌力药短期内应用可获得一定的疗效，长期应用时不良反应多，可增加病死率，甚至缩短生存时间，故不宜作常规治疗用药。

（1）儿茶酚胺类：慢性心力衰竭时交感神经处于激活状态，心脏的 β_1 受体下调，β_1 受体与 Gs 蛋白脱偶联，对儿茶酚胺类药物及 β 受体激动药的敏感性下降。因此 β 受体激动药的作用难以奏效，反而可因心率加快，心肌耗氧量增多而对心力衰竭不利，因此 β 受体激动药不宜用于慢性心力衰竭的常规治疗，主要用于强心苷疗效不佳或禁忌者，尤其伴有心率减慢或传导阻滞的患者。本类药物包括多巴胺（dopamine）、多巴酚丁胺（dobutamine）、异波帕明（ibopamine）等。

多巴酚丁胺对心肌的 β_1 受体有相对选择性，对 β_2 和 α 受体作用弱，能明显增强心肌收缩力，降低血管阻力，减轻心脏前、后负荷，增加心排血量，主要用于终末期收缩功能障碍的心力衰竭患者。其缺点是降低肺动脉压作用不强，久用易脱敏失效。

（2）磷酸二酯酶抑制药（phosphodiesterase inhibitor，PDEI）：通过抑制磷酸二酯酶Ⅲ（phosphodiesterase Ⅲ，PDE Ⅲ）而明显增加心肌细胞内 cAMP 含量，后者在心肌细胞内通过激活蛋白激酶 A 使 Ca^{2+} 通道磷酸化，促进 Ca^{2+} 内流而增加细胞内 Ca^{2+} 浓度，增加心肌收缩性，发挥正性肌力作用。此外，cAMP 扩张动、静脉，使心脏负荷降低，缓解心衰症状，是一类正性肌力扩血管药（inodilating drugs）或强心扩

Note

管药（inodilators）。其代表药有甲氰吡酮（milrinone，米力农）、氨吡酮（amrinone，氨力农）和维司力农（vesnarinone）等。

米力农抑制 PDE Ⅲ 的作用与正性肌力作用呈正相关，严重心力衰竭者短期静脉给药可明显改善心脏收缩功能和舒张功能，缓解症状，提高运动耐力。不良反应较氨力农少，但仍可引起室上性及室性心律失常、低血压、心绞痛样疼痛及头痛等。

3. 钙通道阻断药

临床报道短效钙通道阻断药如硝苯地平（nifedipine）、地尔硫䓬（diltiazem）、维拉帕米（verapamil）等可使心力衰竭症状恶化，增加心衰患者的病死率，其原因不明，可能与其负性肌力作用及反射性激活神经 – 内分泌系统等有关。因此，短效钙通道阻断药不适用于慢性心力衰竭的治疗。

长效钙通道阻断药如氨氯地平（amlodipine）和非洛地平（felodipine）作用出现较慢、维持时间较长，舒张血管作用强而负性肌力作用弱，且反射性神经 – 内分泌方面的不利作用较弱，降低左室肥厚的作用与 ACEI 相当，可用于慢性心力衰竭的治疗。钙通道阻断药的最佳适应证是继发于冠心病、高血压病以及舒张功能障碍的慢性心力衰竭，尤其是其他药物无效的病例。

4. 钙增敏药

钙增敏药（calcium sensitizers）是近年研究发现的新一代用于心力衰竭的药物，可在不增加细胞内 Ca^{2+} 浓度的条件下，通过多种机制调节肌丝对 Ca^{2+} 的反应，增强心肌收缩力。此外，也可激活 ATP 敏感的钾通道，使血管扩张，改善心脏的供血供氧，减轻心脏负荷，降低心肌耗氧量，具有正性肌力作用和血管扩张作用，是开发正性肌力药物的新方向。但具有舒张延缓和提高舒张期张力的副作用，疗效有待于大规模的临床研究。匹莫苯（pimobendam）、左西孟旦（levosimendan）、噻唑嗪酮（thiadizinone）都属于钙增敏药。

（刘慧青）

病例 8-1 解析

Note

第九章 血管的形态学基础

■ **概述**
　◎ 血管壁一般结构
　◎ 血管壁的特殊感受器

■ **动脉**
　◎ 动脉的组织学结构
　◎ 肺循环的动脉
　◎ 体循环的动脉

■ **静脉**
　◎ 静脉的组织结构
　◎ 肺循环的静脉
　◎ 体循环的静脉

■ **毛细血管**
　◎ 毛细血管的基本组织结构
　◎ 毛细血管的分类
　◎ 毛细血管的功能

第一节 概　述

一、血管壁一般结构

血管可分为动脉、静脉和毛细血管。心搏出的血液经动脉输送到毛细血管，血液在此与周围组织进行物质交换，然后经静脉回流入心。除毛细血管外，血管壁从管腔面向外依次分为内膜、中膜和外膜（图 9-1-1）。

（一）内膜

内膜（tunica intima）是三层中最薄的一层，由内向外可分为内皮、内皮下层和内弹性膜。

1. 内皮（endothelium）

为衬贴于血管腔面的一层单层扁平上皮，大多呈梭形镶嵌排列，其长轴与血流方向一致，核突出。电镜观察，可见内皮细胞腔面有稀疏而大小不等的胞质突起，基底面有基膜，相邻细胞间有紧密连接和缝隙连接。内皮细胞还具有如下超微结构特征。

（1）质膜小泡（plasmalemmal vesicle）：又称吞饮小泡，直径 60 ~ 70 nm，是由细胞游离面或基底面的细胞膜凹陷，然后与细胞膜脱离形成。有时可见质膜小泡互相连通，形成穿过内皮的暂时性孔道，称为穿内皮性小管（transendothelial channel）。质膜小泡具有向血管内外输送物质的作用。

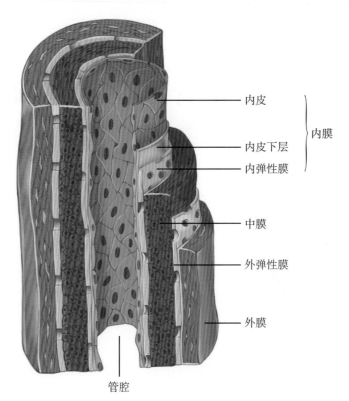

图 9-1-1　血管壁组织结构模式图

（2）W-P 小体（Weibel-Palade body）：又称细管小体（tubular body），是内皮细胞特有的细胞器，长约 3 μm，直径 0.1 ~ 0.3 μm，外包单位膜，内含 6 ~ 26 条直径约 15 nm 的平行细管。其功能可能是合成及储存与凝血有关的第 Ⅷ 因子相关抗原。当血管内皮损伤时，第 Ⅷ 因子相关抗原能使血小板附着在内皮下的胶原纤维，形成血小板血栓，防止血液外流。

2. 内皮下层

内皮下层（subendothelial layer）是位于内皮和内弹性膜之间的薄层结缔组织，内含少量胶原纤维、弹性纤维。

3. 内弹性膜

有的动脉内皮下层深面还有一层内弹性膜（internal elastic membrane），由弹性蛋白组成，膜上有许多小孔。在血管横切面上，因血管壁收缩，内弹性膜常呈波浪状，HE 染色时呈粉红色，具有折光性。

（二）中膜

中膜（tunica media）位于内膜和外膜之间，其厚度及组成成分因血管种类而异：大动脉中膜以弹性膜为主，其间有少许平滑肌；中动脉的中膜主要由平滑肌组成。血管平滑肌纤维细长且常有分支，肌纤维间有中间连接和缝隙连接。血管平滑肌具有两种表型，以合成和分泌功能为主的合成表型及以收缩功能为主的收缩表型。有学者认为，血管平滑肌是成纤维细胞的亚型，具有产生胶原纤维、弹性纤维和基质的能力。

（三）外膜

外膜（tunica adventitia）由疏松结缔组织组成，其中含螺旋状或纵向分布的弹性纤维和胶原纤维，并有小血管和神经分布。血管壁的结缔组织细胞以成纤维细胞为主，具有修复外膜的能力。有的动脉在中膜和外膜的交界处，还有外弹性膜（external elastic membrane），也由弹性蛋白构成，但较内弹性膜薄。较大血管的外膜结缔组织中还含有血管、淋巴管和神经，外膜的血管又称营养血管，其分支可伸入中膜。

二、血管壁的特殊感受器

动脉管壁内有一些特殊的感受器，如颈动脉体、颈动脉窦和主动脉体。

（一）颈动脉体

颈动脉体（carotid body）为直径 2～3 mm 的扁平小体，位于颈总动脉分支处的管壁，主要由排列成不规则索、团状的上皮细胞群组成，细胞团索间富含血窦（图 9-1-2）。电镜下颈动脉体上皮细胞可分为两型：Ⅰ型细胞又称主细胞，聚集成群，胞质内含有许多致密核心小泡，小泡内存储有 5- 羟色胺、多巴胺、肾上腺素，可见舌咽神经、迷走神经的纤维终止于Ⅰ型细胞的表面；Ⅱ型细胞（支持细胞）位于Ⅰ型细胞周围，胞质中颗粒少或无。研究表明，颈动脉体是感受动脉血氧、二氧化碳含量和血液 pH 变化的化学感受器，可将这些信息传入中枢，对心血管系统和呼吸系统进行调节。

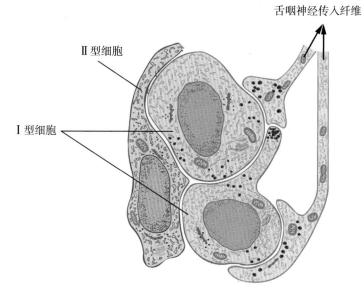

图 9-1-2　颈动脉体超微结构模式图

（二）主动脉体

左侧主动脉体位于锁骨下动脉起点内侧的主动脉壁上；右侧位于颈总动脉和锁骨下动脉之间的夹角处。主动脉体在结构和功能上与颈动脉体相似。

（三）颈动脉窦

颈动脉窦（carotid sinus）为颈总动脉分支及颈内动脉起始处的膨大部位，该处管壁中膜薄，平滑肌较少，外膜较厚，可见许多来源于舌咽神经的感觉神经末梢。颈动脉窦为压力感受器，能感受因血压上升所致的刺激，将冲动传入中枢，反射性地使内脏血管扩张，心率减慢，血压下降。若突然持续压迫颈动脉窦，可使心率持续减慢、血压持续降低，从而导致猝死。在主动脉弓血管壁外膜和接近心脏的大静脉中也有类似颈动脉窦的结构。

（刘尚明）

第二节　动　脉

动脉从心脏发出之后，反复分支，管径逐渐变细，管壁亦逐渐变薄。根据动脉管径大小及管壁的结构特点，可分为大动脉、中动脉、小动脉和微动脉，各类动脉之间逐渐移行，没有明显的界限。

一、动脉的组织学结构

（一）大动脉

大动脉（large artery）包括主动脉、肺动脉、无名动脉、颈总动脉、锁骨下动脉、髂总动脉等。大动脉管壁的中膜有多层弹性膜和大量弹性纤维，平滑肌纤维则较少，故又称弹性动脉（elastic artery）。大动脉管壁的结构特点如下（图 9-2-1）。

1. 内膜

内膜由内皮和较厚的内皮下层构成。邻近内皮下层的第一层弹性膜即为内弹性膜，内弹性膜与中膜的弹性膜相连，故内膜与中膜的分界不清楚。

2. 中膜

中膜最厚，由 40～70 层弹性膜构成，各层弹性膜之间有弹性纤维相连，弹性膜之间有环行平滑肌和少量胶原纤维。中膜基质的主要成分为硫酸软骨素。弹性膜由弹性蛋白构成，上有许多小孔。

3. 外膜

外膜较薄，由疏松结缔组织构成，没有明显的外弹性膜。

（二）中动脉

除上述大动脉外，凡在解剖学中有名称的动脉大多属中动脉（medium-sized

artery），管径一般＞1 mm。中动脉管壁中膜的平滑肌相当丰富，故又名肌性动脉（muscular artery）。中动脉管壁具有典型的三层结构（图 9-2-2）。

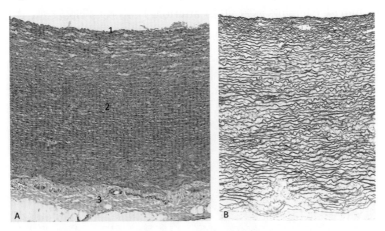

图 9-2-1　大动脉光镜图

A. HE 染色，1：内膜，2：中膜，3：外膜；B. 地衣红染色示弹性膜

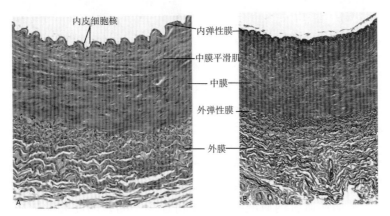

图 9-2-2　中动脉光镜图

A. HE 染色；B. 弹性纤维染色

1. 内膜

内皮下层较薄，内弹性膜明显。

2. 中膜

中膜较厚，由 10 ～ 40 层环行排列的平滑肌组成，肌间有一些弹性纤维和胶原纤维。

3. 外膜

外膜厚度与中膜相等，较大中动脉的中膜和外膜交界处有明显的外弹性膜。

（三）小动脉

管径 0.3 ～ 1 mm 的动脉称为小动脉（small artery），也属肌性动脉。较大的小动脉可见明显的内弹性膜。中膜由 3 ～ 9 层环行平滑肌组成。外膜厚度与中膜相近，一般没有外弹性膜（图 9-2-3）。

（四）微动脉

管径在 0.3 mm 以下的动脉称微动脉（arteriole）。内膜、外膜较薄，无内、外弹性膜，中膜由 1 ~ 2 层平滑肌组成（图 9-2-3）。

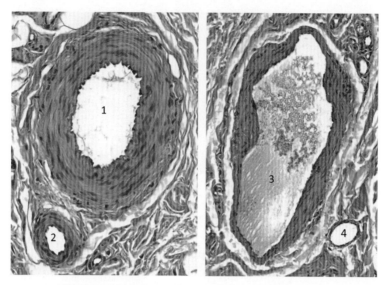

图 9-2-3　小动脉、微动脉、小静脉、微静脉光镜图

1. 小动脉；2. 微动脉；3. 小静脉；4. 微静脉

（五）动脉管壁结构与功能的关系

心脏规律地舒缩，将血液间断地射入动脉，但动脉的血流却是持续不断的。这是因为靠近心脏的大动脉的管壁具有弹性，心脏收缩时其管壁扩张，而心脏舒张时，其管壁弹性回缩，从而使血管内血液的流动维持连续不断，因此大动脉又称弹性储器血管（Windkessel vessel）。中动脉中膜平滑肌发达，平滑肌的收缩和舒张使血管管径缩小或扩大，可调节分配到身体各部的血流量，因此中动脉又称分配动脉（distributing artery）。小动脉和微动脉管壁的舒缩，能显著地改变血流的外周阻力，调节进入器官和组织的血流量，并维持正常血压，因此小动脉和微动脉又称外周阻力血管（resistance vessel）。

二、肺循环的动脉

肺动脉干（pulmonary trunk）位于心包内，系一粗短的动脉干。起自右心室，在升主动脉前方向左后上方斜行，至主动脉弓下方分为左、右肺动脉。左肺动脉（left pulmonary artery）较短，在左主支气管前方横行，分 2 支进入左肺上、下叶；右肺动脉（right pulmonary artery）较长而粗，经升主动脉和上腔静脉后方向右横行，至右肺门处分为 3 支进入右肺上、中、下叶。在肺动脉干分叉处稍左侧有一纤维性的动脉韧带（arterial ligament），连于主动脉弓下缘，是胚胎时期动脉导管闭锁后遗迹。动脉导管若在出生后 6 个月尚未闭锁，则称动脉导管未闭，是常见的先天性心脏病之一。

三、体循环的动脉

主动脉（aorta）是体循环的动脉主干（图9-2-4、图9-2-5）。主动脉由左心室发出，起始段为升主动脉（ascending aorta），向右前上方斜行，达右侧第2胸肋关节高度移行为主动脉弓（aorta arch），弓形弯向左后方，至第4胸椎体下缘处向下移行为胸主动脉（thoracic aorta），沿脊柱左侧下行逐渐转至其前方，于第12胸椎高度穿膈的主动脉裂孔，移行为腹主动脉（abdominal aorta），在腹腔内沿脊柱左前方下降，至第4腰椎体下缘处分为左、右髂总动脉（left and right common iliac artery）。髂总动脉沿腰大肌内侧下行，至骶髂关节处分为髂内动脉（internal iliac artery）和髂外动脉（external iliac artery）（图9-2-5）。

升主动脉发出左、右冠状动脉。主动脉弓壁外膜下有丰富的游离神经末梢称压力感受器。主动脉弓下方靠近动脉韧带处有2～3个粟粒样小体，称主动脉小球（aortic glomera），又称主动脉体（aortic body），为化学感受器。主动脉弓凹侧发出数条细小的支气管支和气管支。主动脉弓凸侧从右向左发出头臂干（brachiocephalic trunk）、左颈总动脉（left common carotid artery）和左锁骨下动脉（left subclavian artery）3大分支（图9-2-4）。头臂干为一粗短干，向右上方斜行至右胸锁关节后方分为右颈总动脉和右锁骨下动脉（图9-2-4）。

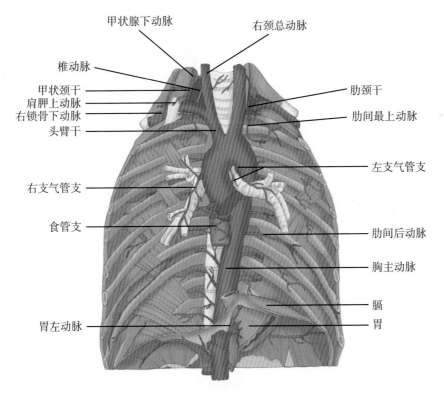

图 9-2-4　胸主动脉及其分支

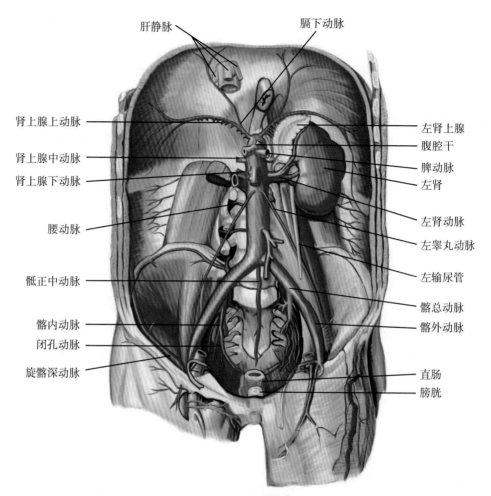

肝静脉　　膈下动脉

肾上腺上动脉　　左肾上腺
肾上腺中动脉　　腹腔干
　　　　　　　　脾动脉
肾上腺下动脉　　左肾

腰动脉　　　　　左肾动脉
　　　　　　　　左睾丸动脉

骶正中动脉　　　左输尿管

髂内动脉　　　　髂总动脉
闭孔动脉　　　　髂外动脉

旋髂深动脉　　　直肠
　　　　　　　　膀胱

图 9-2-5　腹主动脉及其分支

（一）颈总动脉

颈总动脉是头颈部的主要动脉干（图 9-2-6）。左侧发自主动脉弓，右侧起于头臂干。两侧颈总动脉均经胸锁关节后方，沿食管、气管和喉的外侧上行，至甲状软骨上缘高度分为颈内动脉和颈外动脉。颈总动脉上段位置表浅，在活体上可触及其搏动。当头面部大出血时，可在胸锁乳突肌前缘，平喉的环状软骨高度，向后内将颈总动脉压向第 6 颈椎的颈动脉结节进行止血。

在颈动脉杈处有颈动脉窦和颈动脉小球两个重要结构。颈动脉窦（carotid sinus）是颈总动脉末端和颈内动脉起始部的膨大部分，有丰富的游离神经末梢，为压力感受器。当血压增高时，窦壁扩张，刺激压力感受器，可反射性地引起心跳减慢、末梢血管扩张，血压下降。颈动脉小球（carotid glomera）又称颈动脉体（carotid glomera），是一个扁椭圆形小体，借结缔组织连于颈动脉杈的后方，为化学感受器（图 9-1-2），可感受血液中二氧化碳分压、氧分压和氢离子浓度变化。当血中氧分压降低或二氧化碳增高时，反射性地促使呼吸加深加快。

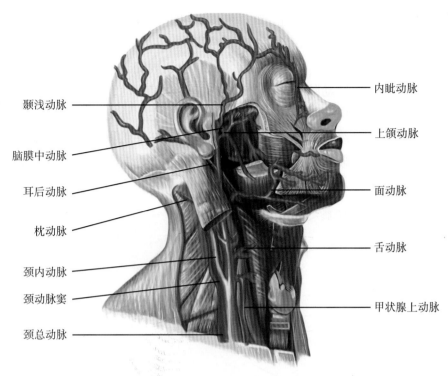

颞浅动脉

脑膜中动脉

耳后动脉

枕动脉

颈内动脉

颈动脉窦

颈总动脉

内眦动脉

上颌动脉

面动脉

舌动脉

甲状腺上动脉

图 9-2-6 颈外动脉及其分支

1. 颈外动脉

颈外动脉（external carotid artery）（图 9-2-6）初居颈内动脉前内侧，后经其前方转至外侧，上行穿腮腺至下颌颈处分为颞浅动脉和上颌动脉两个终支。主要分支有：甲状腺上动脉、舌动脉、面动脉、颞浅动脉、上颌动脉、枕动脉、耳后动脉和咽升动脉等。活体上，在咬肌前缘绕下颌骨下缘处可触及面动脉的搏动，面部出血时可在此处进行压迫止血。在外耳门的前上方、颧弓的根部可触及颞浅动脉的搏动，头皮前部出血时可在此处压迫止血。

2. 颈内动脉

颈内动脉（internal carotid artery）（图 9-2-6）由颈总动脉发出后，垂直上升至颅底，经颈动脉管入颅腔，分支分布于视器和脑。

（二）锁骨下动脉

锁骨下动脉（subclavian artery）（图 9-2-7）左侧起于主动脉弓，右侧起自头臂干，从胸锁关节后方斜向外至颈根部，呈弓状经胸膜顶前方，穿斜角肌间隙，至第 1 肋外侧缘延续为腋动脉。上肢出血时，可于锁骨中点上方的锁骨上窝处向后下将该动脉压向第 1 肋进行止血。锁骨下动脉的主要分支有椎动脉、胸廓内动脉、甲状颈干、肋颈干等，其中椎动脉向上穿第 6 ~ 1 颈椎横突孔，经枕骨大孔入颅腔，分支分布于脑和脊髓，是供应脑的主要动脉之一。

1. 腋动脉

腋动脉（axillary artery）（图 9-2-8）行于腋窝深部，至大圆肌下缘移行为肱动脉。其主要分支有胸肩峰动脉、胸外侧动脉、肩胛下动脉、旋肱前动脉、旋肱后动脉、胸上动脉等，分布至三角肌、胸大肌、胸小肌、前锯肌、背阔肌、肩关节及邻近肌等。

2. 肱动脉

　　肱动脉（brachial artery）（图 9-2-9）沿肱二头肌内侧下行至肘窝，平桡骨颈高度分为桡动脉和尺动脉。肱动脉位置比较表浅，能触及其搏动，当前臂和手部出血时，可在臂中部将该动脉压向肱骨以暂时止血。肱动脉最主要分支是肱深动脉。肱深动脉斜向后外方，伴桡神经绕桡神经沟下行，分支营养肱三头肌和肱骨，其终支参与肘关节网。肱动脉还发出尺侧上副动脉、尺侧下副动脉、肱骨滋养动脉和肌支，营养臂肌和肱骨。

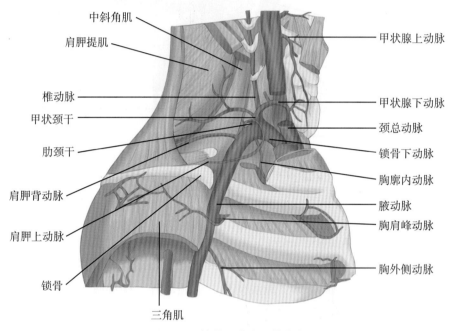

图 9-2-7　锁骨下动脉及其分支

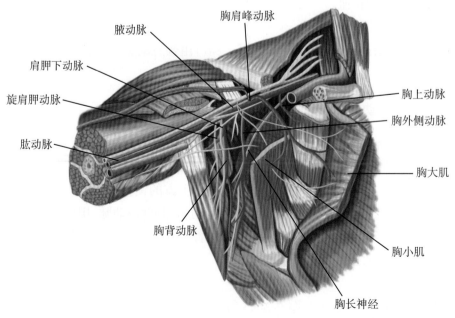

图 9-2-8　腋动脉及其分支

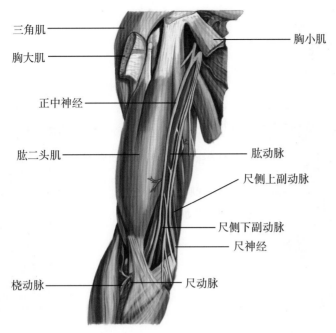

三角肌
胸大肌
正中神经
肱二头肌
桡动脉

胸小肌
肱动脉
尺侧上副动脉
尺侧下副动脉
尺神经
尺动脉

图 9-2-9　肱动脉及其分支

3. 桡动脉

桡动脉（radial artery）（图 9-2-10）先经肱桡肌与旋前圆肌之间，继而在肱桡肌腱与桡侧腕屈肌腱之间下行，绕桡骨茎突至手背，穿第 1 掌骨间隙到手掌，与尺动脉掌深支吻合构成掌深弓。桡动脉下段仅被皮肤和筋膜遮盖，是临床触摸脉搏的部位。桡动脉在行程中除发分支参与肘关节网和营养前臂肌外，主要分支有掌浅支和拇主要动脉。掌浅支与尺动脉末端吻合成掌浅弓。拇主要动脉分为 3 支，分布于拇指掌面两侧缘和示指桡侧缘。

4. 尺动脉

尺动脉（ulnar artery）（图 9-2-10）在尺侧腕屈肌与指浅屈肌之间下行，经豌豆骨桡侧至手掌，与桡动脉掌浅支吻合成掌浅弓。尺动脉在行程中除发分支至前臂尺侧诸肌和肘关节网外，主要分支有掌深支和骨间总动脉。掌深支与桡动脉末端吻合形成掌深弓；骨间总动脉分为骨间前动脉和骨间后动脉，分别沿前臂骨间膜前、后面下降，沿途分支至前臂肌和尺、桡骨。

5. 掌深弓和掌浅弓

（1）掌浅弓（superficial palmar arch）（图 9-2-11）：由尺动脉末端与桡动脉掌浅支吻合而成。位于掌腱膜深面，弓的凸缘约平掌骨中部。从掌浅弓发出 3 条指掌侧总动脉和 1 条小指尺掌侧动脉。3 条指掌侧总动脉行至掌指关节附近，每条再分为 2 支指掌侧固有动脉，分别分布到第 2 ~ 5 指相对缘；小指尺掌侧动脉分布于小指掌面尺侧缘。

（2）掌深弓（deep palmar arch）（图 9-2-11）：由桡动脉末端和尺动脉的掌深支吻合而成。位于屈指肌腱深面，弓的凸缘在掌浅弓近侧，约平腕掌关节高度。由弓发出 3 条掌心动脉，行至掌指关节附近，分别注入相应的指掌侧总动脉。

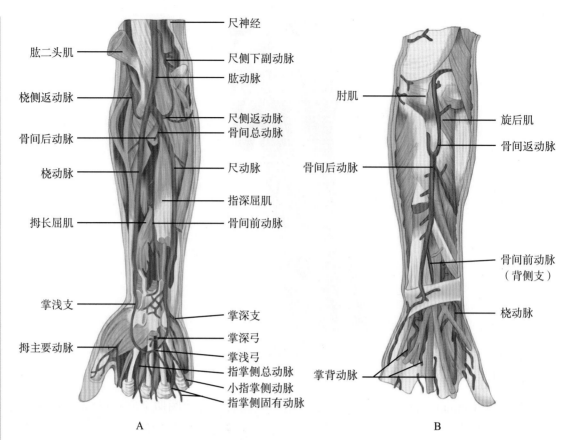

图 9-2-10 前臂的动脉

A. 掌侧面；B. 背侧面

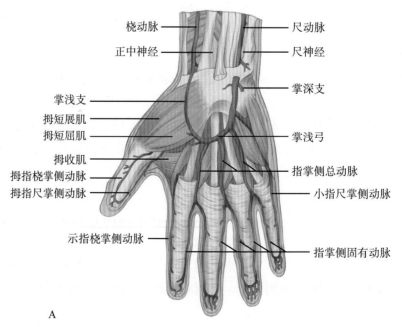

图 9-2-11 手的动脉

A. 掌侧面浅层；B. 掌侧面深层

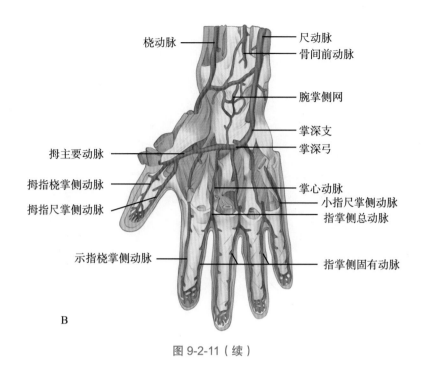

图 9-2-11（续）

（三）胸主动脉

胸主动脉是胸部的动脉主干，其分支有壁支和脏支两种（图 9-2-4）。壁支有肋间后动脉、肋下动脉和膈上动脉，分布于胸壁、腹壁上部、背部和脊髓等处；脏支包括支气管支、食管支和心包支，是分布于气管、支气管、食管和心包的一些细小分支。

（四）腹主动脉

腹主动脉是腹部的动脉主干（图 9-2-5），其分支亦有壁支和脏支之分，但脏支远较壁支粗大。

1. 壁支

主要有腰动脉、膈下动脉、骶正中动脉等，分布于腹后壁、脊髓、膈下面、肾上腺和盆腔后壁等处。

2. 脏支

分成对脏支和不成对脏支两种。成对脏支有肾上腺中动脉、肾动脉、睾丸动脉（男性）或卵巢动脉（女性），不成对脏支有腹腔干、肠系膜上动脉和肠系膜下动脉。

1）肾动脉（renal artery）：平第 1 ~ 2 腰椎椎间盘高度起于腹主动脉，横行向外，经肾门入肾，在肾内再分为肾段动脉，至各肾段组织。

2）睾丸动脉（testicular artery）：在肾动脉起始处稍下方由腹主动脉前壁发出，沿腰大肌前面斜向外下方走行，参与精索组成，分布至睾丸和附睾。在女性则为卵巢动脉（ovarian artery），经卵巢悬韧带下行入盆腔，分布于卵巢和输卵管壶腹。

3）腹腔干（celiac trunk）（图 9-2-12）：为粗短动脉干，在主动脉裂孔稍下方起自腹主动脉前壁，迅即分为胃左动脉、肝总动脉和脾动脉。

（1）胃左动脉（left gastric artery）：向左上方行至胃贲门附近，沿胃小弯向右行

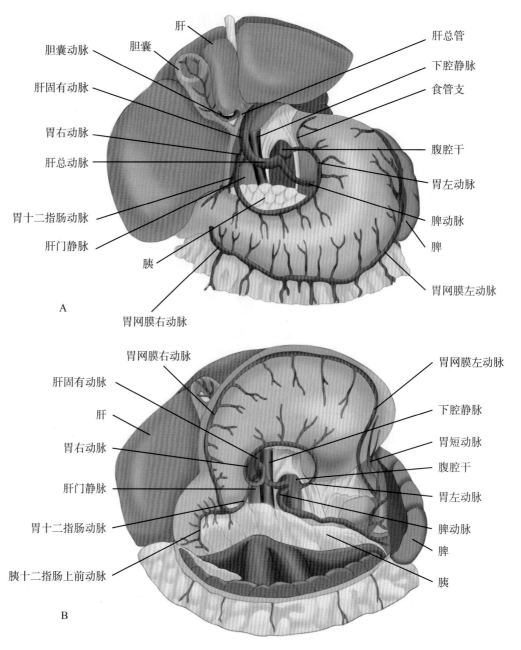

图 9-2-12 腹腔干及其分支

A. 胃前面；B. 胃后面

于小网膜两层之间，沿途分支至食管腹段、贲门和胃小弯附近的胃壁。

（2）肝总动脉（common hepatic artery）：向右行至十二指肠上部的上缘进入肝十二指肠韧带，分为肝固有动脉和胃十二指肠动脉。肝固有动脉行于肝十二指肠韧带内，分为左、右支，分别进入肝左、右叶。右支在入肝门之前发出胆囊动脉，分支分布于胆囊。肝固有动脉还发出胃右动脉沿胃小弯向左，与胃左动脉吻合。胃十二指肠动脉经十二指肠上部，胃幽门后方到下缘分为胃网膜右动脉和胰十二指肠上动脉。

（3）脾动脉（splenic artery）：沿胰上缘蜿蜒左行至脾门，分为数条脾支入脾。走行过程中发出多条较细小的胰支至胰体和胰尾，发出 1～2 支胃后动脉至胃体后壁

Note

上部。脾动脉在脾门附近发出 3 ~ 5 条胃短动脉至胃底，发出胃网膜左动脉沿胃大弯右行。

4）肠系膜上动脉（superior mesenteric artery）（图 9-2-13）：在腹腔干稍下方，约平第 1 腰椎高度起自腹主动脉前壁，经胰头与胰体交界处后方下行，越过十二指肠水平部前面进入肠系膜根，向右髂窝方向走行，主要分支包括胰十二指肠下动脉、空肠动脉和回肠动脉、回结肠动脉、右结肠动脉和中结肠动脉，分布至胰、十二指肠、空肠、回肠、盲肠、阑尾、升结肠和横结肠。

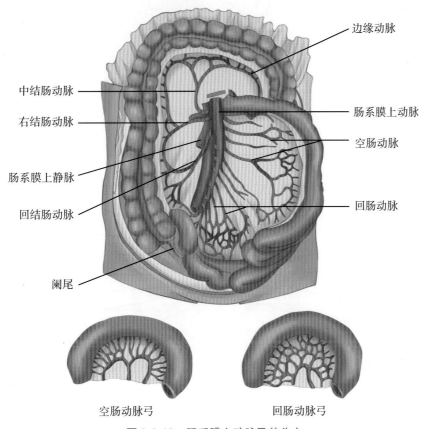

图 9-2-13　肠系膜上动脉及其分支

5）肠系膜下动脉（inferior mesenteric artery）（图 9-2-14）：约平第 3 腰椎高度起于腹主动脉前壁，在腹后壁腹膜后面向左下走行，分支分布于降结肠、乙状结肠和直肠上部，主要分支包括左结肠动脉、乙状结肠动脉和直肠上动脉。

（五）髂内动脉

髂内动脉是盆部的动脉主干（图 9-2-15），为一短干，沿盆腔侧壁下行，发出壁支和脏支。

1. 壁支

主要包括闭孔动脉、臀上动脉、臀下动脉、髂腰动脉和骶外侧动脉。闭孔动脉沿骨盆侧壁行向前下，穿闭膜管至大腿内侧，分支至大腿内侧群肌和髋关节。臀上动脉和臀下动脉分别经梨状肌上、下孔穿出至臀部，分支营养臀肌和髋关节等。

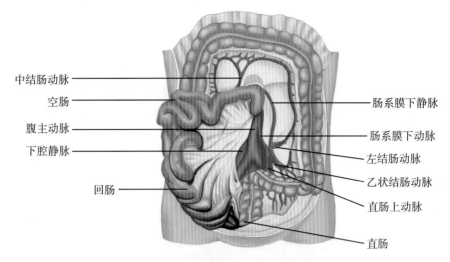

图 9-2-14　肠系膜下动脉及其分支

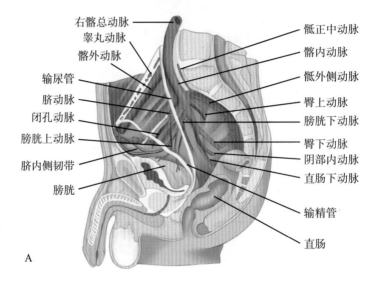

A

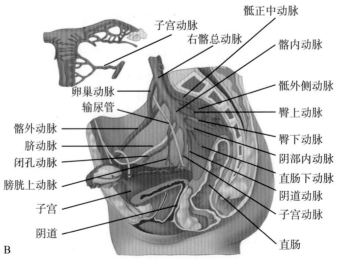

B

图 9-2-15　盆腔的动脉及其分支

A. 右侧，男性；B. 右侧，女性

Note

2. 脏支

主要包括脐动脉、子宫动脉、阴部内动脉、膀胱下动脉和直肠下动脉。脐动脉是胎儿时期的动脉干，出生后其远侧段闭锁形成脐内侧韧带，近侧段管腔未闭，与髂内动脉起始段相连，发出 2 ~ 3 支膀胱上动脉，分布于膀胱中、上部。子宫动脉沿盆腔侧壁下行，在子宫颈外侧约 2 cm 处从输尿管前上方跨过，再沿子宫侧缘迂曲上升至子宫底，分支营养子宫、阴道、输卵管和卵巢。阴部内动脉穿梨状肌下孔出盆腔，继经坐骨小孔至坐骨肛门窝，分布于肛门、会阴部和外生殖器。膀胱下动脉男性分布于膀胱底、精囊腺和前列腺，女性分布到膀胱和阴道。直肠下动脉分布于直肠下部、前列腺（男）或阴道（女）等处。

（六）髂外动脉

髂外动脉（图 9-2-15）沿腰大肌内侧缘下降，经腹股沟韧带中点深面至股前部，移行为股动脉。

髂外动脉在腹股沟韧带稍上方发出腹壁下动脉，进入腹直肌鞘，分布到腹直肌并与腹壁上动脉吻合。此外，发出旋髂深动脉，斜向外上，分支营养髂嵴及邻近肌。

1. 股动脉

股动脉（femoral artery）（图 9-2-16）是下肢动脉的主干，在股三角内下行，经收肌管，出收肌腱裂孔至腘窝，移行为腘动脉。在腹股沟韧带稍下方，股动脉位置表浅，活体上可触及其搏动，当下肢出血时，可在该处将股动脉压向耻骨下支进行压迫止血。

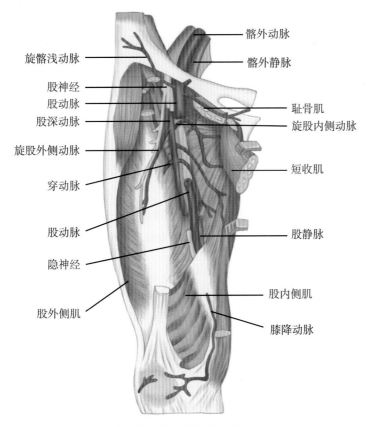

图 9-2-16 股动脉及其分支

股动脉的主要分支为股深动脉,在腹股沟韧带下方 2 ～ 5 cm 处起于股动脉,股深动脉发出旋股内侧动脉至大腿内侧群肌,发出旋股外侧动脉至大腿前群肌,发出穿动脉(3 ～ 4 支)至大腿后群肌、内侧群肌和股骨。

股动脉还发出的腹壁浅动脉和旋髂浅动脉,分别至腹前壁下部和髂前上棘附近的皮肤及浅筋膜。

2. 腘动脉

腘动脉(popliteal artery)(图 9-2-17)在腘窝深部下行,至腘肌下缘,分为胫前动脉和胫后动脉。腘动脉在腘窝内发出数条关节支和肌支,分布于膝关节及邻近肌,并参与膝关节网。

3. 胫后动脉

胫后动脉(posterior tibial artery)(图 9-2-17)沿小腿后面浅、深屈肌之间下行,经内踝后方转至足底,分为足底内侧动脉和足底外侧动脉两终支。胫后动脉主要分支为腓动脉。腓动脉起于胫后动脉上部,沿腓骨内侧下行,分支营养邻近诸肌和胫、腓骨。

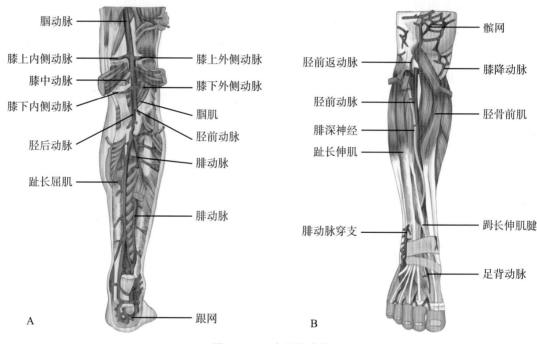

图 9-2-17　小腿的动脉

A. 右侧,后面; B. 右侧,前面

4. 胫前动脉

胫前动脉(anterior tibial artery)(图 9-2-17)由腘动脉发出后,穿小腿骨间膜至小腿前面,在小腿前群肌之间下行,至踝关节前方移行为足背动脉。胫前动脉沿途分支至小腿前群肌,并分支参与膝关节网。

5. 足背动脉

足背动脉(dorsal artery of foot)(图 9-2-17)是胫前动脉的直接延续,经跨长伸肌腱和趾长伸肌腱之间前行,至第 1 跖骨间隙近侧,分为第 1 跖背动脉和足底深支两终支。足背动脉位置表浅,在踝关节前方,内、外踝连线中点、跨长伸肌腱的外侧可触知其搏动，足部出血时可在该处向深部压迫足背动脉进行止血。足背动脉的主要分支包括足底深支、第1跖背动脉、弓状动脉、跗内侧动脉和跗外侧动脉等。

（刘尚明　刘　真）

第三节　静　脉

根据管径的大小，静脉（vein）分为微静脉、小静脉、中静脉和大静脉。静脉由小至大逐级汇合，管径逐渐增粗的同时，管壁也逐渐增厚。中静脉及小静脉常与相应的动脉伴行。静脉的数量比动脉多，管径较粗，管腔较大，故血容量较大。静脉的功能是将身体各部的血液导回心脏。静脉血回流的动力主要不是依靠管壁本身的收缩，而是靠管道内的压力差。影响静脉压力差的因素很多，如心脏的收缩力、重力和体位、呼吸运动，以及静脉周围的肌组织收缩挤压作用等。

一、静脉的组织结构

与伴行的动脉相比，静脉管壁薄而柔软，弹性也小，因此切片标本中的静脉管壁常呈塌陷状，管腔变扁或呈不规则形。静脉管壁也可分为内膜、中膜和外膜3层，但3层之间常无明显的界限。静脉壁的平滑肌和弹性组织不及动脉丰富，结缔组织成分较多。

（一）微静脉

微静脉（venule）管径50～200μm，内皮之间间隙较大，因此通透性较大，也具有物质交换功能（图9-2-3）。随着微静脉的管径增大，内皮和结缔组织之间出现稀疏的平滑肌。微静脉的外膜薄。紧接毛细血管的微静脉称毛细血管后微静脉（postcapillary venule），其管壁结构与毛细血管相似，内皮外只有薄层结缔组织，内皮可呈立方状或杆状，但管径略粗。

（二）小静脉

小静脉（small vein）管径0.2～1mm，较大的小静脉的中膜有一至数层较为完整的平滑肌。外膜也逐渐变厚（图9-2-3）。

（三）中静脉

中静脉（medium-sized vein）管径1～10mm，除大静脉以外，凡有解剖学名称的静脉都属中静脉。内膜薄，内弹性膜不发达或不明显。中膜环行平滑肌分布稀疏，较其相伴行的中动脉管壁薄得多。外膜一般比中膜厚，由结缔组织组成，没有外弹性膜（图 9-3-1），有的中静脉外膜可见纵行平滑肌束。

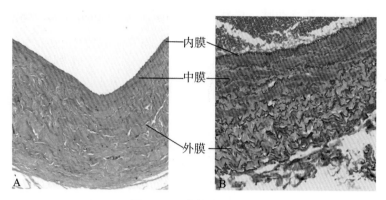

图 9-3-1 中静脉光镜图

A. HE 染色；B. 弹性纤维染色

（四）大静脉

大静脉（large vein）包括上腔静脉、下腔静脉、无名静脉和颈静脉等，管径在 10 mm 以上。大静脉内膜较薄；中膜不发达，为几层排列疏松的环行平滑肌；外膜则较厚，结缔组织内常有较多的纵行平滑肌束（图 9-3-2）。

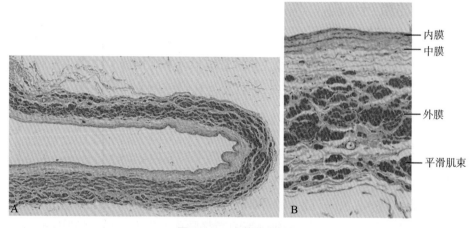

图 9-3-2 大静脉光镜图

A. 低倍镜；B. 高倍镜

（五）静脉瓣

管径 2 mm 以上的静脉常有静脉瓣（vein valve），是由内膜凸入管腔折叠而成的两个彼此相对的半月形薄片，中心为含弹性纤维的结缔组织，表面覆以内皮（图 9-3-3）。静脉瓣游离缘与血流方向一致，可防止血液逆流。

二、肺循环的静脉

肺静脉（pulmonary vein）每侧两条，分别为左上、左下肺静脉和右上、右下肺静脉。肺静脉起自肺门，向内穿过纤维心包，注入左心房后部。左上、下肺静脉分别收

Note

集左肺上、下叶的血液，右上肺静脉收集右肺上、中叶的血液，右下肺静脉收集右肺下叶的血液。

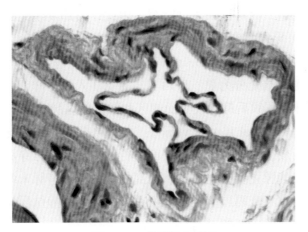

图 9-3-3　静脉瓣光镜图

三、体循环的静脉

（一）上腔静脉系

上腔静脉系由上腔静脉及其属支组成，收集头颈部、上肢和胸部（心和肺除外）等上半身的静脉血。

1. 头颈部的静脉

头颈部的浅静脉包括面静脉、颞浅静脉、颈前静脉和颈外静脉，深静脉包括颅内的静脉、颈内静脉和锁骨下静脉等（图 9-3-4）。

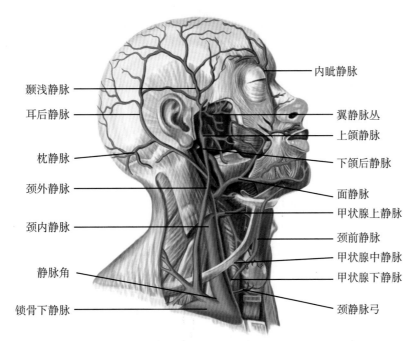

图 9-3-4　头颈部静脉

（1）面静脉（facial vein）：位置表浅。起自内眦静脉，在面动脉的后方下行。在下颌角下方跨过颈内、外动脉的表面，下行至舌骨大角附近注入颈内静脉。面静脉可与颅内的海绵窦交通，面静脉缺乏静脉瓣。因此，面部发生化脓性感染时，若处理不当（如挤压等），可导致颅内感染。故将鼻根至两侧口角的三角区称为"危险三角"。

（2）下颌后静脉（retromandibular vein）：由颞浅静脉和上颌静脉在腮腺内汇合而成，下行至腮腺下端处分为前、后两支，前支注入面静脉，后支与耳后静脉和枕静脉汇合成颈外静脉。下颌后静脉收集面侧区和颞区的静脉血。

（3）颈外静脉（external jugular vein）：由下颌后静脉的后支、耳后静脉和枕静脉在下颌角处汇合而成，沿胸锁乳突肌表面下行，在锁骨上方穿深筋膜，注入锁骨下静脉或静脉角。颈外静脉主要收集头皮和面部的静脉血。静脉末端有一对瓣膜，但不能防止血液反流。当右心衰竭或上腔静脉阻塞等引起颈外静脉回流不畅时，在体表可见静脉充盈轮廓，称颈静脉怒张。

（4）颈前静脉（anterior jugular vein）：起自颏下方的浅静脉，沿颈前正中线两侧下行，注入颈外静脉末端或锁骨下静脉。左、右颈前静脉在胸骨柄上方常吻合成颈静脉弓。

（5）颈内静脉（internal jugular vein）：于颈静脉孔处续于乙状窦，在颈动脉鞘内下行，至胸锁关节后方与锁骨下静脉汇合成头臂静脉。颈内静脉的颅内属支有乙状窦和岩下窦。颅外属支包括面静脉、舌静脉、咽静脉、甲状腺上静脉和甲状腺中静脉等。颈内静脉壁附着于颈动脉鞘，因鞘壁的牵拉，管腔经常处于开放状态，有利于血液回流。颈内静脉外伤时，由于管腔不能闭锁和胸腔负压对血液的吸引，可导致空气栓塞。

（6）锁骨下静脉（subclavian vein）：在第1肋外侧缘续于腋静脉，行于腋动脉的前下方，至胸锁关节后方与颈内静脉汇合成头臂静脉。两静脉汇合部称静脉角（venous angle），是淋巴导管的注入部位。锁骨下静脉的主要属支是腋静脉（axillary vein）和颈外静脉。临床上常经锁骨上或锁骨下入路作锁骨下静脉导管插入。

2. 上肢的静脉

（1）上肢浅静脉（图9-3-5）：包括头静脉、贵要静脉、肘正中静脉及其属支。临床上常用手背静脉网、前臂和肘部前面的浅静脉取血、输液和注射药物。

1）头静脉（cephalic vein）：起自手背静脉网的桡侧，沿前臂下部的桡侧、前臂上部和肘部的前面以及肱二头肌外侧沟上行，再经三角胸肌间沟行至锁骨下窝，穿深筋膜注入腋静脉或锁骨下静脉。头静脉收集手和前臂桡侧浅层结构的静脉血。

2）贵要静脉（basilic vein）：起自手背静脉网的尺侧，沿前臂尺侧上行，至肘部转至前面，在肘窝处接受肘正中静脉，再经肱二头肌内侧沟行至臂中点平面，穿深筋膜注入肱静脉，或伴肱静脉上行注入腋静脉。贵要静脉收集手和前臂尺侧浅层结构的静脉血。

3）肘正中静脉（median cubital vein）：变异较多，通常在肘窝处连接头静脉和贵要静脉。

4）前臂正中静脉（median vein of forearm）：起自手掌静脉丛，沿前臂前面上行，注入肘正中静脉。前臂正中静脉有时分叉，分别注入头静脉和贵要静脉，因而不存在肘正中静脉。前臂正中静脉收集手掌侧和前臂前部浅层结构的静脉血。

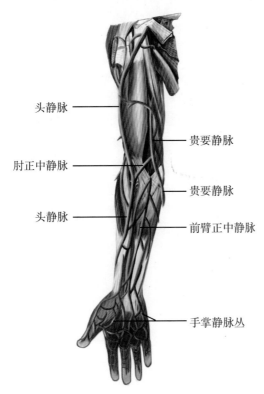

头静脉

贵要静脉

肘正中静脉

贵要静脉

头静脉

前臂正中静脉

手掌静脉丛

图 9-3-5　上肢浅静脉

（2）上肢的深静脉：与同名动脉伴行，且多为两条。由于上肢的静脉血主要由浅静脉引流，深静脉较细。两条肱静脉在大圆肌下缘处汇合成腋静脉。腋静脉位于腋动脉的前内侧，收集上肢浅静脉和深静脉的全部血液，在第 1 肋外侧缘续为锁骨下静脉。

3. 胸部静脉

胸部静脉主要有头臂静脉、上腔静脉、奇静脉及其属支（图 9-3-6）。

（1）头臂静脉（brachiocephalic vein）：由颈内静脉和锁骨下静脉在胸锁关节后方汇合而成。左、右头臂静脉在右侧第 1 胸肋结合处后方汇合形成上腔静脉。头臂静脉还接受椎静脉、胸廓内静脉、肋间最上静脉和甲状腺下静脉等。

（2）上腔静脉（superior vena cava）：由左、右头臂静脉汇合而成。沿升主动脉右侧下行，至右侧第 2 胸肋关节后方穿纤维心包，平第 3 胸肋关节下缘注入右心房。在穿纤维心包之前，有奇静脉注入。

（3）奇静脉（azygos vein）：在右膈脚处起自右腰升静脉，沿食管后方和胸主动脉右侧上行，至第 4 胸椎体高度向前勾绕右肺根上方，注入上腔静脉。奇静脉沿途收集右侧肋间后静脉、食管静脉、支气管静脉和半奇静脉的血液。奇静脉上连上腔静脉，下借右腰升静脉连于下腔静脉，故是沟通上腔静脉系和下腔静脉系的重要通道之一。当上腔静脉或下腔静脉阻塞时，该通道可成为重要的侧支循环途径。

（4）半奇静脉（hemiazygos vein）：在左膈脚处起自左腰升静脉，沿胸椎体左侧上行，约达第 8 胸椎体高度经胸主动脉和食管后方向右跨越脊柱，注入奇静脉。半奇静脉收集左侧下部肋间后静脉、食管静脉和副半奇静脉的血液。

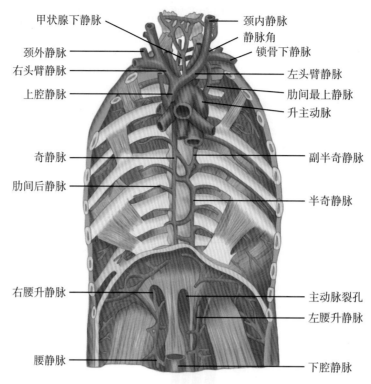

甲状腺下静脉 —— 颈内静脉
静脉角
颈外静脉 —— 锁骨下静脉
右头臂静脉 —— 左头臂静脉
上腔静脉 —— 肋间最上静脉
升主动脉
奇静脉 —— 副半奇静脉
肋间后静脉 —— 半奇静脉
右腰升静脉 —— 主动脉裂孔
左腰升静脉
腰静脉 —— 下腔静脉

图 9-3-6　上腔静脉及其属支

（5）副半奇静脉（accessory hemiazygos vein）：沿胸椎体左侧下行，注入半奇静脉或向右跨过脊柱前面注入奇静脉。副半奇静脉收集左侧上部肋间后静脉的血液。

（6）脊柱静脉：椎管内外有丰富的静脉丛，按部位将其分为椎外静脉丛和椎内静脉丛。脊柱静脉丛向上经枕骨大孔与硬脑膜窦交通，向下与盆腔静脉丛交通。脊柱静脉丛是沟通上、下腔静脉系和颅内、外静脉的重要通道。当盆、腹、胸腔等部位发生感染、肿瘤或寄生虫时，可经脊柱静脉丛侵入颅内或其他远位器官。

（二）下腔静脉系

下腔静脉系由下腔静脉及其属支组成，收集下半身的静脉血。

1. 下肢静脉

下肢静脉比上肢静脉瓣膜多，浅静脉与深静脉之间的交通丰富。

（1）下肢浅静脉（图 9-3-7、图 9-3-8）：包括小隐静脉和大隐静脉及其属支。

1）小隐静脉（small saphenous vein）：在足外侧缘起自足背静脉弓，经外踝后方，沿小腿后面上行，至腘窝下角处穿深筋膜，再经腓肠肌两头之间上行，注入腘静脉。小隐静脉收集足外侧部和小腿后部浅层结构的静脉血。

2）大隐静脉（great saphenous vein）：是全身最长的静脉。在足内侧缘起自足背静脉弓，经内踝前方，沿小腿内侧面、膝关节内后方、大腿内侧面上行，至耻骨结节外下方 3 ~ 4 cm 处穿阔筋膜的隐静脉裂孔，注入股静脉。大隐静脉在注入股静脉之前接受股内侧浅静脉、股外侧浅静脉、阴部外静脉、腹壁浅静脉和旋髂浅静脉等 5 条属支。大隐静脉收集足、小腿和大腿的内侧部及大腿前部浅层结构的静脉血。大隐静脉在内踝前方的位置表浅而恒定，是静脉注射输血、输液的常用部位。大隐静脉和小隐静脉借穿静脉与深静脉交通。穿静脉的瓣膜朝向深静脉，可将浅静脉的血液引流入深静脉。当深静脉回流受阻时，穿静脉瓣膜关闭不全，深静脉血液反流入浅静脉，导致下肢浅静脉曲张。

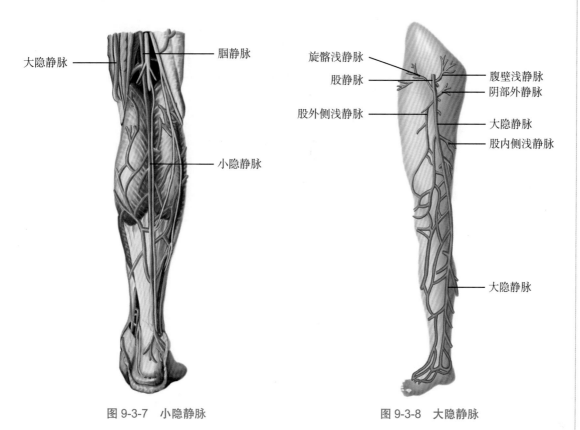

左图：
大隐静脉　　腘静脉
小隐静脉

图 9-3-7　小隐静脉

右图：
旋髂浅静脉　腹壁浅静脉
股静脉　　　阴部外静脉
股外侧浅静脉　大隐静脉
股内侧浅静脉
大隐静脉

图 9-3-8　大隐静脉

（2）下肢深静脉：足和小腿的深静脉与同名动脉伴行，均为两条。胫前静脉和胫后静脉汇合成一条腘静脉。腘静脉穿收肌腱裂孔移行为股静脉。股静脉伴股动脉上行，经腹股沟韧带后方续为髂外静脉。股静脉接受大隐静脉和与股动脉分支伴行的静脉。股静脉在腹股沟韧带的稍下方位于股动脉内侧，临床上常在此处作静脉穿刺插管。

2. 腹盆部静脉

腹盆部静脉主要有髂外静脉、髂内静脉、下腔静脉和肝门静脉及其属支（图 9-3-9）。

（1）髂外静脉（external iliac vein）：是股静脉的直接延续。左髂外静脉沿髂外动脉的内侧上行，右髂外静脉先沿髂外动脉的内侧，后沿动脉的后方上行，至骶髂关节前方与髂内静脉汇合成髂总静脉。髂外静脉接受腹壁下静脉和旋髂深静脉。

（2）髂内静脉（internal iliac vein）：沿髂内动脉后内侧上行，与髂外静脉汇合成髂总静脉。髂内静脉的属支与同名动脉伴行。盆内脏器的静脉在器官壁内或表面形成丰富的静脉丛。

（3）髂总静脉（common iliac vein）：由髂外静脉和髂内静脉汇合而成。双侧髂总静脉伴髂总动脉上行至第 5 腰椎体右侧汇合成下腔静脉。髂总静脉接受髂腰静脉和骶外侧静脉，左髂总静脉还接受骶正中静脉。

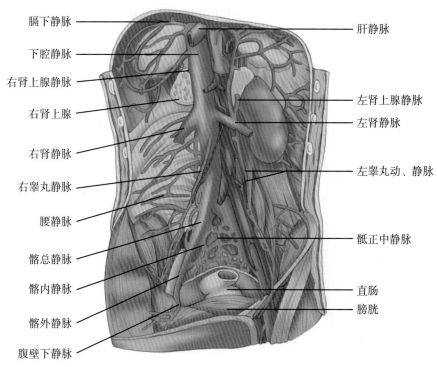

膈下静脉 ——
下腔静脉 ——
右肾上腺静脉 ——
右肾上腺 ——
右肾静脉 ——
右睾丸静脉 ——
腰静脉 ——
髂总静脉 ——
髂内静脉 ——
髂外静脉 ——
腹壁下静脉 ——

—— 肝静脉
—— 左肾上腺静脉
—— 左肾静脉
—— 左睾丸动、静脉
—— 骶正中静脉
—— 直肠
—— 膀胱

图 9-3-9　下腔静脉及其属支

（4）下腔静脉（inferior vena cava）：由左、右髂总静脉在第 4 或第 5 腰椎体右前方汇合而成，沿腹主动脉右侧，脊柱右前方上行，经肝的腔静脉沟，穿膈的腔静脉孔进入胸腔，再穿纤维心包注入右心房。下腔静脉的属支分壁支和脏支两种，多数与同名动脉伴行。

1）壁支：包括膈下静脉和腰静脉，各腰静脉之间的纵支连成腰升静脉。左、右腰升静脉向上分别续为半奇静脉和奇静脉，向下与髂总静脉和髂腰静脉交通。

2）脏支：包括右睾丸（卵巢）静脉、肾静脉、右肾上腺静脉和肝静脉等。

睾丸静脉起自睾丸和附睾的小静脉，左侧以直角注入左肾静脉，右侧以锐角注入下腔静脉。由于左睾丸静脉以直角注入左肾静脉，是发生左侧精索静脉曲张的原因之一。卵巢静脉起自卵巢静脉丛，在卵巢悬韧带内上行，合成卵巢静脉，注入部位同睾丸静脉。肾静脉在肾门处合为一干，经肾动脉前面向内行，注入下腔静脉。左肾静脉接受左睾丸静脉和左肾上腺静脉。肝静脉由小叶下静脉汇合而成。肝左静脉、肝中间静脉和肝右静脉在腔静脉沟处注入下腔静脉。

（5）肝门静脉系：由肝门静脉（hepatic portal vein）及其属支组成，收集腹盆部消化道（包括食管腹段，但齿状线以下肛管除外）、脾、胰和胆囊的静脉血（图 9-3-10）。起始端和末端与毛细血管相连，无瓣膜。

1）肝门静脉：多由肠系膜上静脉和脾静脉在胰头和胰体交界处的后方汇合而成，向右上方经下腔静脉前方进入肝十二指肠韧带，在肝固有动脉和胆总管的后方上行至肝门，分为两支，分别进入肝左叶和肝右叶。肝门静脉在肝内反复分支，最终注入肝血窦。肝血窦含有来自肝门静脉和肝固有动脉的血液，经肝静脉注入下腔静脉。

Note

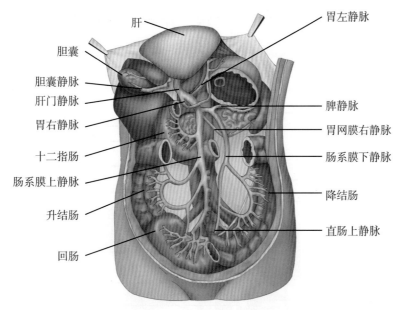

图 9-3-10　肝门静脉及其属支

2）肝门静脉的属支：包括肠系膜上静脉、脾静脉、肠系膜下静脉、胃左静脉、胃右静脉、胆囊静脉和附脐静脉等，多与同名动脉伴行。脾静脉与肠系膜上静脉汇合成肝门静脉。肠系膜下静脉注入脾静脉或肠系膜上静脉。胃左静脉在贲门处与奇静脉和半奇静脉的属支吻合。胃右静脉接受幽门前静脉。幽门前静脉经幽门与十二指肠交界处前面上行，为手术是区别幽门和十二指肠上部的标志。胆囊静脉注入肝门静脉主干或肝门静脉右支。附脐静脉起自脐周静脉网，沿肝圆韧带上行至肝下面注入肝门静脉。

3）肝门静脉系与上、下腔静脉系之间的交通途径（图 9-3-11）：①通过食管腹段黏膜下的食管静脉丛形成肝门静脉系的胃左静脉与上腔静脉系的奇静脉和半奇静脉之间的交通。②通过直肠静脉丛形成肝门静脉系的直肠上静脉与下腔静脉系的直肠下静脉和肛静脉之间的交通。③通过脐周静脉网形成肝门静脉系的附脐静脉与上腔静脉系的胸腹壁静脉和腹壁上静脉，或与下腔静脉系的腹壁浅静脉和腹壁下静脉之间的交通。④通过椎内、外静脉丛形成腹后壁前面的肝门静脉系的小静脉与上、下腔静脉系的肋间后静脉和腰静脉之间的交通。此外，肝门静脉系在肝裸区、胰、十二指肠、升结肠和降结肠等处的小静脉与上、下腔静脉系的膈下静脉、肋间后静脉、肾静脉和腰静脉等交通。

在正常情况下，肝门静脉系与上、下腔静脉系之间的交通支细小，血流量少。肝硬化、肝肿瘤、肝门处淋巴结肿大或胰头肿瘤等可压迫肝门静脉，导致肝门静脉回流受阻，此时肝门静脉系的血液经上述交通途径形成侧支循环，通过上、下腔静脉系回流。交通支出现静脉曲张，如食管静脉丛、直肠静脉丛和脐周静脉丛曲张。如果食管静脉丛和直肠静脉丛曲张破裂，则引起呕血和便血。当肝门静脉系的侧支循环失代偿时，可引起收集静脉血范围的器官瘀血，出现脾大和腹水等。

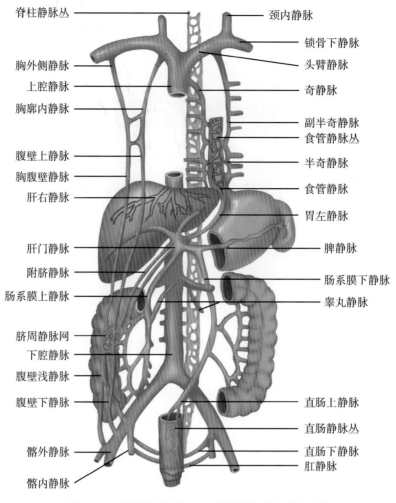

图 9-3-11   肝门静脉系与上、下腔静脉系之间的交通

（刘尚明   刘   真）

第四节   毛细血管

　　毛细血管（capillary）是管径最细，分布最广的血管，它们由微动脉分支形成，并互相吻合成网（图 9-4-1）。各器官和组织内毛细血管网的疏密程度不相同，代谢旺盛的组织和器官如骨骼肌、心、肺、肝、肾和许多腺体等，毛细血管网很密；代谢较低的组织如骨、肌腱、韧带等，毛细血管网则较为稀疏。

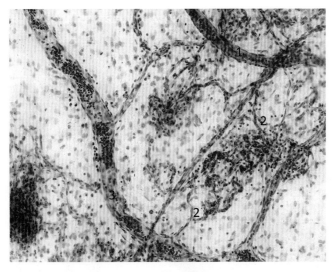

图 9-4-1　毛细血管光镜图

1. 微动脉；2. 毛细血管；3. 微静脉

一、毛细血管的基本组织结构

毛细血管的管径一般为 6 ~ 8 μm，管壁主要由内皮细胞、基膜和周细胞组成（图 9-4-2）。较细的毛细血管仅由一个内皮细胞围成，较粗的毛细血管由 2 ~ 3 个内皮细胞围成。基膜只有基板，没有网板。周细胞（pericyte）位于内皮与基膜之间，扁平有突起，散在分布。周细胞的功能尚不完全明确，有人认为它们主要起机械支持作用；也有人认为它们是未分化的细胞，在血管受损时可分化为内皮细胞、平滑肌纤维和成纤维细胞。

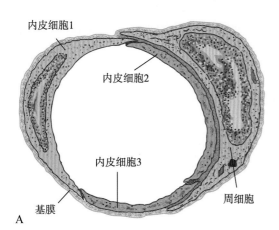
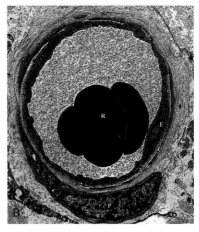

图 9-4-2　毛细血管横断面

A. 模式图；B. 电镜图；E. 内皮细胞；P. 周细胞；R. 红细胞

二、毛细血管的分类

在光镜下观察，各种组织和器官中的毛细血管结构相似；但在电镜下，根据内皮细胞等的结构特征，可以将毛细血管分为 3 型：连续毛细血管、有孔毛细血管和血窦

（图 9-4-3）。

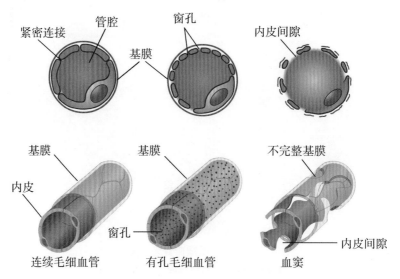

图 9-4-3　毛细血管类型模式图

（一）连续毛细血管

连续毛细血管（continuous capillary）内皮细胞间有紧密连接，基膜完整；内皮胞质中可见许多吞饮小泡；分布于结缔组织、肌组织、肺、胸腺和中枢神经系统等处，参与屏障性结构的形成。

（二）有孔毛细血管

有孔毛细血管（fenestrated capillary）内皮连续，内皮之间也存在紧密连接，基膜完整；不含核的部分很薄，有许多贯穿细胞的窗孔，孔的直径一般为 60 ～ 80 nm，有的孔上有隔膜封闭，隔膜厚 4 ～ 6 nm，较一般的细胞膜薄；主要存在于胃肠黏膜、某些内分泌腺和肾血管球等处。

（三）血窦

血窦（sinusoid）或称窦状毛细血管（sinusoid capillary），管腔较大，形状不规则，内皮细胞之间常有较大的间隙，故又称不连续毛细血管。血窦主要分布于肝、脾、骨髓和一些内分泌腺中。不同器官内的血窦结构差异较大，有些内分泌腺的血窦，内皮细胞有孔，有连续的基膜；肝血窦内皮细胞有孔，细胞间隙较宽，基膜不连续或不存在；脾血窦的内皮细胞呈杆状，细胞间的间隙较大，基膜不完整。

三、毛细血管的功能

毛细血管是血液与周围组织进行物质交换的主要部位。毛细血管管壁很薄，且存在着胞质突起、质膜小泡等结构，这些特点是进行物质交换的有利条件。物质通过毛细血管壁的能力称毛细血管通透性（capillary permeability），不同器官内的毛细血管的通透性差异很大，例如肾血管球的通透性比心肌组织中毛细血管的通透性大 100 倍。

研究表明，毛细血管结构决定其通透性：内皮细胞的孔、质膜小泡、穿内皮性小管能透过液体和大分子物质；内皮细胞间隙在正常情况只允许小分子物质通过；基膜能透过较小的分子，但能阻挡一些大分子物质。O_2、CO_2 和脂溶性物质等，可直接透过内皮细胞的胞膜和胞质。

　　某些生理情况或在病理情况下，毛细血管的通透性可发生很大的变化，如体温升高、缺氧可使毛细血管通透性增高；某些血管活性物质如血管紧张素Ⅱ、去甲肾上腺素和组胺等，可引起内皮细胞收缩，导致内皮细胞间隙增大，于是血浆中的大分子物质可透过内皮间隙；维生素 C 缺乏时引起毛细血管内皮细胞之间的连接扩大、基膜和毛细血管周围的胶原纤维减少或消失，从而引起毛细血管性出血。

（刘尚明）

第十章　大血管

■ **血流动力学**
　◎ 血流量和血流速度
　◎ 血流阻力
　◎ 血压
　◎ 脉搏检查

◎ 血管杂音及周围血管征

■ **动脉粥样硬化**
　◎ 动脉粥样硬化的概念、流行病学特点
　◎ 动脉粥样硬化的发病机制
　◎ 动脉粥样硬化的病理特点

病例 10-1

　　李某，男，62 岁，因双下肢间歇性跛行半年余到医院就诊。患者半年余前无明显诱因出现行走时双下肢酸痛，休息数分钟后症状缓解，起初跛行距离约 500 m，未行诊治，症状逐渐加重，跛行距离缩短为 100 m，无静息痛、溃疡或坏疽。既往高血压病 10 年余，脑梗死病史 10 年，言语功能减退。吸烟 40 余年，约 20 支 / 天，饮酒 40 余年，约 250 g/ 天，已戒酒 5 年。

　　查体发现：双下肢皮色皮温尚可，双侧股动脉搏动弱，双侧足背动脉和胫后动脉搏动未触及，双侧 ABI 均为 0。彩超示：双下肢动脉内膜增厚并斑块形成，多发狭窄（50% ~ 90%），双侧髂外动脉重度狭窄（70% ~ 99%）。下肢动脉 CTA 示：下肢动脉硬化并多发动脉狭窄，双侧胫前动脉和右胫后动脉重度狭窄、闭塞，双侧髂外动脉中 – 重狭窄。诊断：下肢动脉硬化闭塞症。

　　请思考以下问题：

　　1. 下肢是由哪些动脉供血？

　　2. 下肢动脉硬化闭塞症的患者为什么会出现间歇性跛行？

　　3. 如何鉴别下肢动脉硬化闭塞症和血栓闭塞性脉管炎？

　　4. 高血压对下肢动脉硬化闭塞症有什么影响？

　　5. 下肢动脉硬化闭塞症常见的临床分期有哪些？

　　6. 下肢动脉硬化闭塞症如何治疗？

（丁祥就　提供）

第一节　血流动力学

　　血流动力学（hemodynamics）是指血液在心血管系统内流动的力学，主要研究血流量、血流阻力、血压及它们之间的相互关系。血液是一种流体，因此血流动力学基本原理与一般流体力学的原理相同，但血流动力学又有其自身的特点。

一、血流量和血流速度

血流量（blood flow）指单位时间内流经血管某一横截面的血量，也称为容积速度。通常表示为 mL/min 或 L/min。血流速度（blood velocity）是指血液中某一质点在血管内移动的线速度。血液在血管中流动时，其血流速度与血流量成正比，与血管的横截面积成反比。

1. 泊肃叶定律

泊肃叶研究了液体在管道系统内流动的规律。通过泊肃叶定律（Poiseuille's law）可以计算出流量。该定律表示为：

$$Q = \pi \Delta P R^4 / 8\eta L$$

$$Q = \frac{\pi R^4 (p_1 - p_2)}{8\eta L}$$

其中，单位时间内液体的流量（Q）与管道两端的压力差（p_1-p_2）和管道半径（R）的 4 次方成正比，而与管道的长度（L）和该液体的黏度（η）成反比，中 π 为圆周率，是个常数。

2. 层流和湍流

血液在血管内的流动方式可以分为层流（laminar flow）和湍流（turbulent flow）。层流是也称为流线流，是一种规则运动，血液中每个质点的流动方向是一致的，即都与血管的长轴平行，但各个质点的流速不同，在血管轴心处流速最快，越靠近管壁的轴层流速越慢，各轴层速度矢量为一抛物线图（图 10-1-1A）。

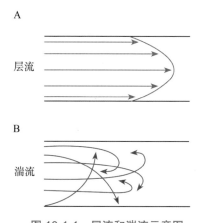

图 10-1-1　层流和湍流示意图

箭头方向指示血流的方向，箭头的长度表示流速

泊肃叶定律适用于层流的情况。人体的血液循环在正常情况下属于层流形式。然而，当血流速度加速到一定程度之后，层流情况即被破坏，此时血液中每个质点的流动方向不再一致，出现漩涡，即形成湍流（图 10-1-1B）。在湍流的情况下，泊肃叶定律不再适用。湍流的成条件以雷诺数（Reynplds' number，Re）来判断。这一参数定义为：

$$Re=VDp/\eta$$

式中，Re 数没有单位。V 为血液的平均流速（单位为 cm/s），D 代表管腔的直径（单位为 cm），p 为血液的密度（单位 g/cm^2），η 为血液黏度（单位为泊）。通常当 Re 超过 2000 时，就可发生湍流。由上式可知，当血液流速快，血管口径大及血液黏度低时，容易产生湍流。正常情况下，心室内存在着湍流，一般认为这有利于血液的充分混合。病理情况下，如房室瓣狭窄、主动脉狭窄以及主动脉导管未闭等，均可因湍流形成在相应的体表处听到血管杂音。

二、血流阻力

血流阻力（vascular resistance）是指血液在血管内流动所遇到的阻力。其产生的原因是血液流动时与血管壁及血液内部分子之间相互摩擦。摩擦消耗的能量一般表现为热能，这部分热能不能再转换成血液的势能或动能。因此血液流动时的能量逐渐消耗，随着血液不断向前流动，压力将逐渐降低。湍流时，血液在血管中的流动方向不一致，阻力更大，故消耗的能量更多。

血流阻力一般不能直接测量，而是要通过测量血流量和血管中两端压力计算得出。三者的关系可用下式表示：

$$Q=(P_1-P_2)/R$$

式中，Q 代表血流量，P_1-P_2 代表血管两端压力差，R 代表血流阻力。该式表明血流阻力与血管两端的压力差成正比。结合泊肃叶定律，可以得到血流阻力的计算公式：

$$R=8\eta L/\pi r^4$$

式中，R 代表血流阻力，η 代表血流黏度，L 为血管长度，r 为血管半径。该式表明血流阻力与血管的长度（L）和血液黏度（η）成正比，而与血管半径的 4 次方成反比。当血管长度相同时，血液黏度越大，血管半径越小，血流的阻力也就越大。在同一血管床内，L 和 η 在一段时间内变化不大，因此血流阻力主要取决于血管的半径。

当血管半径增大时，血流阻力将减小，血流量就增多；当血管半径减小时，血流阻力将增大，血流量就减少。机体正是通过控制各器官阻力血管口径的大小，从而调节各器官的血流量。生理情况下，主动脉及大动脉产生的血流阻力约占总阻力的 9%，小动脉约占 16%，微动脉约占 41%，毛细血管约占 27%，静脉系统约占 7%。由此可见，富含平滑肌的小动脉和微动脉是产生血流阻力的主要部位。在病理情况下，血管直径的小变化，例如动脉粥样硬化，可导致血流量明显减少。股动脉狭窄后所致血流量减少限制了血液分配至小腿肌肉，并引起肌肉缺氧性疼痛，运动时症状加重是因为血流量的增加不能满足氧需求的增加。

血液黏度（blood viscosity）的变化也可以改变血流阻力。在其他因素恒定的情况下，黏度越高，血管阻力越大。正常血液的黏度为水的 4～5 倍。影响血液黏度的主要因素如下。

1. **血细胞比容（hematocrit）**

细胞比容是决定血液黏度的重要因素。男性血细胞比容平均值为 42%，女性为

Note

38%。血细胞比容愈大，血液的黏度就愈高。由于血液黏度主要决定于血细胞比容，且低黏度使湍流更易形成，因此贫血患者较红细胞比容正常者更易出现循环杂音，而且这种杂音在贫血纠正后消失。例如妊娠期由于血浆容积增加多用于血细胞容积，母体血细胞比容下降，妊娠期女性易出现血流杂音，会导致暂时的担忧，但通常分娩后杂音会随着红细胞比容恢复正常而消失。

2. 血流的剪切率

血流的剪切率（shear rate）是指在层流的情况下，相邻两层血液流速之差与液层厚度的比值。匀质液体（如血浆）的黏滞度不随剪切率的变化而变化，这种液体称为牛顿液，而非匀质液体（如全血）的黏滞度则随剪切率的减小而增大，这种液体称为非牛顿液。剪切率较高时，层流现象更为明显，即红细胞集中在血流的中轴，其长轴与血管的纵轴平行，红细胞移动时发生的旋转以及红细胞之间的相互撞击都很少，故血液黏度就很低。反之，剪切率较低时，红细胞发生聚集，血液黏滞度增高。

3. 血管口径

大的血管口径对血液黏度影响较小，但当血液在口径小于 0.2 ~ 0.3 mm 的微动脉内流动时，只要剪切率足够高，血液黏度将随血管的口径变小而降低，从而显著降低血液在血管内流动时的阻力。其原因尚不清楚，但对机体有明显的益处。否则血液在小血管中流动时阻力将会大为增加。

4. 温度

血液黏度随温度的降低而升高。人体的体表温度比深部温度低，故血液流经体表部分时，黏度会升高。如果将手指浸在冰水中，局部血液黏度可增加 2 倍。

三、血压

血压（blood pressure，BP）是指血管内流动的血液对单位面积血管壁的侧压力，也即压强。血液的国际标准单位是帕（Pa），因帕的单位较小，故常用千帕（kPa）表示，但传统习惯上的血压通常以毫米汞柱（mmHg）为单位。1 mmHg=0.133 kPa。当血液从心室射出，依次流经动脉、毛细血管和静脉时，由于存在血流阻力，导致血压逐渐下降，即动脉血压＞毛细血管血压＞静脉血压。通常所说的血压是指动脉血压。

大血管具备弹性和可扩张性。液体在不同管道如玻璃管内层流模式下，管两端的压力梯度与流量呈线性关系。而大血管内流量和压力梯度却明显不同。压力轴上有临界闭合压与推动血流的压力和流量曲线相关（图 10-1-2）。临界闭合压提示血管必须存在一定压力以维持膨胀，假如跨血管壁的压力梯度（跨壁压）降至某一极限值以下，则血管塌陷，血流停止。交感缩血管神经的兴奋则可以提高血管的临界闭合压，因此管内需要更高的压力才能使血管保持开放状态。这对理解休克时一些血管的闭合有很重要的意义。休克时动脉血压降低，通过压力感受性反射的调节，导致交感神经兴奋性增加诱发了小动脉收缩。血管阻力增加后血管内压力降低，继而使血管趋于塌陷。

血压和流量存在相关性是由于血管内压力增加导致血管扩张，继而使血流量增加。血管随管内压力增加而扩张的程度依赖于血管口径大小和管壁结构。首先，静脉的扩张性优于动脉；其次，青年人的主动脉比老年人的主动脉更易扩张。血管的扩张性可用单位压力改变时血管内容积的增加值占原有容积的百分比表示。与动脉比较，静血管壁相对薄，仅含有少量胶原纤维，故可扩张性为动脉的 8 倍，从而被称为容量血管。一般情况下，静脉内血液占全身血液总量的近 2/3，而外部输入人体的血液亦主要贮存在静脉内，同样，失血也会导致静脉内血容量显著降低。

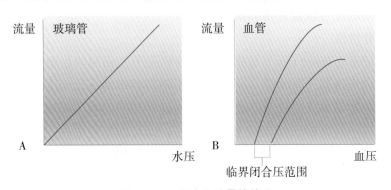

图 10-1-2　压力和流量的关系

A. 玻璃管内水流；B. 大血管内血流

四、脉搏检查

脉搏（pulse）是动脉的搏动，是心脏射血引起外周血管的波动，正常成人脉率与心率相同，为 60 ~ 100 次 / 分。脉搏检查是每个患者必做的常规检查。检查脉搏的主要方法是触诊。脉搏计可描记脉搏波形。床边监护仪可连续显示和记录脉搏搏动情况，直接观察脉搏波形、节律、频率等变化。

检查脉搏时，必须选择浅表的动脉，一般多用桡动脉，也可检查颈动脉、肱动脉、股动脉及足背动脉。检查者手指并拢，以示指、中指和环指指腹平放于动脉处，感觉脉搏搏动情况。两侧均需触诊，以作对比。正常人两侧差异很小，不易察觉。某些疾病时，两侧脉搏出现明显差异。例如，头臂型多发性大动脉炎，桡动脉两侧脉搏强弱不等，或一侧消失。有些疾病如胸腹主动脉型多发性大动脉炎、主动脉缩窄等，脉搏上下肢强弱不等，故检查时还应作上下肢脉搏对比，并应同时做上下肢血压测量。

检查脉搏应注意脉搏的脉率、节律、紧张度、强弱、波形和动脉壁的情况。

（一）脉率

脉率可因年龄、性别、体力活动和精神情绪状态不同而有一定范围的变动。正常成人脉率在安静、清醒的情况下为 60 ~ 100 次 / 分，儿童较快，< 3 岁的婴幼儿多在 100 次 / 分以上，老年人较慢，为 55 ~ 60 次 / 分。女性较男性快；白昼较夜间睡眠时快；活动后或情绪激动时增快。病理情况下，脉搏可增快或减慢。例如，发热、贫血、疼痛、甲状腺功能亢进等，脉率增快，颅内压增高、病态窦房结综合征、二度以上房室传导阻滞、甲状腺功能减退等，或服用某些药物如洋地黄类、β 肾上腺素受体阻断药等，脉率减慢。

除注意脉率增快或减慢之外，还应注意脉率与心率是否一致。正常人脉率与心率相等。某些心律失常时，如心房颤动、频发期前收缩时，脉率小于心率。这是由于部分心搏的搏出量显著下降，使周围动脉不能产生搏动，故每分钟的脉搏次数少于心搏次数。这种现象，称为脉搏短绌（pulse deficit）。

（二）脉律

脉搏的节律是心搏节律的反映。正常人脉律较规整，儿童、青少年和部分成年人可出现吸气时脉搏增快，呼气时减慢现象。这种随呼吸而出现的脉律不整无临床意义。但在心律失常时，脉律不整则有重要意义，如前面所述的心房颤动和期前收缩时出现的脉律不整，心房颤动时脉律绝对不规则，脉搏强弱不等及短绌脉。二度房室传导阻滞时，心房的激动不能下传至心室，使心搏出现脱漏，脉搏亦相应脱落，脉律也不规则，称为脱落脉（dropped pulse），与短绌脉有根本区别。

（三）紧张度与动脉壁状态

脉搏的紧张度与动脉硬化程度有关。检查方法如下：检查者以示指和中指指腹置于桡动脉上，以近端手指用力按压桡动脉，使远端手指触不到脉搏，表明近端手指已完全阻断了桡动脉血流，此时所施的压力及感知的血管壁弹性情况，即为脉搏的紧张度。正常人动脉壁光滑、柔软，并有一定弹性。正常动脉用手指压迫时，不能触到远端动脉管，如仍能触到者，提示动脉硬化。动脉硬化程度不同，动脉壁的改变也不同，早期硬化仅可能触知动脉壁弹性消失，呈条索状，严重时动脉壁有钙质沉着，动脉壁不仅硬，且有迂曲和结节。

（四）强弱

脉搏的强弱决定于心搏出量、脉压和周围血管阻力大小。心搏出量增加，脉压增大，周围动脉阻力减低时，脉搏增强而振幅大，见于高热、甲状腺功能亢进、主动脉瓣关闭不全等。心搏出量减少，脉压减小，周围动脉阻力增高时，脉搏减弱而振幅低，见于心力衰竭、主动脉瓣狭窄和休克等。

（五）脉波

利用触诊或无创性脉搏示波描记，可了解脉搏搏动情况及波形（图 10-1-3）。

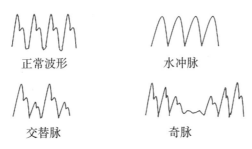

正常波形　　　　　　水冲脉

交替脉　　　　　　奇脉

图 10-1-3　各种脉波波形示意图

1. 正常脉搏波形

正常脉搏由一升支（叩击波）、波峰（潮波）和降支（重搏波）构成。升支发生在左室收缩早期，为左室射血、主动脉压骤然升高引起，故较陡直；波峰出现在收缩中、晚期，系血液向动脉远端运行的同时，部分逆返，冲击动脉壁引起；降支是左室舒张时，主动脉内仍维持一定压力，推动血液继续流向周围动脉，故降支较平缓。降支上尚有一切迹称重搏波，这是由于主动脉瓣关闭，部分血流冲向主动脉瓣以及主动脉壁弹性回缩。在明显主动脉硬化者，重搏波趋于不明显。

2. 水冲脉

水冲脉（water hammer pulse）脉搏骤起骤落，如潮水冲涌，故名水冲脉或陷落脉，又称 Corrigan 脉。检查方法是检查者用手紧握患者手腕掌面，将其前臂抬高过头，可明显感知桡动脉犹如水冲的急促而有力的脉搏冲击。是由于脉压增大所致。主要见于主动脉瓣关闭不全，也可见于动脉导管未闭、甲状腺功能亢进，严重贫血等。

3. 交替脉

交替脉（pulsusalternans）指节律规则而强弱交替出现的脉搏，必要时嘱患者在呼气中期屏住呼吸，以排除呼吸变化的影响。如测量血压可发现强弱脉搏间有 10 ~ 30 mmHg 的压力差。一般认为是左室收缩力强弱交替所致。交替脉是左室衰竭的重要体征之一。常见于高血压性心脏病、急性心肌梗死及主动脉瓣关闭不全等。

4. 奇脉

奇脉（paradoxical pulse）指吸气时脉搏明显减弱甚至消失的现象。其产生机制是由于左室排血量减少。正常人吸气时，回心血量增多，肺循环血量增多，而肺静脉血流进入左室的量较呼气时无明显改变，左室搏出量亦无明显变化，故吸气呼气时脉搏强弱无显著变化。如缩窄性心包炎或心包填塞时，心室舒张受限，吸气时肺循环容纳血量虽增加，但体静脉回流受限，右室排入肺循环血量减少，致使肺静脉回流亦减少，故左室搏出量锐减，这些因素形成吸气时脉搏减弱甚至不能触及。明显的奇脉在触诊时即可感知，不明显的奇脉可用血压计检测，当袖带放气出现动脉音后，稳定在舒张压与收缩压之间听诊，吸气时此音明显减弱，且伴有收缩压较呼气时降低 10 mmHg 以上。

5. 无脉

无脉（pulseless）主要见于两种情况：①严重休克时，脉搏触不到。②多发性大动脉炎时，由于大动脉闭塞，相应部位的脉搏触不到。常见部位是桡动脉，也可见于股动脉、足背动脉，与这种脉搏消失的同时该部位血压也测不出。

五、血管杂音及周围血管征

（一）静脉杂音

由于静脉压力低，不易出现显著压力阶差和涡流，故杂音多不明显。临床较有意义的有颈静脉营营声（无害性杂音）和腹壁静脉营营声。颈静脉营营声是由颈静脉血液快速流入口径较宽的上腔静脉所致。在颈根部近锁骨处，甚至锁骨下，尤其是右侧听诊，可闻及低调的连续性杂音，较柔和，坐位和立位时明显，卧位减弱或消失，颈部转向对侧或头后仰时杂音出现或加强，用手指压迫颈静脉则杂音消失，易误为甲状腺功能亢进之血管杂音。肝硬化时，由于门静脉高压，腹壁侧支循环静脉扩张，血流增快，于脐周围或上腹部可听到一种连续的静脉营营声。

（二）动脉杂音

动脉杂音多见于周围动脉，亦可见于肺动脉和冠状动脉。临床上最常见的动脉杂音有：①甲状腺功能亢进时在甲状腺侧叶的连续性杂音临床多见，提示局部血流丰富。②多发性大动脉炎时，根据累及部位不同，可在狭窄病变部位听到收缩期杂音。③肾动脉狭窄时，可在上腹部及腰背部听到收缩期杂音。④周围动静脉瘘时，可在病变部位听到连续性杂音。⑤肺内动静脉瘘时，可在胸部相应部位听到连续性杂音。⑥冠状动静脉瘘时可在胸骨中下端出现较表浅而柔和的连续性杂音或双期杂音。

（三）周围血管征

脉压增大除可触及水冲脉外，还有以下体征。

1. 枪击音

指在外周较大动脉处，常选择股动脉，轻放听诊器膜型体件时可闻及与心跳一致短促的如同射枪时的声音，称为枪击音（pistol shot）。也可于肱动脉、足背动脉处听到。

2. Duroziez 双重杂音

将听诊器钟型体件置于股动脉上，稍加压力，并使体件开口方向稍偏向近心端，即可听到收缩期与舒张期皆出现的杂音，呈吹风样。这是由于脉压增大，听诊器加压造成人工动脉狭窄，血流往返于动脉狭窄处形成杂音。

3. 毛细血管搏动征

正常人毛细血管搏动较难看出。当脉压增大时，则可出现毛细血管搏动。检查方法：用手指轻压患者指甲末端，或以玻片轻压患者口唇黏膜，则发白的局部边缘出现有规则的红白交替现象即为毛细血管搏动征（capillary pulsation）。

凡体检时发现上述体征及水冲脉可统称周围血管征，主要见于主动脉瓣重度关闭不全、动脉导管未闭、甲状腺功能亢进、严重贫血等。

（刘春华　孟晓慧）

第二节　动脉粥样硬化

一、动脉粥样硬化的概念、流行病学特点

动脉粥样硬化（atherosclerosis，AS）是指动脉内膜脂质聚集，单核/巨噬细胞、中性粒细胞等炎症细胞浸润，平滑肌细胞增殖迁移，继而泡沫细胞形成、胶原纤维和

蛋白聚糖等细胞外基质增多而形成粥样斑块和其他复合性病变的一种渐进性病理过程，主要累及大中型动脉，引起其动脉血管腔的狭窄和阻塞。

动脉粥样硬化的研究过程历经数百年。最初考古研究发现古埃及木乃伊动脉中存在动脉粥样硬化病变；关于动脉粥样硬化描述最早的文献来自1575年意大利解剖学家Gabriel Fallopius生前的演讲及其学生的笔记，其中将动脉粥样硬化钙化病变称之为退化成骨样的动脉病理学改变。古希腊名医希波克拉底曾对心源性猝死进行描述，埃拉西斯特拉图斯也曾记录外周动脉疾病引起的典型间歇性跛行症状。1908年俄国科学家AIIgnatowski用富含胆固醇的蛋黄等喂饲家兔，第一次建立了与人类动脉粥样硬化病变相似的动物模型。

"动脉粥样硬化"最初由病理学家Felix Jacob Marchand命名为"atherosclerosis"，指有脂肪沉积并发生血管硬化的病变。希腊语中，athero- 意思是粥（gruel），意指脂质核心；-sclerosis 意思是变硬（hardening）或硬结（induration），意指纤维帽。需要指出的是，静脉系统一般不会发生动脉粥样硬化，但把静脉移植到动脉系统，例如用大隐静脉作为冠脉搭桥术移植物，移植的静脉一段时间后也会发生粥样病变，目前认为这可能是由于动脉高压系统导致的血管病变。

动脉粥样硬化是导致冠心病、脑卒中、外周血管疾病的主要原因。在西方国家，约50% 死亡人群直接或间接归因于动脉粥样硬化。《中国心血管健康与疾病报告2021》显示心血管疾病(cardiovascular diseases，CVD)已成为我国居民死亡的首位原因，2019年农村、城市CVD分别占死因的46.74% 和44.26%。目前推算中国CVD现患人数为3.3亿，其中脑卒中1300万，冠心病1139万，下肢动脉疾病4530万。由此可见，动脉粥样硬化的防治对人类健康及社会发展意义重大。

二、动脉粥样硬化的发病机制

动脉粥样硬化是一个复杂又漫长的病理过程（图10-2-1）。在此过程中，各种危险因素，如年龄、性别、高血压、高脂血症、糖尿病、吸烟等，分别通过不同途径参与影响动脉粥样硬化的进程，使得其发病机制异常复杂。目前关于动脉粥样硬化发病机制的阐述主要包括脂质浸润学说、炎症学说、损伤反应学说、血栓形成学说、单克隆学说、氧化应激学说、剪切应力学说和细胞自噬、凋亡学说等。这些学说对动脉粥样硬化发生的病因、病变的性质和发病机制的描述各有不同，但都从某一方面深化了对动脉粥样硬化的认识。而这些发病机制的发展和演变反映出对动脉粥样硬化病理生理本质的深入了解，因此，各种学说之间并不冲突矛盾，而是相互联系、互为补充。综合分析这些学说，可以勾勒出当前动脉粥样硬化发病的大致轮廓和共同环节，主要包括血管内皮细胞损伤、血管壁脂质沉积、炎症细胞浸润引发炎症反应、平滑肌细胞迁移增殖并分泌细胞外基质、新生血管形成等。本节重点介绍这些共同环节在动脉粥样硬化发病机制中的作用。

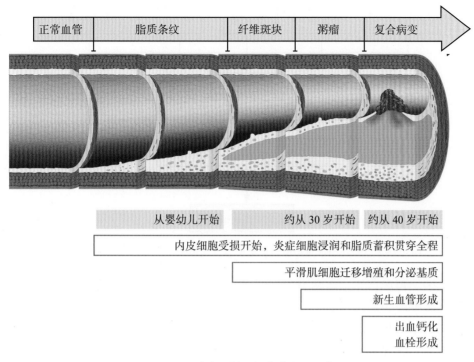

图 10-2-1　动脉粥样硬化发病进展示意图

（一）血管内皮的损伤

血管内皮细胞（endothelial cell，EC）是覆盖在血管腔内表面的连续单层扁平细胞，其主要功能包括：①阻止血液中生物大分子和细胞向血管壁迁移，防止血液成分直接与血管壁接触，起到屏障作用。②合成和分泌多种生物活性物质，以保证血管正常的收缩和舒张，以及凝血和抗凝功能之间的平衡，防止血液中细胞与血管壁黏附，有利于保持血管的通畅和血液的正常流动。

动脉粥样硬化发生时，在危险因素长期作用下，血管内皮细胞受到损伤，出现功能障碍（endothelial dysfunction）和（或）发生细胞死亡（坏死、凋亡和自噬），致使内膜下物质直接暴露于血液，最终导致内皮细胞正常功能的丧失，如屏障功能受损、调节血管舒张收缩功能障碍、抗凝和抗炎功能减弱等。血管内皮细胞损伤贯穿于动脉粥样硬化发病的全过程，既是动脉粥样硬化发病机制中的始动环节，也是促使动脉粥样硬化病变不断进展和动脉粥样硬化斑块（atherosclerotic plaque）继发动脉粥样硬化性血栓（atherothrombosis）形成等复合病变引发急性临床事件的主要原因。

高脂血症、糖尿病、高血压和吸烟等常见危险因素常通过氧化应激这个共同机制损伤血管内皮细胞（图 10-2-2）。氧化应激产生的活性氧簇（reactive oxygen species，ROS）在低浓度时可作为信号分子参与内皮细胞功能调节，高浓度时可诱导细胞膜脂质过氧化，导致细胞膜出现裂隙、通透性增加，膜结合受体功能障碍，或者可直接导致细胞死亡；同时其可灭活一氧化氮（nitric oxide，NO）等生物活性分子，损伤内皮细胞功能。

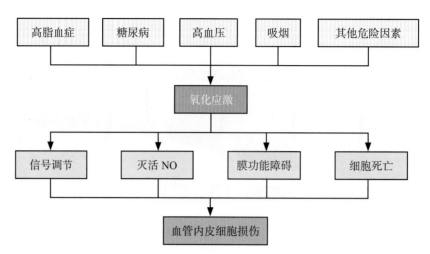

图 10-2-2　动脉粥样硬化危险因素通过氧化应激引起血管内皮细胞损伤

血管内皮细胞损伤后，主要通过以下几个环节导致动脉粥样硬化。

1. 血管壁屏障功能障碍

血管内皮细胞损伤后，内皮细胞死亡破坏了血管内膜的完整性，或者内皮细胞功能障碍增加了内皮细胞间隙，导致血管壁屏障功能受损。因血液和血管壁之间存在脂质浓度梯度，在此情况下，血液中的高浓度脂质向内膜下浸润增加，而内膜下脂质向血液反流减少。此外，血管内皮细胞对血液中脂质的胞吞能力增强，这两方面因素共同促使血液中脂质向血管壁沉积，导致动脉粥样硬化斑块的形成。血管壁屏障功能障碍还促使血液中的细胞进入血管壁，其影响详见后述。

2. 黏附功能障碍

内皮细胞损伤时，其表面黏附分子表达增加，或者内膜下物质直接与血液接触，促进血液中血小板、单核细胞、中性粒细胞等黏附，可进一步引起血栓形成和诱发炎症反应。

（1）血小板黏附增加，导致局部血栓形成

血栓形成既是促动脉粥样硬化病变发展的重要因素，也是最终导致动脉粥样硬化性疾病急性临床事件发生的主要原因。在动脉粥样硬化发生发展过程中，体积较小的血栓可被逐步机化，成为动脉粥样硬化斑块的内容物。在动脉粥样硬化进展期斑块中，血栓形成可加重血管管腔狭窄或导致其完全闭塞；另外，形成的血栓脱落可随血流到达下游的小血管，造成其管腔堵塞，导致急性临床事件的发生。

动脉粥样硬化的一些危险因素可激活血小板，如脂蛋白（a）[lipoprotein a，Lp（a）] 可增加血小板膜蛋白激酶 C（protein kinase C，PKC）活性，促进血小板发挥黏附、聚集、释放等功能，引起早期血栓形成；低密度脂蛋白胆固醇（low density lipoprotein-cholesterol，LDL-C）能够改变血小板膜磷脂的组成，影响血小板功能；氧化低密度脂蛋白（ox-LDL）能够通过结合血小板膜上的特异性受体白细胞分化抗原 36（cluster of differentiation 36，CD36）、B 类 I 型清道夫受体（scavenger receptor class B type I，SR-B1）和低密度脂蛋白受体 1（low density lipoprotein receptor 1，LOX-1），诱导血小板的激活、形态改变和聚集。损伤内皮细胞的因素，如 ox-LDL，还可使内皮细胞膜表面血管性血友病因子（von Willebrand factor，vWF）表达增加，或者内皮细胞死亡可使内膜下物质，如胶原（collagen）、纤维连接蛋白（fibronectin）和层蛋白（laminin），暴露于血管腔。血小板可通过膜表面糖蛋白 Ib（glycoprotein Ib，GPIb）复合物 -V-X 与内皮细胞表面 vWF 结合，通过膜表面糖蛋白Ⅵ（GPⅥ）和整合素 $\alpha_2\beta_1$ 与胶原结合，或者通过整合素 $\alpha_5\beta_1$ 和 $\alpha_6\beta_1$ 分别与纤维蛋白原和层蛋白结合，继而黏附到血管壁并被激活，形成血栓。

（2）炎症细胞黏附增加

血液中单核细胞、中性粒细胞、淋巴细胞等炎症细胞向内膜下迁移募集是影响动脉粥样硬化发生、发展和预后的关键因素。正常情况下，血管壁上黏附的单核细胞可被血流迅速冲走，而很少进入内膜下。在动脉粥样硬化进程中，多种危险因素如高脂血症、高血压、糖尿病肥胖、高同型半胱氨酸血症、感染和自身免疫，以及损伤内膜表面黏附的血小板，均可激活内皮细胞，产生大量趋化因子，如单核细胞趋化蛋白 1（monocyte chemoattractant protein-1，MCP-1）和巨噬细胞集落刺激因子（macrophage colony-stimulating factor，M-CSF）等。这些趋化因子可促进单核细胞在血管壁的黏附，具体其机制如下：①活化的内皮细胞可表达大量黏附分子，主要是血管细胞黏附分子 1（vascular cell adhesion molecule-1，VCAM-1）和细胞间黏附分子 1（intercellular adhesion molecule-1，ICAM-1），这些黏附分子可稳定结合单核细胞表面的整合素 $\alpha_4\beta_1$；②血管壁上黏附的血小板通过 P- 选择素与单核细胞表面的 P 选择素糖蛋白配体 1（P selectin glycoprotein ligand-1）结合，在内皮细胞和单核细胞之间发挥桥联作用，促进单核细胞与血管壁的黏附。黏附的单核细胞在内皮细胞表面 CD31、ICAM-1、VCAM-1 和连接黏附分子（junctional adhesiormolecule）等帮助下，跨过内皮细胞间隙迁移到内膜下，随后分化成巨噬细胞。需要指出的是，单核细胞存在 2 个亚类，一个是 Ly-6C（Lych^{high}）单核细胞，另一个是 Ly-6C（Lyc^{low}）单核细胞。相较于后者，前者可表达更多的 P 选择素糖蛋白配体 -1，因而更加容易与血管壁黏附。高胆固醇血症能够增加血液中 Ly-6C$^+$ 单核细胞数量。血管内皮损伤时，除单核细胞外，血液中其他细胞，如中性粒细胞、T 细胞、肥大细胞和树突状细胞等，与血管壁的黏附迁移也增加。

3. 内分泌功能障碍

血管内皮细胞和平滑肌细胞（smooth muscle cell，SMC）等都具有内分泌功能，其中血管内皮细胞分泌的常见活性物质包括血管舒张和收缩因子、SMC 生长促进和抑制因子、黏附分子、溶栓分子等（表 10-2-1）。这些血管活性物质有利于维持血管的正常功能和稳态。动脉粥样硬化相关危险因素造成内皮细胞损伤后，其内分泌功能出现障碍，导致血管收缩和舒张功能、黏附和抗黏附功能、促凝和抗凝功能、促平滑肌细胞生长和抑制平滑肌细胞生长功能等异常，促进动脉粥样硬化发生发展。

NO 在维持血管内皮细胞稳态中起着至关重要的作用。一氧化氮合酶（nitric oxide synthase，NOS）催化 L- 精氨酸产生 NO。NOS 存在 3 种表型：内皮型 NOS（endothelial NOS，eNOS）、神经型 NOS（neuronal NOS，nNOS）和诱导型 NOS（inducible NOS，iNOS）。eNOS 和 nNOS 是钙离子依赖性组成酶，在生理状态下催化 L- 精氨酸持续产生适量 NO。eNOS 主要存在于心血管系统，通过强烈的舒血管作用、抗氧化作用、抑制血小板黏附和聚集、抑制中膜平滑肌细胞向内膜下迁移与增殖、抑制内皮细胞－单核细胞黏附等多个方面改善动脉粥样硬化。内皮细胞损伤可引起 NO 生成减少，上述作用丧失，进而促进动脉粥样硬化的发生与发展。iNOS 主要分布于巨噬细胞、肥大细胞、中性粒细胞等。其在生理条件下不表达，病理状态下主要由炎症因子激活上述细胞，可产生约 1000 倍生理浓度的 NO。在高浓度的 NO 和超氧阴离子作用下，高反应活性的有害的过氧亚硝酸盐（peroxynitrite）大量产生，促使动脉粥样硬化发生。

表 10-2-1　血管内皮细胞释放的活性物质

活性物质的作用	种类
血管舒张因子	NO；PGI$_2$；缓激肽；5- 羟色胺（5-HT$_1$ 受体介导）；组胺；P 物质；内皮源性超极化因子
血管收缩因子	ET；Ang Ⅱ；TXA$_2$；5- 羟色胺（5-HT$_{2A}$ 受体介导）；花生四烯酸；PGH$_2$
SMC 生长促进因子	ET；Ang；血小板源性生长因子；成纤维细胞生长因子；胰岛素样生长因子 1
SMC 生长抑制因子	NO；PGI$_2$；缓激肽；硫酸肝素；TGF-β$_1$
黏附分子	内皮细胞白细胞黏附分子；ICAM；VCAM
溶栓因子	组织型纤溶酶原激活物；血栓调节蛋白

NO. 一氧化氮；PGI$_2$. 前列腺素 I$_2$；5-HT. 5- 羟色胺；ET. 内皮素；Ang Ⅱ. 血管紧张素 Ⅱ；TXA$_2$. 血栓素 A$_2$；PGH$_2$. 前列腺素 H$_2$；Ang. 血管紧张素；TGF-β. 转化生长因子 β；ICAM. 细胞间黏附分子；VCAM. 血管细胞间黏附分子

4. 血流动力学异常

动脉粥样硬化病变常见于血管弯曲、分叉和分支部位，主要原因是这些部位血管几何形状发生急剧变化，导致局部血流动力学发生明显改变，血管内皮细胞极易受到损伤发生动脉粥样硬化。血流动力学在动脉粥样硬化发病机制中的作用是非常复杂的，通常认为层流（laminar flow）和生理剪切应力（shear stress）（剪切应力指相切于剪切面的应力分量）是抗动脉粥样硬化因素，涡流（turbulent flow）和异常剪切应力（过高或过低）是致动脉粥样硬化因素。下面以低剪切应力引起内皮细胞损伤为例，阐述异常血流动力学引发动脉粥样硬化的机制。低剪切应力对内皮细胞的损伤作用主要包括：①引起内皮细胞分泌血管舒缩物质失衡，NO 和前列环素等舒血管物质分泌减少，而内皮素和血管紧张素等缩血管物质分泌增加。②激活内皮细胞核因子 κB（nuclear factor Kappa B，NF-κB），促进炎症因子表达及炎症反应。③导致内皮细胞骨架和形态改变，使得细胞排列紊乱；加之内皮细胞增殖减少，而凋亡增加，致使内皮细胞的通透性增加。④促进内皮细胞基质金属蛋白酶（matrixmetalloproteinases，MMPs）的表达，MMPs 可降解斑块纤维帽中的细胞外基质，导致斑块破裂。⑤内皮细胞纤溶和凝血系统紊乱，易致斑块部位动脉粥样硬化性血栓形成。此外，低剪切应力还可以通过促进内皮素、血管紧张素等因子的表达，诱导中膜平滑肌细胞向内膜下迁移增殖。

（二）血管壁脂质沉积

动脉粥样硬化病变主要是由血浆脂质水平增高所引起，血管壁脂质沉积是其主要

病变特点。高脂血症主要包括高胆固醇血症、高甘油三酯血症和高 Lp（a）血症。生理状态下，血液与血管壁之间存在着脂质浓度差，在这种浓度差作用下，血液中脂质可通过损伤的血管内膜扩散到内皮下；而高脂血症进一步扩大了血液与血管壁之间的脂质浓度差，更有利于血液中脂质向血管壁浸润，而不利于血管壁中脂质反流回血液。脂质主要通过两种途径浸润至血管壁：①血浆脂质和血浆其他成分通过细胞间隙的超滤作用非选择性地进入内膜下。②血浆中脂质由内皮细胞血管腔面的胞膜小泡摄取，经胞吞转运（transcytosis）进入内膜下。

在动脉粥样硬化早期，进入血管壁的脂质（主要是 LDL）通过与巨噬细胞表面 LDL 受体（LDL）结合，内吞入细胞，转运至溶酶体，溶酶体酶将蛋白质降解为氨基酸、胆固醇酯水解为游离胆固醇和脂肪酸予以清除，以避免其在血管壁的异常蓄积。但是，当细胞内胆固醇含量增多时，LDL 受体会反馈性表达减少，提示该途径清除 LDL 的能力有限。随着血管壁中 LDL 的持续浸润，未被清除的 LDL 发生氧化修饰形成 ox-LDL，后者导致动脉粥样硬化发生与发展的机制概括为以下四个方面。

1. ox-LDI 损伤血管内皮细胞

ox-LDL 可导致血管内皮细胞的功能障碍、结构损伤及诱导内皮细胞死亡。血管内皮细胞受损后，会出现屏障功能障碍、血管舒张收缩调节功能障碍、抗凝和抗炎功能减弱等，这些因素将共同促进动脉粥样硬化发生。而进展期斑块表面的内皮细胞凋亡会导致斑块表面糜烂、溃疡或出现裂隙，易致血栓形成，导致急性临床事件发生。

2. ox-LDL 诱导血管壁炎症反应

ox-LDL 作为一种抗原，可通过模式识别受体——Toll 样受体激活机体炎症反应，促进巨噬细胞、T 淋巴细胞、肥大细胞等炎症细胞向血管内膜下持续浸润，同时刺激炎症细胞分泌大量的肿瘤坏死因子 -α（tumor necrosis factor-α，TNF-α）、白细胞介素（interleukin，IL）和 C 反应蛋白（CRP）等炎症因子。炎症细胞和炎症因子可促进动脉粥样硬化早期斑块的形成，还可导致进展期斑块破裂，引起急性临床事件发生的发生。

3. ox-LDL 促进血管壁脂质蓄积

由于存在负反馈调节，正常 LDL 经 LDL 受体进行代谢，不会引起细胞内胆固醇蓄积，但 ox-LDL 主要经清道夫受体途径代谢清除，不受限于细胞内胆固醇含量的反馈调节。巨噬细胞和平滑肌细胞经清道夫受体途径大量摄取 ox-LDL 后变成泡沫细胞（foam cell）。泡沫细胞是动脉粥样硬化病变特征性改变，其坏死后可释放大量脂质，导致脂质在血管壁的蓄积。

4. ox-LDL 调节平滑肌细胞迁移增殖和凋亡

在动脉粥样硬化早期，ox-LDL 可诱导血管壁中膜的平滑肌细胞穿过内弹性膜向内膜下迁移增殖，并发生表型的改变分泌大量的细胞外基质，作为斑块纤维帽的主要成分。在动脉粥样硬化进展期，ox-LDL 诱导平滑肌细胞凋亡，导致细胞外基质合成减少，纤维帽变薄而致斑块容易破裂，引发急性临床事件。

除了 LDL，HDL 和 Lp（a）也可发生氧化修饰。HDL 氧化修饰形成 ox-HDL 后，会丧失其原有的抗氧化、抗炎、抗血栓、促纤溶和促进胆固醇逆转运等作用，而具有和 ox-LDL 类似的促动脉粥样硬化效应。高 Lp（a）水平本身就是动脉粥样硬化的危险因素，其氧化修饰可进一步增强致动脉粥样硬化形成的作用。

（三）炎症反应

炎症反应贯穿于动脉粥样硬化的全过程，是促使动脉粥样硬化发生发展和临床事件发生的重要机制之一。内皮细胞损伤之后，血管壁即启动炎症修复反应。受损的内皮细胞通过分泌趋化因子（MCP-1、M-CSF 等）和黏附分子（VCAM-1 和 ICAM-1 等），使血液中的单核细胞、中性粒细胞、T 细胞、B 细胞和肥大细胞等向血管内皮趋化黏附，并向内膜下浸润，单核细胞随即分化为巨噬细胞。后者摄取 ox-LDL 后形成泡沫细胞，同时激活自身的炎症反应。

炎症细胞的激活可释放大量的炎症因子，如 TNF-α、IL-1、IL-6、IL-8 等，这些炎症因子可再次导致血管内皮细胞和其他细胞损伤，并诱导炎症细胞进一步浸润，以及更多炎症因子的释放，形成一个级联放大反应。炎症因子也可促使平滑肌细胞迁移、增殖和凋亡，以及巨噬细胞脂质蓄积，进一步促进动脉粥样硬化病变的形成。

炎症反应是动脉粥样硬化斑块破裂引发急性临床事件的主要原因，其机制包括：①巨噬细胞分泌 MMP 可降解动脉斑块纤维帽的基质成分。②炎症因子可诱导纤维帽中平滑肌细胞凋亡，减少其细胞外基质的合成。两者共同作用使得动脉粥样硬化斑块肩部纤维帽变薄，斑块向易损斑块转化。在血管痉挛或斑块内新生血管破裂出血等诱因作用下，斑块可发生突然破裂，继发血栓形成，引发急性临床事件。由于炎症反应贯穿动脉粥样硬化发生发展的全过程，尤其在斑块破裂中发挥重要作用，临床上许多炎症标志物，如 CRP、可溶性 CD40 配体（soluble CD40 ligand）等，已经被用来预测动脉粥样硬化性心血管疾病急性临床事件发生及预后。

动脉粥样硬化疾病的炎症反应倾向于一种非可控性炎症反应，其在动脉粥样硬化发病机制中的作用与意义仍有待临床抗炎治疗效果进一步验证。

（四）平滑肌细胞迁移增殖和凋亡

生理学状态下，平滑肌细胞只存在于血管壁中膜。动脉粥样硬化发生时，致动脉粥样硬化因素如 ox-LDL，以及浸润的炎症细胞分泌的趋化因子，加之炎症细胞分泌 MMP 降解了平滑肌细胞周围的细胞外基质（extracellular matrix，ECM），共同促使中膜平滑肌细胞穿过内弹性膜、向内膜下迁移。迁移后的平滑肌细胞由收缩表型向合成表型转化，并在血小板源性生长因子（platelet derived growth factor，PDGF）、内皮素 -1（endothelin-1，ET-1）、成纤维细胞生长因子（fibroblast growth factor，FGF）、Ang Ⅱ 和低浓度 ox-LDL 作用下不断地分裂增殖，分泌细胞外基质，作为斑块纤维帽的主要成分。在动脉粥样硬化早期，平滑肌细胞迁移、增殖可为动脉粥样硬化斑块构成一个稳定的纤维帽，还可导致斑块体积不断增加，凸向管腔造成管腔狭窄。此外，平滑肌细胞也可以吞噬 ox-LDL 形成泡沫细胞，促使斑块内脂质蓄积。在进展期斑块中，巨噬细胞可浸润到斑块纤维帽的肩部，分泌大量炎症因子，与高浓度 ox-LDL 一同诱导平滑肌细胞凋亡，使得纤维帽变薄，斑块趋向不稳定。

（五）新生血管形成

生理状态下，血管腔内血液弥散供应大中型动脉血管壁内膜和中膜 1/3 的营养和氧气，外膜的滋养血管供应外膜和中膜外 2/3 的营养和氧气。动脉粥样硬化发生时，随着斑块的体积增大，血管壁增厚，斑块核心部位的营养和氧气供应超过了上述两种方式的作用范围而出现缺氧，可诱导缺氧诱导因子（hypoxia-inducible transcription factors，HIFs）表达增加，后者可促进促血管生成因子如血管内皮生长因子（vascular endothelial growth factor，VEGF）、FGF 等表达增加（表 10-2-2）。

表 10-2-2 血管生长因子的种类及在动脉粥样硬化病变中的表达情况

血管生成因子种类	表达的细胞和组织类型
$\alpha\beta_3$	在巨噬细胞源性泡沫细胞中表达
VEGF/VEGFR	在平滑肌细胞中表达
FGF_2	在肥大细胞中表达
PD-ECGF	在巨噬细胞和新生血管的内皮细胞中表达
PAF	在 CD68+ 巨噬细胞中表达
PDGF-A and-B	在平滑肌细胞和巨噬细胞中表达
HGF	在颈动脉粥样硬化斑块中表达，正常动脉不表达
TGF-β1	在激活的巨噬细胞，T 淋巴细胞和平滑肌细胞中表达
HB-EGF	在巨噬细胞和平滑细胞中表达
IL-8	在冠脉斑块匀浆中有其蛋白和 mRNA 表达
tPA/uPA	在平滑肌细胞、巨噬细胞源性泡沫细胞、新生血管中表达

VEGFR. VEGF 受体；PD-ECGF. 血小板衍生内皮细胞生长因子；HGF. 肝细胞生长因子；TGF. 转化生长因子；HB-EGF. 肝素结合表皮生长因子样生长因子；t/uPA. 组织 / 尿激酶型纤溶酶原激活因子

在生长因子作用下，主要是源于滋养血管的内皮细胞分裂增殖，向斑块内形成新生血管，称之为血管生成（angiogenesis）。新生血管充分供应斑块中增厚的中膜和新生内膜，并可进行分裂增殖，促使斑块生长（表 10-2-2）。新生血管常见于炎症细胞含量丰富的斑块肩部，因其管壁仅由单层内皮细胞围绕而成，易在外力作用下发生血管痉挛、破裂，导致斑块内出血。少量的斑块内出血可增加斑块体积，而大量斑块内出血将导致斑块突然破裂引起急性临床事件的发生。

总之，由于动脉粥样硬化发病危险因素众多，发病机制异常复杂，本节只阐述了动脉粥样硬化发病进展中的几个关键环节。除此之外，细胞自噬、胞葬、铁死亡等也是导致动脉粥样硬化发生的重要机制。动脉粥样硬化发病机制的阐明为指导动脉粥样硬化治疗药物的研发和临床疾病防治提供了理论依据。但是，动脉粥样硬化的发病机制仍有待从整体水平、细胞水平和分子生物学水平相结合进行深入地探讨研究。

Note

三、动脉粥样硬化的病理特点

（一）动脉粥样硬化的基本病变

动脉粥样硬化（AS）主要发生于大、中型动脉，好发于腹主动脉，其次是冠状动脉、降主动脉、颈动脉和脑底Willis环。这些动脉的分支开口或血管弯曲的凸面为好发部位。AS典型病变的发生发展经历四个阶段：

1. 脂纹（fatty streak）

是AS的早期病变，最早可出现于儿童期，是一种可逆性病变，并非所有脂纹都会发展为纤维斑块。肉眼观，为黄色点状或条纹状平坦或微隆起于内膜的病灶。光镜下，病灶处内皮细胞下有充满脂质的泡沫细胞大量聚集。泡沫细胞圆形或椭圆形，体积较大，胞质呈空泡状（图10-2-3），多为巨噬细胞来源。此外，可见较多细胞外基质、数量不等的合成型平滑肌细胞、少量淋巴细胞和中性粒细胞等。

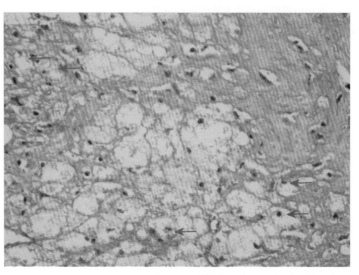

图 10-2-3   泡沫细胞

泡沫细胞圆形或椭圆形，体积大，胞质呈空泡状

2. **纤维斑块**（fibrous plaque）

由脂纹发展而来。肉眼观，内膜表面散在不规则隆起的斑块，初为浅黄或灰黄色，后因胶原纤维增多及玻璃样变而呈瓷白色，如蜡滴状（图10-2-4）。光镜下，病灶表层为纤维帽，由大量胶原纤维、散在的平滑肌细胞和巨噬细胞、少量弹性纤维及蛋白多糖构成，胶原纤维可发生玻璃样变。纤维帽下方可见不等量的泡沫细胞、细胞外脂质、增生的平滑肌细胞及炎症细胞。

3. **粥样斑块**（atheromatous plaque）

亦称粥瘤（atheroma），由纤维斑块深层细胞的坏死发展而来，是AS的典型病变。肉眼观，内膜面见明显隆起的灰黄色斑块，切面见纤维帽下方有大量黄色质软的粥糜样物质。光镜下，可见纤维帽玻璃样变，深层为大量无定形的细胞外脂质及坏死物、胆固醇结晶（针状空隙）、钙盐沉积。底部和边缘可见肉芽组织、少量泡沫细胞和淋

Note

巴细胞浸润（图10-2-5）。病灶处中膜变薄，平滑肌细胞受压萎缩，弹性纤维破坏。外膜可见毛细血管新生、纤维结缔组织增生及淋巴细胞、浆细胞浸润。

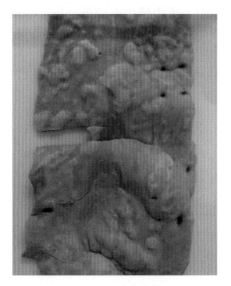

图 10-2-4　主动脉粥样硬化

主动脉内膜表面可见隆起的纤维斑块

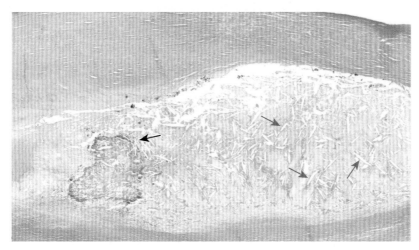

图 10-2-5　动脉粥样硬化

表层为玻璃样变纤维帽，深层为细胞外脂质及坏死物、裂隙状胆固醇结晶（蓝色箭头）、不规则钙化灶（黑色箭头）。

4. 继发性病变

是指在纤维斑块和粥样斑块基础上继发的病变。常见有：①斑块内出血：斑块内新生的毛细血管破裂出血或斑块纤维帽破裂而血液流入斑块内，形成斑块内血肿，致斑块突然增大，管腔狭窄加重甚至完全闭塞，导致急性供血中断。②斑块破裂：斑块表面纤维帽破裂，粥糜样物自破裂口溢出，进入血流，可致胆固醇性栓塞，破裂处遗留粥瘤性溃疡容易诱发血栓形成。③血栓形成：斑块处的内皮损伤或粥瘤性溃疡，使血管壁内的胶原纤维暴露，促进血栓形成，加重血管腔阻塞，导致缺血或梗死；若血栓脱落可致栓塞。④钙化：钙盐沉着于纤维帽及粥瘤灶内，致管壁变硬变脆，容易破裂。

⑤动脉瘤形成：严重的粥样斑块底部动脉中膜萎缩和弹性下降，在血管内压力作用下，管壁向外局限性扩张，形成动脉瘤（aneurysm），破裂可致大出血。此外，血液可从粥瘤性溃疡处注入主动脉中膜，或中膜内血管破裂出血，均可导致中膜撕裂，形成主动脉夹层。

（二）重要器官的动脉粥样硬化

1.主动脉粥样硬化

病变多见于主动脉后壁及其分支开口处，以腹主动脉最重，胸主动脉、主动脉弓次之，升主动脉最轻。前述 AS 的各种病变在主动脉内膜均可见到，但因主动脉管腔大一般不引起明显症状。病变严重者易形成动脉瘤，主要发生在腹主动脉，可于腹部触及搏动性肿块，听到血管杂音，破裂可致致命性大出血。

2.冠状动脉粥样硬化

详见第六章第五节

3.颈动脉及脑动脉粥样硬化

好发于颈内动脉起始部、脑基底动脉、大脑中动脉和脑底 Willis 环。纤维斑块和粥样斑块常导致管腔狭窄，长期供血不足可致脑萎缩，患者智力及记忆力减退，精神状态异常，甚至痴呆。斑块处继发性病变可使管腔狭窄加重甚至闭塞，急性供血中断可致脑梗死。脑 AS 病变可继发小动脉瘤形成，破裂可引起致命性脑出血。脑动脉瘤常见于脑底 Willis 环。

4.肾动脉粥样硬化

最常累及肾动脉开口处及主干近侧端，亦可累及弓形动脉和叶间动脉。因斑块所致管腔狭窄可导致顽固性肾血管性高血压；肾组织缺血可引起肾实质萎缩和间质纤维组织增生。亦可因斑块合并血栓形成导致肾梗死，引起发热、肾区疼痛及尿闭。梗死灶机化后遗留较大凹陷性瘢痕，多处瘢痕可使肾脏缩小，称为 AS 性固缩肾。

5.四肢动脉粥样硬化

以下肢动脉为重，常发生于髂动脉、股动脉和前后胫动脉。当较大的动脉管腔明显狭窄时，可因供血不足导致肢体在耗氧量增加时（如行走）出现疼痛，休息后好转，即所谓间歇性跛行。当动脉管腔完全阻塞，侧支循环又不能建立时，可引起足趾部干性坏疽。

6.肠系膜动脉粥样硬化

当管腔狭窄甚至闭塞时，可引起肠梗死，患者有剧烈腹痛、腹胀和发热等症状，还可出现便血、麻痹性肠梗阻及休克等。

（孔　静　韩艳春）

病例 10-1 解析

Note

第十一章　阻力血管

血液离开主动脉后总是循一系列血管，包括大动脉、小动脉、微动脉、毛细血管、微静脉、小静脉、静脉流动。血液仅能由相对高压力区域流向低压力区域，存在压力梯度是血液流动的前提。

动脉系统的平均压力通常接近 100 mmHg，右心房内压力接近于 0（即接近于大气压）。血液从主动脉流向外周的过程中，血压会逐渐降低，这是由于要不断克服血管对血流的阻力而消耗能量。在各段血管中血压降落的幅度与该段血管对血流阻力的大小成正比。血流阻力（resistance of blood flow）即血液在血管内流动时所遇到的阻力，其产生的主要原因是血液流动时血液与血管壁之间以及血液内部产生相互摩擦。摩擦消耗的能量一般表现为热能，这部分热能不能再转换成血液的势能或动能。因此，血液流动时的能量逐渐消耗，促使血液流动的压力逐渐降低。在湍流的状态下，血液在血管中的流动方向不一致，阻力更大，故消耗的能量更多。正常时血流阻力的分配为：主动脉及大动脉占 9%，小动脉及其分支占 16%，微动脉占 41%，毛细血管占 27%，静脉系统占 7%。可见小动脉及微动脉是产生阻力的主要部位。血液的流向取决于循环中每一部分血管对血流的相对阻力。图 11-0-1 显示了循环系统内的压力变化，血液流经小动脉和微动脉时压力减低最为明显。因此，这些血管一定是循环中血流阻力最高的节段。

血流阻力一般不能直接测量，而需通过计算得出。血液在血管中的流动与电荷在导体中流动有相似之处。根据欧姆定律，电流强度与导体两端的电位差成正比，与导体的电阻成反比。这一关系也适用于血流，即血流量（Q）与血管两端的压力差（P_1-P_2，Δp）成正比，与血流阻力 R 成反比，三者的关系可用下式表示：

$$Q=(P_1-P_2)/R=\Delta p/R$$

Note

结合泊肃叶定律的方程式:

$$Q=\pi\Delta pr^4/8\eta L$$

可得到计算血流阻力的公式:

$$R=8\eta L/\pi r^4$$

式中，R 代表血流阻力，η 代表血液黏滞度，L 代表血管长度，r 代表血管半径。由该式可知，血流阻力与血液黏滞度和血管长度成正比，与血管半径的 4 次方成反比。当血管长度相同时，血液黏滞度越高，或血管直径越小，则血流的阻力就越大。在同一血管床内，血管长度与黏滞度在一段时间内的变化不大，因此影响血流阻力的最主要因素为血管半径。体内各段血管中以微动脉处的阻力最大。

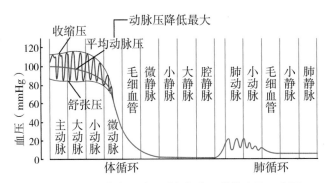

图 11-0-1　正常人平卧位时各部分血管的血压示意图

循环系统总的血流阻力等于动脉、毛细血管和静脉系统血流阻力的总和。就单根血管而言，毛细血管的半径最小，其单位长度的阻力最大；但是，从循环系统各段血管的总截面来看，处于并联位置的毛细血管的数量极大，使其总的截面积达到 2500 cm^2，所以，毛细血管总的阻力在整个循环阻力中是最低的。单根微动脉的半径虽然大于毛细血管，但全身微动脉的总截面积只有 40 cm^2，远小于毛细血管的总截面积。因此，在完整机体中微动脉的阻力高于毛细血管。更为重要的是，交感缩血管神经纤维在小动脉和微动脉上分布的密度最高，交感缩血管活动对于这些血管的舒缩（即血管口径）的影响尤为明显，可使小动脉和微动脉的阻力发生很大的变化。因此，小动脉和微动脉不但是总的循环阻力的主要构成成分，而且在外周阻力的调节中起决定性的作用，故称为阻力血管（resistance blood vessels）。这类血管特别是微动脉，管壁含有丰富的血管平滑肌，在平时保持一定的紧张性收缩，机体可通过改变血管壁平滑肌的舒缩状态引起血管口径的明显变化调整血管阻力，从而不仅可以调控各器官血流量的分配，也可以调节动脉血压。

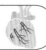

第一节　血管平滑肌及其调节

一、平滑肌细胞的结构特点

平滑肌细胞呈细长纺锤形，肌膜上没有内陷的横管（T 管），故细胞膜上的动作电位不能迅速到达细胞深部，这可能是平滑肌收缩缓慢的原因之一。但是，肌膜上具有数量众多的小凹（caveolae），小凹内的细胞外液含有较多 Ca^{2+}，小凹的膜上有 Ca^{2+} 通道。与小凹相对应的胞质内结构是发育很差呈小管状的肌浆网（sarcoplasmic reticulum，SR），两者共同形成平滑肌兴奋-收缩耦联的基础（图 11-1-1）。尽管平滑肌细胞内的 SR 不如横纹肌发达，但 SR 膜上除了具有 Ca^{2+} 敏感的钙释放通道即雷诺丁受体（ryanodine receptor，RyR）外，还存在对三磷酸肌醇（IP_3）敏感的 IP_3 受体（IP_3R），该受体也是一种钙释放通道。

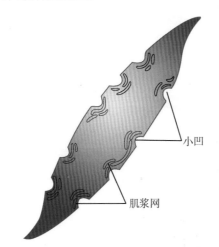

图 11-1-1　平滑肌细胞的结构：平滑肌细胞膜上的小凹及与其相对应的肌浆网

与横纹肌相比，平滑肌细胞内的细肌丝数量明显多于粗肌丝，其比值为（10～15）：1（在横纹肌为 2：1）。平滑肌细胞内没有肌节结构，因而不显横纹，但平滑肌细胞内仍有大量平行且有序排列的粗、细肌丝，细胞内还有较多的致密体（dense body）和致密斑（dense plaque），致密体位于胞质内（相当于横纹肌的 Z 线），致密斑存在于肌膜的内面，它们是细肌丝的附着点，可传递张力（图 11-1-2）。平滑肌细胞内的中间丝则把致密体和致密斑连接起来，形成细胞的网架结构。平滑肌细胞的粗肌丝结构也不同于横纹肌，粗肌丝没有 M 线，以相反的方向在不同方位上伸出横桥，这不仅使不同方位的细肌丝相向滑行，还可以使细肌丝沿着粗肌丝的全长滑行，具有更大的舒缩范围，可使平滑肌缩短程度达 80%（横纹肌则不足 30%）。同时，由于粗、细肌丝在梭形的细胞内斜向走行，粗肌丝上相邻的横桥摆动方向相反，因而平滑肌收缩呈螺旋扭曲而变短和增粗。

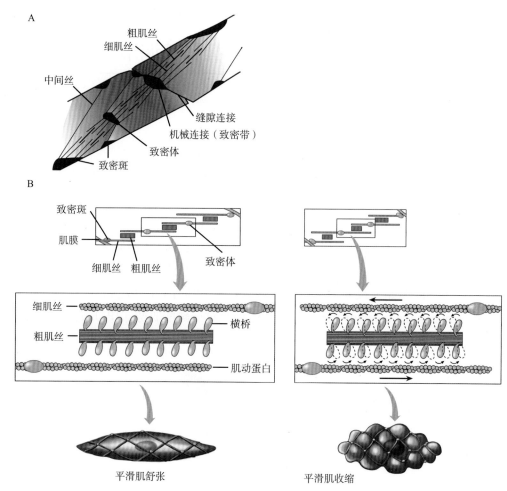

图 11-1-2　平滑肌细胞内的粗、细肌丝排列和收缩时的肌丝滑行示意图

A. 平滑肌细胞内的粗、细肌丝排列；B. 平滑肌收缩时的肌丝滑行示意图

二、引起平滑肌收缩的 Ca^{2+} 来源

类似于心肌细胞和骨骼肌细胞，平滑肌细胞收缩也是由胞内 Ca^{2+} 浓度升高所触发，然而这三种肌细胞的 Ca^{2+} 来源却不同。参与骨骼肌收缩的 Ca^{2+} 贮存在细胞内，由 SR 释放；参与心肌细胞收缩的 Ca^{2+} 除大部分来自胞内 SR 释放外，也有少量由细胞外液经 T 管膜上的 L 型 Ca^{2+} 离子通道顺浓度梯度进入心肌细胞内；引起平滑肌细胞收缩的 Ca^{2+} 浓度升高大多数来源于细胞外 Ca^{2+} 通过钙通道内流，少部分来自细胞内贮存的 Ca^{2+} 释放。

（一）平滑肌细胞经 "电 – 机械耦联" 途径升高细胞内的 Ca^{2+} 浓度

平滑肌细胞在化学信号或牵张刺激作用下，细胞膜去极化产生的动作电位传导至小凹的膜上时，能激活该处的 L 型电压门控 Ca^{2+} 通道，引起 Ca^{2+} 内流。进入胞内的 Ca^{2+} 还以类似心肌钙诱导钙释放（calcium-induced calcium release，CICR）的机制，通过与 SR 膜上的雷诺丁受体（RyR）结合，使 RyR 通道开放，引起细胞内 SR 贮存的

Ca^{2+} 进一步释放到胞质中，这一途径称为电 – 机械耦联（electro-mechanical coupling）（图 11-1-3）。由于平滑肌的 SR 不发达，Ca^{2+} 主要是通过肌膜上的电压门控 Ca^{2+} 通道由细胞外流入胞质内，只有少量的 Ca^{2+} 是通过 CICR 机制由 SR 释放的。电 – 机械耦联途径主要在阻力血管，即内径小于 0.5 mm 的血管中占主导地位。

临床上治疗高血压时，采用的硝苯地平、氨氯地平等药物就是通过拮抗血管平滑肌上的 Ca^{2+} 通道，减少细胞内的 Ca^{2+} 含量而松弛血管平滑肌，达到降压目的的。

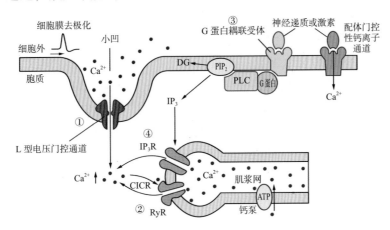

图 11-1-3　平滑肌细胞胞质 Ca^{2+} 浓度升高的途径

由①细胞膜电压门控 Ca^{2+} 通道和②肌浆网 RyR 介导的电 - 机械耦联过程；由③ G 蛋白耦联受体信号转导和④肌浆网 IP_3R 介导的药物 - 机械耦联过程。PLC. 磷脂酶 C；PIP_2. 二磷酸磷脂酰肌醇；DG. 二酰甘油；IP_3. 三磷酸肌醇；IP_3R. 三磷酸肌醇受体；RyR. 雷诺丁受体；CICR. 钙诱导钙释放

（二）平滑肌细胞经"药物—机械耦联"途径升高细胞内的 Ca^{2+} 浓度

平滑肌细胞还可在不产生动作电位甚至没有任何膜电位改变的情况下接受化学信号而诱发胞内 Ca^{2+} 浓度升高，这一途径称为药物 – 机械耦联（pharmaco-mechanical coupling）。体内的化学信号包括兴奋性神经递质、激素或药物等可作用于平滑肌细胞膜上 G 蛋白耦联受体，经磷脂酶 C 途径，可使胞质内第二信使 IP_3 水平升高，进而作用于 SR 膜上 IP_3R，引起 Ca^{2+} 释放，或通过配体门控性 Ca^{2+} 通道增加细胞内 Ca^{2+} 浓度（图 11-1-3）。例如，去甲肾上腺素引起血管平滑肌收缩就是通过 G 蛋白耦联受体 / 磷脂酶 C 途径提高了胞内 Ca^{2+} 水平实现的，故临床上将去甲肾上腺素作为升压药；血管紧张素Ⅱ也是通过 G 蛋白耦联受体 / 磷脂酶 C 途径引起胞内 Ca^{2+} 浓度升高，发挥强大的缩血管效应的，故使用血管紧张素转化酶抑制药（如卡托普利等）减少血管紧张素Ⅱ的生成，使用血管紧张素 1 型受体（angiotensin type 1 receptor，AT1 受体）拮抗药（如氯沙坦等）对抗血管紧张素Ⅱ，均可降低胞内 Ca^{2+} 浓度，治疗高血压。与 Ca^{2+} 敏感的钙释放通道 RyR 相比，平滑肌 SR 膜上的 IP_3R 可能是更重要的。

三、血管平滑肌收缩

平滑肌的收缩机制不同于其他两类肌肉。骨骼肌和心肌的收缩是通过胞质内 Ca^{2+} 与细肌丝上的肌钙蛋白结合而导致肌钙蛋白发生构象改变，进而引起原肌球蛋白向肌动蛋白双螺旋沟槽的深部移动，暴露出肌动蛋白上的横桥结合位点，引发横桥与之结合，启动横桥周期，产生肌丝滑行而收缩。

平滑肌的收缩也是通过肌球蛋白和肌动蛋白相互作用发生的肌丝滑行，也可被胞质内 Ca^{2+} 水平的增高所触发，并需要 ATP 提供能量。但是，平滑肌细胞内不含肌钙蛋白，而有钙调蛋白（calmodulin，CaM），故胞质中 Ca^{2+} 主要通过 Ca^{2+}-CaM 通路触发平滑肌收缩，而调控平滑肌收缩的靶点不在细肌丝而在粗肌丝上。平滑肌细胞的粗肌丝也是由肌球蛋白所构成，但肌球蛋白头部上的调节轻链安静时可以抑制横桥与肌动蛋白的结合。当平滑肌细胞胞质内游离 Ca^{2+} 浓度增加时，Ca^{2+} 与胞质内的 CaM 结合形成 Ca^{2+}-CaM 复合物，后者可结合并激活胞质中的肌球蛋白轻链激酶（myosin light chain kinase，MLCK）；活化的 MLCK 进一步使横桥上的肌球蛋白轻链（MLC）发生磷酸化，解除其抑制作用，从而使横桥与肌动蛋白发生结合、扭动、解离、复位、再结合，进入横桥周期，引起平滑肌收缩。反之，当胞质内的 Ca^{2+} 浓度恢复后，MLCK 活性下降，这有助于平滑肌松弛。但仅有 Ca^{2+} 浓度和 MLCK 活性下降还不能让平滑肌发生舒张，只有当磷酸化的 MLC 在胞质中肌球蛋白轻链磷酸酶（myosin light chain phosphatase，MLCP）的作用下去磷酸后，其阻抑作用恢复，横桥才不能与肌动蛋白结合，从而使平滑肌出现舒张（图 11-1-4）。由于胞质内增高的 Ca^{2+} 需经历 Ca^{2+}-CaM 复合物形成、MLCK 激活、MLC 磷酸化等一系列过程才能启动横桥周期，故平滑肌的收缩发动较慢。同时，平滑肌横桥扭动后其上的 ADP 释放较慢，这使横桥与肌动蛋白接触的时间延长，扭动频率很低，甚至不到骨骼肌的 1/10。这一特点使平滑肌收缩时能持续保持较大的张力，但消耗的 ATP 量很少。

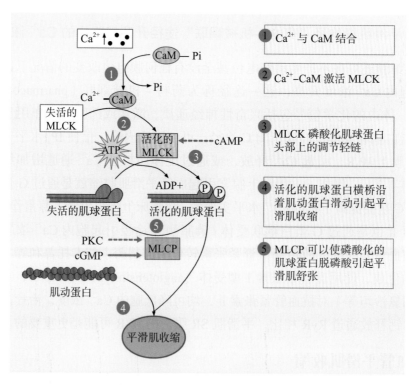

图 11-1-4　平滑肌细胞的收缩机制

CaM. 钙调蛋白；Ca^{2+}-CaM. 钙 - 钙调蛋白复合物；MLCK. 肌球蛋白轻链激酶；MLCP. 肌球蛋白轻链磷酸酶；cAMP. 环磷酸腺苷；PKC. 蛋白激酶 C；cGMP. 环磷酸鸟苷；——— 兴奋；------- 抑制

平滑肌松弛过程具有不同的调节通路。降低胞质内的 Ca^{2+} 浓度是使平滑肌松弛的有效因素，某些信号分子还可以不依赖 Ca^{2+} 直接影响 MLCK 或 MLCP 的活性，改变 MLC 的磷酸化或去磷酸化状态，从而影响平滑肌的紧张与松弛状态。例如，cAMP 可以抑制 MLCK，cGMP 可以激活 MLCP，两者均可引起平滑肌的舒张。相反，蛋白激酶 C 能抑制 MLCP 的活性，引起平滑肌收缩（图 11-1-4）。体内的舒血管活性物质一氧化氮（NO）和一氧化碳（CO），就是通过激活细胞中可溶性的鸟苷酸环化酶，增高胞内 cGMP 水平，并由其激活 MLCP，使肌球蛋白轻链发生去磷酸化，从而使血管平滑肌细胞松弛，发挥舒张血管的作用。

四、平滑肌细胞内 Ca^{2+} 浓度的调节机制

影响胞质内的 Ca^{2+} 浓度是使平滑肌收缩或松弛的有效因素。

（一）引起细胞内 Ca^{2+} 增多的主要途径

血管收缩因子可通过多种机制引起细胞内 Ca^{2+} 增多：①血管收缩激素如去甲肾上腺素、血管紧张素 II、内皮素、血管升压素和血栓素 A_2 与 G- 蛋白耦联受体结合，继而产生第二信使 IP_3，IP_3 与 SR 上的 IP_3R 结合，使细胞内钙通道开放并释放贮存的 Ca^{2+}。②血管收缩因子也可通过多种机制使细胞膜电位去极化，包括开放细胞膜上配体门控离子通道，该通道允许 Na^+ 和 Ca^{2+} 内流、同时抑制 K^+ 通道（图 11-1-3）。

（二）引起细胞内 Ca^{2+} 减少的主要途径

细胞内 Ca^{2+} 浓度的减少依赖于 Ca^{2+} 的清除机制：① Ca^{2+} 浓度升高触发平滑肌收缩的同时，高浓度的 Ca^{2+} 也激发了 SR 膜上的钙泵，即肌浆网 Ca^{2+}-ATP 酶，将 Ca^{2+} 泵回 SR 内贮存，使胞质内 Ca^{2+} 减少。② Ca^{2+} 也可以通过平滑肌细胞质膜上的钙泵即质膜 Ca^{2+}-ATP 酶转运至细胞外。③还有 Na^+-Ca^{2+} 反向转运交换体，Na^+ 顺浓度梯度进入细胞内，同时 Ca^{2+} 逆浓度梯度转出细胞。细胞内低 Na^+ 浓度由 Na^+-K^+-ATP 酶维持。④血管舒张因子通过产生 cAMP（如腺苷、前列环素、β 受体激动剂）或 cGMP（如一氧化氮、心房利钠肽）作为第二信使。cAMP 和 cGMP 激活蛋白激酶，继而导致蛋白磷酸化，后者可能通过使 K^+ 通道开放，K^+ 外流导致细胞膜超极化，超极化致细胞兴奋性降低，Ca^{2+} 通道关闭；另外，也可以促使 Ca^{2+} 泵回肌浆网或者排出到细胞外（图 11-1-5）。

（三）钙通道阻滞药

钙通道阻滞药（calcium channel blocker）如硝苯地平、地尔硫草和维拉帕米可不同程度地减慢心率和降低心肌收缩力。这些药物也可用于扩张外周血管而作为抗高血压治疗的一部分，其不良反应包括作用于血管平滑肌引起的面红、头痛和眩晕，钙通道阻断药作用于胃肠道平滑肌引起的便秘也很常见。钙通道阻断药不影响骨骼肌功能，因为骨骼肌收缩所需的钙贮存于肌浆网内。

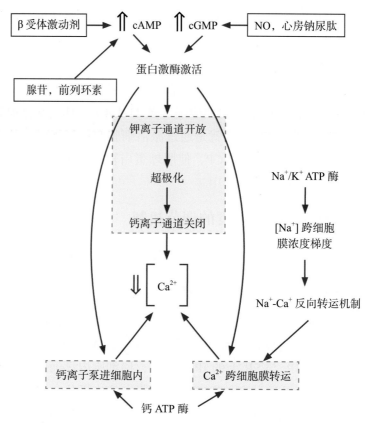

图 11-1-5　引起细胞内 Ca^{2+} 减少的主要途径

五、血管平滑肌收缩的调节机制

（一）局部调节

1. 内皮因子

血管内皮细胞是衬于血管腔内表面的单层细胞组织，是机体重要的代谢和内分泌器官之一，能合成与释放多种血管活性物质，主要调节局部血管的舒缩活动。血管内皮细胞生成和释放的舒血管物质主要包括一氧化氮（nitric oxide，NO）、前列环素（prostacyclin，PGI_2）和内皮超极化因子（endothelium-derived hyperpolarizing factor，EDHF）等，它们与血管内皮细胞合成释放的主要缩血管活性物质内皮素（endothelin，ET）等相互制约，保持动态平衡。

（1）血管内皮生成的舒血管物质

1）一氧化氮（nitric oxide，NO）：是重要的内源性信息传递分子，体内多种细胞均可产生。它的发现最早可追溯到 1953 年 Robert F. Furchgott 博士的相关研究，直到 1978 年他在离体实验中发现，内皮细胞完整时 Ach 可使收缩的血管扩张，内皮细胞损伤时血管扩张作用消失或呈收缩反应。由此提示，Ach 可能促使血管内皮细胞释放一种舒血管物质——内皮源性舒张因子（endothelium-derived relaxing factor，EDRF）。1977 年，Ferid Murad 提出硝酸甘油等药物扩张血管是由于释放出 NO，并推测 NO 是作为内皮因子在局部发挥作用。1986 年 Louis J. Ignarro 收集了 Ach 刺激主动脉血管环

Note

所保存下来的培养液（内含 EDRF），发现该培养基可以活化鸟苷酸环化酶（guanylate cyclase，GC），且培养液中 NO 的产生量与 GC 的活化程度成正比，因此他大胆推测，EDRF 就是 NO。1998 年，因 Robert F. Furchgott，Ferid Murad 和 Louis J. Ignarro 在 NO 的发现中做出的贡献，他们同时获得诺贝尔生理学或医学奖。

NO 是由 L- 精氨酸（L-arginine，L-Arg）和 O_2 在一氧化氮合酶（nitric oxide synthase，NOS）催化下转变成 L- 瓜氨酸的过程中释放的，NOS 是该反应的限速酶。NOS 有 3 种亚型：神经元型 NOS（nNOS）和内皮型 NOS（eNOS）在很多细胞均能结构性表达；诱导型 NOS（iNOS）主要存在于单核 – 巨噬细胞系统，正常情况下不表达，当细胞受刺激时开始表达，引起 NO 大量、长时间释放，不仅能杀灭病原微生物，还具有细胞毒作用，可造成组织细胞损伤。NO 为气体分子，具有高度的脂溶性，内皮细胞产生的 NO 可扩散至血管平滑肌细胞，并激活胞内可溶性 GC，使胞内第二信使 cGMP 水平升高，后者通过激活蛋白激酶 G，降低胞质内游离 Ca^{2+} 浓度，使血管扩张（图 11-1-6）。NO 因含有一个未成对的电子，极易被氧化，生理半衰期极短，仅为 3 ~ 5 s。

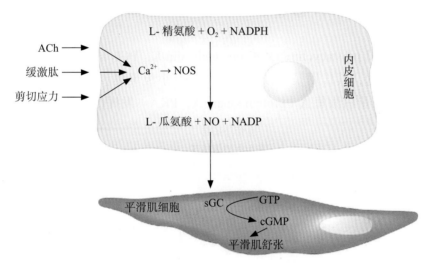

图 11-1-6　NO 的合成及作用

sGC. 可溶性鸟苷酸环化酶；NOS. 一氧化氮合酶；cGMP. 环磷酸鸟苷；GTP. 三磷酸鸟苷；NO. 一氧化氮；Ach. 乙酰胆碱；NADPH. 还原型烟酰胺腺嘌呤二核苷酸磷酸；NADP. 烟酰胺腺嘌呤二核苷酸磷酸

调节 NO 合成的最重要的单一刺激因素是血管壁所受的剪切力（血液与血管内皮间的摩擦力）增加。动脉内血液流速增加，使剪切力明显增加，导致内皮细胞内 NOS 活性增高，继而血管扩张。NO 的合成还能由 Ach 和缓激肽通过内皮细胞受体触发。Ach 激动血管内皮细胞上的 M 受体，使细胞内 Ca^{2+} 浓度增加导致 eNOS 活性增加，NO 合成增加。缓激肽扩张血管的主要机制也类似于 Ach 和剪切力，通过作用于相应的受体，使 eNOS 激活，NO 生成增多；另外，缓激肽除了可使 NO 生成增多以外，还能增加内皮释放其他的舒血管物质，如内皮依赖性超极化因子和前列环素（图 11-1-6）。

影响 NO 途径的药物主要有 NO 供体药物、磷酸二酯酶抑制剂和血管紧张素转化酶抑制剂。一氧化氮供体主要包括：①硝酸酯类（nitrate esters）药物，如硝酸甘油（nitroglycerin）、硝酸异山梨酯（isosorbide dinitrate，消心痛）、单硝酸异山梨酯（isosorbide mononitrate）等，其中以硝酸甘油最为常用。本类药物进入机体部分经肝脏代谢后，在血管平滑肌内经谷胱甘肽转移酶的催化释放出 NO，NO 与含巯基（-SH）化合物相互作用生成亚硝基硫醇（nitrosothiols），NO 和亚硝基硫醇类似于内源性 NO，能激活 GC，促使血管平滑肌细胞内 cGMP 的生成增多，最终引起血管舒张。②硝普钠（sodium nitroprusside，SNP），可自发释放 NO。应用这类药物治疗心绞痛或高血压的基本原理在第八章及本章第三节中进一步论述。西地那非（sildenafil）是高度选择性的磷酸二酯酶 -5 抑制剂，磷酸二酯酶 -5 在阴茎海绵体中高表达，通过抑制 cGMP 降解升高 cGMP 水平，从而使阴茎海绵体平滑肌松弛，用于阴茎勃起功能障碍。血管紧张素转化酶一方面可以促进血管紧张素 II 的生成，另一方面可以降解缓激肽。因此，血管紧张素转化酶抑制剂可减慢缓激肽的降解，升高缓激肽水平，继而促进 NO、PGI_2 和 EDHF 生成，产生舒血管效应。

2）内皮源性超极化因子（endothelium derived hyper-polarizing factor，EDHF）：可通过促进 Ca^{2+} 依赖的 K^+ 通道开放，引起血管平滑肌超极化，从而使血管舒张（图 11-1-7）。

3）前列环素（prostacyclin；又称 prostaglandin I_2，PGI_2）：是血管内皮细胞花生四烯酸的代谢产物，其作用是舒张血管和抑制血小板聚集。通过增加平滑肌细胞内 cAMP 合成以激活蛋白激酶 A（protein kinase A，PKA）发挥作用（图 11-1-7）。

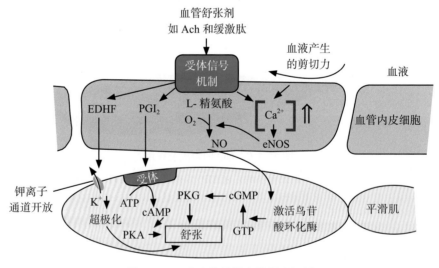

图 11-1-7　内皮依赖性血管舒张机制

（2）血管内皮生成的缩血管物质

1）内皮素（endothelins，ET）：是内皮细胞合成和释放的由 21 个氨基酸组成的多肽，最早由 Yangagisawa 等于 1988 年从猪主动脉内皮细胞中分离提纯。ET 家族中目前已确定的有 4 种异构体，即 ET-1、ET-2、ET-3 和血管活性肠收缩肽（vasoactive intestinal contractor，VIC）。人的血管内皮细胞中只生成 ET-1，是目前已知的作用最强的缩血管物质。

基因表达的最初产物是具有 212 个氨基酸的前内皮素原 1（prepro-ET-1），后者在酶作用下水解形成具有 38 个氨基酸的多肽—内皮素原 1（pro-ET-1），也称大内皮素 -1，这一多肽最终在内皮素转换酶（endothelin converting enzyme，ECE）作用下成为具有生物活性的 ET-1（图 11-1-7）。

ET 通过与靶细胞膜上的内皮素受体（endothelin receptor，ETR）结合而发挥其生物学效应。ETR 可分为 ET_AR、ET_BR 和 ET_CR 三类，其中 ET_AR 主要分布于血管平滑肌，对 ET-1 有高度亲和力。ET-1 与血管平滑肌细胞膜上的 ET_AR 结合后，激活 PLC，分解 IP_3 和二酰甘油（DAG），后两者促使胞内 Ca^{2+} 浓度升高，引起血管平滑肌收缩，此作用是 ET-1 的主要效应。ET-1 也作用于血管平滑肌细胞上的 ET_BR，使血管平滑肌收缩。另外，也与内皮细胞上的 ET_BR 结合，导致 NO 合成增加，后者使血管平滑肌舒张。

ET-1 的血管效应非常广泛，对维持基础血管张力与心血管系统稳态起重要作用，尤其冠状动脉、肾和脑血管对 ET-1 特别敏感。ET 还在多种疾病发病机制中有重要作用，可能与高血压以及其他心血管（心肌缺血、心肌梗死）、脑血管（脑缺血、脑卒中）及肾衰竭等疾病有关。除收缩血管以外，ET-1 还能作用于基因表达和蛋白合成，导致平滑肌和心肌细胞肥大；作用于纤维母细胞引起纤维蛋白（如胶原）沉积增加等。

作用于内皮素系统的药物主要是内皮素受体拮抗药，可根据受体的选择性分为 ET_AR、ET_BR 选择性拮抗药及非选择性拮抗药。ET_AR 选择性拮抗药主要有安贝生坦（ambrisentan）和达卢生坦（darusentan），非选择性的拮抗药主要有波生坦（bosentan）、替唑生坦（tezosentan）等。波生坦是一种双重 ETR 拮抗药，具有对 ET_AR 和 ET_BR 的亲和作用，可降低肺和全身血管阻力，从而在不增加心率的情况下增加心脏输出量，临床用于治疗肺动脉高压。同样具有双重 ETR 拮抗作用的还有替唑生坦，临床用于治疗充血性心力衰竭。其他作用于内皮素系统的药物还有 ECE 抑制剂，仍处于研发阶段。

2）其他内皮细胞源性血管收缩因子：内皮细胞能合成血管收缩因子前列腺素类血栓素 A_2 和前列腺素 H_2（图 11-1-8）。内皮细胞其他有助于升高血压的因素包括生成超氧负离子抑制 NO 的扩血管作用和激活生理惰性的血管紧张素 Ⅰ 多肽转化为强效血管收缩剂血管紧张素 Ⅱ，这一过程中涉及的血管紧张素转换酶（angiotensin converting enzyme，ACE）位于内皮细胞表面（图 11-1-9）。内皮细胞在循环调节中的核心作用是生成具有多种效应化合物的混合物，既包括收缩血管作用也包括扩张血管作用。内皮细胞在循环调节的生理和病理机制中均有重要作用。

2. 局部血流的代谢调节

内皮细胞对血管的调节主要通过调节动脉和小动脉的直径从而适应血流速度的变化。血流速度增加引起血液和血管壁内皮层之间剪切力增高，后者是调节 NO 和 ET-1 生成的重要因素。同样的原理适用于代谢物对血管直径的调节，这种调节使血流适应组织代谢所需。局部代谢率增高将导致代谢物聚集，继而引起血管扩张。代谢物诱导血管扩张的原理如图 11-1-10 所示。因此代谢物效应是调节血流分布的主要机制。

代谢物的调节对于需要稳定且持续的血流量的组织（如脑）和代谢需求波动幅度较大的组织（如心脏和骨骼肌）格外重要。肾的主要功能是排泄和体液调节，其血流

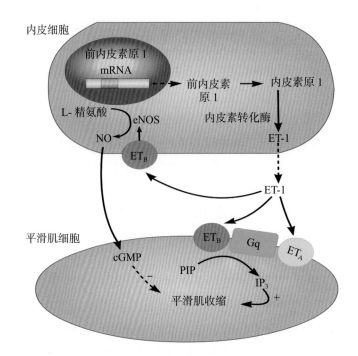

图 11-1-8　内皮素的合成及作用

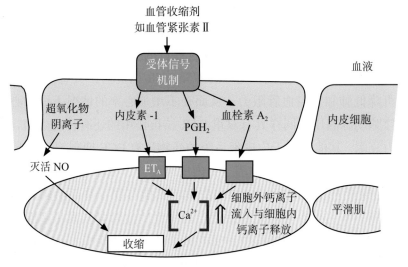

图 11-1-9　内皮依赖性血管收缩机制

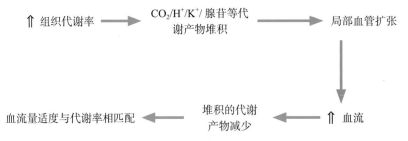

图 11-1-10　代谢物调节外周血流量的方式

Note

量高于组织代谢所需，因此代谢物对肾血流的调节作用不大。代谢物主要作用于小动脉和毛细血管前括约肌，调节较小的小动脉。

代谢物常见的有 CO_2、H^+、腺苷和 K^+。氧浓度不直接参与血流调节，正常情况下局部血流分布受代谢产物积累的调节，缺氧条件下，低 O_2 水平也能通过开放 ATP- 敏感 K^+ 通道产生一定效应，继而引起血管扩张，但这一效应与正常生理环境无关。组织内 CO_2 生成增加使 H^+ 从碳酸中解离增多。一般认为 H^+ 是效应介质，而不是 CO_2 的直接作用，因为对离体组织输注稀释的盐酸会产生类似血管扩张剂的效应。［H^+］增加可通过开放 ATP- 敏感 K^+ 通道，使平滑肌细胞超极化，平滑肌舒张而增加血流。腺苷是骨骼肌和心肌细胞内的强效血管扩张剂。关于腺苷的来源和作用参见第六章第二节。简言之，组织中代谢物累积引起血管扩张，脑内 CO_2/H^+ 水平特别重要，而腺苷和 K^+ 在骨骼肌和心肌意义更大。

（二）激素调节

激素调节血管平滑肌的机制可以分为两大类：一类是局部激素（内分泌物质），主要包括组胺、缓激肽和血清素，也可包括前述的内皮源性介质 NO、PGI_2 和 ET；另一类是系统性激素，这类激素循环在血液中，效应遍及整个循环。其中最重要的是肾素 - 血管紧张素系统，以及肾上腺髓质释放的儿茶酚胺肾上腺素和去甲肾上腺素。

1. 局部激素

（1）组胺：组胺有广泛的生理效应，这些效应经三种受体介导，它可作为中枢神经系统内神经递质（作用于 H_3 受体），也可调节胃酸分泌（作用于 H_2 受体）。组胺对血管的作用由 H_1 受体介导，是对创伤的炎症反应和过敏反应的一部分。组胺在大多数细胞内合成和贮存，尤其是接触外界的组织中（皮肤、肺和消化道）。组胺还见于嗜碱性粒细胞中，再次成为组织防御机制的一部分。

H_1 受体激动的最主要血管效应是暂时性毛细血管通透性增高，可引起水肿。如果程度过重，可导致循环血量减少并造成低血压。这一过程可能伴有组胺诱导的小动脉和毛细血管扩张，也是血压下降的原因。在严重变态反应中，如对蜜蜂蜇伤发生的过敏反应，这一过程可能是致命的。治疗措施包括快速应用抗组胺药物、联合应用糖皮质激素抗炎治疗，以及使用肾上腺素收缩血管。皮肤内神经释放组胺会造成风团和潮红反应，这是局部过敏反应的一部分。

抗组胺药物（H_1 受体拮抗剂）抑制大部分组胺引起的血管反应。一些较早期的抗组胺药物，如扑尔敏（马来酸氯苯那敏，chlorphenamine maleate）和异丙嗪（promethazine），有镇静的副作用。新型抗组胺药物，如特非那定，则不会引起显著的镇静作用。

（2）缓激肽：缓激肽（bradykinin，BK）是含有 9 个氨基酸的肽链，可导致小动脉扩张和小静脉血管通透性增加，炎症反应时由激肽释放酶水解激肽原生成。缓激肽也可与内皮细胞上的受体结合，增加 NO 合成。血管紧张素转换酶（angiotensin converting enzyme，ACE）使缓激肽失活，因此 ACE 抑制剂（ACEI）延长了缓激肽的生理半衰期。缓激肽也是疼痛反应时最强的内分泌物质，这一反应尚有组胺和血清素参与。

（3）血清素（serotonin，又称5-羟色胺，5-HT）：血清素能引起大动脉和静脉收缩，增加小静脉血管通透性，参与炎症反应。在血管损伤处，血小板释放血清素引起局部血管收缩，有助于止血。由小肠嗜银细胞释放的血清素参与局部血流调节。在脑循环中，血清素诱导的血管收缩导致动脉痉挛，后者与偏头痛发作及蛛网膜下腔出血后反应相关。

2. 系统性激素

（1）肾素 – 血管紧张素系统（renin–angiotensin system，RAS）：是由血管紧张素原（angiotensinogen）、肾素（renin）、血管紧张素转化酶（angiotension-converting enzyme，ACE）、血管紧张素（angiotensin，Ang）及其相应的受体构成。不仅存在于循环系统，而且还存在于心脏、肾脏、脑及血管局部，协同激肽系统在心血管活动和水电解质平衡调节中起重要作用。

肾素主要由肾的球旁细胞合成、分泌。它的合成和分泌主要受到下列因素的调控：①肾内压力感受器：肾入球小动脉的球旁细胞对牵张刺激的变化敏感。当有效循环血量减少时，入球小动脉血压降低，小动脉管壁的张力降低，刺激球旁细胞释放肾素增加；反之亦然。②致密斑机制：致密斑是一种特化的NaCl感受器。当小管液中NaCl浓度降低时，通过致密斑的Na^+量减少，肾素的释放增加。③交感神经张力：球旁细胞受交感神经支配，效应器上的受体是β_1受体。交感神经兴奋时，激活β_1受体，肾素释放增加。

血管紧张素原主要由肝脏合成后释放入血，在肾素（蛋白水解酶）的作用下转变为血管紧张素Ⅰ（angiotensinⅠ，AngⅠ），后者无特异性受体，故生物活性很低，在血管紧张素转化酶（antiotensin-converting enzyme，ACE）的作用下转变为血管紧张素Ⅱ（AngⅡ）。ACE又称激肽酶Ⅱ，也能降解缓激肽等。AngⅡ通过作用于血管紧张素受体（angiotensin receptor，AT）亚型1（AT_1）发挥多种生物学效应（图11-1-11）。

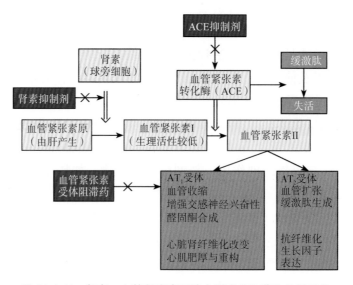

图 11-1-11　肾素 – 血管紧张素系统主要成分和药物作用环节

Note

Ang Ⅱ 的生理作用主要包括：①缩血管作用。作用于血管平滑肌直接收缩血管。另外，Ang Ⅱ 通过促进血管内皮细胞产生缩血管物质如 ET-1 和血栓素 A_2，间接收缩血管。②增强交感神经系统兴奋性。例如作用于交感神经末梢突触前膜的 AT_1 受体，促进去甲肾上腺素（noradrenalin，NA）的释放；兴奋肾上腺髓质的 AT_1 受体，促进儿茶酚胺的释放。③增加血容量。作用于肾上腺皮质球状带的 AT_1 受体，促进醛固酮的合成和分泌，促进远曲小管和集合管对 Na^+ 和水的重吸收，增加水钠潴留与血容量。④促进神经垂体分泌抗利尿激素（antidiuretic hormone，ADH），增加集合管对水的重吸收，使尿量减少。⑤通过对下丘脑渴觉中枢的刺激作用，引起口渴和饮水，增加水的摄入。此外，Ang Ⅱ 在病理改变中也有重要作用。在很多组织内，它能促进细胞肥大、增生和纤维化，例如在进行性心力衰竭中导致心脏重构。

RAS 药理阻滞：RAS 阻断药具有降低外周血管阻力的作用，临床作为抗高血压药物，还能用于治疗充血性心力衰竭。对后者，其益处在于通过减少醛固酮合成而减少液体潴留（减低心脏前负荷）和降低动脉血压（减低心脏后负荷）。近年来，RAS 阻断药的"脏器保护"作用价值已被认识。肾素系统阻断药可减缓与慢性肾衰竭进展相关的纤维化（例如在糖尿病患者中）及心力衰竭时的纤维化进程。

能阻断 RAS 的药物包括 β 受体阻滞药、血管紧张素转换酶抑制药、血管紧张素受体阻断药和肾素抑制药。肾小球球旁细胞肾素的分泌部分由循环中儿茶酚胺和交感神经通过 β 受体调节。β 受体阻滞药是最早的 RAS 阻断药，但无特异性。血管紧张素转换酶抑制药（angiotensin converting enzyme inhibitors，ACEI）在 20 世纪 80 年代被开发出来，首个应用于临床的药物是卡托普利（captopril）。所有这类药物的命名都以"普利"结尾，主要作用包括通过抑制 ACE 阻断 Ang Ⅱ 的直接缩血管效应，以及减少醛固酮生成，促进水钠排泄，减轻水钠潴留。在 20 世纪 90 年代非肽类血管紧张素受体阻断药（angiotensin receptor blockers，ARB）被研制出来。这类药物作用于 AT_1 受体，除不影响缓激肽代谢，不阻断血管紧张素Ⅱ作用于 AT_2 受体外，其余作用与 ACE Ⅰ 相似。第一个应用于临床的此类药物是氯沙坦（losartan），所有这一类药物命名都以"沙坦"结尾。肾素抑制药通过结合肾素，阻止血管紧张素原转化为 Ang Ⅰ，降低肾素活性，降低 Ang Ⅰ 和 Ang Ⅱ 的水平。阿利吉仑（aliskiren）是第一个被批准上市的非肽类小分子肾素抑制药（详见抗高血压药部分）。

（2）肾上腺素和去甲肾上腺素：肾上腺素（epinephrine，E 或 adrenaline）和去甲肾上腺素（norepinephrine，NE 或 noradrenaline，NA）都属于儿茶酚胺类物质。循环血液中的肾上腺素和去甲肾上腺素主要来自肾上腺髓质，其中肾上腺素约占 80%，去甲肾上腺素约占 20%。肾上腺素能神经末梢释放的去甲肾上腺素也有一小部分进入血液循环。正常生理条件下，神经末梢释放的激素对于循环功能的调节作用强于肾上腺髓质释放的激素。嗜铬细胞瘤常位于肾上腺髓质，肿瘤分泌过量的肾上腺素和去甲肾上腺素对心血管系统有显著效应。肾上腺素受体分为 α 和 β 两类，进一步又分为 α_1 和 α_2、β_1、β_2 和 β_3 受体。

心脏主要的受体类型是 β_1 受体，该受体激动引起心脏收缩力增加和心率加快。血管的主要受体是 α_1 受体，介导血管收缩。部分外周血管平滑肌中有突触后膜 α_2 受体，

Note

该受体激动引起血管收缩。神经末梢突触前膜 α_2 受体可调节神经递质的释放，突触间隙内神经递质浓度增高可作用于突触前膜 α_2 受体，抑制神经递质进一步释放。血管内也分布着 β_2 受体，受体激动时导致血管舒张。肾上腺髓质过度兴奋或外源性肾上腺素的主要效应是增强心肌收缩力和心率加快（β_1 受体效应）以及外周血管收缩（α_1 受体效应），这是在出现循环衰竭的急诊情况下应用肾上腺素等药物的基础。

（三）自主神经系统调节

自主神经系统分为交感和副交感神经系统。交感神经起源于脊髓胸腰段，由脊髓发出的神经（节前神经纤维）相对短，在椎旁神经节（中枢神经系统外神经元胞体集合）内构成突触，神经节在脊柱两侧联合成交感神经链，故节后神经纤维相对长，并进入其支配的效应器官。副交感神经起源于颅骶神经，其神经节未在脊柱两侧联合成链而是分散在效应器附近，故节前纤维多在靠近效应器的神经节更换神经元。血管对交感神经兴奋的主要反应是由 α_1 受体介导的血管收缩。骨骼肌和冠状动脉血管上分布着少量发挥舒张血管效应的 β_2 受体，但即使在这些组织中，这一效应与 α_1 受体介导的血管收缩相比，也是次要的。骨骼肌内血管也由交感舒血管神经支配。大多数外周循环无副交感神经支配，其功能仅限于勃起和分泌组织，副交感神经兴奋导致其支配的血管扩张是生殖器勃起反应的一部分。副交感神经诱发的血管扩张也是胰腺和唾液腺内分泌功能的一部分。

总之，支配血管的神经的主要特征是起自交感神经系统，释放去甲肾上腺素结合 α_1 受体导致血管收缩。这类神经的调控将在本章血压调节部分进一步讨论。

（孙　玉）

第二节　动脉血压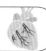

一、动脉血压的概念

血管内流动的血液对单位面积血管壁的侧压力，称为血压（blood pressure）。各段血管的血压并不相同，从左心室射出的血液流经外周血管时，由于不断克服血管对血流的阻力而消耗能量，血压将逐渐降低。通常所说的血压是指动脉血压。

血压在各段血管中的下降幅度与该段血管对血流阻力的大小成正比。在主动脉和大动脉段，血压降幅较小。如主动脉的平均压约 100 mmHg，在直径为 3 mm 的动脉处，平均压仍可维持在 95 mmHg；到小动脉时，血流阻力增大，血压降落的幅度也变大。在体循环中，微动脉段的血流阻力最大，血压降幅也最显著。如微动脉起始端的压力约 85 mmHg，而毛细血管起始端血压仅约 30 mmHg，说明血液流经微动脉时压力下降约 55 mmHg。当血液经毛细血管到达微静脉时，血压下降至 15 ～ 20 mmHg，而血液经静脉回流至腔静脉汇入右心房时，压力接近 0 mmHg（图 11-0-1）。

　　动脉血压（arterial blood pressure）是指动脉内流动的血液对单位面积动脉壁产生的侧压力，一般指主动脉的压力（图 11-2-1）。由于大动脉中血压落差小，故通常在上臂测得的肱动脉血压代表主动脉血压值。动脉血压可用收缩压、舒张压、脉压和平均动脉压等数值来表示。心室收缩时主动脉压力急剧升高，在心室收缩中期动脉血压的最高值称为收缩压（systolic pressure）。在心室舒张末期动脉血压的最低值称为舒张压（diastolic pressure）。脉搏压（pulse pressure），简称脉压，是指收缩压和舒张压的差值。平均动脉压（mean arterial pressure）为一个心动周期中每一瞬间动脉血压的平均值。由于心动周期中舒张压较长，所以平均动脉压更接近舒张压，大约等于舒张压加 1/3 脉压（或者 1/3 收缩压加 2/3 舒张压）（图 11-2-2）。

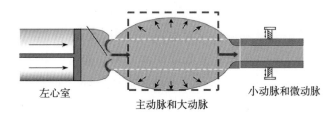

左心室　　　　　主动脉和大动脉　　　　　小动脉和微动脉

图 11-2-1　动脉血压

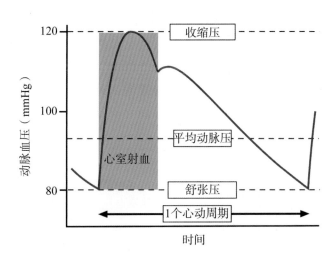

图 11-2-2　收缩压、舒张压和平均动脉压的关系

二、动脉血压的形成因素

（一）动脉血压的形成因素

1. 心血管系统有足够的血液充盈

　　心血管系统有足够的血液充盈是动脉血压形成的前提条件。血液在循环系统中的充盈程度可用循环系统平均充盈压（mean circulatory filling pressure）来表示。在动物实验中，采用电刺激造成心室颤动使心脏暂停射血，血流也就暂停，此时在循环系统

Note

中各部位所测得的压力都是相同的，这一压力数值即为循环系统平均充盈压。用苯巴比妥麻醉的狗，其循环系统平均充盈压约为 7 mmHg，人的循环系统平均充盈压估计接近这一数值。循环系统平均充盈压的高低取决于血量和循环系统容积之间的相对关系。若血量增多或循环系统容积变小，则循环系统平均充盈压就增高；相反，若血量减少或循环系统容积增大，则循环系统平均充盈压就降低。

2. 心室收缩射血

心室收缩时所释放的能量一部分作为血液流动的动能，推动血液向前流动；另一部分则转化为大动脉扩张所储存的势能，即压强能。在心室舒张时，大动脉发生弹性回缩，将储存的势能再转换为动能，继续推动血液向前流动（图 11-2-3）。由于心脏射血是间断的，因此在心动周期中动脉血压将发生周期性变化，心室收缩时动脉血压升高，舒张时血压降低。

3. 外周阻力

外周阻力主要是指小动脉和微动脉对血流的阻力。由于外周阻力的存在，心室每次收缩射出的血液只有大约 1/3 在心室收缩期流到外周血管，其余的血液暂时蓄积在主动脉和大动脉中，使大动脉扩张，并使得动脉血压升高。如果仅有心室收缩而没有外周阻力，那么在心室收缩时射入大动脉的血液将全部迅速地流到外周，此时大动脉内的血压将不能维持在正常水平。

4. 主动脉和大动脉的弹性贮器作用

主动脉和大动脉的弹性贮器作用对减小动脉血压在心动周期中的波动幅度具有重要意义。在心室收缩射血期，主动脉和大动脉被扩张，可多容纳一部分血液，使得动脉血压在射血期不致升得过高。当心室舒张期，扩张的主动脉和大动脉发生弹性回缩，推动射血期多容纳的那部分血液继续流入外周，这一方面可将心室的间断射血转变为动脉内持续流动的血液，另一方面又可维持舒张期血压，使之不会过度降低（图 11-2-3）。

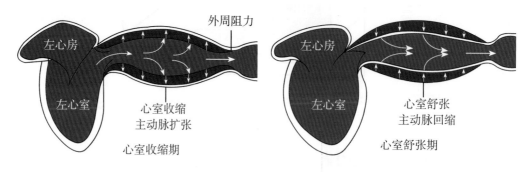

图 11-2-3　主动脉的弹性贮器作用示意图

（二）影响动脉血压的因素

凡是参与动脉血压形成的因素，都可以影响动脉血压。在生理情况下，动脉血压的变化是多种因素综合作用的结果。一旦其中一个因素发生了变化，其他因素也将随之变化。为了便于理解和讨论，下面单独分析某一影响因素时，都假定其他因素恒定不变。

1. 心脏每搏输出量

每搏输出量的改变主要影响收缩压。当心脏每搏输出量增加时，心室收缩期射入主动脉的血量增多，动脉管壁所承受的侧压力也增大，故收缩压明显升高。由于动脉血压升高，血流速度随之加快，在心室舒张末期存留在大动脉中的血量增加不多，故舒张压的升高的幅度相对较小，脉压增大；反之，当每搏输出量减少时，收缩压的降低更显著，脉压减小。故通常情况下，收缩压的高低主要反映每搏输出量的多少。

2. 心率

心率的变化主要影响舒张压。心率直接影响心动周期的长短，从而影响收缩期和舒张期的时程，其中主要是对舒张期时程的影响。心率加快时，心室舒张期明显缩短，因此在心舒期从大动脉流向外周的血量减少，存留在主动脉内的血量增多，致使舒张压明显升高。另外，尽管收缩期也缩短，但较高的动脉血压可使血流加快，因此，收缩期仍有较多的血液流向外周，血液存留远不如舒张末期的多，故收缩压升高程度较小，脉压减小。但是，如果心率过快，则舒张期过短，使心室充盈不足，导致心输出量减少，动脉血压下降。同理，当心率减慢时，舒张压下降较收缩压下降更显著，因而脉压增大。

3. 外周阻力

外周阻力的改变以影响舒张压为主。外周阻力增大时，心舒期内血液向外周流动的速度减慢，大动脉存留的血液增多，因而舒张压明显升高。然而，由于动脉血压升高，使血流速度加快，在心缩期向外周流动的血量不会明显减少，因此收缩压升高的幅度比舒张压小，故脉压减小。当外周阻力减小时，舒张压和收缩压都降低，但舒张压降低得更显著，故脉压加大。通常情况下，舒张压的高低主要反映外周阻力的大小。

4. 主动脉和大动脉的弹性贮器作用

弹性贮器作用主要使心动周期中动脉血压的波动幅度减小。老年人由于动脉管壁硬化，管壁弹性纤维减少而胶原纤维增多，导致血管顺应性降低，大动脉的弹性贮器作用减弱，对血压的缓冲作用减弱，因而收缩压增高而舒张压降低，脉压明显加大。

5. 循环血量与血管系统容量的比例

生理情况下，循环血量与血管系统容量是相匹配的，即循环血量略多于血管系统容量，使之产生一定的循环系统平均充盈压。大失血后，循环血量减少，此时如果血管系统容量变化不大，那么体循环平均充盈压会降低，使动脉血压下降。如果血管系统容量明显增大而循环血量不变，也会导致动脉血压下降。

三、动脉血压的调节

动脉血压取决于心输出量和总外周阻力。在心脏的主动脉瓣与血液返回心脏的右心房之间，整个循环系统中的阻力被称为总外周阻力（total peripheral resistance，TPR）。

平均动脉血压、心输出量和总外周阻力之间的关系可以概括如下：

平均动脉血压（mean arterial blood pressure，MABP）＝心输出量（cardiac output,

CO）× 总外周阻力（TPR）

该方程式与欧姆定律类似，即 $V=I \times R$。其中血压和电压（V）表示推动血液或驱动电流的驱动力（势能），心输出量相当于电流（I），血流阻力相当于电阻（R）。

因此，血压可以通过心输出量（CO）或总外周阻力（TPR）的变化来调节。CO等于搏出量与心率的乘积，凡能影响搏出量和心率的因素均可影响心输出量。而搏出量的多少则由心室的前负荷（心室舒张末期充盈血液量，即静脉回心血量和射血后心室内的剩余血量之和）、后负荷（大动脉血压）和心肌收缩力［肌细胞内 Ca^{2+} 浓度变化和（或）肌钙蛋白对 Ca^{2+} 的亲和力］等决定。心率可以通过副交感神经（迷走神经）或交感神经来调节。

TPR 的调节机制已在本章前面部分讨论过。动脉血压能保持在非常恒定的水平很重要，因为压力下降到低于临界水平时会使大脑灌注不足而导致晕厥。动脉血压的持续上升，即高血压，会导致一系列的病理改变。

（一）神经调节

1. 动脉压力感受性反射

当动脉血压突然升高时，压力感受器的兴奋信息通过传入神经到达中枢，经过处理后发出信息经传出神经到心脏和血管（效应器），引起心率减慢、心输出量减少、血管舒张、外周阻力减小，血压下降，这一反射称为压力感受性反射（baroreceptor reflex）（图 11-2-4）。

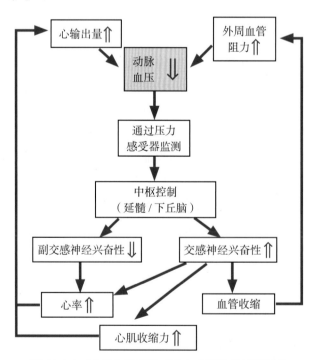

图 11-2-4 动脉血压减低时压力感受性反射的调节

（1）动脉压力感受器（baroreceptor）：主要是指位于颈动脉窦和主动脉弓血管外膜下的感觉神经末梢（图 11-2-5）。压力感觉器实际上是牵张感受器，感受血管壁受到的机械牵张刺激，并不直接感受血压变化。当动脉血压升高时，动脉管壁被牵张

Note

的程度增大，压力感受器的传入冲动便增多。在一定范围内，压力感受器传入冲动的频率与动脉管壁扩张程度成正比，因而传入神经的冲动发放频率可随心动周期中动脉血压的波动而发生相应变化（图 11-2-6）。在同一血压水平，颈动脉窦压力感受器通常比主动脉弓压力感受器更敏感。

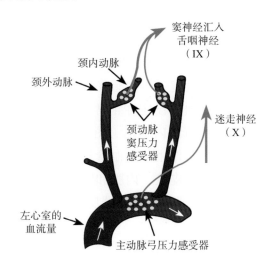

图 11-2-5　主要动脉压力感受器的位置及传入神经

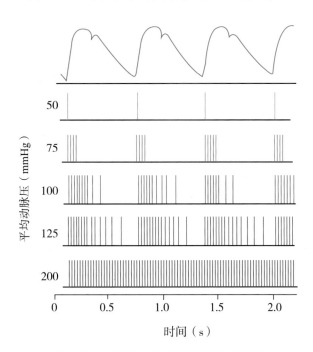

图 11-2-6　动脉血压对窦神经放电的影响

心动周期中单根窦神经压力感受器传入纤维放电示意图，图中最上方为主动脉血压波

（2）传入神经：颈动脉窦压力感受器的传入神经是窦神经（sinus nerve），加入舌咽神经（glossopharyngeal nerve）后进入延髓。主动脉弓压力感受器的传入神经纤维行走于迷走神经（vagus nerve）干内并随之进入延髓（图 11-2-5）。家兔的主动脉弓压力感受器传入神经在颈部单独成为一束，与迷走神经伴行，称为主动脉神经（aortic nerve）或减压神经（depressor nerve）。

（3）反射中枢：延髓心血管中枢是心血管活动的主要协调中枢。压力感受器的信息首先到达延髓孤束核（nucleus tractus solitaries，NTS）中进行整合处理。随后，NTS 投射神经纤维与延髓腹外侧区尾端（caudal ventrolateral medulla，CVLM，舒血管区）发生联系，抑制延髓腹外侧区头端（rostral ventrolateral medulla，RVLM，缩血管区，包括心交感中枢和交感缩血管中枢）心血管神经元，使交感神经紧张性降低，引起心率减慢和血管舒张；NTS 还与心抑制区包括迷走神经背核和疑核发生联系，使迷走神经紧张性增强，心率减慢。NTS 还可将动脉血压信息输入更高一级中枢—下丘脑（减压区），此处设定了压力感受性反射的"调定点"（即动脉血压平常应该保持的水平），将动脉血压设定在正常人安静时约 100 mmHg，使动脉血压只能在调定点附近的一个狭小范围内变动（图 11-2-7）。另外，下丘脑防御区则在心血管对急性应激的反应方面起作用。心血管对应激的反应主要是心率的增加及交感神经介导的血管收缩（特别是皮肤、内脏和肾血管）。血压在受到应激后急剧上升，意味着能保持血压平稳的正常压力感受器反射已被掩盖。

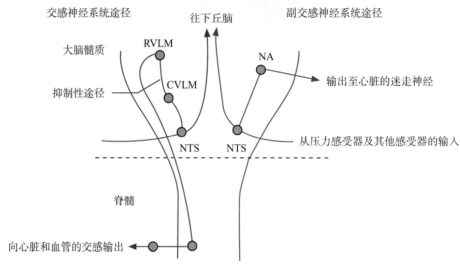

图 11-2-7　心血管中枢对血压的调节

除下丘脑外，延髓心血管中枢还与延髓以上的其他区域（如大脑皮质和小脑等）的心血管活动相关神经元发生联系，使压力感受器的传入信息在经过多级水平的整合后再下传给传出神经和效应器，完成反射。

（4）反射效应：动脉血压升高时，压力感受器传入冲动增多，压力感受性反射增强，导致心迷走紧张性加强，心交感紧张性和交感缩血管紧张性减弱，引起心率减慢，心输出量减少，外周阻力减小，动脉血压下降；而当动脉血压降低时，压力感受器传入冲动减少，压力感受性反射减弱，引起心率加快，心输出量增多，外周阻力增大，血压回升。有人认为调节心率是压力感受性反射的首要作用，而反射引起的血管收缩则是次要作用（图 11-2-4）。

（5）压力感受性反射的功能曲线：在动物实验中，将一侧颈动脉窦区和循环系统其余部分隔离开来，保留该侧窦神经与中枢的联系，切断对侧窦神经和双侧主动脉神经。人为改变隔离的颈动脉窦内压，可见到体循环动脉血压在一定范围内随窦内压的升高而降低。窦内压与动脉血压变化的关系曲线称为压力感受性反射功能曲线（图11-2-8）。曲线中平均动脉压与窦内压相等的交点为该反射的闭环工作点，正常人安静时约100 mmHg，表示窦内压与平均动脉压在这个水平上达到平衡，这个平衡点就是压力感受性反射的调定点（set point）。曲线的两端较平坦，中间部分则较陡，说明窦内压在正常血压范围（80 ～ 120 mmHg）内波动时压力感受性反射最敏感，纠正异常血压的能力最强。动脉血压偏离正常水平越远，压力感受性反射纠正异常血压的能力越弱。当窦内压在0 ～ 60 mmHg时，压力感受性反射不起作用；当窦内压在160 mmHg时，压力感受性反射活动已达饱和，即再增加窦内压，压力感受器也不会再进一步调节血压。

（6）压力感受性反射的重调定：在慢性高血压患者或实验性高血压动物中，以及随着年龄增长的血压升高，压力感受性反射功能曲线可向右上方移位，使调定点升高（图11-2-8），这一现象称为压力感受器反射重调定（baroreceptor reflex resetting），提示在高血压的情况下压力感受器反射的工作范围发生改变，即在较正常高的血压水平上保持血压相对稳定。压力感受器功能的变化是血压升高的结果，而不是导致高血压的主要原因。

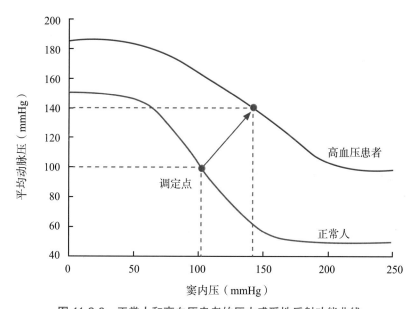

图 11-2-8　正常人和高血压患者的压力感受性反射功能曲线

（7）生理意义：压力感受性反射属于典型的负反馈调节，其生理意义主要是在短时间内快速调节动脉血压，维持动脉血压相对稳定，使动脉血压不致发生过分的波动，因此在生理学中将动脉压力感受器的传入神经称为缓冲神经（buffer nerve）。例如，在急性出血或由平卧位突然改变为直立位时，颈动脉窦内压力降低，通过压力感受性反射，可使动脉血压回升，避免血压过低而引起晕厥和休克等不良反应。需注意的是，压力感受器对快速性血压变化较为敏感，而对缓慢的血压变化不敏感。如果切除动物的缓冲神经，其动脉血压常出现很大波动，即血压变得不稳定，但全天的血压平均值并不升高。可见，压力感受性反射在动脉血压的长期调节中不起重要作用，并不能有效调节血压的缓慢持续升高。

2. 化学感受性反射

动脉压力感受器是血压调节的主要感受器。机体的第二套感受器即辅助感受器是动脉的外周化学感受器，在颈总动脉分叉处和主动脉弓区域的颈动脉体和主动脉体，可感受动脉血中的 O_2 分压降低、CO_2 分压升高和 H^+ 浓度升高等刺激，其产生的神经冲动经窦神经和迷走神经上行至延髓 NTS，然后使延髓内呼吸运动神经元和心血管活动神经元的活动改变，称为化学感受性反射（chemoreceptor reflex）。

化学感受性反射的效应器官主要是呼吸肌，产生的效应是调节呼吸，反射性地引起呼吸加深加快；通过呼吸运动的反射性加强，刺激肺牵张感受器，传入冲动抑制心抑制中枢，影响心血管活动。动物实验中观察到，在保持自然呼吸的整体情况下，化学感受器的传入冲动可在引起呼吸加深加快的同时，出现心率加快，心输出量增多，外周阻力增大，血压升高等心血管活动的改变；而人为控制住呼吸频率和深度不变，或者屏住呼吸，化学感受器的传入冲动则引起心率减慢，心输出量减少，外周阻力增大，血压升高等效应。说明低氧作用于外周化学感受器产生的心血管直接反应是血管收缩和心率减慢。当切断双侧颈迷走神经后，心率便由减慢转为加快，提示化学感受性反射对迷走神经的兴奋作用比对交感神经的兴奋作用更强。

化学感受性反射在平时对心血管活动调节作用并不明显，只有在缺氧、窒息、失血、血压过低（血压为 40 ~ 70 mmHg）和酸中毒等情况下才起调节作用。缺血或缺氧等引起的化学感受性反射可兴奋交感缩血管中枢，使骨骼肌和大部分内脏血管收缩，总外周阻力增大，血压升高。由于心脏和脑的血管无明显收缩或因局部代谢增加发生舒张，使循环血量得以重新分配，从而保证心、脑等重要器官在危急情况下优先获得血液供应。

3. 中枢神经系统缺血反应

急性大出血、动脉血压过低（40 mmHg 以下时）或颅内压过高等原因导致脑血流量明显减少时，可发生中枢神经系统缺血反应（central nervous system ischemic response），也称为脑缺血反应（brain ischemia response），表现为交感缩血管中枢紧张性显著升高，外周血管强烈收缩，动脉血压升高，有助于在紧急情况下改善脑的血液供应。Cushing 反应（反射）是一种特殊的脑缺血反应，当颅内压升高时，因脑血管受压迫而使脑血流减少引起脑缺血反应，动脉压升高，从而克服颅内压对脑血管的压迫作用，使脑血流得以维持。

4. 心肺低压力感受性反射

心肺感受器（cardiopulmonary receptor）是指一些位于心房、心室和肺循环大血管壁内的感受器，这些感受器能感受两类刺激，一类是机械牵张刺激，另一类是某些化学物质如前列腺素、腺苷和缓激肽等的刺激，其传入神经纤维分别走行于迷走神经或交感神经内。

与颈动脉窦、主动脉弓压力感受器相比，心肺牵张感受器位于循环系统压力较低的部分。这些感受器的扩张主要依赖于静脉回心血量，能探测循环系统的"充盈度"，故又称为容量感觉器。容量感受性反射（volume receptor reflex）是典型的心肺感受器反射，主要调节循环血量和细胞外液量。心房壁的牵张感受器又称容量感受器或低压力感受器，当心房压升高尤其是血容量增多引起心房壁受牵张的刺激增强时，容量感受器兴奋，传入冲动经迷走神经传到中枢后，不仅引起交感神经抑制和迷走神经兴奋，使心率减慢，心输出量减少，外周阻力降低和血压下降，还降低血浆血管升压素和醛固酮水平，增加肾的排水和排钠量，降低循环血量和细胞外液量。

（二）体液调节

动脉血压的体液调节是指血液和组织液中的某些化学物质对心肌和血管平滑肌活动的调节作用。在多种体液因素中，有些由血液输送，广泛作用于心血管系统；有些在局部组织中形成，主要作用于局部的血管或心肌。体液因素包括肾素 - 血管紧张素系统、肾上腺素和去甲肾上腺素、血管升压素、血管内皮生成的血管活性物质、心房钠尿肽和激肽释放酶 - 激肽等。

1. 肾素 - 血管紧张素系统

肾素 - 血管紧张素系统（RAS）广泛存在于心肌、血管平滑肌、骨骼肌等多种器官组织中。在生理条件下，RAS 对血压的调节、心血管功能的稳态，电解质和体液平衡的维持等均具有重要作用（参见本章第一节平滑肌的调节）。

2. 肾上腺素和去甲肾上腺素

血液中的肾上腺素和去甲肾上腺素（NE）对心脏和血管的作用具有许多共同点，但由于和不同的肾上腺素受体结合的能力不同，它们对心脏和血管的作用也不尽相同（图 5-2-15）。肾上腺素与 α 和 β（包括 β_1 和 β_2）受体结合的能力都很强。在心脏，肾上腺素与 β_1 受体结合后可产生正性变时和正性变力作用，使心输出量增多。在血管，肾上腺素的作用取决于血管平滑肌上 α 和 β_2 受体的分布情况。肾上腺素可引起 α 受体占优势的皮肤、肾和胃肠道血管平滑肌收缩；在 β_2 受体占优势的骨骼肌和肝血管，小剂量的肾上腺素常以兴奋 β_2 受体的效应为主，引起血管舒张，大剂量时由于 α 受体也兴奋，则引起血管收缩。肾上腺素可在不增加或降低外周阻力的情况下增加心输出量。NE 主要与血管平滑肌 α 受体结合，也能与心肌 β_1 受体结合，而与血管平滑肌 β_2 受体结合的能力却较弱。静脉注射 NE 可使全身血管广泛收缩，外周阻力增加，动脉血压升高；而血压升高又使压力感受性反射活动增强，由于压力感受性反射对心脏的效应超过 NE 对心脏的直接效应，结果导致心率减慢。

3. 血管升压素

血管升压素（vasopressin，VP）是由下丘脑视上核和室旁核神经元合成的激素，后经下丘脑 - 垂体束运输到神经垂体储存，当机体活动需要时释放入血液循环。VP 与集合管上皮的 V_2 受体结合后可促进水的重吸收，起到抗利尿的作用，故 VP 又称抗利尿激素（antidiuretic hormone，ADH）。VP 作用于血管平滑肌的 V_1 受体则引起血管收缩，血压升高。但在生理情况下，血浆中 VP 浓度升高时首先出现抗利尿效应，仅当其浓度明显增加时才引起血压升高。VP 在维持细胞外液量的恒定和动脉血压的稳定中都起着重要的作用。当血浆渗透压升高或禁水、脱水及失血等情况导致细胞外液量减少时，VP 释放增加，调节机体细胞外液量，并通过对细胞外液量的调节，实现对动脉血压的长期调节作用。

4. **血管内皮生成的血管活性物质** （参见本章第一节平滑肌的调节）。

5. **心房钠尿肽**

钠尿肽（natriuretic peptide，NP）分为心房钠尿肽（atrial natriuretic peptide，ANP）、脑钠肽（brain natriuretic peptide，BNP）和 C 型钠尿肽（C-type natriuretic peptide，CNP），参与维持机体水盐平衡、血压稳定等。其中，ANP 主要由心房肌细胞合成，可增加肾小球滤过率，并抑制近端小管和集合管对 Na^+ 的重吸收，具有很强的排钠利尿作用；还可抑制肾素、醛固酮和 VP 的生成和释放，并对抗其作用，从而间接发挥利钠和利尿作用。ANP 还具有对抗 RAS、ET-1 和 NE 等缩血管物质的作用，从而舒张血管、降低血压；也可减少心搏输出量，减慢心率，从而减少心输出量。

6. **激肽释放酶 – 激肽系统**

激肽释放酶（kallikrein）是可分解血浆和组织中的激肽原（kininogen）为激肽（kinin）的一类蛋白酶。激肽可引起血管平滑肌舒张，参与对血压和局部组织血流量的调节。人体至少有缓激肽(bradykinin)等三种激肽。现已发现的缓激肽受体(bradykinin receptor，简称激肽受体)分为 B_1 和 B_2 两种亚型。激肽作用于血管内皮细胞上的 B_2 受体，可刺激内皮细胞释放 NO、前列环素（PGI_2）和内皮源性超极化因子（EDHF）等舒血管物质，使血管强烈舒张。激肽可被激肽酶水解失活。激肽系统与肾素 – 血管紧张素系统（RAS）之间关系密切（图 11-1-11），血管紧张素转化酶（ACE）也叫激肽酶 II，既可降解激肽为无活性片段，又能使 Ang I 水解为 Ang II。这样，舒血管物质被破坏，缩血管物质生成，因而缩血管作用得到加强。

（三）自身调节

动脉血压的自身调节包括心脏泵血功能的自身调节和组织器官血流量的自身调节。关于心脏泵血功能的自身调节可见前文影响心输出量的因素中的异长自身调节部分；关于组织器官血流量自身调节的机制，一般可用局部代谢产物学说和肌源学说加以解释。

1. **代谢性自身调节机制 – 局部代谢产物学说**

器官组织的血流量取决于该器官的代谢水平，代谢水平越高，血流量也越多。当组织代谢活动增强时，局部组织的代谢产物如 CO_2、腺苷、乳酸、H^+、K^+ 等增多而 O_2 分压降低，使局部组织的微动脉和毛细血管前括约肌舒张，其结果是局部组织血流量增多而移去代谢产物和改善缺氧，这一效应称为代谢性自身调节。在一些功能活动变化较大的器官，如骨骼肌、胃肠、肝和皮肤等，这种代谢性自身调节的局部舒血管效应有时很明显，即使在同时发生交感缩血管神经活动增强的情况下，该局部的血管仍舒张。由于有些代谢产物，如激肽、前列腺素、腺苷、组胺等，有时也被认为属于体液因素，因此，这类自身调节有时也归入体液调节中。

2. **肌源性自身调节机制 – 肌源学说**

血管平滑肌本身经常保持一定的紧张性收缩，这一现象称为肌源性活动（myogenic activity）。血管平滑肌受牵张刺激时，紧张性活动加强。当供应某一器官血管的灌注压突然升高时，血管平滑肌受到牵张刺激，血管尤其是毛细血管前阻力血管的肌源性

Note

活动增强，血管收缩，血流阻力增大，以免器官的血流量因灌注压升高而增多。反之，当器官血管的灌注压突然降低时，阻力血管舒张，局部血流阻力减小，使灌注该器官的血流量不至于明显减少。肌源性自身调节的意义是在血压发生一定程度的变化时使某些器官的血流量能保持相对稳定。这种肌源性自身调节机制在肾血管特别明显，在脑、心、肝、肠系膜和骨骼肌的血管也能看到，但皮肤血管一般没有这种表现。

　　总之，以上所述的神经调节、体液调节与自身调节这些调节机制互相联系与协调，共同参与机体循环稳态的维持。

（四）动脉血压的长期调节

　　根据参与动脉血压调节的神经和体液因素，可将动脉血压调节分为短期调节和长期调节。短期调节是指对短时间内发生的血压变化进行调节，主要是通过神经调节方式，其具体机制如前述。而当血压在较长时间内（数小时、数天、数月或更长）发生变化时，单纯依靠神经调节常不足以将血压调节到正常水平。动脉血压的长期调节主要是通过肾调节细胞外液量来实现的，因而构成肾 – 体液控制系统（renal-body fluid system）。当体内细胞外液量增多时，循环血量增多，循环血量和血管系统容量之间的相对关系发生改变，使动脉血压升高，而循环血量增多和动脉血压的升高又能直接导致肾排钠和排水增加，将过多的体液排出体外，从而使血压恢复至正常水平；当体内细胞外液量或循环血量减少，血压下降时，则发生相反的调节。

1. 体液平衡与血压稳态的相互制约

　　在体内，体液平衡与血压稳态的维持存在十分密切的关系。一方面，平均动脉压的高低与循环血量和血管系统容量之间的比例有关。当循环血量增多时，不仅可引起循环系统平均充盈压升高，而且可通过增加回心血量和心输出量使动脉血压升高。体液稳态的维持依赖于肾脏对体液的调节，只要液体摄入量与排出量不等，体液总量以及循环血量就会发生相应的变化，从而影响动脉血压的高低。因此从长期的观点来看，血压维持稳态的基础是液体摄入量与排出量之间的平衡，从而使体液和循环血量维持在正常水平。另一方面，血压的改变又可影响循环血量，血压对循环血量的影响是肾的压力性利尿（pressure diuresis）作用的结果。也就是说，在肾脏功能正常的情况下，当动脉血压升高时，可导致肾血流增多和肾小球滤过率升高，因此肾在单位时间内排出的钠和水增多（尿量增多），从而使循环血量回降，于是循环血量和动脉血压降低到接近正常；反之，在循环血量减少和动脉血压降低时，将发生相反的变化，使尿量减少，循环血量恢复，因此血压回升至接近正常水平。肾排出的钠量和尿量随着动脉血压的高低变化，只要血压的波动偏离了平衡点，肾的体液调节机制就会持续发挥作用，直至血压恢复正常水平。

2. 影响肾 - 体液控制系统活动的主要因素

　　肾 – 体液控制系统的活动受体内多种因素的影响，其中较主要的是血管升压素、心房钠尿肽、肾素 – 血管紧张素—醛固酮系统等（图 11-2-9）。当循环血量增多，动脉血压升高时，肾脏可通过以下机制使循环血量和血压恢复到正常水平：①血管升压素的释放减少，可使集合管对水的重吸收减少，肾排水量增加，细胞外液量回降。②

Note

心房钠尿肽分泌增多,可使肾重吸收钠和水减少,排钠和排水量增加,细胞外液量回降。③体内 RAS 系统的活动被抑制,肾素分泌减少,循环血中 Ang II 水平降低,Ang II 引起血管收缩效应减弱,血压回降;醛固酮分泌减少,肾小管重吸收钠和水减少,引起细胞外液量回降。④交感神经系统活性相对抑制,可使心肌收缩力减弱,心率减慢,心输出量减少,外周血管舒张,血压回降。反之,当循环血量减少,动脉血压降低时,则引起相反的调节过程。肾 – 体液控制系统是控制体液量的最关键因素,是长期血压调控的主角。

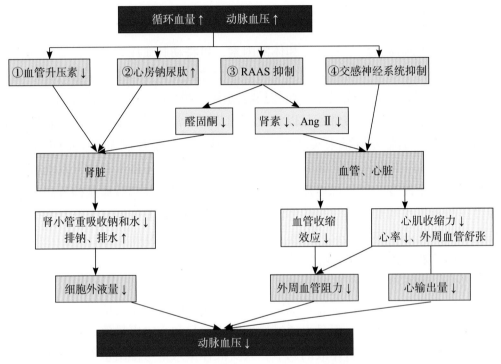

图 11-2-9　影响肾 - 体液控制系统的因素

①血管升压素的释放减少,可使集合管对水的重吸收减少,肾排水量增加,细胞外液量回降;②心房钠尿肽分泌增多,可使肾重吸收钠和水减少,排钠和排水量增加,细胞外液量回降;③体内 RAAS 系统的活动被抑制,肾素分泌减少,循环血中 Ang II 水平降低,Ang II 引起的血管收缩效应减弱,血压回降;醛固酮分泌减少,肾小管重吸收钠和水减少,引起细胞外液量回降;④交感神经系统活性相对抑制,可使心肌收缩力减弱,心率减慢,心输出量减少,外周血管舒张,血压回降,反之,当循环血量减少,动脉血压降低时,则引起相反的调节过程。肾 – 体液控制系统是控制体液量的最关键因素,是长期血压调控的主角。

四、动脉血压的测量

血压为重要的生命体征,进行体格检查时,均应测量血压。

(一)测量方法

血压测量有两种方法:①直接测量法,即经皮穿刺将导管送至周围动脉(如桡动脉)内,导管末端接监护测压系统,自动显示血压数值。此法优点是直接测量主动脉内压力,不受周围动脉收缩的影响,测得的血压数值准确。缺点是为有创方法,需用专用设备,

Note

技术要求高，故仅适用于危重、疑难患者。②间接测量法，即目前广泛采用的袖带加压法，此法采用血压计测量。常用的血压计有汞柱式血压计和电子血压计。间接测量法的优点是简便易行，随时可以测量。缺点是易受多种因素影响，尤其是周围动脉舒缩变化的影响。

　　血压间接测量的操作方法：测血压前，受检者应至少坐位安静休息 5 min，30 min 内禁止吸烟或饮咖啡，排空膀胱。受检者取坐位，最好坐靠背椅，裸露测压上肢，肘部应与心脏在同一水平，上臂伸直并轻度外展。将袖带紧贴缚在受检者的上臂，袖带的下缘应在肘弯上 2.5 cm，袖带的中央位于肱动脉表面。将听诊器探头置于肱动脉搏动处。使用汞柱式血压计测压时，快速充气，使气囊内压力达到肱动脉搏动消失后，再升高 30 mmHg，然后以恒定的速率（2 ~ 6 mmHg/s）缓慢放气，心率缓慢者，放气速率应更慢些，双眼视线随汞柱下降，平视汞柱表面，根据听诊结果读出血压值。听到的第 1 声响亮拍击声代表收缩压，连续放气至声音消失，消失时的汞柱高度即为舒张压。对于 12 岁以下儿童、妊娠妇女、严重贫血、甲状腺功能亢进、主动脉瓣关闭不全者，以声音变顿作为舒张压读数。血压至少测量 2 次，每次相隔 2 min。如果收缩压或舒张压的 2 次读数相差 5 mmHg 以上，应测量 3 次，取平均值。收缩压与舒张压差值为脉压，舒张压加 1/3 脉压为平均动脉压。如果怀疑外周血管病，首次就诊时应测量左、右上臂血压，以后通常测量较高读数一侧的上臂血压。特殊情况下可以取卧位或站立位。老年人、糖尿病患者及出现直立性低血压情况者，应加测站立位血压。站立位血压应在卧位改为站立位后 1 min 和 5 min 测量。

　　袖带宽度：袖带的大小应适合患者的上臂臂围，至少应包裹上臂的 80%。肥胖者、手臂臂围过于粗大或测量大腿血压时，用标准袖带测量数值会过高；反之，手臂太细或儿童测压时，用标准袖带数值会偏低。因此，针对这些特殊情况，为保证测量准确，需使用适当大小的袖带。

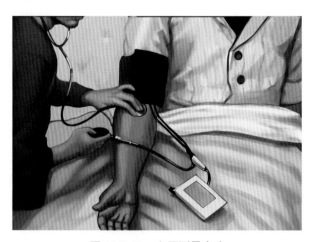

图 11-2-10　血压测量方法

（二）血压标准

　　人群中血压呈连续性正态分布，正常血压和高血压的划分无明确界线，高血压的标准是根据临床及流行病学资料界定的。目前，我国采用的血压分类和标准见表 11-2-1。

高血压定义为未使用降压药物的情况下诊室收缩压≥140 mmHg和（或）舒张压≥90 mmHg。根据血压升高水平，进一步将高血压分为1～3级。

表 11-2-1　血压水平分类和定义（单位：mmHg）

分类	收缩压		舒张压
正常血压	＜ 120	和	＜ 80
正常高值血压	120 ～ 139	和（或）	80 ～ 89
高血压	≥ 140	和（或）	≥ 90
1 级高血压（轻度）	140 ～ 159	和（或）	90 ～ 99
2 级高血压（中度）	160 ～ 179	和（或）	100 ～ 109
3 级高血压（重度）	≥ 180	和（或）	≥ 110
单纯收缩期高血压	≥ 140	和	＜ 90

注：当收缩压和舒张压分属于不同分级时，以较高的级别作为标准。以上标准适用于任何年龄的成年男性和女性

《ISH2020 国际高血压实践指南》提出连续测量 2 ～ 3 次诊室血压≥140/90 mmHg 即可诊断为高血压。其诊断标准与我国 2018、ESC 2018 和 JSH 2019 指南相同，但并未遵循 2017 AHA 指南中≥ 130/80 mmHg 的高血压诊断标准，这个诊断标准更适合于全球大多数国家的高血压的诊断和治疗的实际情况，对很多国家沿用多年的诊断标准给予肯定和认可，易于被各国接受并执行。

（三）血压变动的临床意义

1. 高血压

影响血压的因素较多，如活动、吸烟、饮酒、情绪激动或精神紧张时，血压可稍上升；若在安静、清醒和未使用降压药的条件下采用标准测量方法，至少非同日 3 次测量血压，收缩压≥ 140 mmHg 和（或）舒张压≥ 90 mmHg。收缩压≥ 140 mmHg 和舒张压＜ 90 mmHg 为单纯收缩期高血压。患者既往有高血压史，目前正在使用降压药物，血压虽然低于 140/90 mmHg，也诊断为高血压。高血压绝大多数是原发性高血压，约 5%继发于其他疾病，如慢性肾炎、肾动脉狭窄、肾上腺皮质和髓质肿瘤、垂体瘤、甲状腺功能亢进、颅内压增高等，称继发性高血压。

2. 低血压

血压低于 90/60 mmHg 时，称为低血压。急性的持续低血压状态多见于休克、急性心肌梗死、心力衰竭、心脏压塞、肾上腺皮质功能减退等，也可见于极度衰弱者。慢性低血压也可有体质的原因，患者自诉长期血压偏低，一般无症状。另外，如果患者平卧 5 min 以上后改为站立位 1 min 和 5 min，其收缩压下降 20 mmHg 以上，并伴有头晕或晕厥，为直立性低血压。

3. 双侧上肢血压差别显著

正常双侧上肢血压相差可达 5 ～ 10 mmHg，若超过此范围则属异常。主要见于多发性大动脉炎、先天性动脉畸形、血栓闭塞性脉管炎等。

4. 上下肢血压差异常

袖带法测量时，正常下肢血压应较上肢血压高 20 ～ 40 mmHg，如等于或低于上

肢血压，则提示相应部位动脉狭窄或闭塞。见于主动脉缩窄、胸腹主动脉型大动脉炎、闭塞性动脉硬化、髂动脉或股动脉栓塞等。

5. 脉压增大和减小

脉压＞ 40 mmHg，称为脉压增大，主要见于主动脉瓣关闭不全、动脉导管未闭、动静脉瘘、甲状腺功能亢进和严重贫血、主动脉硬化等。脉压＜ 30 mmHg 称为脉压减小，主要见于主动脉瓣狭窄、严重心力衰竭、心包积液、缩窄性心包炎等。

（四）动态血压监测

血压测量是评估血压水平、诊断高血压及观察降压疗效的主要手段。目前，在临床和人群防治工作中，除了采用诊室血压外，尚有动态血压测量（ambulatory blood pressure monitoring，ABPM）。使用动态血压监测仪，按设定的间隔时间，24 h 连续地记录血压。一般设白昼时间为 6 am ～ 10 pm，测压间隔时间可选择 15 min、20 min 或 30 min；晚间为 10 pm ～次晨 6 am，每 30 min 记录一次。动态血压的国内正常参考标准如下：24 h 平均血压值＜ 130/80 mmHg，白昼平均值＜ 135/85 mmHg，夜间平均值＜ 120/70 mmHg。正常情况下，夜间血压值较白昼低 10% ～ 20%。动态血压监测可诊断白大衣性高血压，发现隐蔽性高血压，检查顽固难治性高血压的原因，评估血压升高程度、短时变异和昼夜节律等，可作为常规血压测定的补充手段。

（孙　玉　孟晓慧）

第三节　高血压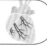

病例 11-1

杨某，男，68 岁，离退休人员。既往糖尿病史 15 余年，平素规律口服达格列净、二甲双胍，未规律监测血糖。10 余年前查体发现血压升高，收缩压最高可达 170 mmHg，无头痛，无心悸、乏力，无胸闷、胸痛，无恶心、呕吐，平素口服氯沙坦、苯磺酸氨氯地平治疗，未规律监测血压。20 天前居家自测血压明显升高，收缩压最高可达 210 mmHg，伴头晕不适及视物模糊，无胸闷、心悸，无恶心、呕吐，遂就诊于医院。

查体发现：体温 36.5℃，脉搏 81 次 / 分，呼吸 17 次 / 分，血压 184/78 mmHg，神志清，精神可，心前区无隆起，心尖搏动位于锁骨中线第五肋间内侧 0.5 cm，范围约 2 cm；心音有力，心率 81 次 / 分，节律齐，各瓣膜听诊区未闻及异常心音及病理性杂音，无心包摩擦音。辅助检查：冠状动脉 CTA、肾血管 CTA：双肾上腺及肾血管 CTA 未见明显异常；腹主动脉粥样硬化 CT 表现；冠状动脉三支多发管腔轻度狭窄，左前降支终端部分浅肌桥；冠状动脉重度钙化。心脏彩超：LA42 mm，室间隔 14 mm，左室后壁

13 mm，提示左室壁增厚、左方扩大、三尖瓣反流（轻度）。动态血压：24 h 平均血压 135/76 mmHg，心率 69 bpm，白昼血压平均值 136/77 mmHg，心率 70 bpm，夜间血压平均值 133/73 mmHg，心率 63 bpm，24 h 最高收缩压 169 mmHg，最高舒张压 88 mmHg。夜间 18:00 至次日晨间 6:00 血压均高于血压上限。诊断：高血压病。

请思考以下问题：

1. 高血压诊断标准是什么？如何进行分级和危险分层？

2. 通过分析血管平滑肌舒缩及血压的长期调节机制，抗高血压药物的作用靶点有哪些？简述药物分类及一线抗高血压药物的作用原理和特点。

3. 该患者是哪一种类型的特殊高血压？该类型高血压有哪些特点？

4. 继发性高血压常见的病因有哪些？你认为该患者后续还应完善哪些检查？

5. 高血压急症和亚急症定义是什么？简述高血压急症的处理原则。

6. 你认为该患者应采取什么样的治疗方案？

7. 针对患者病情，你认为患者出院后应进行哪些日常生活干预及健康宣教？

（安贵鹏　孙　玉　提供）

一、高血压的定义与分类

高血压（hypertension）是指体循环动脉血压持续升高，是一种可导致心、脑、肾和血管改变的常见的临床综合征，是心脑血管疾病死亡的最重要的危险因素。高血压带来了沉重的疾病负担，中国疾病预防控制中心的一项研究报告显示，2017 年我国因高血压死亡的人数达 254 万，其中约 69% 为卒中死亡、54% 为缺血性心脏病死亡、41% 为其他心血管疾病死亡，此外 43% 的慢性肾脏病死亡可归因于高血压。另有研究显示高血压是老年性痴呆的高危因素。

高血压可分为原发性高血压（essential hypertension），又称特发性高血压；继发性高血压（secondary hypertension），又称症状性高血压和特殊类型高血压。

原发性或特发性高血压，又称高血压病，是一种原因未明的、以体循环动脉压升高为主要表现的独立性全身性疾病，是我国最常见的心血管疾病，常与其他心血管危险因素共存，可损伤重要脏器，如心、脑、肾的结构和功能，最终导致这些器官的功能衰竭。

继发性高血压较少见，是指患有某些疾病时出现的血压升高，如慢性肾小球肾炎、肾动脉狭窄、肾盂肾炎所引起的肾性高血压，也称肾血管性高血压；盐皮质激素增多症；嗜铬细胞瘤和肾上腺肿瘤所引起的内分泌性高血压。这种血压升高是某种疾病的病症之一，是一种体征。

特殊类型高血压是指妊娠高血压和某些疾病导致的高血压危象，如高血压脑病、颅内出血、不稳定型心绞痛、急性心肌梗死、左心衰竭伴肺水肿、主动脉缩窄及子痫等。

二、高血压的病因和发病机制

原发性高血压的病因为多因素，尤其是遗传和环境因素交互作用的结果。但遗传与环境因素具体通过何种途径升高血压尚不明确。基础和临床研究表明，首先，高血压不是一种同质性疾病，不同个体间病因和发病机制不尽相同；其次，高血压病程较长，进展一般较缓慢，不同阶段始动、维持和加速机制不同，各种发病机制间也存在交互作用。因此，高血压是多因素、多环节、多阶段和个体差异性较大的疾病。

（一）病因

高血压的主要影响因素包括遗传、年龄、超重/肥胖、高盐摄入、吸烟、过量饮酒、运动量不足、长期精神紧张、空气污染等。个体具有的危险因素越多，程度越严重，血压水平越高，高血压患病风险越大。

1. 遗传因素

高血压病有明显的遗传倾向。从动物实验、流行病学研究、家系研究等提供的大量证据提示，高血压发病有明显的家族聚集性，双亲无高血压、一方有高血压或双亲均有高血压，其子女高血压发生概率分别为 3%、28% 和 46%。

2. 环境因素

（1）饮食：不同地区人群血压水平和高血压患病率与钠盐平均摄入量显著正相关，但同一地区人群中个体间血压水平与摄盐量并不相关，摄盐过多导致血压升高主要见于对盐敏感人群。钾摄入量与血压呈负相关，高蛋白质摄入属于升压因素，饮食中饱和脂肪酸或饱和脂肪酸/多不饱和脂肪酸比值较高也属于升压因素。饮酒量与血压水平线性相关，尤其与收缩压相关性更强。

（2）精神应激：城市脑力劳动者高血压患病率超过体力劳动者；从事精神紧张度高的职业者发生高血压的可能性较大；长期生活在噪声环境中听力敏感性减退者患高血压也较多。此类高血压患者经休息后症状和血压可获得一定改善。

（3）吸烟：吸烟可使交感神经末梢释放去甲肾上腺素增加而使血压增高，同时可以通过氧化应激损害一氧化氮（nitric oxide，NO）介导的血管舒张，引起血压增高。

3. 其他因素

（1）体重：体重增加是血压升高的重要危险因素。中国成人正常体重指数（body mass index，BMI）为 19 ~ 24（kg/m^2），≥ 24 kg/m^2 为超重，≥ 28 kg/m^2 为肥胖。超重和肥胖可增加高血压和心脑血管疾病的患病风险，肥胖者发生高血压的风险是 BMI 正常者的 3 倍。BMI 平均每增加 10 kg/m^2，男性收缩压升高 17 mmHg、女性升高 14 mmHg。

（2）药物：服避孕药妇女血压升高发生率及程度与服药时间长短有关。口服避孕药引起的高血压一般为轻度，并且可逆转，在终止服药后 3 ~ 6 个月血压常恢复正常。其他如麻黄碱、肾上腺皮质激素、非甾体抗炎药、甘草等也可使血压增高。

（3）睡眠呼吸暂停低通气综合征（sleep apnea hypopnea syndrome，SAHS）：SAHS 是指睡眠期间反复发作性呼吸暂停，有中枢性和阻塞性之分。SAHS 患者 50% 有高血压，血压升高程度与 SAHS 病程和严重程度有关。

（二）发病机制

1. 遗传机制

已公认遗传机制是高血压发生的基础之一。高血压病为多基因共同作用的产物，

Note

这些基因既有各自独立的效应，呈显性或隐性遗传，又相互作用，并通过分子、细胞、组织、器官等不同水平的数种中间表现型的介导，最终导致血压升高。

2. 神经机制

各种原因使大脑皮质下神经中枢功能发生变化，各种神经递质浓度与活性异常，包括去甲肾上腺素、肾上腺素、多巴胺、神经肽、五羟色胺、血管升压素、脑啡肽、脑钠肽和中枢 RAS，最终使交感神经系统活性亢进，血浆儿茶酚胺浓度升高，阻力小动脉收缩增强而导致血压增高。

3. 肾脏机制

现代高盐饮食的生活方式加上遗传性或获得性肾脏排钠能力的下降是许多高血压患者的基本病理生理异常。有较多因素可引起肾性水钠潴留，例如亢进的交感活性使肾血管阻力增加；肾小球有微小结构病变；肾脏排钠激素（前列腺素、激肽酶、肾髓质素）分泌减少，肾外排钠激素（内源性类洋地黄物质、心房钠尿肽）分泌异常，或者潴钠激素（18-羟去氧皮质酮、醛固酮）释放增多。低出生体重儿也可以通过肾脏机制导致高血压。

4. 激素机制

肾素 – 血管紧张素 – 醛固酮系统（renin-angiotensin-aldosterone system，RAAS）：由肾素、血管紧张素原（angiotensinogen）、血管紧张素 I（angiotensin I，Ang I）、血管紧张素 II（angiotensin II，Ang II）、血管紧张素转化酶（angiotensin-converting enzyme，ACE）、血管紧张素代谢产物、Ang II 受体等组成，Ang II 在高血压发病中是中心环节，其机制为：①强烈收缩小动脉，增加外周阻力。收缩微静脉，增加回心血量和心排血量。②促进原癌基因表达，促进平滑肌细胞增生，增加外周阻力。③作用于交感神经，使交感缩血管活性增强，并释放儿茶酚胺，促进血管内皮细胞释放缩血管因子。④促进醛固酮的释放，增加钠、水的重吸收，增加循环血量。⑤促进神经垂体释放抗利尿激素，增加血容量。⑥直接作用于肾血管，使其收缩，致尿量减少，增加血容量。

5. 血管机制

大动脉和小动脉结构与功能的变化，即血管重构，在高血压发病中发挥着重要作用。覆盖在血管壁内表面的内皮细胞能生成、激活和释放各种血管活性物质，调节心血管功能。年龄增长及各种心血管危险因素，例如血脂异常、血糖升高、吸烟、高同型半胱氨酸血症等，均可导致血管内皮细胞功能异常，影响动脉的弹性功能和结构。大动脉弹性减退可以导致收缩压升高，舒张压降低，脉压增大。阻力小动脉结构（血管数目稀少或壁 / 腔比值增加）和功能（弹性减退和阻力增大）改变也对脉压增大起重要作用。

6. 胰岛素抵抗

胰岛素抵抗（insulin resistance，IR）是指必须以高于正常的血胰岛素释放水平来维持正常的糖耐量，表示机体组织对胰岛素处理葡萄糖的能力减退。约 50% 原发性高血压患者存在不同程度的 IR，在肥胖、血甘油三酯升高、高血压及糖耐量减退同时并存的四联症患者中最为明显。目前认为胰岛素抵抗导致高血压的机制：①钠水滞留：

Note

肾小管对钠和水的重吸收增强，使血容量增加。②内皮细胞功能障碍：内皮细胞分泌的内皮素与NO失衡，加重高血压的进展。③增高交感神经活性，提高RAAS的兴奋性。④ Na^+-K^+-ATP酶和Ca^{2+}-ATP酶活性降低，使细胞对生长因子更敏感，血管壁增厚等。⑤刺激血管平滑肌细胞增殖。

三、高血压的病理改变

原发性高血压可分为良性高血压和恶性高血压两种类型。

（一）良性高血压

良性高血压（benign hypertension）又称缓进型高血压（chronic hypertension），约占高血压病的95%，多见于中、老年人，病程长，进展缓慢，患者最终常死于心和脑病变，死于肾病变者较少。按病变的发展分为三期。

1.功能紊乱期

为高血压的早期阶段，基本病变是全身细小动脉间歇性痉挛，可伴有高级中枢神经功能失调等，但血管无器质性病变。

此期患者有波动性血压升高，可伴有头晕、头痛，经休息或治疗血压可恢复正常。

2.动脉病变期

（1）细动脉硬化（arteriolosclerosis）：是良性高血压的主要病变特征，表现为细动脉壁玻璃样变，易累及肾入球小动脉、脾中央动脉及视网膜小动脉等，具有诊断意义。由于血管长期痉挛及高血压刺激，内皮细胞和基底膜受损，内皮细胞间隙扩大，内膜通透性升高，血浆蛋白渗入内皮下甚至中膜；内皮细胞及平滑肌细胞分泌细胞外基质增多，平滑肌细胞因缺氧而变性坏死。动脉壁逐渐被血浆蛋白和细胞外基质所代替，形成均质、红染无结构的玻璃样物质，致细动脉壁增厚，管腔狭窄甚至闭塞（图11-3-1）。

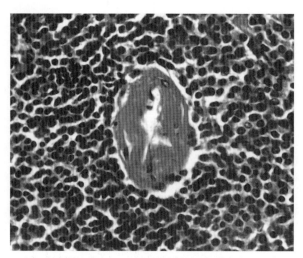

图 11-3-1 脾中央动脉玻璃样变

脾中央动脉管壁增厚呈红染、均质状，管腔狭窄

（2）小动脉硬化：主要累及肌型小动脉，如肾小叶间动脉、弓形动脉及脑的小

动脉等。动脉内膜胶原纤维及弹性纤维增生，内弹力膜分裂；中膜平滑肌细胞增生、肥大，胶原纤维和弹性纤维增生，致血管壁增厚，管腔狭窄。

（3）大动脉硬化：弹力肌型及弹力型大动脉常无明显病变，可伴发动脉粥样硬化（AS）。

此期患者血压进一步升高，并维持在较高水平，失去波动性，需服降压药。

3. 内脏病变期

（1）心脏病变：长期慢性高血压可引起心脏病变，称为高血压性心脏病（hypertensive heart disease），主要表现为左心室肥大。由于血压持续升高，外周阻力增加，左心室因后负荷增加而发生代偿性肥大。心脏重量增加可达 400 g 以上，左心室壁增厚可达 1.5 ~ 2.5 cm；肉柱、乳头肌增粗，心腔不扩张，甚至略缩小，称为向心性肥大（concentric hypertrophy）（图 11-3-2）。光镜下，心肌细胞增粗、变长，有较多分支；细胞核增大、深染。晚期肥大的心肌失代偿，细胞因供血不足而收缩力降低，心腔逐渐扩张，称为离心性肥大（eccentric hypertrophy）。此时心脏仍然很大、左心室扩大，室壁相对变薄，肉柱和乳头肌变扁平。高血压性心脏病严重者可发生心力衰竭，预后不良。

（2）肾脏病变：由于入球小动脉玻璃样变和肌型小动脉硬化，受累肾小球因缺血发生纤维化和玻璃样变，所属肾小管萎缩、消失，间质纤维结缔组织增生和淋巴细胞浸润。病变轻微处，肾小球及所属肾小管因功能性代偿而肥大、扩张，肾小管内可见蛋白管型。肾皮质萎缩区与代偿区弥漫交杂分布，致肾表面形成肉眼所见的弥漫细颗粒状，双肾对称性缩小，重量减轻，质地变硬，切面肾皮质变薄，皮髓质界限模糊，肾盂周围脂肪组织填充性增生，称为原发性颗粒性固缩肾（primary granular atrophy of the kidney）或细动脉性肾硬化（arteriolar nephrosclerosis）（图 11-3-3）。临床上可逐渐出现氮质血症、尿毒症。

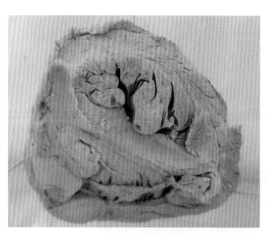

图 11-3-2　高血压性心脏病

心脏冠状面示左心室壁增厚，乳头肌增粗，心腔相对较小

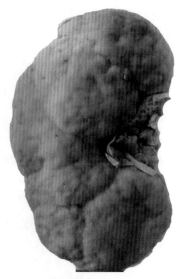

图 11-3-3　高血压性颗粒性固缩肾

肾脏缩小，质地变硬，表面呈细颗粒状

（3）脑病变：由于脑细小动脉痉挛和硬化，脑组织可发生一系列病变：①脑水肿：脑细小动脉痉挛和硬化，使局部脑组织缺血，毛细血管通透性增加，发生脑水肿。患者可出现头痛、头晕和眼花等症状。由血压骤升引起急性脑水肿和颅内压升高，致患者出现高血压脑病（hypertensive encephalopathy）症状，如血压显著升高、剧烈头痛、呕吐和视物障碍等。严重者可出现意识障碍、抽搐等，病情危重，称为高血压危象（hypertensive crisis），可见于高血压的各个时期。②脑软化（encephalomalacia）：是细小动脉病变造成供血区脑组织缺血而坏死，形成较多小软化灶，称微梗死灶（microinfarct）或腔隙性脑梗死（lacunar cerebral infarct），一般不引起严重后果，最终病灶吸收，由胶质瘢痕取代。③脑出血（cerebral hemorrhage）：是高血压最严重且往往是致命性的并发症。多为大出血，常发生于基底节、内囊，其次为大脑白质、脑桥和小脑，出血范围较大时可破入侧脑室。出血区脑组织完全被破坏，形成囊腔状，其内充满坏死脑组织和血凝块（图 11-3-4）。脑出血的主要原因是脑细小动脉硬化使血管变脆，血压突然升高致破裂出血。此外，血管壁病变使其弹性降低，局部形成微小动脉瘤，当血压突然升高或剧烈波动，可致微小动脉瘤破裂出血。脑出血多见于基底节区域（尤以豆状核区最多见），是因为供应该区域的豆纹动脉较细，且从大脑中动脉呈直角分出，受压力较高的大脑中动脉血流直接冲击和牵引，易破裂出血。

脑出血的临床表现常因出血部位不同和出血量的大小而异。患者可表现为突发性昏迷、呼吸加深、脉搏加速、肢体弛缓、腱反射消失、大小便失禁等。内囊出血者可引起对侧肢体偏瘫及感觉消失；左侧脑出血常引起失语；脑桥出血可引起同侧面神经麻痹及对侧上、下肢瘫痪；出血迫入脑室时，患者发生昏迷，甚至死亡。脑出血可因血肿及脑水肿引起颅内高压，并发脑疝形成。小出血可被完全吸收，由胶质瘢痕取代。中等量出血多由胶质瘢痕包裹，形成血肿或液化成囊腔。

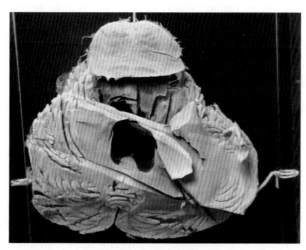

图 11-3-4　高血压脑出血

脑干出血，脑组织被血凝块代替

（4）视网膜病变：高血压时眼底特征性改变是视网膜中央动脉硬化。检眼镜下，视网膜中央动脉变细、迂曲，反光增强，并出现动静脉交叉压迫现象；晚期可出现视网膜渗出、出血和视盘水肿等，视力减退。

（二）恶性高血压

亦称急进型高血压（accelerated hypertension），多见于青壮年，血压升高显著，以舒张压升高更为明显，常高于 130 mmHg，病变进展迅速，较早即可出现肾衰竭。此型可由良性高血压恶化而来，或有的起病即为急进型。

特征性病理变化是坏死性细动脉炎（necrotizing arteriolitis）和增生性小动脉硬化，主要累及肾脏。坏死性细动脉炎主要累及肾入球小动脉，动脉内膜和中膜发生纤维素样坏死，血管壁及其周围可见核碎片及单核细胞、中性粒细胞等炎症细胞浸润。病变可波及肾小球而发生节段性坏死，伴微血栓形成或血管破裂，引起微梗死和出血。增生性小动脉硬化主要累及小叶间动脉及弓形动脉等，表现为内膜明显增厚，内弹力膜断裂，平滑肌细胞增生肥大，胶原等基质增多，使血管壁呈同心圆状增厚，如洋葱皮样，管腔狭窄。上述病变亦可发生于脑和视网膜。

临床表现为血压显著升高，常超过 230/130 mmHg，可发生高血压脑病，出现视网膜出血和视神经盘水肿等，常有持续性蛋白尿、血尿及管型尿。患者多在一年内迅速发展为尿毒症而死亡，也可因脑出血或心力衰竭致死。

四、高血压的预防

对高血压患者来说，首要的是控制血压，尽早达到目标血压，长期维持，长期获益。除了常规的药物治疗外，合理饮食与规律生活对高血压及其并发症预防控制起着不容忽视的作用。

良好的生活方式管理主要包括以下几个方面：

1. 合理的膳食

高血压患者以清淡、低盐、低脂、低糖，高维生素、高纤维素、高钙饮食为宜。建议：① 减少钠盐摄入（＜ 5g/ 天），增加钾摄入；② 控制每日食物的总热量，限制油脂摄入量。③ 注重均衡饮食。

2. 控制体重，避免超重和肥胖

减轻体重有益于高血压的治疗，可明显降低患者的心血管病危险。

3. 戒烟限酒

吸烟和饮酒不仅是高血压和冠心病发生的危险因素，还会降低药物治疗的效果。建议所有高血压患者做到戒烟限酒。

4. 适量运动

除日常生活的活动外，每周 4 ~ 7 天，每天累计 30 ~ 60 min 的中等强度运动（如步行、慢跑、骑自行车、游泳等）。运动强度须因人而异，运动前需进行评估。

5. 保持心理平衡

预防和缓解心理压力，也是防治高血压的重要方面。

6. 管理睡眠

规律、充足的睡眠不仅有助于血压的控制，对维持正常的血压节律来说也很有帮助。

Note

五、抗高血压药物

（一）抗高血压药物的分类

动脉血压形成的基本因素是心输出量和外周血管阻力。前者受心脏功能、回心血量和血容量的影响，后者主要受阻力血管紧张度的影响。交感神经 - 肾上腺素系统和RAS是参与血压调节最主要的机制。抗高血压药物通过作用于脑、心、血管、肾，调整神经、体液紊乱，减少心输出量和（或）降低外周血管阻力而发挥作用（表 11-3-1）。

表 11-3-1　抗高血压药作用部位及机制

药物	器官	机制
中枢性降压药 β肾上腺素受体阻断药	脑	减少交感神经放电活动 （减少心排血量） （降低外周阻力）
β肾上腺素受体阻断药	心	减慢心率和减弱收缩力 （减少心排血量）
α受体阻断药 钙通道阻断药 血管扩张药 肾素 - 血管紧张素系统抑制药	血管平滑肌	舒张血管平滑肌 （降低外周阻力）
利尿药 肾素 - 血管紧张素系统抑制药 β肾上腺素受体阻断药	肾	降低血容量 （减少心排血量）

根据抗高血压药物的作用部位或机制，可将其分为以下几类。

1. 利尿药

（1）噻嗪类利尿药（如氢氯噻嗪等）

（2）袢利尿药（如呋噻米等）

（3）保钾利尿药（如螺内酯等）

2. 钙通道阻断药　（如硝苯地平、维拉帕米、地尔硫草等）

3. 肾素 - 血管紧张素系统抑制药

（1）血管紧张素转化酶抑制药（如卡托普利等）

（2）血管紧张素 II 受体阻断药（如氯沙坦等）

（3）肾素抑制药（如阿利吉仑等）

4. 交感神经抑制药

（1）中枢性降压药（如可乐定等）

（2）神经节阻断药（如樟磺咪芬等）

（3）去甲肾上腺素能神经末梢阻滞药（如利血平等）

（4）肾上腺素受体阻断药

1）β肾上腺素受体阻断药（如普萘洛尔等）

2）α受体阻断药（如哌唑嗪等）

3）α 及 β 肾上腺素受体阻断药（如拉贝洛尔等）

5. 血管扩张药

（1）直接舒张血管平滑肌药（如肼屈嗪、硝普钠等）

（2）钾通道开放药（如米诺地尔等）

目前，我国临床常用的一线抗高血压药包括利尿药、β 受体阻断药、钙通道阻断药、血管紧张素转化酶抑制药和血管紧张素 Ⅱ 受体阻断药 5 类。

（二）常用的抗高血压药

1. 利尿药

神经体液因素（RAAS、心房钠尿肽等）调节水盐的摄入与排出，保持正常的体液容量而维持循环稳定。限制 Na^+ 摄入能预防高血压，因此，利尿药通过改变体内 Na^+ 平衡，是早期治疗高血压的措施之一。各类利尿药单用即有降压作用，并可增强其他降压药的作用。利尿药包括高效、中效和低效利尿药，临床治疗高血压以噻嗪类及噻嗪样作用利尿药最为常用。

（1）药理作用与机制：噻嗪类利尿药以氢氯噻嗪（hydrochlorothiazide）为代表药物。降压作用温和、持久，长期用药无明显耐受性。大规模临床研究证明高血压患者长期应用小剂量噻嗪类药物能较好地控制血压，降低心、脑血管并发症的发生率和病死率。

用药初期，噻嗪类利尿药可通过排钠利尿，减少细胞外液和血容量，从而使心输出量减少和血压下降。长期用药后，血容量和心输出量逐渐恢复而仍持久降压，主要是由外周阻力降低所致，但该作用并非是对血管平滑肌的直接作用。对于长期使用利尿药外周血管阻力降低的作用机制，一般认为是由于持续排钠而降低血管平滑肌内 Na^+ 的浓度，进而通过 Na^+-Ca^{2+} 交换机制，使胞内 Ca^{2+} 浓度减少，血管平滑肌对去甲肾上腺素等缩血管物质的反应性减弱。摄入大量食盐能拮抗利尿药的降压作用，限制钠盐的摄入能增强其降压作用，这也说明体内低钠是利尿药降压的主要作用机制。

（2）临床应用噻嗪类利尿药是治疗高血压的基础药物，安全、有效、价廉，可单用或与其他抗高血压药联合应用治疗各类高血压；单用适用于轻、中度高血压。单独使用噻嗪类作降压治疗时，剂量应尽量小，超过 25 mg 时降压作用并不一定增强，反而可使不良反应发生率增加。因此，建议单用利尿药降压时的剂量不宜超过 25 mg，若 25 mg 仍不能有效地控制血压，则应合用或换用其他类型的抗高血压药物。

用噻嗪类利尿药还能激活 RAAS，使血浆肾素活性增高和醛固酮分泌，这可能是血浆容量减少所继发的，并能部分拮抗噻嗪类利尿药的降压效果，因此氢氯噻嗪与血管紧张素转化酶抑制药，或者血管紧张素 Ⅱ 受体阻断药，或 β 肾上腺素受体阻断药联合应用，是合理且常用的。在老年高血压患者，因肾单位减少，水钠容量增加，血浆肾素活性降低，这类药物疗效更佳。

长期大量使用噻嗪类利尿药可引起电解质紊乱，特别要注意低钾血症，应合并使用保钾利尿药或合用血管紧张素转化酶抑制药以减少 K^+ 的排出。长期大量使用会对糖代谢和脂质代谢产生不良影响，也可引起高尿酸血症，因此，糖尿病、高脂血症及有痛风病史患者慎用或禁用。高效利尿药不作为轻、中度高血压的一线药，而用于高血压危象及伴有慢性肾功能不良的高血压患者，因其增加肾血流量，并有较强的排钠利尿作用。保钾利尿药作用温和，螺内酯（spironolactone）适用于低血钾症、高尿酸血症的患者或原发性醛固酮增多症；氨苯蝶啶（triamterene）与噻嗪类或袢利尿药合用，可增强疗效，并可对抗这些利尿药排钾、排镁作用。肾功能不良或少尿者禁用留钾利尿药。吲哒帕胺（indapamide）属噻嗪样作用利尿药，降压作用温和，不良反应少，不引起血脂改变，对伴有高脂血症的高血压患者可用吲哒帕胺替代噻嗪类利尿药。

2. β肾上腺素受体阻断药

β肾上腺素受体阻断药最初用于治疗心绞痛，临床应用中偶然发现该类药物能使心绞痛合并高血压患者的血压降低，随后的研究证实普萘洛尔和其他β肾上腺素受体阻断药均能有效降低血压，目前是治疗高血压的常用药物。用于治疗高血压的β肾上腺素受体阻断药有普萘洛尔、美托洛尔、阿替洛尔等。普萘洛尔（propranolol）属非选择性β肾上腺素受体阻断药，对β_1和β_2受体具有相同的亲和力，缺乏内在拟交感活性；美托洛尔（metoprolol）和阿替洛尔（atenolol）对心脏的β_1受体有较大的选择性，而对血管及支气管β_2受体的影响较小，属无内拟交感活性的β_1受体阻断药。

（1）药理作用与机制：β肾上腺素受体阻断药虽在脂溶性、β_1受体的选择性、内在拟交感活性及膜稳定作用等方面差异很大，但均具有抗高血压作用。

β肾上腺素受体阻断药的降压作用可能与下述机制有关：①阻断心脏β_1受体，降低心输出量。②阻断肾小球球旁细胞的β_1受体，减少肾素分泌，从而抑制RAS活性。③β肾上腺素受体阻断药能通过血脑屏障进入中枢，阻断中枢β受体，使外周交感神经活性降低。④阻断外周去甲肾上腺素能神经末梢突触前膜β_2受体，抑制正反馈调节作用，减少去甲肾上腺素的释放。⑤促进前列环素的生成。

（2）临床应用：β肾上腺素受体阻断药是安全、有效、价廉的降压药，可用于各型高血压，对年轻高血压患者、心输出量及肾素活性偏高者更为适宜。β肾上腺素受体阻断药对老年人一般效果较差。高血压伴有心绞痛、偏头痛、焦虑症等选用β肾上腺素受体阻断药较为合适。

（3）不良反应与注意事项：普萘洛尔等非选择性β肾上腺素受体阻断药可升高三酰甘油水平，降低HDL-胆固醇，其机制尚不十分清楚。长期应用该类药物突然停药，可加重冠心病症状，并可使血压反跳性升高超过治疗前水平，停药前10～14天宜逐步减量。非选择性β肾上腺素受体阻断药能延缓用胰岛素后血糖水平的恢复，不稳定型糖尿病和经常低血糖反应患者使用β肾上腺素受体阻断药应十分慎重。慢性阻塞性肺病、运动员、周围血管病或者糖耐量异常者慎用。糖脂代谢异常时一般不首选β肾上腺素受体阻断药。禁用于严重左心室功能不全、窦性心动过缓、房室传导阻滞及支气管哮喘患者。

3. 钙通道阻断药

钙通道阻断药（calcium channel blocker）临床用于治疗心律失常、高血压、心绞痛、慢性心功能不全等疾病。钙通道阻断药能选择性地阻断电压门控性Ca^{2+}通道，抑制细胞外Ca^{2+}内流，减少细胞内Ca^{2+}含量而松弛血管平滑肌，降低外周血管阻力，使血压下降。从化学结构上可将其分为二氢吡啶类和非二氢吡啶类。前者对血管平滑肌具有选择性，较少影响心脏，作为抗高血压常用的有硝苯地平、尼群地平和氨氯地平等。非二氢吡啶类包括维拉帕米和地尔硫䓬等，均具有一定的降压作用。维拉帕米对心脏作用比较强，地尔硫䓬对心脏和血管的作用相当。钙通道阻断药一般对糖、脂质代谢无不良影响。长期使用可逆转高血压患者的心肌肥厚和抑制血管壁重构。

1）硝苯地平

（1）药理作用：硝苯地平（nifedipine）对各型高血压均有降压作用，降压作用快而强，作用持续时间短。降压时能反射性引起心率加快，心输出量增加，血浆肾素活性增高，但较直接扩血管药作用弱，加用β肾上腺素受体阻断药可避免这些作用并能增强降压效应。

（2）临床应用：用于轻、中、重度高血压，尤其适用低肾素性高血压，亦适用于合并有心绞痛或肾脏疾病、糖尿病、哮喘、高脂血症及恶性高血压患者。可单用或与利尿药、β肾上腺素受体阻断药、血管紧张素转化酶抑制药合用。普通制剂血药浓度波动大，易引起交感神经反射性兴奋引起心率增快、心悸不良反应。因此除少数急需降压者外，已不常用；目前多推荐使用缓释与控释剂型，不良反应较少，适应于高血压病长期治疗。

（3）不良反应与注意事项：常见不良反应有头痛、颜面潮红、眩晕、心悸、踝部水肿等。踝部水肿为毛细血管前血管扩张而非水钠潴留所致。能引起交感神经反射性兴奋，故对伴有缺血性心脏病患者慎用，以免加剧缺血症状。

2）氨氯地平（amlodipine）：作用与硝苯地平相似，降压作用较硝苯地平温和，口服后起效较慢，降压作用维持时间长，$t_{1/2}$长达 35 ~ 45 h，不易引起交感神经反射性兴奋。每日口服 1 次。不良反应同硝苯地平。

4. 血管紧张素转化酶抑制药

卡托普利（captopril）为第一种口服有效的 ACE 抑制药（angiotensin converting enzyme inhibitor，ACEI）。随后，开发研制了高效、长效、少不良反应的一系列 ACE 抑制药。根据化学结构分为 3 类：含巯基（-SH）的如卡托普利（captopril）、阿拉普利（alacepril）；含羧基（-COOH）的如依那普利（enalapril）、赖诺普利（lisinopril）、喹那普利（quinapril）、培哚普利（perindopril）等；含次磷酸基（-POOR）的如福辛普利（fosinopril）。目前临床应用的 ACE 抑制药有二十余种，这类药物能有效地降低血压，对心功能不全及缺血性心脏病等也有效。

（1）药理作用与机制：体外实验证明，ACE 抑制药对 ACE 具有直接抑制作用。在体实验证明，该类药物显著降低血浆中 Ang Ⅱ 浓度，并能抑制外源性 Ang Ⅰ 的升压作用。ACE 抑制药具有较强的降压作用，对肾性及原发性高血压均有效，不仅可治疗高肾素活性高血压，也能降低正常或低肾素活性高血压患者的血压。ACE 抑制药治疗老年性高血压、高血压合并脑或外周血管疾病及高血压合并肾功能衰竭，具有其他抗高血压药物所没有的优点。ACE 抑制药与其他降压药比较，具有以下特点：①降压时不伴有反射性心率加快，对心排血量无明显影响。②可预防和逆转心肌与血管构型重建。③增加肾血流量，保护肾脏。④能改善胰岛素抵抗，预防和逆转肾小球基底膜的糖化，不引起电解质紊乱和脂质代谢改变。

ACE 是一大分子含锌酸性糖蛋白，ACE 抑制药与 Ang Ⅰ 或缓激肽竞争 ACE。以卡托普利为例说明这类药物与 ACE 结合方式，卡托普利有三个基团能与 ACE 的活性部位相结合：①脯氨酸的末端羧基与酶的正电荷部位（精氨酸）呈离子键结合；②肽键的羰基与酶的供氢部位呈氢键结合；③巯基与酶中锌离子结合。ACE 抑制药与 ACE 结合后使其失去活性。

ACE 抑制药的降压机制是通过抑制 ACE，降低循环系统与血管组织 RAS 活性，减少 Ang Ⅱ 的生成和升高缓激肽水平而发挥作用。

1）抑制血浆与组织中 ACE，减少 Ang Ⅱ 的生成，降低循环系统与组织中 Ang Ⅱ，减弱 Ang Ⅱ 的缩血管作用，降低外周阻力。

2）减慢缓激肽降解，升高缓激肽水平，继而促进一氧化氮（NO）、前列腺素、降钙素基因相关肽（calcitonin gene-related peptide，CGRP）生成，产生舒血管效应。

3）减弱 Ang Ⅱ 对交感神经末梢突触前膜 AT 受体的作用，减少去甲肾上腺素释放，并能抑制中枢 RAS，降低中枢交感神经活性，使外周交感神经活性降低，降低外周阻力。

4）抑制心肌与血管组织 ACE 活性，阻止 Ang Ⅱ 促平滑肌细胞、成纤维细胞增殖与心肌细胞肥大。在心脏，ACE 抑制药预防与逆转心肌肥厚，对缺血的心肌具有保护作用，从而改善心脏的收缩与舒张功能；在血管，抑制血管增厚，可降低血管僵硬度，改善动脉顺应性。

5）减少肾脏组织中 Ang Ⅱ，减弱 Ang Ⅱ 的抗利尿作用以及减少醛固酮分泌，促进水钠排泄，减轻水钠潴留。

6）改善血管内皮功能。高血压常伴有血管内皮功能不全，而血管内皮功能不全是促进高血压发展和并发症发生的重要原因。

（2）临床应用：适用于各型高血压，对肾性及原发性高血压均有效。轻、中度高血压患者单用 ACE 抑制药常可以控制血压，与利尿药及 β 肾上腺素受体阻断药合用能增强疗效，用于治疗重度或顽固性高血压。ACE 抑制药对缺血心肌与肾脏具有保护作用，可增加胰岛素抵抗患者的胰岛素敏感性，尤其适用于伴有慢性心功能不全、缺血性心脏病、糖尿病肾病的高血压患者，可延缓病情的发展，显著改善生活质量。

（3）不良反应与注意事项：主要的不良反应有高血钾、肾功能损害、咳嗽、血管神经性水肿等。RAS 高度激活的患者，可能出现"首剂现象"而致低血压，故宜从小剂量开始使用，并密切监测。肾功能正常者服用 ACE 抑制药，一般较少见高血钾；肾功能受损时，或与留钾利尿药、非甾体抗炎药、β 肾上腺素受体阻断药合用易致高血钾。正常人应用 ACE 抑制药可使肾灌注压降低，肾血流量增加，因此肾小球滤过率一般无明显影响；肾动脉硬化或肾异体移植时，ACE 抑制药引起可逆性肾功能受损。咳嗽为刺激性干咳，多见于用药开始几周内。咳嗽与支气管痉挛可能是由于这类药物抑制缓激肽和 P 物质代谢，导致这些物质在肺血管床积蓄。依那普利与赖诺普利诱发咳嗽的发生率比卡托普利高，而福辛普利较低。血管神经性水肿多见于颜面部。卡托普利可出现青霉胺样反应，如皮疹、瘙痒、嗜酸细胞增多、白细胞减少、淋巴结肿大、发热、胃痛、口腔溃疡、味觉减退、肝功能损害等，可能与含 -SH 有关。在妊娠早期，ACE 抑制药无致畸胎作用，但妊娠中后期长期应用可引起胎儿畸形、胎儿发育不全甚至死胎，故孕妇禁用。亲脂性的 ACE 抑制药如雷米普利（ramipril）与福辛普利在乳汁中分泌，故哺乳期妇女忌服。

5. 血管紧张素Ⅱ受体阻断药

Ang Ⅱ 与 Ang Ⅱ 受体（AT 受体）相互作用产生药理效应。目前发现 AT 受体有四种亚型，即 AT_1、AT_2、AT_3 和 AT_4 受体。AT_1 受体主要分布于心脏、血管和肾脏，AT_2 受体主要分布于肾上腺髓质和脑。Ang Ⅱ 的心血管作用主要由 AT_1 受体介导，AT_2 受体的生理作用尚未完全清楚，可能与抑制生长和抗增殖作用有关。

Ang Ⅱ 的生成除通过 ACE 代谢途径外，大部分的 Ang Ⅱ 是通过非 ACE 途径（糜酶途径）形成。循环系统中 RAS 以 ACE 途径为主，而组织中的 RAS 则以糜酶为主，如在心脏左心室有 80%、血管有 70% 的 Ang Ⅱ 为糜酶催化形成。ACE 抑制药不能抑制糜酶途径，而 AT_1 受体阻断药能特异性与 AT_1 受体结合，阻断不同代谢途径生成的 Ang Ⅱ 作用于 AT1 受体，从而抑制 Ang Ⅱ 的心血管作用。此外，ACE 抑制药可导致缓激肽、P 物质堆积，引起咳嗽等不良反应。AT1 受体阻断药无咳嗽、血管神经性水肿等不良反应。

最初发现的 AT 受体拮抗药为沙拉新（saralasin），因其属肽类不能口服，且作用时间短以及部分激动效应，限制了其临床应用。非肽类 AT_1 受体拮抗药包括氯沙坦（losartan）、厄贝沙坦（irbesertan）、缬沙坦（valsartan）、坎替沙坦（candesartan）、替米沙坦（telmisartan）等，具有受体亲和力高、选择性强、口服有效、作用时间长、无激动效应等优点。

（1）药理作用与机制：氯沙坦为第一种用于临床的 AT_1 受体阻断药，在体内转化为活性产物 E3174，后者与 AT_1 受体结合更牢固，拮抗 AT_1 受体的作用强于母药 15 ～ 30 倍。氯沙坦的效应是它与其代谢物 E3174 的共同作用，以后者为主。选择性地阻断 AT_1 受体后，Ang Ⅱ 的缩血管作用及增强交感神经活性作用受到抑制，导致血压降低。长期降压作用可能还与调节水、盐平衡，抑制心血管肥厚有关。AT_1 受体阻断药抑制心血管重构与其阻止 Ang Ⅱ 的促心血管细胞增殖肥大有关。此外，当 AT_1 受体被阻断后，反馈性增加肾素活性，导致 Ang Ⅱ 浓度升高，Ang Ⅱ 仅能激活 AT_2 受体，产生抗增殖作用。氯沙坦对肾功能具有保护作用，对高血压的肾病患者，该药降压的同时能保持正常肾小球滤过率，增加肾血流量与排钠，减少蛋白尿。大规模临床试验证明，氯沙坦能降低心血管疾病的病死率。

（2）体内过程：氯沙坦口服吸收迅速，首过消除明显，生物利用度约为 33%，$t_{1/2}$ 约 2 h，血浆蛋白结合率 98%。在肝脏由 CYP2C9 与 CYP3A4 代谢为活性更强的 E3174，E3174 的 $t_{1/2}$ 为 6 ～ 9 h。大部分随胆汁排泄，部分随尿排出，动物实验发现可经乳汁排泄。每日服药 1 次，降压作用可维持 24 h。不同血管紧张素Ⅱ受体阻断药的体内过程存在一定差异。

（3）临床应用：本品用于轻、中度高血压，适用于不同年龄的高血压患者，对伴有糖尿病、肾病和慢性心功能不全患者有良好疗效。与利尿药或钙通道阻断药合用，可增强降压疗效。

（4）不良反应与注意事项：不良反应较 ACE 抑制药少，可引起低血压、肾功能障碍、高血钾等。肝功能不全或循环不足时，应减少初始剂量。

（三）其他抗高血压药

1. 中枢降压药

中枢降压药有甲基多巴、可乐定、利美尼定、莫索尼定等。其中甲基多巴通过激动孤束核（nucleus tractus solitarii，NTS）α_2 受体产生降压作用；可乐定的降压作用除通过 α_2 受体介导以外，还与激动延髓嘴端腹外侧区（rostral ventrolateral inedulla，RVLM）咪唑啉 I_1 受体有关；利美尼定、莫索尼定主要作用于咪唑啉 I_1 受体。甲基多巴（methyldopa）进入中枢，在 L- 芳香氨基酸脱羧酶催化下转变为 α- 甲基多巴胺，进一步在多巴胺 β 氧化酶催化下转变为 α- 甲基去甲肾上腺素，后者代替去甲肾上腺素贮存在肾上腺素能神经末梢。α- 甲基去甲肾上腺素激动孤束核的 α_2 受体，使交感神经传出冲动减少，降低外周阻力而降压。甲基多巴不良反应较重，现已少用。

（1）可乐定

1）药理作用与机制：可乐定（clonidine）抑制交感神经活性，减少心排血量和降低外周阻力而降压，作用中等偏强。对肾血流量和肾小球滤过率无显著影响。可抑制肾素分泌，但其降压作用与血浆肾素活性无关。可乐定减弱交感反射，但不完全抑制，故较少引起直立性低血压。具有中枢镇静作用，还能抑制胃肠道的分泌和运动。对血脂代谢无明显影响。

动物实验证明，静脉给予可乐定先出现短暂的血压升高，随后产生持久的血压下降。微量可乐定注入椎动脉或小脑延脑池可产生显著降压作用，但等量静脉给药并无降压效应。这表明可乐定作用部位在中枢。分层切除脑组织发现，在脑桥下横断脑干后，可乐定仍产生降压作用，而在延脑下横断则不再引起降压。据此推测，可乐定降压作用部位在延脑。可乐定的降压作用可被 α_2 受体阻断药育亨宾所取消，而不被 α_1 受体阻断药哌唑嗪或破坏去甲肾上腺素能神经末梢突触前膜药物 6- 羟多巴胺所影响；体外实验证明，3H- 可乐定能与中枢 α_2 受体结合；在缺乏 α_2 受体的基因工程小鼠，可乐定无降压作用。这些结果表明可乐定作用于血管运动中枢交感神经突触后膜的 α_2 受体。可乐定主要的降压机制是激动延髓孤束核次一级神经元（抑制性神经元）α_{2A} 肾上腺素受体，减少血管运动中枢交感冲动，使外周交感神经活性降低。近年研究证明，可乐定作用与激动延髓嘴端腹外侧区咪唑啉 I_1 受体有关。这两种核团的两种受体之间有协同作用，可乐定的降压效应是作用两种受体的共同结果。

大剂量可乐定可激活外周血管平滑肌上的 α_{2B} 受体，收缩血管，减弱降压效应。

2）体内过程：口服易吸收，口服 30 min 后起效，2 ~ 4 h 作用达高峰，持续 6 ~ 8 h。生物利用度约 75%，$t_{1/2}$ 为 7 ~ 13 h。脂溶性高，易透过血脑屏障，也可经皮肤吸收。约 50% 在肝脏代谢，原形和代谢产物主要经肾排泄。

3）临床应用：适用于中度高血压。本药不影响肾血流量和肾小球滤过率，能抑制胃肠道腺体分泌和平滑肌运动，故适用于肾性高血压或兼消化性溃疡的高血压患者。可乐定与利尿药合用有协同作用。

4）不良反应与注意事项：该药激动蓝斑核和外周唾液腺 α_2 受体可引起嗜睡、口干等副作用，发生率约为 50%，绝大部分患者几周后可消失。其他不良反应有阳痿、恶心、眩晕、鼻黏膜干燥、腮腺痛等。长期应用可致水钠潴留，与利尿药合用能避免。突然停药可出现短时的交感神经亢进现象，表现为心悸、出汗、血压突然升高等。停药反应的发生可能与长期服用可乐定后，突触前膜 α_2 受体的敏感性下降，负反馈作用减弱，突然停药而引起去甲肾上腺素大量释放，导致血压升高有关。逐渐减量可以避免血压反跳。出现停药反应时可恢复应用可乐定或用 α 受体阻断药酚妥拉明治疗。可乐定不宜用于高空作业或驾驶机动车辆的人员，以免因精神不集中、嗜睡而导致事故发生。

（2）利美尼定与莫索尼定：咪唑啉 -I_1 受体激动剂（如利美尼定、莫索尼定）为新一代的中枢降压药物，能选择性作用于延髓嘴端腹外侧区咪唑啉 I_1 受体，通过降低交感神经活性和增强迷走神经活性，降低外周血管阻力和心排血量从而产生降压作用。

咪唑啉受体（imidazoline receptor，IR）是在研究可乐定中枢降血压机制过程中，在延髓嘴端腹外侧区发现的一种受体，因其对儿茶酚胺不敏感而对咪唑啉敏感而命名为，其内源性配体可能是胍丁胺（agmatine，AGM）。

咪唑啉受体分为咪唑啉 I_1 受体和咪唑啉 I_2 受体，参与了血压调节、胰岛素分泌、神经元保护、肾脏排钠利尿等生理功能的调节。咪唑啉 I_1 受体主要分布于延髓嘴端腹外侧区，也存在于海马、下丘脑和纹状体，属 G 蛋白耦联受体，三磷酸肌醇（IP_3）和二酰甘油（DAG）可能是信号转导的第二信使，在血压的调节中起重要作用，不产生镇静。咪唑啉 I_2 受体分布于脑组织和外周组织细胞如肝、肾、血小板、脂肪细胞等主要位于线粒体膜，不与 G 蛋白耦联。

利美尼定（rilmenidine）为第二代中枢抗高血压药，对 I_1 受体的亲和力高于 α_2 受体。利美尼定单用降压作用与 β 肾上腺素受体阻断药、ACE 抑制药以及其他中枢降压药相当，与利尿药合用可增强降压作用。长期应用能减轻左室肥厚和改善动脉顺应性。利美尼定口服吸收完全，1 ~ 2 h 起效，$t_{1/2}$ 为 8 h，作用维持 14 ~ 17 h，60% 的药物以原形经肾脏排泄。不良反应有口干、嗜睡、便秘，约 2% 的患者出现性功能障碍。该药无停药反应。

莫索尼定（moxonidine）降压作用机制及药理特性与利美尼定相似。临床研究证明，治疗轻、中度高血压的效应与 ACE 抑制药、钙通道阻断药、β 肾上腺素受体阻断药及可乐定相当。该药口服吸收不受食物影响，生物利用度为 88%，$t_{1/2}$ 为 2 ~ 3 h，但降压作用可维持 24 h。60% 的药物以原形经肾排泄。不良反应有口干、嗜睡、头晕等，无直立性低血压和停药反跳现象。

2. 血管扩张药

血管扩张药包括直接舒张血管平滑肌药和钾通道开放药。根据对动、静脉选择性差异，分为主要扩张小动脉药（肼屈嗪、米诺地尔、二氮嗪等）和对动脉、静脉均有舒张作用药物（硝普钠）。本类药通过松弛血管平滑肌，降低外周血管阻力，产生降压作用。长期应用，因反射性神经 - 体液变化而减弱其降压作用，主要表现为：①交感神经活性增高，增加心肌收缩力和心排血量。②增强肾素活性，使循环中血管紧张素浓度升高，导致外周阻力增加和水钠潴留。因此，不宜单独应用，常与利尿药和 β

Note

肾上腺素受体阻断药等合用，以提高疗效、减少不良反应。

1）肼屈嗪

（1）药理作用与机制：肼屈嗪（hydralazine，肼苯哒嗪）通过直接松弛小动脉平滑肌，降低外周阻力而降压。该药松弛血管平滑肌的分子机制尚不清楚。对静脉的作用较弱，一般不引起直立性低血压。降压同时能反射性地兴奋交感神经，增高血浆肾素活性。由于反射性交感神经兴奋而增加心肌耗氧量，以及扩张冠状动脉可能引起血液从缺血区流向非缺血区，即血液"窃流"现象，对有严重冠脉功能不全或心脏储备能力差者则易诱发心绞痛。

（2）体内过程：口服吸收好，但生物利用度低（16% ~ 35%），主要在肝脏代谢，生成无活性的乙酰化代谢产物，慢乙酰化者降压作用更明显。$t_{1/2}$ 为 1 ~ 2 h，作用维持 6 ~ 12 h。

（3）临床应用：适用于中、重度高血压，常与其他降压药合用。老年人或伴有冠心病的高血压患者慎用，以免诱发或加重心绞痛。

（4）不良反应与注意事项：常见不良反应有头痛、眩晕、恶心、颜面潮红、低血压、心悸等，与扩血管作用有关。长期大剂量应用可引起全身性红斑狼疮样综合征，多见于慢乙酰化的女性患者，停药后可自行痊愈，少数严重者也可致死。

2）硝普钠

（1）药理作用与机制：硝普钠（nitroprusside sodium）扩张动脉和静脉，降低外周血管阻力和心排血量而降压。口服不吸收，需静脉滴注给药，30 s 内起效，2 min 内可获最大降压效应，停药 3 min 内血压回升。硝普钠属硝基扩血管药，作用机制与硝酸酯类相似，通过释放 NO，激活鸟苷酸环化酶，增加血管平滑肌细胞内 cGMP 水平而起作用。硝普钠释放 NO 的机制不同于硝酸甘油，这可解释两者在不同部位的血管表现出的差异效应，以及硝酸甘油可产生耐受性而硝普钠则无。

（2）临床应用：主要用于高血压危象，伴有心力衰竭的高血压患者，也用于外科手术麻醉时控制性降压以及难治性慢性心功能不全。

（3）不良反应与注意事项：呕吐、出汗、头痛、心悸等不良反应，均为过度降压所引起。连续大剂量应用，可因血中的代谢产物硫氰酸盐过高而发生中毒。易引起甲状腺功能减退。肝肾功能不全者禁用。

3）米诺地尔：米诺地尔（minoxidil）为 K^+ 通道开放药，主要开放 ATP 敏感性 K^+ 通道，促进 K^+ 外流，使细胞膜超极化，电压依赖性钙通道难以激活，阻止 Ca^{2+} 内流，导致血管舒张而降压。同类药物还有二氮嗪（diazoxide）、尼可地尔（nicorandil）、吡那地尔（pinacidil）、克洛卡林（chromakalim）等。

（1）药理作用与机制：米诺地尔对离体血管平滑肌无松弛作用，需经肝脏磺基转移酶代谢为硫酸米诺地尔而活化。该药增加心排血量可能与其反射性兴奋交感神经增强心肌收缩力以及增加静脉回心血流量有关。

（2）体内过程：口服吸收好，生物利用度为 90%，给药 1 h 后血药浓度达峰值，但降压作用出现较晚，可能是由于活性代谢物生成需要一定时间。在肝脏代谢，主要以代谢产物从尿中排泄，$t_{1/2}$ 为 4 h。

Note

（3）临床应用：主要用于难治性的严重高血压，不宜单用，与利尿药和 β 肾上腺素受体阻断药合用，可避免水钠潴留和交感神经反射性兴奋。

（4）不良反应：主要不良反应有水钠潴留、心悸、多毛症。

4）二氮嗪：二氮嗪（diazoxide）的降压机制同米诺地尔，通过激活 ATP 敏感性 K^+ 通道，松弛小动脉平滑肌而降低血压。该药静脉注射降压作用强而快，30 s 内起效，3 ~ 5 min 降压达峰值。主要用于高血压危象及高血压脑病。该药能抑制胰腺 B 细胞分泌胰岛素而引起高血糖。其他不良反应少见。

3. α 受体阻断药

绝大多数高血压患者存在外周阻力增高，α 受体阻断药能阻断儿茶酚胺对血管平滑肌的收缩作用，使收缩状态的小动脉舒张，产生降压效应。非选择性 α 受体阻断药（如酚妥拉明）可反射性激活交感神经和 RAS，不良反应较多，长期降压效果差，除用于控制嗜铬细胞瘤患者的高血压危象外，不作为抗高血压药常规应用。选择性 $α_1$ 受体阻断药使用初期，因降低动脉阻力和静脉容量，使交感神经活性反射性增高，引起心率加快和血浆肾素活性增高；长期使用时，产生持久的扩血管作用，心排血量、心率和血浆肾素活性可能恢复正常。这可能是该类药物对 $α_2$ 受体阻断作用较弱，可避免负反馈减弱促神经递质释放作用，因而降低血压时不易引起反射性心率加快与血浆肾素活性增高。现用于临床的该类药物有哌唑嗪（prazosin）、特拉唑嗪（terazosin）、多沙唑嗪（doxazosin）等。

（1）药理作用与机制：$α_1$ 受体阻断药舒张小动脉和静脉，对立位和卧位血压均有降低作用。大规模临床试验证明 $α_1$ 受体阻断药治疗高血压安全有效。这类药物降压时不影响心率及肾素分泌，其原因除不与 $α_2$ 受体拮抗外，可能与其负性频率作用（负性变时作用）有关。$α_1$ 受体阻断药对肾血流量及肾小球滤过率均无明显影响。长期治疗还可降低血浆三酰甘油、总胆固醇、LDL- 胆固醇的浓度，升高 HDL- 胆固醇浓度。

（2）体内过程：哌唑嗪口服易吸收，2 h 血药浓度达峰值，生物利用度为 60%，$t_{1/2}$ 为 2.5 ~ 4 h，但降压作用可持续 10 h，血浆蛋白结合率约 90%，主要在肝脏代谢，10% 的原形药经肾排泄。特拉唑嗪、多沙唑嗪的生物利用度分别为 90% 和 65%，$t_{1/2}$ 分别为 12 h 和 19 ~ 22 h。

（3）临床应用：适用于各型高血压，单用治疗轻、中度高血压，重度高血压合用利尿药和 β 肾上腺素受体阻断药可增强降压效果。可阻断膀胱颈、前列腺包膜和腺体、尿道等处 $α_1$ 受体，改善前列腺肥大患者排尿困难症状，因此适宜用于高血压合并前列腺肥大者。

（4）不良反应与注意事项：哌唑嗪首次给药可致严重的体位性低血压、晕厥、心悸等，称"首剂现象"，多见于首次用药 90 min 内，发生率高达 50%，尤其已用利尿药或 β 肾上腺素受体阻断药者更易发生。其原因可能是阻断交感神经的收缩血管效应，扩张容量血管，减少回心血量所致。将哌唑嗪首次剂量减为 0.5 mg，睡前服用，可避免发生首剂现象。长期用药可致水钠潴留，加服利尿药可维持其降压效果。特拉唑嗪首次应用时晕厥很少见。

4. α及β肾上腺素受体阻断药

拉贝洛尔（labetalol）能阻断α和β受体，其阻断β受体的作用比阻断α₁受体的作用强，对α₂受体无作用。本药通过阻断α₁、β受体，降低外周血管阻力而产生降压作用。降压作用温和，对心排血量与心率影响较小，适用于各型高血压，静脉注射可治疗高血压危象。无严重不良反应。

卡维地洛（carvedilol）能选择性阻断α₁受体和非选择性阻断β受体，降低外周阻力。也可舒张冠状动脉和肾血管，还有抗氧化作用。用于治疗轻、中度高血压或伴有肾功能不全、糖尿病的高血压以及充血性心力衰竭。该药口服首过消除明显，生物利用度仅为22%，但药效可维持24 h。大部分经肝脏代谢，肝功能损害患者血药浓度显著升高，故严重肝功能损伤的患者不宜使用。不良反应与普萘洛尔相似，但不影响血脂代谢。

（四）抗高血压药的合理应用

高血压病因未明，不能根治，需要终身治疗。高血压药物治疗的目的不仅是降低血压，更重要的是改善靶器官的功能和形态，降低并发症的发生率和病死率。高血压人群如不经合理治疗平均寿命较正常人缩短15～20年。必须告知患者建立确切降压与终身治疗的概念。降压目标：普通高血压患者的血压降至140/90 mmHg以下，老年人的收缩压降至150 mmHg以下，有糖尿病或肾病的高血压患者的血压降至130/80 mmHg以下。抗高血压药物种类繁多、各有特点，疗效存在很大个体差异，因此应根据病情并结合药物特点合理用药。

1. 根据高血压程度选用药物

轻、中度高血压开始采用单药治疗，世界卫生组织推荐六大类第一线降压药物是利尿药、β肾上腺素受体阻断药、ACE抑制药、血管紧张素Ⅱ受体阻断药、钙通道阻断药、α₁受体阻断药。长效抗高血压药物优于短效制剂，降压持续、平稳并有可能保护靶器官。单药治疗效果不好，可采用二联用药，如以利尿药为基础，加用上述其他一线药。若仍无效，则三联用药，即在二联用药的基础上加用中枢降压药或直接扩血管药。

2. 根据病情特点选用药物

①高血压合并心功能不全或支气管哮喘者，宜用利尿药、ACE抑制药、哌唑嗪等，不宜用β肾上腺素受体阻断药。②高血压合并肾功能不良者，宜用ACE抑制药、钙通道阻断药。③高血压合并窦性心动过速，年龄在50岁以下者，宜用β肾上腺素受体阻断药。④高血压合并消化性溃疡者，宜用可乐定。⑤高血压伴潜在性糖尿病或痛风者，宜用ACE抑制药、α₁受体阻断药和钙通道阻断药，不宜用噻嗪类利尿药。⑥高血压危象及脑病时，宜静脉给药以迅速降低血压，可选用硝普钠、二氮嗪，也可用高效利尿药如呋塞米等。⑦老年高血压，上述第一线药物均可应用，避免使用能引起体位性低血压的药物（大剂量利尿药、α₁受体阻断药等）和影响认知能力的药物（如可乐定等）。

3. 抗高血压药物的联合应用

抗高血压药物联合应用的目的是增加降压疗效，加强对靶器官的保护，减少不良反应。当一种抗高血压药物无效时，可改用作用机制不同的另一种抗高血压药。单一药物有较好反应，但降压未达到目标，可采用联合用药。联合用药应从小剂量开始，并应采用作用机制不同的药物，以提高疗效、减少不良反应。如氢氯噻嗪与 ACE 抑制药或 β 肾上腺素受体阻断药合用，后两者可消除氢氯噻嗪激活 RAS 的作用。又如 β 肾上腺素受体阻断药与肼屈嗪合用，β 肾上腺素受体阻断药减慢心率、抑制肾素分泌，可取消肼屈嗪加快心率与促进肾素分泌作用。

4. 平稳降压

避免降压过快、过强。药物一般宜从小剂量开始，逐步增量，达到满意效果后改维持量以巩固疗效，避免降压过快、过剧，以免造成重要器官灌流不足等。血压不稳定可导致器官损伤。因此，必须在降低血压的同时使血压平稳，提倡使用长效降压药物以减小血压波动性，保证药物的降压谷 / 峰值 > 50%。此外，高血压治疗需长期系统用药，不宜中途随意停药，更换药物时亦应逐步替代。

5. 个体化治疗

高血压治疗应个体化，主要根据患者的年龄、性别、种族、病情程度、并发症等情况制订治疗方案，维持和改善患者的生存质量，延长寿命。在选药个体化的同时，剂量的个体化也非常重要，因不同患者或同一患者在不同病程时期，所需剂量不同，或由于药物可能存在遗传代谢多态性，不同患者病情相似，但所需剂量也不同。因此，应根据"最好疗效最少不良反应"的原则，为每一患者选择最适宜剂量。

（孙　玉　闫雪芳　韩艳春　安贵鹏）

病例 11-1 解析

Note

第十二章 微循环

第一节 微循环的组成及功能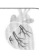

血液循环最基本的功能是运输营养物质到组织，并带走组织中的代谢废物。这一功能是在微循环部分实现的。微动脉和微静脉之间的血液循环，称为微循环（microcirculation）。作为血液与组织细胞之间进行物质和气体交换的场所，微循环对维持组织细胞的新陈代谢和内环境稳态具有重要作用。

一、微循环的组成

典型的微循环由微动脉、后微动脉、毛细血管前括约肌、真毛细血管、通血毛细血管、动 - 静脉吻合支和微静脉组成（图 12-1-1）。身体各器官、组织的结构和功能不同，微循环的结构也有所不同。

微循环的起点是微动脉，其管壁有环行的平滑肌，通过平滑肌的收缩和舒张控制微循环的血流量，故微动脉起"总闸门"的作用。微动脉分支成管径更细的后微动脉，每根后微动脉供血给一至数根真毛细血管。真毛细血管起始端通常有 1 ~ 2 个平滑肌细胞，形成环状的毛细血管前括约肌，其舒缩活动可控制进入真毛细血管的血流量。

真毛细血管是由一层厚度约 0.5 μm 的血管内皮细胞和非细胞成分的基底膜构成的，细胞间有裂隙，故具有较高的通透性。

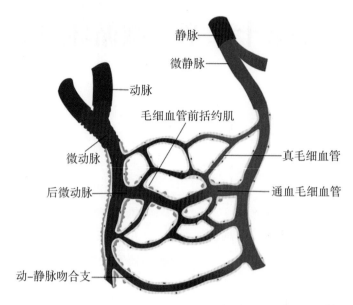

图 12-1-1　微循环的组成模式图

二、微循环的血流通路

微循环有 3 条血流通路，生理意义各不相同。

1. 迂回通路

迂回通路（circuitous channel）是指血液从微动脉经后微动脉、毛细血管前括约肌、真毛细血管网汇集到微静脉的通路，该通路因真毛细血管数量多且迂回曲折而得名，加之管壁薄、通透性大、血流缓慢，是血液和组织液之间进行物质交换的场所，又称营养通路。该通路中的真毛细血管是交替开放的，微循环的血流量的变化与组织的代谢活动相适应。

2. 直捷通路

血液从微动脉经后微动脉、通血毛细血管进入微静脉的通路，称为直捷通路（thoroughfare channel）。通血毛细血管是后微动脉的直接延伸，其管壁平滑肌逐渐稀少以至消失。直捷通路经常处于开放状态，血流速度较快，主要功能是使一部分血液快速进入静脉，以保证回心血量。直捷通路在骨骼肌中较为多见。

3. 动静脉短路

血液从微动脉经动静脉吻合支流入微静脉的通路，称为动静脉短路（arteriovenous shunt）。该通路多见于人体的皮肤和皮下组织，特别是手指、足趾、耳郭等处，主要功能是参与体温调节。当人体需要大量散热时，动静脉吻合支开放增多，皮肤血流量增加，皮肤温度升高，有利于发散身体热量。

Note

三、微循环的血流动力学

1. 毛细血管血压

血液流到毛细血管靠动脉端时，血压降至 30 ~ 40 mmHg，中段血压为 25 mmHg，静脉端血压为 10 ~ 15 mmHg。这为组织液在毛细血管处的生成和回流提供了动力。

2. 毛细血管血流和血流阻力

微循环中的血流一般为层流，其血流量与微动脉和微静脉之间的血压差成正比，与微循环中总的血流阻力成反比。微动脉占总血流阻力的比例较高，血压降落也最显著。毛细血管血压的高低取决于毛细血管前阻力和毛细血管后阻力之比。一般说来，当两者之比为 5∶1 时，毛细血管的平均血压约为 20 mmHg。比值增大时，毛细血管血压就降低；反之，则升高。

3. 毛细血管运动和微循环血流量的调节

通常情况下，通过微循环毛细血管网的血液是不连续的。这是由于后微动脉和毛细血管前括约肌不断发生每分钟 5 ~ 10 次的交替性收缩和舒张活动，称为血管舒缩活动（vasomotion），以此控制真毛细血管开放或关闭。当它们收缩时，真毛细血管关闭，后微动脉和毛细血管前括约肌又收缩，使真毛细血管关闭，导致毛细血管周围组织中乳酸、CO_2、组胺等代谢产物积聚，以及氧分压降低。代谢产物和低氧又能反过来引起局部后微动脉和毛细血管前括约肌舒张，于是真毛细血管开放，局部组织内积聚的代谢产物被血流清除。随后，如此周而复始。当组织代谢活动加强时，处于开放状态的真毛细血管增多，可使血液和组织细胞之间的交换面积增大，交换距离缩短，以满足组织代谢的需要。

组织局部血流量的调节亦是如此，代谢物诱导血管扩张的原理如图 12-1-2 所示，因此代谢物效应是调节血流分布的主要机制。对于需要稳定血流的组织（如脑）和代谢需求波动幅度较大的组织（如心脏和骨骼肌）而言，基于代谢物的血流调节都格外重要。肾的主要功能是排泄和体液量调节，其血流量高于组织代谢需要，故代谢物对肾血流量调节作用较小。

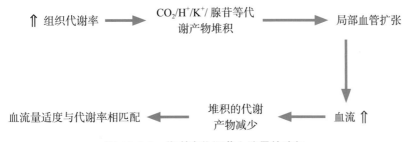

图 12-1-2 代谢产物调节血流量的路径

四、微循环的功能

微循环的基本功能是进行物质交换，主要通过以下几种方式进行。

1. 扩散

扩散（diffusion）是指液体中溶质分子的热运动，是血液和组织液之间进行物质交换的最主要方式。毛细血管内外液体中的分子，只要其直径小于毛细血管壁的空隙，就能够通过血管壁进行扩散。某种溶质分子在单位时间内扩散的速率与其在血浆和组织液中的浓度差、毛细血管壁对该分子的通透性及毛细血管壁的有效交换面积等成正比，而与毛细血管壁的厚度成反比。脂溶性物质可直接透过毛细血管壁进行扩散，故扩散速率极快。非脂溶性物质如 Na^+、葡萄糖等，其直径小于毛细血管壁孔隙，也能通过管壁进出毛细血管。分子越小，就越容易通过毛细血管壁孔隙，故扩散速率越大。

2. 滤过和重吸收

由于管壁两侧静水压和胶体渗透压的差异引起的液体由毛细血管从内向外的移动称为滤过（filtration），而将液体向相反方向的移动称为重吸收（reabsorption）。血液和组织液之间通过滤过和重吸收方式进行的物质交换，仅占很小一部分，对于物质交换来说并不起主要作用，但对于组织液的生成来说具有重要意义。

3. 胞饮

在毛细血管内皮细胞一侧的液体可以被内皮细胞包围并胞饮（pinocytosis）入细胞内，形成胞饮泡，继而通过毛细血管壁被运送至细胞的另一侧，并被排出细胞外。一般认为，较大的分子如血浆蛋白等可以通过这种方式进行交换。

（刘春华）

第二节　组织液

组织、细胞之间的空隙称为组织间隙，其内液体称为组织液。组织液绝大部分呈胶冻状，主要成分是胶原纤维和透明质酸细丝，故不能自由流动，因而不致因重力作用而流至身体的低垂部位，也难从组织间隙中抽吸出来。组织液中有极小一部分呈液态，可自由流动。组织液中各种离子成分与血浆基本相同，但组织液中蛋白质含量明显低于血浆。

一、组织液的生成

组织液是血浆滤过毛细血管壁而生成的，同时组织液也可被毛细血管重吸收。滤过和重吸收取决于四种因素：毛细血管血压、血浆胶体渗透压、组织液静水压和组织液胶体渗透压。其中，毛细血管血压和组织液胶体渗透压是促使液体向毛细血管外滤过的力量，而血浆胶体渗透压和组织液静水压则是促使液体重吸收入毛细血管的力量（图 12-2-1）。滤过的力量与重吸收的力量之差，称为有效滤过压（effective filtration pressure，EFP），可用下式表示。

有效滤过压＝（毛细血管血压＋组织液胶体渗透压）－（血浆胶体渗透压＋组织液静水压）

如有效滤过压为正值，则液体滤过毛细血管；如为负值，则发生重吸收。单位时间内通过毛细血管壁滤过的液体量等于有效滤过压和滤过系数的乘积。滤过系数的大小取决于毛细血管壁对液体的通透性和滤过面积。不同组织的毛细血管滤过系数差别很大，脑和肌肉的滤过系数都很小，而肝脏和肾小球的滤过系数很大。如图 12-2-1 所示，在毛细血管动脉端，有效滤过压为 13 mmHg，表示液体滤出毛细血管而生成组织液；而在毛细血管静脉端，有效滤过压为 –5 mmHg，表示大部分组织液又重吸收回毛细血管。总地说来，流经毛细血管的血浆，有 0.5% ~ 2% 在毛细血管动脉端被滤出到组织间隙，其中约 90% 的滤出液在静脉端被重吸收回血液，其余约 10% 进入毛细淋巴管，成为淋巴液。

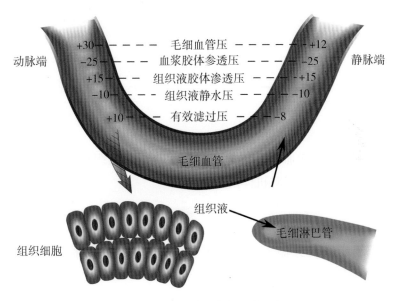

图 12-2-1　组织液生成与回流示意图

二、影响组织液生成与回流的因素

正常情况下，组织液的生成与回流维持动态平衡，以保证体液的正常分布。一旦这种平衡遭到破坏，造成组织液生成过多或回流减少，则组织间隙中有过多的液体潴留，产生水肿。

1. 毛细血管血压

当毛细血管前、后阻力的比值增大时，毛细血管血压降低，则有效滤过压减小，组织液生成减少；反之，比值变小时，毛细血管血压升高，组织液生成增多。右心衰竭的患者，因静脉回流受阻，毛细血管血压逆行升高，使有效滤过压加大，组织液生成增多而回流减少，常导致出现全身水肿。

2. 血浆胶体渗透压

血浆胶体渗透压主要取决于血浆蛋白的浓度。当人体患某些肾脏疾病时，常排出蛋白尿，或者肝功能不佳时，蛋白质合成减少，导致血浆蛋白含量降低，使血浆胶体渗透压下降，有效滤过压增大，组织液生成增多，从而形成水肿。

3. 毛细血管壁的通透性

正常情况下，毛细血管壁对蛋白质几乎不通透。但在感染、过敏、烧伤等情况下，毛细血管壁的通透性增加，部分血浆蛋白滤出毛细血管，使病变部位组织液胶体渗透压升高，有效滤过压增大，导致组织液生成增多，出现水肿。

4. 淋巴回流

正常情况下，从毛细血管滤出的液体约 10% 经淋巴系统回流入血。当局部淋巴管病变或肿物阻塞淋巴管时，可使淋巴回流受阻，导致受阻部位远端的组织液回流障碍，出现局部水肿。

（刘春华）

第三节　充血与淤血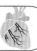

充血（hyperemia）和淤血（congestion）都是指局部组织血管内血液含量的增多，但发生的部位、原因、病变和对机体的影响不同。

一、充血

器官或局部组织因动脉输入血量的增多而发生的充血，称动脉性充血（arterial hyperemia），简称充血，是一种主动过程，表现为小动脉和毛细血管扩张，血液输入量增加。

（一）常见类型

多种原因通过神经体液作用使舒血管神经（vasodilator nerve）兴奋性增高或缩血管神经（vasoconstrictor nerve）兴奋性降低，舒血管活性物质释放增加等引起细动脉扩张，血流加快，使微循环动脉血灌注量增多。按发生原因，充血可分为两种。

1. 生理性充血

指局部组织或器官为适应生理需要和代谢增强而发生的充血。如进食后的胃肠道黏膜、运动时的骨骼肌、妊娠时的子宫充血及情绪激动时的面部充血等。

2. 病理性充血

指各种病理状态下局部组织或器官发生的充血，包括炎症性充血和减压后充血。

（1）炎症性充血：为常见的病理性充血，特别是在炎症反应的早期，致炎因子引起轴突反射使血管舒张神经兴奋，以及组胺、缓激肽等血管活性物质释放，使细动脉扩张充血，局部组织变红和肿胀。

（2）减压后充血：见于局部组织或器官长期受压，如绷带包扎肢体或大量腹水压

Note

迫腹腔内器官后，组织内的血管张力降低，当压力突然解除时，受压组织内的细动脉发生反射性扩张，导致局部充血。

（二）病理变化和后果

由于微循环内血液灌注量增多，动脉性充血的器官和组织体积轻度增大。体表充血时，由于局部微循环内氧合血红蛋白增多，局部组织颜色鲜红，因代谢增强使局部温度增高。镜下，局部细动脉及毛细血管扩张充血。动脉性充血常是短暂的血管反应，原因消除后，局部血量恢复正常，通常对机体无不良影响，但在有高血压或动脉粥样硬化等疾病的基础上，脑动脉充血、破裂，可造成严重后果。

二、淤血

局部组织或器官由于静脉血液回流受阻，血液淤积于小静脉和毛细血管内，导致血量增加，称静脉性充血（venous hyperemia），简称淤血（congestion）。淤血是一种被动过程，多为病理性的，可发生于局部或全身。

（一）原因

1. 静脉受压

静脉受压使管腔狭窄或闭塞，血液回流障碍，导致组织或器官淤血。如肿瘤压迫局部静脉引起相应组织淤血；妊娠增大的子宫压迫髂总静脉引起下肢淤血；肠疝嵌顿、肠套叠、肠扭转压迫肠系膜静脉引起肠管淤血；肝硬化时，纤维组织增生及假小叶形成，常压迫肝窦和小叶下静脉，静脉回流受阻，门静脉压升高，导致胃肠道和脾脏淤血。

2. 静脉腔阻塞

静脉血栓形成或侵入静脉内其他栓子，阻塞静脉血液回流，导致局部淤血。由于组织内静脉有较多的分支，相互联通，静脉淤血不易发生，只有在侧支循环不能有效建立的情况下，才会出现淤血。

3. 心力衰竭

心力衰竭时心脏不能排出正常容量的血液进入动脉，心腔内血液滞留，压力增高，阻碍了静脉的回流，造成淤血。如二尖瓣或主动脉瓣狭窄和关闭不全、高血压或心肌梗死等均可引起左心衰竭，肺静脉压增高，造成肺淤血。因慢性支气管炎、支气管扩张症、硅沉着病等疾病引起肺源性心脏病时，右心衰竭，导致体循环淤血，常表现为肝淤血，严重时脾、肾、胃肠道和下肢也出现淤血。

（二）病理变化和后果

淤血的局部组织和器官体积增大、肿胀，重量增加。由于淤血时微循环的动脉血灌注量减少，血液内氧合血红蛋白含量减少而还原血红蛋白含量增加，体表淤血时，局部皮肤呈紫蓝色，称发绀（cyanosis）。由于局部血流停滞，毛细血管扩张，散热增加，体表温度下降。镜下，细静脉和毛细血管扩张，过多红细胞积聚。毛细血管淤血与水肿的发生关系密切，因此淤血和水肿常同时发生。由淤血引起的水肿称为淤血性水肿

（stagnation edema）。淤血区域毛细血管通透性进一步增高或破裂，引起红细胞漏出，形成小灶性出血，称为淤血性出血（congestive hemorrhage）。出血灶内的红细胞碎片被吞噬细胞吞噬，血红蛋白被溶酶体酶分解，析出含铁血黄素并堆积在吞噬细胞胞质内，这种细胞称含铁血黄素细胞。

淤血对机体的影响取决于淤血的范围、部位、程度、发生速度及侧支循环建立的状况。短时间的淤血后果轻微。长时间慢性淤血（chronic congestion），由于局部组织缺氧、营养物质供应不足和代谢中间产物堆积，可引起局部组织出现以下表现：①实质细胞萎缩、变性甚至坏死。②间质纤维组织增生，最终形成淤血性硬化。③侧支循环建立。

（三）重要器官的淤血

临床上常见的重要器官淤血为肺淤血和肝淤血。

1. 肺淤血

由左心衰竭引起，左心腔内压力升高，肺静脉回流受阻，造成肺淤血。急性肺淤血时，肺体积增大，暗红色，切面流出泡沫状血性液体。镜下，肺泡壁毛细血管扩张淤血，可伴肺泡间隔水肿，部分肺泡腔内可见水肿液及数量不等的红细胞。慢性肺淤血时，还可见肺泡壁增厚和纤维组织增生，肺内大量吞噬含铁血黄素颗粒的巨噬细胞，即心衰细胞（heart failure cells）（图 12-3-1）。肺淤血性硬化时肺质地变硬，呈棕褐色，称为肺褐色硬化（brown duration）。患者有明显的气促、缺氧、发绀、咳粉红色泡沫痰等症状。

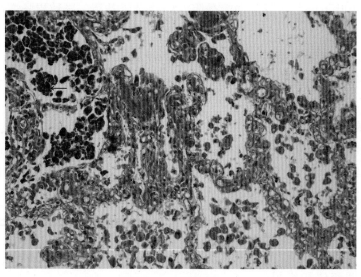

图 12-3-1　慢性肺淤血

肺泡壁毛细血管扩张淤血，肺泡腔内见红细胞和心衰细胞（箭头所示）

2. 肝淤血

由右心衰竭引起，肝静脉回流心脏受阻，血液淤积在肝小叶循环的静脉端，致使肝小叶中央静脉及肝窦扩张淤血。急性肝淤血时，肝脏体积增大，暗红色。镜下，肝小叶中央静脉和肝窦扩张，充满红细胞，严重时小叶中央区肝细胞因受压可萎缩、坏死。小叶汇管区附近的肝细胞由于靠近肝小动脉，缺氧程度较轻，可能出现肝脂肪变性。慢性肝淤血时，肝小叶中央区因严重淤血呈暗红色，肝小叶周边肝细胞则因脂肪变性呈黄色，致使在肝切面上出现红（淤血区）黄（肝脂肪变区）相间似槟榔样的条纹，称为槟榔肝（nutmeg liver）（图 12-3-2）。镜下，肝小叶中央肝窦高度扩张淤血、出血，肝细胞萎缩，甚至消失，肝小叶周边部肝细胞脂肪变性（图 12-3-3）。长期严重的肝淤血，肝小叶中央肝细胞萎缩消失，网状纤维塌陷，间质纤维组织明显增生，可形成淤血性肝硬化（congestive liver cirrhosis）。

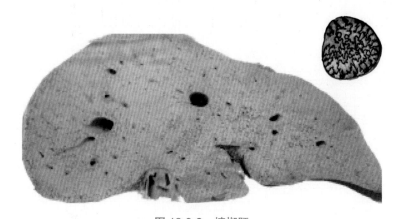

图 12-3-2　槟榔肝

肝切面可见红（淤血区）黄（肝脂肪变区）相间的条纹，状似槟榔（右上角插图）

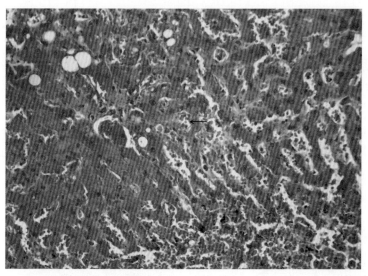

图 12-3-3　慢性肝淤血

肝小叶中央静脉及肝血窦扩张淤血（黑色箭头所示），部分肝细胞脂肪变（蓝色箭头所示）

（韩艳春）

第四节　休　克

病例 12-1

　　王某，男，62岁，晚上因乏力、胸闷、腹胀，夜间不能平卧休息，就诊于某县医院急诊科，心电图如下：

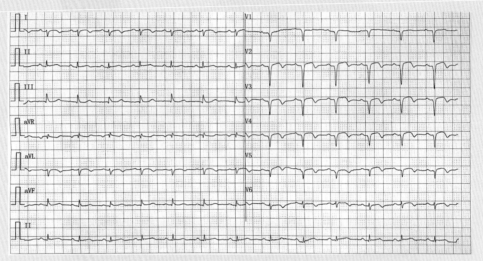

　　就诊过程中出现血压下降，给予升压药及气管插管后转入 ICU，给予药物保守治疗。10天后拔除气管插管，SO_2 下降至 80%，心率 140 次 / 分，再次插管后，转入上级三甲医院重症医学科。入院后，意识模糊，给升压药维持血压，心脏彩超显示：LVEF 0.33，心肌节段性运动不良，中度肺动脉高压，左室收缩功能降低。胸部 X 线片显示：双肺渗出性病变；肾功：BUN 18 mmol/L(正常 2.3-7.8 mmol/L)，Cr 161.2 μmol/L（正常 53 ~ 97 mmol/L）。血常规：WBC 13.72 × 10⁹/L，NEU 80.5%，LYM 13.3%，Hb 109 g/L。冠状动脉造影截图如下：

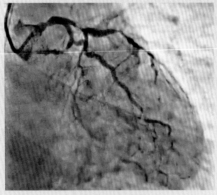
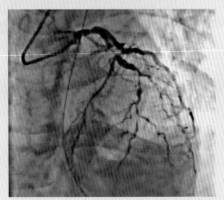

左冠状动脉造影　　　　　　　　　　　右冠状动脉造影

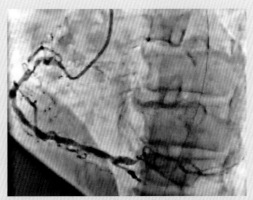
右冠状动脉造影

冠状动脉造影结果显示：左前降支 LAD 近段狭窄 80% ～ 99%；右冠状动脉 RCA 弥漫病变合并瘤样扩张，近段最重处狭窄 95%，远段闭塞。

根据患者病情进行冠状动脉搭桥手术。手术顺利，术后心脏排血量低，血压在（102 ～ 110）/（45 ～ 60）mmHg 波动，血气分析：pH 7.25，pCO_2 56 mmHg，pO_2 50 mmHg，Lac 5.2 mmol/L，HCO_3^- 20.2 mmol/L，BE_{ecf} −7.0 mmol/L，SO_2 98.5%，Hb 86g/L，K_+: 4.2 mmol/L；

立即使用体外膜肺氧合器（ECMO）。经过医护人员的全力抢救和治疗，患者最终恢复出院。

思考题：

1. 请描述一下该患者心电图特点？该心电图诊断是什么？

2. 患者是否发生了心源性休克？心源性休克的病因和发病机制如何？

3. 患者是否发生了呼吸衰竭？属于哪种类型呼吸衰竭？其病理生理学机制如何？

4. 根据患者的临床表现和实验室检查是否还存在其他器官功能障碍？

5. 此患者病情复杂，医疗花费巨大，你知道现在有哪些途径可以帮助低收入人群解决高额医疗费用吗？

（王建丽 提供）

一、概论

休克是多种强烈的致病因素作用下如严重失血失液、感染、创伤，使机体有效循环血量急剧减少，组织、器官血液灌流量严重不足，以致机体组织细胞和重要生命器官发生功能、代谢障碍及结构功能损害的病理过程。1731 年法国妇产科医生 Le Dran 首次用休克（shock）来描述病人的全身变化。19 世纪 Warren 对休克患者经典的临床症状描述为"患者表现为烦躁不安、神志淡漠或昏迷，皮肤苍白或发绀，四肢湿冷，尿量减少甚至无尿，脉搏细数，脉压变小"；随后 Crile 又补充了"低血压"为休克的重要体征。这是从整体水平对休克的症状与体征作出的生动描述。休克不是一种疾病，临床称为休克综合征（shock syndrome）。

Note

二、病因

（一）失血和失液

1. 失血

大量失血可引起失血性休克（hemorrhagic shock），见于外伤、胃溃疡出血、食管静脉曲张出血及产后大出血等。休克的发生取决于失血量和失血速度。一般 15 min 内丢失全身血量的 10% 时，机体可通过代偿使血压和组织灌流量保持稳定；若快速失血超过总血量的 20% 时，即可引起休克；失血超过总血量的 50% 则会迅速导致死亡。

2. 失液

剧烈呕吐或腹泻、肠梗阻、大汗淋漓等导致体液丢失，即失液（fluid loss），也可引起有效循环血量锐减，过去也称为虚脱（collapse），现在认为，虚脱与失血性休克的本质和表现相似，都是低血容量所致。

（二）烧伤

大面积烧伤常伴有血浆大量渗出而丢失，使有效循环血量急剧减少，组织器官灌流量严重不足，可引起烧伤性休克（burn shock）。休克早期的临床表现与烧伤引起的疼痛及低血容量有关，后期易继发感染而发展为感染性休克。

（三）严重创伤

严重创伤，常因疼痛、大量失血、大面积组织坏死而引起创伤性休克（traumatic shock），尤其在战时（战伤休克）或自然灾害、意外事故中多见。

（四）感染

细菌、病毒、真菌、立克次体等病原微生物的严重感染均能引起感染性休克（infective shock）的发生，亦称脓毒性休克（septic shock）。最常见的原因是革兰氏阴性细菌感染。在革兰氏阴性细菌感染引起的休克中，细菌产生的内毒素（endotoxin）起着至关重要的作用。严重的革兰氏阴性细菌感染常伴有败血症，故感染性休克又可称为败血症性休克。其血清乳酸水平高于 2 mmol/L。

（五）过敏

某些过敏体质的人可因注射某些药物（如青霉素）、血清制剂或疫苗后，甚至进食某些食物或接触某些物品（如花粉）后，发生 I 型超敏反应而引起休克，称为过敏性休克（anaphylactic shock）。

（六）强烈的神经刺激

剧烈疼痛、脊髓损伤或高位脊髓麻醉、中枢镇静药过量可抑制交感缩血管功能，使阻力血管扩张，血管床容积增大，有效循环血量相对不足而引起休克，称为神经源

Note

性休克（neurogenic shock）。这种休克的微循环灌流正常并且预后较好，常不需治疗而自愈。有人称这种状况为低血压状态（hypotensive state），并非休克。

（七）心脏功能障碍

大面积急性心肌梗死、心脏破裂、严重的心律失常（室颤 / 房颤）等病变，可引起原发性心脏功能障碍，使心脏排血量急剧降低，导致有效循环血量和组织灌流量显著减少，引起心源性休克（cardiogenic shock）。主动脉瓣狭窄、肺动脉高压等可增加心脏的射血阻力，心包填塞、张力性气胸、肺栓塞等可阻碍心室舒张期充盈，均使心输出量减少，有效循环血量下降，引起心源性休克的发生。

三、分类

临床上常用的休克分类方法有以下几种。

（一）按病因分类

可按常见病因将休克分为失血性休克、烧伤性休克、创伤性休克、脓毒性休克、过敏性休克、心源性休克、神经原性休克等。这种分类方法有利于及时认识并清除病因，是目前临床上常用的分类方法。

（二）按始动环节分类

尽管引起休克的病因有多种，但大多数休克的发生都存在有效循环血量减少的共同发病环节。机体有效循环血量的维持取决于 3 个因素：①足够的血容量。②正常的血管舒缩功能。③正常心脏的泵功能。各种病因均可通过这三个因素中的一个或两个以上而影响有效循环血量，使微循环功能障碍导致组织灌流量减少而引起休克。因此，将血容量减少、血管收缩功能下降和心泵功能障碍称为休克发生的三个始动环节。根据各种病因引起休克发生的起始环节不同，可以将休克又分为三类（图 12-4-1）：

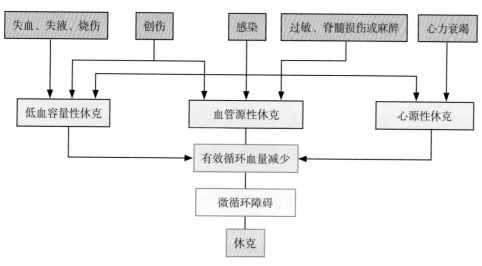

图 12-4-1 休克发生的始动环节及分类

1. 低血容量性休克

由于血容量减少引起的休克称低血容量性休克（hypovolemic shock）。常见于失血、失液、创伤或烧伤等使血容量急剧减少所引起的休克。由于血容量减少导致静脉血回流不足，造成心输出量减少、血压下降。交感神经兴奋，外周血管收缩，组织器官灌流量进一步减少。临床出现中心静脉压（central venous pressure，CVP）下降、心输出量减少和血压下降，但总外周阻力（peripheral resistance，PR）增高的"三低一高"表现。

2. 血管源性休克

是指外周血管床显著扩张，大量血液淤滞在扩张的小血管内，导致组织器官血液灌流量减少的休克。血管源性休克（vasogenic shock）常见于过敏性休克、神经原性休克及部分感染性休克（高排低阻型休克）。机体血管床的容量非常大，正常机体微循环仅有20% 毛细血管轮流交替开放，80% 处于闭合状态。体内微血管的交替开放、闭合，既不会引起组织细胞的缺血缺氧，又保证了有效的循环血量。如果毛细血管全部开放，仅肝脏毛细血管就可以容纳全身血量，其他组织器官就不能保证有效的循环血量。如过敏性休克时，机体在组胺、激肽、慢反应物质等内源性血管活性物质或外源性血管活性物质的作用下，后微动脉、毛细血管前括约肌扩张，而微静脉仍收缩，导致微循环淤血，毛细血管壁通透性增高；毛细血管大量开放，微循环血管床容量扩大，有效循环血量减少，导致休克发生。某些感染性休克，机体扩血管活性物质的作用大于缩血管活性物质的作用，表现出高排低阻的血流动力学特点。过敏性休克、感染性休克的发生，与毛细血管床急剧扩大有关。神经原性休克的发生，则与强烈的疼痛、麻醉或损伤抑制了交感缩血管功能，导致一过性的血管扩张和血压下降有关，而此时的微循环灌流量却不一定减少。烧伤、创伤、脊髓损伤或高位脊髓麻醉等都属于此类休克类型。

3. 心源性休克

是指由于急性心泵功能衰竭、心排血量急剧减少，使有效循环血量和微循环灌流量显著下降所引起的休克。可分为心肌源性和非心肌源性两类。心肌源性病因包括大面积心肌梗死、心肌病、严重的心律失常、心脏瓣膜疾病及其他严重心脏病的晚期；非心肌源性病因包括压力性或阻塞性的病因，如急性心包填塞、张力性气胸、肺栓塞和肺动脉高压等。这些原因最终导致心脏扩张受限，血液回流受阻，心舒张期充盈减少，心排血量急剧下降，致使有效循环血量严重不足，组织血液灌注不能维持。

（三）按血流动力学特点分类

根据心排血量与外周阻力变化的血流动力学特点，可以将休克分为三类。

1. 低动力型休克

又称为低排高阻型休克。其血流动力学特点为心排血量减少，心指数降低，总外周阻力升高。主要表现为平均动脉压降低不明显，但脉压显著缩小、尿量明显减少、皮肤苍白、温度降低，又称为"冷休克"（cold shock）。临床上绝大部分休克为此型休克。

2. 高动力型休克

又称为高排低阻型休克。其血流动力学特点是：心排血量增加，心指数升高，总外周阻力降低。主要表现为血压略低，脉压可增大；动静脉血氧差明显缩小；由于皮肤血管扩张或动－静脉短路开放，血流量增多，皮肤潮红、温暖，故又可称为暖休克（warm shock）。常见于过敏性休克、神经原性休克和部分感染性休克。心排血量增加的机制是：①休克早期心功能尚未受到抑制，交感－肾上腺髓质系统兴奋，心肌收缩力增强、心率加快，使心排血量增加。②外周血管阻力降低，使回心血量增加。外周血管阻力降低的机制是：①儿茶酚胺作用于动－静脉吻合支的β受体，使动静脉短路开放。②感染灶释放的扩血管物质，如组胺、激肽、PGI$_2$、NO、TNF-α、IL-1、内啡肽等引起外周血管高度扩张。

3. 低排低阻型休克

常见于各种类型休克的晚期阶段，为休克的失代偿表现。其血流动力学特点是心排血量和总外周阻力都降低，收缩压、舒张压和平均动脉压均明显下降。

四、休克分期及发生机制

不同病因引起的休克，有不同的发病过程，微循环障碍是大多数休克发生的共同基础。微循环（图 12-4-2A）是指微动脉和微静脉之间的血液循环，是血液和组织进行物质交换的基本结构和功能单位。现以失血性休克为例，将休克病理过程分为三期：微循环缺血期、微循环淤血期、微循环衰竭期。

（一）微循环缺血期

微循环缺血期是休克的早期，机体处于应激反应早期，又称为代偿期（compensatory stage）或缺血性缺氧期（ischemic anoxia stage）。

1. 微循环变化特点

主要表现为：①小动脉、微动脉、后微动脉、毛细血管前括约肌强烈收缩，使毛细血管前阻力增加，大量真毛细血管网关闭。微循环灌流量急剧减少，压力降低，血流速度减慢，轴流消失，细胞出现齿轮状运动。由直捷通路回流的血量增加，导致微循环营养通路血流减少，组织严重缺血、缺氧。②微静脉和小静脉对儿茶酚胺敏感性较低，收缩较轻。③动－静脉吻合支不同程度地开放，血液从微动脉经动－静脉吻合支直接流入小静脉。所以，此期微循环灌流的特点为少灌少流，组织细胞呈现缺血、缺氧状态（图 12-4-2B）。

2. 微循环变化机制

交感肾上腺髓质系统兴奋和缩血管物质增多是微循环缺血的主要发生机制。低血容量性休克、心源性休克由于回心血量减少，血压降低，减压反射被抑制，引起心血管运动中枢及交感－肾上腺髓质系统兴奋，儿茶酚胺大量释放，收缩小血管；去甲肾上腺素与血管壁的α受体结合，引起外周血管收缩。微动脉、后微动脉和毛细血管前括约肌对儿茶酚胺的敏感性高于微、小静脉。因此，毛细血管前阻力增加更为显著，大量真毛细血管网关闭。而肾上腺素与β受体结合，使动－静脉吻合支开放，血液通过开放的动－静脉吻合支和直捷通路直接回流到心脏，导致组织发生严重的缺血缺氧。

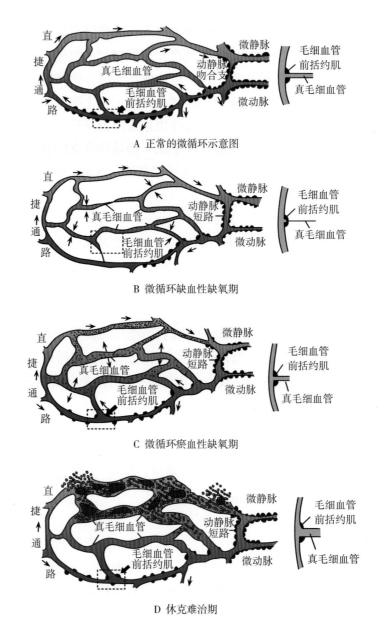

A　正常的微循环示意图

B　微循环缺血性缺氧期

C　微循环瘀血性缺氧期

D　休克难治期

图 12-4-2　休克时微循环障碍发展过程模式图

其他缩血管体液因子的释放：休克早期，体内产生的其他体液因子，如血管紧张素 II、血栓素 A_2（TXA$_2$）、内皮素等也促进微血管收缩。

3. 代偿意义

此期微血管收缩引起皮肤、腹腔内脏、肾脏、骨骼肌等器官的缺血、缺氧，但对机体却有重要的代偿意义，表现在以下几个方面。

（1）维持有效循环血量和血压：此代偿措施及主要机制如下。

1）回心血量增加：①自身输血：儿茶酚胺等缩血管物质的大量释放，使肌性微静脉、小静脉及肝、脾储血库收缩，可以迅速而短暂地增加回心血量，减少血管床容积。由于静脉系统是容量血管，同时肝、脾储血库释放储存血液，迅速起到快速"自身输血"的作用，构成休克早期增加回心血量的"第一道防线"。②自身输液：由于微动脉、后微动脉和毛细血管前括约肌比微小静脉对儿茶酚胺的敏感性高，使毛细血管动脉端比静脉端收缩更显著，毛细血管流体静压下降，组织液由组织间隙大量进入微血管内；另外休克时，醛固酮和抗利尿激素释放增多，促进肾小管对钠、水的重吸收，同时起到缓慢"自身输液"的作用，构成休克早期增加回心血量的"第二道防线"。

2）心排血量增加：休克早期，心脏尚有足够的血液供应，在回心血量增加的基础上，交感神经兴奋和儿茶酚胺的增多可使心率加快，心收缩力加强，心排血量增加，有助于血压的维持。

3）外周阻力增高：在回心血量和心排血量增加的基础上，全身小动脉痉挛收缩，可使外周阻力增高，加之自身输血和自身输液的作用，使血压回升。

（2）维持心脑血液供应：不同器官血管对交感神经兴奋和儿茶酚胺增多的反应性是不一致的。皮肤、骨骼肌及内脏血管的 α 受体分布密度高，对儿茶酚胺的敏感性较高，收缩明显。而冠状动脉则以 β 受体为主，激活时引起冠状动脉舒张；脑动脉则主要受局部扩血管物质影响，只要血压不低于 60 mmHg，脑血管可通过自身调节维持脑血流量的相对正常。这种不同器官微循环反应的差异，导致血液的重新分布，保证了心、脑重要生命器官的血液供应。

4. 临床表现

此期患者表现为脸色苍白，四肢湿冷，出冷汗，脉搏加快，脉压减小，尿量减少，焦虑、烦躁不安。由于血液的重新分配，心、脑灌流量此时仍可维持正常。因此，患者在休克代偿期间神志清楚，烦躁不安（图 12-4-3）。该期患者血压可骤降（如大失血），也可略降，甚至因代偿作用可正常或轻度升高，但是脉压会明显缩小，患者脏器有效灌流量明显减少。所以，不能以血压下降与否作为判断早期休克的指标。根据上述症状，结合脉压变小及强烈的致休克病因，即使血压不下降，甚至轻微升高，也可考虑为早期休克。微循环缺血期是机体的代偿期，应尽早去除休克病因，及时补充血容量，恢复有效循环血量，防止休克向失代偿的微循环淤血期发展。

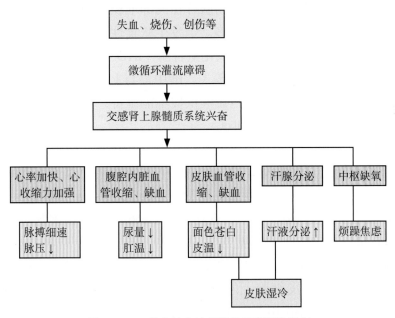

图 12-4-3　休克缺血缺氧期临床表现和机制

（二）微循环淤血期

如果休克的原始病因不能消除或未能及时治疗，休克将继续发展，由微循环缺血期进入微循环淤血期，又称为淤血性缺氧期（stagnant anoxia stage）、可逆性失代偿期（reversible decompensatory stage of shock）或休克期。

1. 微循环变化特点

主要表现为：①微动脉、后微动脉和毛细血管前括约肌舒张，血液大量涌入真毛细血管。微血管内红细胞聚集、变形能力降低。②微静脉和小静脉仍保持一定收缩状态，使微循环流出道阻力增加，毛细血管后阻力大于前阻力而导致血液淤滞于微循环中。组胺还可使肝、肺等脏器微静脉和小静脉收缩，使毛细血管后阻力增加，微循环血流缓慢。③大量血液涌入真毛细血管网。微血管壁通透性升高，血浆渗出，血液浓缩，血流淤滞。④血液浓缩和微循环后阻力增加，致使微循环血液流变学发生改变，细胞间黏附分子（cell adhesion molecule，CAM）的作用及白细胞变形能力下降，使白细胞滚动、贴壁、嵌塞，血液呈"泥化"（sludge）淤滞状态。此期微循环灌流是：灌而少流，灌大于流，组织呈淤血性缺氧状态（图 12-4-2C）。

2. 微循环变化机制

此期微循环改变的主要机制是组织细胞长时间缺氧，导致酸中毒、扩血管物质生成增多和白细胞黏附的改变。

（1）微血管扩张机制：进入微循环淤血期后，尽管交感 - 肾上腺髓质系统持续兴奋，血浆儿茶酚胺浓度进一步增高，但微血管却表现为扩张。这与两个因素有关：①酸中毒使血管平滑肌对儿茶酚胺的反应性降低：微循环缺血期长时间的缺血缺氧引起二氧化碳和乳酸堆积，血液中 H^+ 增高，致使微血管对儿茶酚胺反应性下降，收缩性减弱。②扩血管物质生成增多：长期缺血缺氧、酸中毒可刺激肥大细胞释放组胺增多；ATP 分解增强，其代谢产物腺苷在局部堆积；细胞分解破坏后大量释出 K^+；激肽系统激活，使缓激肽生成增多。当发生脓毒性休克或其他休克引起肠源性内毒素或细菌转位入血时，诱导型一氧化氮合酶（iNOS）表达明显增加，产生大量一氧化氮和其他细胞因子（如 TNF-α 等）。酸中毒与上述扩血管物质联合作用，使微血管扩张，血压进行性下降，心脑血液供应不能维持，休克早期的代偿机制逐渐丧失，全身各脏器缺血缺氧的程度加重。

（2）血液淤滞机制：①白细胞黏附于微静脉：在缺氧、酸中毒、感染等因素的刺激下，炎症细胞活化，大量表达 TNF-α、IL-1、血小板活化因子（platelet activating factor，PAF）等炎症因子和细胞表面黏附分子（cell adhesion molecules，CAMs），白细胞滚动、黏附于内皮细胞。其中，选择素（selectin）介导白细胞与血管内皮细胞（vessel endothelial cell，VEC）的起始黏附，即白细胞在 VEC 上黏附、脱落交替进行，称白细胞滚动（rolling）。白细胞的牢固黏附及向血管外移动是在 β_2 整合素（integrin）（如 CD11/CD18）与其内皮细胞上的受体细胞间黏附分子 -1（intercellular adhesion molecule-1，ICAM-1）相互作用下完成的。白细胞黏附于微静脉，增加了微循环流出通路的血流阻力，导致毛细血管中血流淤滞（图 12-4-4）。②血液浓缩：组胺、激肽、降钙素基因相关肽（CGRP）等物质生成增多，可导致毛细血管通透性增高，血浆外渗，血液浓缩，血细胞比容增高，血液黏度增加，红细胞和血小板聚集，进一步减慢微循环血流速度，加重血液泥化瘀滞。

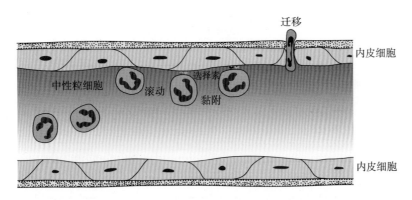

图 12-4-4　白细胞黏附、聚集滚动和渗出示意图

3. 微循环失代偿

淤血缺氧期微血管反应性降低，大量血液淤积在微循环中，机体由代偿反应演变为失代偿：

（1）有效循环血量急剧减少：①小动脉、微动脉、真毛细血管网扩张，血液淤滞在器官组织内，以及细胞嵌塞、静脉回流受阻等，均可使回心血量急剧减少，有效循环血量进一步下降。②自身输液停止：毛细血管后阻力大于前阻力的微循环改变，导致血管内流体静压升高，使组织液进入毛细血管的"自身输液"停止，且有血浆渗出到组织间隙，使血液浓缩、黏度增加，使有效循环血量进一步减少，形成恶性循环。

（2）血压进行性下降：毛细血管网广泛开放，血液淤滞在肠、肝、肺等内脏器官，血浆渗出，血液浓缩和血细胞聚集等，均使回心血量进一步减少。心排血量降低，引起血压进行性下降。患者的收缩压、舒张压均降低，以收缩压降低为显著，致使脉压减小。

（3）心脑血液灌流量减少：由于回心血量及有效循环血量进一步减少，动脉血压进行性下降，使交感 - 肾上腺髓质系统兴奋，组织有效血液灌流量进行性减少，组织严重缺氧，导致细胞损伤和器官功能障碍。当收缩压低于 70 mmHg 时，脑组织的血流难以保证，患者开始出现神志淡漠，随着血压的进行性降低，可出现意识障碍，甚至昏迷；当收缩压低于 60 mmHg 时，肾血流量减少，肾小球滤过率显著降低，肾小管重吸收功能障碍，甚至发生急性肾功能衰竭；当收缩压低于 50 mmHg 时，冠状动脉血液灌注减少，心肌缺氧发生严重的病理变化，甚至出现心力衰竭。

4. 临床表现

此期临床表现主要与微循环大量血液淤积，组织有效灌流量进一步减少。患者皮肤颜色由苍白逐渐转变为发绀，口唇和指端尤为明显；由于回心血量减少以及血量与血管容量不相适应的矛盾加剧，患者静脉萎陷，充盈缓慢，中心静脉压降低；动脉血压进行性下降，脉压缩小，脉搏细速或脉快而弱；心、脑因血液供应不足，ATP 生成减少，表现为心肌收缩力减弱，心搏无力、心音低钝，表情淡漠或神志不清。严重的可发生肺、肾、心功能衰竭（图 12-4-5）。

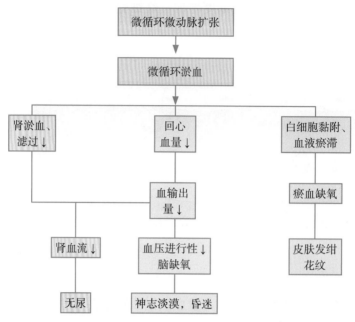

图 12-4-5　休克淤血缺氧期临床表现和机制

（三）微循环衰竭期

此期为微循环障碍的晚期，又称为休克难治期（refractory stage of shock）或不可逆休克期（irreversible stage of shock）。此时，微循环淤滞更加严重，发生全身细胞、器官功能严重障碍和损伤，经治疗仍难以纠正休克状态。

1. 微循环变化的特点

此期微小血管发生麻痹性扩张，毛细血管大量开放，微循环内大量纤维蛋白性血栓形成，使微循环出现不灌不流，血流停滞，物质交换不能进行，组织得不到氧气和营养物质供应。出现毛细血管无复流现象（no-reflow phenomenon），即在输血补液后，血压可一度回升，但微循环血液灌流量无明显改善，毛细血管中的血液仍淤滞停止，不能恢复（图 12-4-2D）。

2. 微循环变化机制

由于严重缺氧形成酸中毒，加之大量 NO 和局部代谢产物的释放，以及血管内皮细胞和血管平滑肌的损伤等，均可使微循环衰竭，导致微血管麻痹性扩张或 DIC 形成。

（1）微血管反应性降低：缺氧和酸中毒加重，使血管对儿茶酚胺的反应性显著下降。虽然去甲肾上腺素等缩血管物质的浓度越来越高，但血管收缩反应却越来越不明显，同时炎症介质刺激 NO 和氧自由基生成增多，血管对缩血管物质的低反应致使血压进行性下降。

（2）DIC 形成：微循环淤血期不断发展，凝血系统被激活，可通过多种途径导致弥漫性血管内凝血（diffuse intravascular coagulation，DIC）。①血液流变学变化：微循环障碍，组织缺氧，局部组胺、激肽、乳酸等增多。这些物质一方面可引起毛细血管扩张淤血、通透性增高，血流缓慢，血浆渗出，血液浓缩，红细胞黏滞性增加，有利于血栓形成；另一方面损伤毛细血管内皮细胞，胶原暴露，活化凝血因子，激活内源性凝血系统，以及血小板黏附与聚集，促进凝血过程。②外源性凝血系统的激活：肠源性内毒素或感染性休克的病原微生物及毒素，可直接刺激或通过单核－巨噬细胞分泌的细胞因子（cytokine），使单核细胞和内皮细胞释放组织因子；创伤、烧伤时受损伤的组织释放出大量的组织因子，启动外源性凝血过程；大面积烧伤使红细胞大量破坏，释放磷脂和ADP启动血小板释放反应，促进微血栓形成。③促凝物质增多：致休克动因和休克本身对机体都是一种强烈的刺激，可引起应激反应，交感－肾上腺髓质系统兴奋性增强，使血液中血小板和凝血因子增加，血小板黏附和聚集能力加强，为凝血提供必要的基础，促进DIC。④ TXA_2-PGI_2平衡失调：休克时内皮细胞的损伤一方面使PGI_2生成、释放减少，另一方面胶原暴露可使血小板激活、黏附、聚集，生成和释放TXA_2增多。PGI_2有抑制血小板聚集和扩张小血管的作用，而TXA_2则有促进血小板聚集和收缩小血管的作用。因此TXA_2-PGI_2平衡失调，可促进DIC的发生。⑤单核－吞噬细胞系统功能下降：休克原始病因的作用和休克时血液灌流量减少，单核－巨噬细胞系统功能降低，不能及时清除激活的凝血因子和已形成的纤维蛋白，也可促使DIC的形成。

3. 微循环改变的后果

由于严重的微循环灌流障碍使休克恶化，全身细胞、组织、器官发生多种损害，给临床治疗带来极大困难。

（1）无复流现象：补液治疗后，关闭的毛细血管中无红细胞流动，是休克预后不良的一个重要指标。如心源性休克患者治疗后，无复流患者的住院死亡率比没有无复流者高10倍。

（2）合并DIC：见微循环变化机制（2）。

（3）细胞损伤和器官功能衰竭：①严重持续的全身器官低灌流、内环境紊乱和体内大量损伤性体液因子生成，特别是溶酶体酶的释放，细胞因子、活性氧和大量炎症介质的产生，造成器官严重代谢障碍和结构损伤，发生多个重要生命器官功能衰竭。②正常情况下，肠黏膜上皮具有防御屏障功能，防止肠腔内的细菌和内毒素进入血液循环。随着休克的发生发展，微循环淤血、缺氧，肠屏障作用减弱，肠腔的内毒素或细菌进入血流，引起全身炎症反应综合征。③休克时单核－吞噬细胞系统功能降低，也使来自肠道的内毒素不能被充分清除，使休克更加复杂，甚至引起多器官功能障碍综合征（multiple organ dysfunction syndrome，MODS）。

4. 临床表现

（1）循环衰竭表现包括：①进行性顽固性低血压，给予升压药也难以恢复。浅表静脉严重萎陷，静脉输液困难。②心音低弱，脉搏细速，甚至摸不到，中心静脉压降低。③血压显著降低，甚至测不到。④呼吸困难、表浅或不规则。⑤少尿或无尿。⑥脑严重缺血、缺氧，皮层发生重度抑制，患者常表现为淡漠、嗜睡、意识模糊甚至昏迷。

（2）并发DIC：出现出血、贫血、皮下瘀斑等DIC典型临床表现。由于休克的原始病因和机体自身反应性的差异，并非所有休克患者都会发生DIC。

（3）重要器官功能障碍：持续严重低血压及DIC引起血液灌流停止，使心、脑、肺、肝、肾等重要器官功能代谢障碍加重，可出现呼吸困难、少尿或无尿、意识模糊甚至昏迷等多器官功能障碍或多器官功能衰竭的临床表现。

五、细胞损伤机制

仅用微循环障碍学说无法全面解释休克的相关问题，如：①休克时某些细胞分子水平的变化，发生在血压降低和微循环紊乱之前。②器官微循环灌流恢复后，器官功能未能恢复。③细胞功能恢复会促进微循环改善。④促进细胞功能恢复的药物，具有明显的抗休克疗效。现从细胞损伤和炎症介质表达增多两个方面进行阐述。

（一）细胞损伤

细胞损伤是各器官功能衰竭的共同基础。休克时细胞可发生功能、形态、代谢改变，细胞的损伤首先发生在细胞膜、线粒体膜和溶酶体膜等，继之细胞器发生功能障碍和结构损伤，直至细胞坏死或凋亡（图 12-4-6），而细胞损伤又是各器官功能衰竭的共同基础。

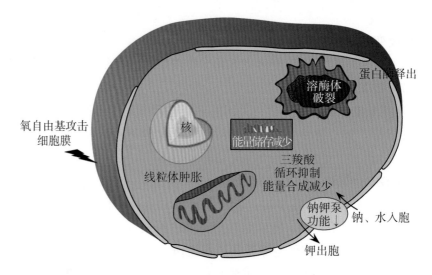

图 12-4-6　休克时细胞损伤的变化

1. 细胞膜的变化

细胞膜是休克时细胞最早发生损伤的部位。缺氧、ATP 减少、酸中毒、高血钾、溶酶体酶、氧自由基及其他炎症介质等都可损伤细胞膜，使细胞膜通透性增高，细胞膜内外 Na^+/Ca^{2+}、K^+ 分布异常，Na^+、Ca^{2+} 内流，而 K^+ 外流加速，引起膜离子泵功能障碍、通透性增高，引起细胞水肿。内皮细胞肿胀可使微血管管腔狭窄，组织细胞肿胀可压迫微血管，加重微循环障碍。ATP 生成减少，能量供给不足，cAMP 含量减少，导致细胞代谢过程紊乱。膜磷脂微环境改变，使细胞膜流动性下降，红细胞和白细胞变形性减弱，细胞脆性增加，加重微循环障碍。

2. 线粒体的变化

线粒体是休克时最先发生变化的细胞器，表现为肿胀、嵴消失，甚至膜破裂。由于线粒体是细胞氧化磷酸化的部位，其损伤可使 ATP 合成减少，细胞能量生成严重不

Note

足，进一步影响细胞功能。

3. 溶酶体的变化

休克时缺血缺氧和酸中毒等可致溶酶体肿胀、破裂并释放溶酶体酶。溶酶体酶中的酸性蛋白酶（组织蛋白酶）和中性蛋白酶（胶原酶和弹性蛋白酶）等能水解蛋白质引起细胞自溶。溶酶体酶进入血液循环后，可损伤血管内皮细胞、消化基底膜，增加微血管通透性；可激活激肽系统、纤溶系统，并促进组胺等炎症介质的释放。因此，溶酶体酶的大量释放加重了休克时微循环障碍，导致组织细胞损伤和多器官功能障碍，在休克发生发展和病情恶化中起着重要作用（图 12-4-6）。

4. 细胞死亡

休克时的细胞死亡是细胞损伤的最终结果，包括凋亡（apoptosis）和坏死两种形式。休克原发致病因素的直接损伤，或者休克发展过程中出现的缺血缺氧、酸中毒、代谢障碍、能量生成减少、溶酶体酶释放、炎症介质产生等，均可导致细胞凋亡或坏死。细胞凋亡和坏死是休克时器官功能障碍或衰竭的病理基础。

（二）炎症细胞活化及炎症介质表达过多

致病因子如创伤及坏死组织，可引起全身性炎症反应。在感染性休克、创伤性休克和烧伤性休克时会产生大量炎症介质，其中有些炎症介质具有促炎作用，如TNF-α、IL-1、IL-2、IL-6、IL-8、IFN、活性氧、溶酶体酶等，可引起发热，白细胞活化，血管壁通透性增加和组织损伤。同时，体内也具有复杂的抗炎机制，会引发抑炎介质产生过多，如 IL-4、1L-10、IL-13、PGE$_2$、NO 等，可使机体出现免疫抑制。休克晚期，这些以细胞因子为代表的多种炎症介质大量释放，最终导致全身炎症反应综合征（systemic inflammatory response syndrome，SIRS）

六、机体代谢与功能变化

休克时，由于微循环灌流障碍，能量生成减少，神经内分泌功能紊乱和炎症介质的泛滥等，可使机体发生多方面的代谢与功能紊乱。

（一）物质代谢紊乱

休克时物质代谢变化一般表现为糖酵解加强，糖原、脂肪和蛋白分解代谢增强，合成代谢减弱。休克早期由于休克病因引起的应激反应，可出现一过性高血糖和糖尿，这与血浆中胰高血糖素、皮质醇及儿茶酚胺浓度升高有关。上述激素促进脂肪分解及蛋白质分解，导致血中游离脂肪酸、甘油三酯、极低密度脂蛋白和酮体增多，血中氨基酸特别是丙氨酸水平升高，尿氮排出增多，出现负氮平衡。特别在脓毒性休克、烧伤性休克时，骨骼肌蛋白分解增强，氨基酸从骨骼肌中溢出向肝脏转移，促进急性期蛋白合成。

休克过程中机体因高代谢状态，能量消耗增高，所需氧耗量增大而导致组织氧债增大。氧债（oxygen debt）指机体所需的氧耗量与实测氧耗量之差。氧债增大说明组织缺氧，主要原因有：①组织利用氧障碍：微循环内微血栓形成使血流中断，组织水肿导致氧弥散到细胞的距离增大，使细胞摄取氧受限。②能量生成减少：休克时由于线粒体的结构和功能受损，使氧化磷酸化发生障碍，ATP 生成减少。

（二）电解质与酸碱平衡紊乱

1. 代谢性酸中毒

休克时的微循环障碍及组织缺氧，有氧代谢减弱，葡萄糖无氧酵解增强及乳酸生成增多。同时，由于肝功能受损不能将乳酸转化为葡萄糖，肾功能受损不能将乳酸排除，结果导致高乳酸血症及代谢性酸中毒。增高的 H^+ 对 Ca^{2+} 具竞争作用，使心肌收缩力下降、血管平滑肌对儿茶酚胺反应性降低，导致心排血量减少和血压下降。酸中毒可损伤血管内皮，诱发 DIC，激活溶酶体酶，进一步加重微循环紊乱和器官功能障碍。

2. 呼吸性碱中毒

在休克早期，创伤、出血、感染等刺激可引起呼吸加深加快，通气量增加，$PaCO_2$ 下降，导致呼吸性碱中毒。呼吸性碱中毒一般发生在血压下降和血乳酸增高之前，可作为早期休克的诊断指标之一。但应注意休克后期由于休克肺的发生，患者因通气、换气功能障碍，又可出现呼吸性酸中毒，使机体处于混合性酸碱失衡状态。

3. 高钾血症

休克时的缺血缺氧使 ATP 生成明显减少，进而使细胞膜上的钠泵（Na^+-K^+ATP 酶）运转失灵，细胞内 Na^+ 泵出减少，导致细胞内水钠潴留，细胞外 K^+ 增多，引起高钾血症。

（三）器官功能障碍

休克时各器官功能都可发生改变，其中最易受累的器官为肺、肾、胃肠道、肝脏、心和脑，休克患者常因某个或数个重要器官相继或同时发生功能障碍甚至衰竭而死亡（见本章第五节多器官功能障碍综合征）。

七、休克的预防和治疗

休克是严重的急性全身性病理过程，在去除病因的前提下采取综合治疗措施，以恢复重要器官血液灌流和防止细胞损伤为目的，以反复监测临床重要指标为治疗依据，最大限度地保护各器官系统的功能。

（一）休克预防

重视预防，积极去除休克的原始病因，如止痛、止血、输血、补液、控制感染、修复损伤、抗过敏、强心治疗等。

（二）休克的治疗

1. 改善微循环

微循环障碍、动脉血液灌流不足是休克发生、发展的基础。因此，监测休克时各项生理学指标的变化非常重要。通过监测不但可了解患者病情变化和治疗反应，并为调整治疗方案提供客观依据。

（1）扩充血容量

1）休克的监测：①脑组织血液灌流：精神神志状态是脑组织血液灌流和全身循环状况的反映，所以要密切观察患者的神志情况。如患者神志清楚，说明患者循环血量已基本足够；相反，若患者表情淡漠、不安、谵妄或嗜睡、昏迷，反映脑功能因血液循环不良而发生障碍。②末梢循环灌流：皮肤温度、颜色是体表灌流情况的标志。如患者皮肤由湿冷转为温暖、干燥，由苍白、发绀转为正常，表明末梢循环已恢复、休克好转；反之则说明休克情况未改善。③心血管灌流：通常脉压减小是休克的表现之一，血压升高和脉压增大是休克好转的征象。脉率在休克早期表现为加快，脉率的变化多出现在血压变化之前，血压可正常；休克失代偿期，表现为脉率加快，血压下降；休克好转时脉率往往已恢复，但血压可以表现为正常或稍低于正常。④中心静脉压（CVP）：可反映全身血容量与右心功能之间的关系。CVP 低于正常，说明血容量不足；超过正常，说明补液过多、心功能不全；应用漂浮导管可测肺动脉楔压（pulmonary artery wedge pressure，PAWP），可反映肺静脉、左心房和左室功能状态。

2）扩充血容量治疗：各种休克都存在有效循环血量绝对或相对不足，最终都导致器官组织血液灌流量减少。除心源性休克外，补充血容量是提高心输出量和改善组织血液灌流的根本措施。补充血容量要适度，原则是"需什么，补什么，需多少，补多少"。脓毒性休克和过敏性休克时，虽然无明显的失液，但由于血管床容量增加，有效循环血量明显减少，也应根据实际需要来补充血容量。为保障适度补充血容量，必须动态观察和检测静脉充盈程度、尿量、血压和脉搏以及上述各监测指标，正确估计需要补液的总量。

（2）纠正酸碱平衡失调：组织灌注不足可引起无氧代谢和高乳酸血症，监测乳酸盐水平有助于评估复苏的变化趋势。正常值为 1～1.5 mmol/L，危重患者会升高，甚至达到 4 mmol/L，乳酸水平与预后密切相关，持续的高乳酸血症会抑制心肌收缩、降低血管对儿茶酚胺的反应性，使患者死亡率增加。

（3）血管活性药物的应用：使用缩血管或扩血管药物的目的是提高微循环灌流量。常用缩血管药物有多巴胺、去甲肾上腺素和间羟胺等。如多巴胺具有兴奋 α、β 和多巴胺受体作用，对低排高阻型休克患者，应在充分扩容的基础上，使用低剂量多巴胺以提高组织的血液灌流量。对过敏性休克、神经原性休克、高排低阻型休克和血压过低的患者，应使用缩血管药物如去甲肾上腺素以升高血压，保证心脑重要器官的血液灌流。当血压过低，降低到心脑血管临界关闭压（50 mmHg）以下，而又不能迅速进行扩容时，应考虑使用缩血管药物升压，用来保证心、脑重要器官的灌流。常用扩血管药物有 α 受体阻滞剂和抗胆碱药两类。α 受体阻滞剂有酚妥拉明、酚卞明，能解除小血管收缩和微循环淤滞并增强左室收缩力。抗胆碱药有阿托品、山莨菪碱等，如山莨菪碱（654-2），可对抗乙酰胆碱所致平滑肌痉挛使血管舒张，从而改善微循环。还可通过抑制花生四烯酸代谢，降低白三烯、前列腺素的释放而保护细胞，是良好的细胞膜稳定剂，多用于感染性休克的治疗。

2. 细胞保护

休克时细胞损伤可原发也可继发于微循环障碍之后。改善微循环是防止细胞损伤的关键措施，还可应用膜稳定剂稳定溶酶体膜，补充葡萄糖改善细胞能量代谢，使用抗氧化剂清除自由基等有效治疗措施，减轻细胞损伤，恢复其功能。

3. 抑制过度炎症反应

应用炎症介质的阻断剂和拮抗剂，阻断炎症介质的有害作用，采用血液净化的方法清除患者体内过多的炎症介质和毒素，有效防治休克时多器官功能障碍综合征的发生。

4. 抗凝治疗

休克患者有较高概率合并凝血功能紊乱发生 DIC，凝血功能紊乱的发生会进一步加重休克的进展，可给予肝素、补充凝血因子和输血治疗，阻止 DIC 的进一步恶化。

八、几种常见休克的特点

（一）低血容量性休克

低血容量性休克在临床十分常见，见于创伤、产道大出血、消化道大出血、失液、大面积烧伤、严重腹泻等所致全血、血浆或液体丢失。低血容量性休克的发生，主要取决于循环血液的丢失量和速度，以及机体的代偿能力。如果循环血液减少的量和速度未超过机体的代偿程度，一般对机体不造成影响；如果 15 ~ 20 min 内失血量少于全身血量的 10%，机体可迅速通过代偿使平均动脉压及组织灌流量维持稳定；但若快速失血占全血量的 20%，尽管机体充分发挥代偿，仍不能维持平均动脉压和组织灌流量，随即出现休克表现。当急性失血量超过全血量的 50% 时，可导致迅速死亡。

低血容量性休克分期较明显，临床症状典型，是休克研究的基础模型。其发展过程基本上遵循休克典型三期，即缺血性缺氧期、淤血性缺氧期、微循环衰竭期序贯发展的特点。机体主要是通过血管收缩和"自身输血""自身输液"方式进行代偿。①血管收缩：有效循环血量减少，回心血量不足，导致心输出量和动脉血压降低，颈动脉窦及主动脉弓上的压力感受器对平均动脉血压及脉压下降特别敏感，反射性引起交感神经兴奋性增高。肾上腺-髓质系统兴奋，儿茶酚胺类物质大量释放，引起小血管收缩，外周阻力增高，同时对心肌有正性肌力作用，出现代偿性心动过速和心肌收缩力加强。②"自身输血"：儿茶酚胺的大量释放，使肌性微静脉、小静脉及肝、脾储血库收缩，迅速增加回心血量。③"自身输液"：微动脉、毛细血管前括约肌、小静脉收缩，真毛细血管内血流减少、静水压降低，组织液进入毛细血管中，有利于增加有效循环血量。

（二）感染性休克

感染性休克是临床常见的休克类型，是目前治愈率最低、死亡率最高的休克类型。感染性休克是指由细菌、病毒、真菌等病原微生物感染所引起的休克，常见于细菌性痢疾、腹膜炎、流行性脑脊髓膜炎等原发或继发严重感染性疾病。感染性休克又称脓毒性休克（septic shock），其中以革兰氏阴性细菌最为常见，也称为内毒素性休克（endotoxic shock）。

感染性休克的死亡率高达 50% 左右，脓毒性休克的发生机制十分复杂，主要发病

Note

机制：①病原微生物及其毒素对组织细胞的直接损伤作用。②病原微生物及其释放的各种外毒素和内毒素，刺激单核吞噬细胞、肥大细胞、内皮细胞、中性粒细胞和淋巴细胞等，生成并激活多种内源性炎症介质，如 TNF、IL-1、IL-2、IL-6 等，其中最早出现且生物活性最强的是 TNF-α。③感染灶内氧自由基产生增多，导致花生四烯酸代谢产物 TXA_2 和白三烯（leukotriene，LT）、补体 C3a/C5a、活化的凝血因子、激肽等局部生物活性物质增多，引起血管舒缩反应障碍，微循环血流紊乱。④炎症介质通过对心血管和血液中细胞成分的影响，引起微循环障碍，导致休克发展的恶性循环。

脓毒性休克按其血流动力学变化可分为两种类型。

1. 高动力型休克

血流动力学的特点是外周阻力低，心输出量增加。临床表现为皮肤呈粉红色、温热而干燥，少尿、血压下降、乳酸酸中毒、脉压增大等临床特点，又称为高排低阻型休克或暖休克。其发生机制为：①交感 - 肾上腺 - 髓质系统兴奋，儿茶酚胺释放增加，可作用于动 - 静脉吻合支的 β 受体，动静脉短路开放，真毛细血管网血液灌注量明显下降，组织缺血缺氧，乳酸性酸中毒，引起微血管扩张。②细菌内毒素激活炎细胞，生成大量 TNF、IL-1 等炎症介质作用于内皮细胞，引起血管内皮细胞 NO、PGI_2、PGE_2、缓激肽、组胺等释放，导致血管扩张。

2. 低动力型休克

低动力型休克（hypodynamic shock）具有心排血量减少、外周阻力增高、脉压明显缩小等特点。临床表现为皮肤苍白、四肢湿冷、尿量减少、血压下降及乳酸酸中毒，又称低排高阻型休克或冷休克。其发生机制为：①病原体毒素、酸中毒及某些炎症介质可直接抑制或损伤心肌，使心肌收缩力减弱；微循环血液淤滞导致回心血量减少，心排血量下降。②严重感染使交感 - 肾上腺髓质系统强烈兴奋，缩血管物质生成增多，而扩血管物质生成减少，致使外周阻力增加。

（三）心源性休克

心源性休克（cardiogenic shock）是由于急性心泵功能障碍而使心输出量迅速减少而导致的休克。其特点表现为在休克早期血压就显著下降，常见于大面积心肌梗死、急性心包填塞、严重心律失常、弥漫性心肌炎、肺动脉栓塞以及各种严重心脏疾病的晚期，均能严重影响心脏排血功能，使心输出量急剧降低，其微循环变化发展过程基本与低血容量性休克相同。其主要特点是：①心泵功能衰竭，心肌收缩力下降引起心输出量急剧减少，动脉血压降低，体循环灌流减少，引起代偿性外周血管收缩。微循环变化的发展过程基本上和低血容量性休克相同。②多数患者由于应激反应和动脉充盈不足，使交感神经兴奋和儿茶酚胺分泌增多，小动脉、微动脉等收缩，外周阻力增加，致使心脏后负荷加重，表现为低排高阻型休克。但少数患者由于心室容量增加，刺激心室壁压力感受器，反射性地引起心血管运动中枢的抑制而使外周阻力降低，表现为低排低阻型休克。③由于血压下降导致的心脏冠状动脉血液灌流量减少，心泵功能障碍导致的心输出量下降引起的肺循环淤血、心肌细胞缺氧等，加重了心肌组织的缺血缺氧性损伤，引起进行性的心功能障碍。④心肌梗死所发生的组织细胞损伤，可引起炎症介质大量释放。IL-1、TNF-α等细胞因子虽然有扩血管的作用，但可以引起细胞黏附、血管壁通透性增加和血流淤滞，减少冠状动脉血流量，加重心肌缺血和心功能障碍。

（四）过敏性休克

过敏性休克（anaphylactic shock）是机体对某些变应原有超敏反应，属Ⅰ型变态反应，即速发型变态反应。是由于过敏原引起组胺、血小板活化因子（PAF）、激肽、5-HT等血管活性物质生成增多，使微血管扩张、微循环血流量增加、血管壁通透性增高、血浆外渗，结果导致回心血量急剧减少和血压下降引起休克发生。除休克的表现外，常伴有喉头水肿、气管痉挛、肺水肿等表现。发病原因是特异性过敏原作用于致敏机体，如应用某些药物（青霉素、奴夫卡因等）和血清制剂（破伤风抗毒素、白喉类毒素）。主要发生机制是：①致敏原进入机体后，机体产生免疫球蛋白IgE。IgE抗体能与肥大细胞和嗜碱性粒细胞结合，特别是与小血管周围的肥大细胞、血液中的嗜碱性粒细胞和血小板结合。IgE抗体持久地被吸附在这些细胞的表面，使机体处于致敏状态。当同一过敏原再次进入机体时，过敏原就可以与上述细胞表面的IgE抗体结合，形成抗原–抗体复合物，抗原–抗体复合物能激活肥大细胞和嗜碱性粒细胞，使之脱颗粒、释放出大量组胺、5-HT、白三烯、激肽等扩血管活性物质。②抗原与抗体在细胞表面结合，激活补体系统，并通过被激活的补体进一步激活激肽系统。组胺、缓激肽、补体C3a/C5a、前列腺素类等可引起后微动脉和毛细血管前括约肌舒张，并使毛细血管壁通透性增高，外周阻力显著降低，真毛细血管迅速大量开放，血管内液体进入组织间隙增多。血管活性物质还可使一些器官的微静脉和小静脉收缩，大量血液淤积在微循环内，静脉回流和心输出量急剧减少，动脉血压迅速而显著地下降。另外，组胺还能引起支气管平滑肌收缩，造成呼吸困难。过敏性休克发病非常迅速，治疗过程中如不及时使用缩血管药物如肾上腺素、异丙肾上腺素等抢救，患者可在数秒钟至数分钟内死亡。临床上许多药物可引起Ⅰ型过敏反应而引起过敏性休克的发生。

（王建丽）

第五节　多器官功能障碍综合征

多器官功能障碍综合征（multiple organ dysfunction syndrome，MODS）是指机体在严重感染、创伤、烧伤及休克或休克复苏后，短时间内同时或相继发生两个或两个以上器官或系统功能障碍的临床综合征，是器官、系统功能障碍从早期到晚期功能衰竭的进行性发展的动态过程。MODS发展到严重阶段称为多器官衰竭（multiple organ failure，MOF）。

一、病因和分类

（一）病因

1. 感染性因素

70% 左右的 MODS 由感染引起，主要见于严重的全身性感染引起的脓毒症。如老年人肺部感染、化脓性梗阻性胆管炎、烧伤和创伤的创面感染可发展为全身性感染，容易引发 MODS。当肠道屏障功能下降、肠道菌群失调时，肠内细菌可侵入循环血或肠道细菌的毒素吸收入血，引起肠道细菌移位（bacterial translocation）或非菌血症性临床脓毒症（non-bacteremic clinical sepsis）。

2. 非感染性因素

MODS 发生于大手术后、严重创伤、多发性骨折、大面积烧伤及大手术后的患者，因组织受损和坏死、失血、脱水等，无论有无感染的情况下均可引起 MODS，肺、心、肾、肝、消化道和造血系统等脏器容易受累。

（1）低血容量休克：低血容量休克常导致多个内脏器官血流不足而呈低灌流状态，使组织缺血、缺氧，引起各器官的功能损害，尤其是创伤性大出血引起的休克易发生MODS。

（2）免疫功能下降：大剂量应用激素易造成免疫抑制、消化道溃疡出血和继发感染等；自身免疫性疾病、免疫缺陷性疾病、肿瘤患者接受放、化疗等致全身免疫功能低下，容易继发严重的感染导致 MODS。

（3）诊疗失误：主要是诊疗过程中判断失误和操作不当，特别是一些器械损伤，如内镜检查导致穿孔；高浓度吸氧致使肺泡表面活性物质破坏、肺血管内皮细胞损害；呼吸机使用不当时造成的心肺功能障碍。

（4）毒物和中毒：急性化学性中毒（如泄漏的毒气通过呼吸进入呼吸道），火灾引起大面积烧伤的同时，患者可吸入现场空气中的化学毒气而导致中毒，很快引起全身炎症反应综合征和急性呼吸窘迫综合征，表现为肺功能衰竭，最终出现其他器官的损伤而导致 MODS。

（二）分类

1. 单相速发型

在严重创伤、失血和休克后迅速发生的 MODS 常属于这种类型，是由损伤因子直接引起。有些患者休克复苏后 12 ~ 36 h 内发生呼吸功能障碍，随后相继发生肝、肾等器官功能障碍甚至衰竭和凝血功能障碍。此型病情发展较快，病变的进程只有一个时相，器官功能损伤只有一个高峰，所以称为单相速发型，又可称为原发型或一次打击型。

2. 双相迟发型

此型常出现在创伤、失血、休克等原发因子第一次打击（first hit）作用一定时间后，患者器官功能的轻度障碍经支持疗法 1 ~ 2 天内得到缓解。或者休克复苏后，发病过程经过一个相对稳定的缓解期，但 3 ~ 5 天后又突然发生全身性感染，出现脓毒症，患者遭受致炎因子的第二次打击（second hit），随后发生 MODS。此型发病过程出现两个时相，病程有两个高峰，因此称为二次打击型，此型病情较一次打击型更为严重，有致死可能。

二、发病机制

MODS 的发病机制复杂，至今尚未完全阐明，相关的机制包括全身炎症反应失控、二次打击和双相预激、肠道屏障受损和肠道细菌移位、微循环障碍、缺血 – 再灌注损伤和细胞凋亡等。单相速发型 MODS 可能更多由原发损伤引起，而双相迟发型则不完全由损伤本身造成。现在大多数认为持续和失控的全身炎症反应在 MODS 的发生中起主要作用。

（一）全身炎症反应综合征

当严重感染、大面积烧伤和多发创伤等损伤因素过强或持续时，病因未得到控制，如病原体没有被杀灭，毒素未降解、稀释，坏死组织或损伤未能清除甚至加重，局部增殖的病原体和毒素少量扩散入血，或启动炎症反应的个体存在遗传易感性，局部炎症细胞浸润和炎症介质释放进一步增加并扩散入血，同时血液中的炎症细胞被部分激活，全身炎症反应明显，病情开始加重，成为全身炎症反应综合征（systemic inflammatory response syndrome，SIRS）。临床表现为发热、寒战、呼吸加快、外周血白细胞数显著增多、厌食、高代谢和高动力循环状态等全身炎症症状。与此同时，抗炎机制也相应启动或加强，进入全身炎症反应失控状态。此时患者又遭受额外因素打击或机体防御动员机制过强或不足等，使全身炎症反应过强或免疫抑制，血液凝血、激肽、补体、纤溶等系统相继激活，重要脏器微循环严重障碍，自身体内调节机制完全失控，内环境严重紊乱，使得除了有原发病灶局部损伤加重外，同时或相继发生远隔部位器官、系统功能明显障碍甚至衰竭。

（二）代偿性抗炎症反应综合征

机体在启动促炎反应的同时，由于代偿机制，在原发病灶局部出现抗炎反应而产生一些抗炎介质（anti-inflammatory mediators），以抑制炎症反应的发展，避免炎症反应过度，而随着炎症反应逐渐发展加重时，也会激发体内抗炎反应逐渐加强，从而维持促炎与抗炎间的动态平衡，称为代偿性抗炎症反应综合征（compensatory anti-inflammatory response syndrome，CARS）。然而，在某些因素的作用下，有的患者体内抗炎反应过度，导致全身免疫功能低下、病死率增加。

（三）混合拮抗反应综合征

当炎症反应开始，体内抗炎反应也发生，正常时两者保持着动态平衡，炎症情况能得到控制，内环境有望维持相对稳定，病情可能好转。若平衡被打破，当促炎大于抗炎，即炎症反应占优势，表现为 SIRS 或免疫亢进；而抗炎大于促炎，即抗炎反应占优势，则表现为 CARS 或免疫抑制。SIRS/CARS 失衡的后果是炎症反应失控，使炎

Note

症的保护性作用转变为自身破坏性作用，不但损伤局部组织，同时攻击远隔器官，造成病情恶化。

三、其他相关机制

（一）两次打击和双相预激假说

创伤、休克等早期损伤因素视为第一次打击，此时各种炎症细胞及炎症介质参与了早期的炎症反应，主要是使炎症细胞激活而处于一种"预激状态"，此后如果病情加重或又受到损伤因素的第二次打击，突出结果是炎症和应激反应的放大效应，即使二次打击的强度小于第一次打击，也能造成处于激发状态的炎症细胞产生更为强烈的反应，从而过量地释放炎症介质。如此反复导致恶性循环，最终导致组织细胞损伤和多器官功能障碍。

（二）肠道细菌移位及肠源性内毒素血症

正常情况下，肠黏膜上皮是主要的局部防御屏障，防止肠腔内所含的细菌和内毒素进入全身循环，但在肠黏膜持续缺血及继发浅表溃疡等情况下，肠黏膜屏障削弱，细菌和内毒素可从肠内逸出，进入肠淋巴管和肠系膜淋巴结，继而进入门静脉系统和体循环，引起全身感染和内毒素血症。这种肠内细菌侵入肠外组织的过程称为细菌移位（bacterial translocation）。内毒素通过损伤的肠道屏障进入门脉系统，称为内毒素移位（endotoxin translocation），引起内毒素血症一系列的病理改变，称肠源性内毒素血症（enterogenic endotoxemia）。正常情况下，肠道细菌和内毒素即使进入门静脉也会在肝脏被库普弗细胞（Kupffer cell）清除，发生严重创伤、休克、烧伤、大手术等情况，患者由于肝脏供血不足及肝细胞和 Kupffer 细胞功能受损，不能阻止肠道里的细菌和内毒素进入体循环，而其本身还可释放多种炎症介质和细胞因子，加重全身炎症反应，导致 MODS 发生。

（三）缺血 - 再灌注损伤

各种严重损伤因素作用于机体后，通过不同途径激发的神经 – 内分泌反应使机体组织血管处于严重应激状态，伴随进一步发生的微循环功能障碍，导致器官、组织处于持续的缺血、缺氧状态，由缺氧引发的代谢障碍和细胞结构的损害是多器官功能障碍或衰竭的基础。再灌注后出现多器官功能障碍的机制尚未明了，可能与自由基大量产生、钙超载以及内皮细胞与白细胞的相互作用等有关。缺血再灌注损伤除直接加重或引起组织细胞的损伤外，还加重器官组织的微循环障碍。

（四）血管内皮受损与微循环灌注障碍

研究发现器官微循环血流量灌注不足是 MODS 发生、发展的重要机制之一，血细胞、血管内皮细胞（vascular endothelial cell，VEC）和微血管舒缩活性的变化是微循环灌注障碍发生的重要基础。有证据表明 VEC 的功能广泛而且复杂，它不仅仅作为屏障结构保持血管内壁的平滑与完整，而且能分泌和释放多种生物活性因子，在维持和调节血流动力学及血液流变学方面也起着极其重要的作用。VEC 受损引起中性粒细胞等的黏附、聚集和无复流，加重组织水肿和微循环血流障碍，使 VEC 的促凝活性增强、抗凝活性下降作用增强，从而促使微血栓的形成，组织细胞因缺血、缺氧而发生损伤。

四、主要器官、系统的功能障碍

（一）肺功能障碍

肺功能的急性障碍可见于多发性创伤、严重休克，也可见于脂肪栓塞、吸入性和原发性肺炎等病例。SIRS 发生时往往最先累及肺。一般在原发病发生后 24 ~ 72 h 内早期即可出现急性呼吸功能障碍。肺部的急性炎症，导致呼吸膜的损伤。许多代谢产物以及内毒素、细菌都经过肺，肺部富含巨噬细胞，容易被激活，释放多种炎症介质、血管活性物质，加之血液中活化的中性粒细胞和单核细胞也要流经肺部的小血管，与血管内皮细胞发生黏附和激活反应，释放活性氧、溶酶体酶等，肺微血管内皮受损、血细胞黏附、聚集引起肺毛细血管内微血栓的形成；毛细血管通透性增加、肺泡受损及局部血液回流受阻引起肺间质和肺泡水肿；肺泡 II 型上皮细胞合成表面活性物质减少，引起肺泡萎陷；肺泡渗出物中的血浆蛋白随渗漏液中水分的吸收或挥发而沉积于肺泡膜，引起肺泡透明膜形成。轻者表现为肺功能不全，重者可以引起急性呼吸窘迫综合征（acute respiratory distress syndrome，ARDS）。ARDS 使肺的顺应性明显降低，患者表现为进行性呼吸困难与发绀，PaO_2 低于 50 mmHg 或需要吸入 50% 以上氧气才能维持 PaO_2 在 45 mmHg 以上（详见《呼吸系统分册》）。

（二）肝功能障碍

MODS 发生过程中较易累及肝脏，由创伤和全身感染引起者多见。表现为血清中丙氨酸氨基转移酶、天门冬氨酸氨基转移酶和胆红素增高，临床上肝功能障碍首先出现的症状是黄疸。肝脏易发生损伤的机制是由于肝是肠道细菌、毒素入血所接触的首个器官，细菌或毒素到达肝后直接损害肝实质细胞，或通过肝 Kupffer 细胞合成并释放介质，如 TNF-α、IL-1、IL-8、NO 等多种活性介质造成对肝细胞的损害。严重创伤和全身感染都可引起肝血流量减少，肝细胞缺血、缺氧，致使肝细胞线粒体功能损伤，氧化磷酸化障碍和能量产生减少，直接影响肝实质细胞和 Kupffer 细胞的能量代谢，容易发生缺血 – 再灌注损伤，并可引起血液中的中性粒细胞黏附和肝内微血栓形成而进一步造成对肝脏的损伤。

（三）肾功能不全

急性肾功能不全的发生率在 MODS 中仅次于肺和肝。肾功能不全严重时表现为急性肾衰竭，病理表现为急性肾小管坏死（acute tubular necrosis，ATN），临床表现为少尿或无尿、高血钾、代谢性酸中毒和氮质血症。严重的低血容量性休克引起的急性肾衰竭多发生在休克后 1～5 天，属于单相速发型。由于休克时机体发生代偿性血液重分布，使得肾脏成为最早和最易受损的器官之一。由于休克早期心排血量显著减少、交感－肾上腺髓质和肾素－血管紧张素过多释放，导致肾血液灌流不足、肾小球滤过减少而发生肾前性功能性肾衰竭。继发于 SIRS 的肾功能障碍与低血容量性休克引起的急性肾衰竭有所不同，多发生在原发致病因子侵袭几天以后。病理变化多为急性肾小管坏死，其机制与肾持续缺血、肾毒素有关，也与多形核白细胞释放氧自由基及肾内微血栓形成等有关，属于肾性器质性肾衰竭。患者血浆肌酐浓度持续高于 177 μmol/L，尿素氮大于 18 mmol/L，肾衰严重时需要借助血液透析维持生命。

（四）胃肠道功能障碍

主要表现为胃黏膜损害、应激性溃疡。许多急性创伤、大面积烧伤、大手术等患者，经内镜检查可证实有急性糜烂性胃炎或应激性溃疡存在。在病理性应激过程中，因腹腔内脏血管收缩，血液重分布，胃肠道血流量大幅减少。胃肠道组织缺血、缺氧、后期发生淤血和微血栓形成，导致胃肠黏膜变性、糜烂、坏死等，形成应激性溃疡。当病变只侵袭到上皮的表层时称为糜烂，当它穿透到黏膜下层时称为溃疡。应激性溃疡的发展快，但没有像慢性溃疡那种瘢痕反应。应激性溃疡最多发生在胃近端，但也可发生在胃、十二指肠黏膜的任何部位，偶尔也发生在食管；应激性溃疡患者还可伴有麻痹性肠梗阻，表现为肠胀气、肠蠕动减弱或消失。

（五）心功能障碍

除了心源性休克外，在其他各型休克的早期，心功能的损伤一般较轻，在晚期才发生心功能障碍。患者表现为突发性低血压，平均动脉压低于 60 mmHg，心指数可低于 2L/（min·m²），对正性肌力药物不起反应。还可见心动过速、过缓甚至心搏骤停，血浆心肌酶学指标可升高。心功能障碍发生可能由于心肌摄氧能力下降或心脏冠状动脉灌流不足、酸中毒及高血钾对心肌的直接抑制作用、脂多糖和 TNF 等对心肌的抑制作用，以及 MODS 时发生的急性肺损伤导致进行性低氧血症、肺循环阻力增加等。

（六）脑功能障碍

在 MODS 的早期，机体通过血液重分布和脑血流的自身调节作用，可保证脑的血液供应，因而虽患者因急性应激而出现紧张、不安、烦躁等表现外，神志仍能保持清醒。MODS 后期，一旦循环系统功能失代偿，血压进行性下降甚至出现脑血管内 DIC，则可导致脑供血严重不足，脑组织因严重缺血、缺氧，甚至出血，能量代谢障碍、水钠潴留、神经递质产生和释放机制紊乱等接踵而至。病变可导致脑血管壁通透性增加、脑间质和脑细胞水肿，颅内压升高严重者可发生脑疝而直接危及生命。中枢神经系统功能严重障碍的患者可表现为反应迟钝、意识和定向力障碍，最后昏迷。

（七）免疫系统功能障碍

在 MODS 的早期，非特异性免疫系统被激活，患者血浆补体 C3a 和 C5a 水平可升高。

C3a 和 C5a 可影响微血管通透性、激活白细胞和组织细胞。此外，在用免疫学方法研究感染引起 MODS 的机制时发现，革兰阴性细菌产生的内毒素具有抗原性，能形成免疫复合物（immune complex，IC）激活补体，产生过敏毒素等一系列血管活性物质。以免疫荧光法进行的研究证明，IC 可沉积于多个器官的微循环血管内皮细胞上，吸引多形核白细胞，释放多种毒素，导致细胞膜和胞质内溶酶体、线粒体等的破坏，从而产生各系统器官细胞的非特异性炎症，细胞变性坏死，器官功能障碍。

（八）凝血与抗凝功能障碍

部分 MODS 的患者可表现出凝血与抗凝血平衡的紊乱。患者可有 DIC 形成的证据。当血液处于高凝状态时，临床上常不易察觉而漏诊；以后由于凝血因子的大量消耗、继发纤溶亢进，患者表现出明显和难以纠正的出血或出血倾向。血液检查可见血小板计数进行性下降（$< 50 \times 10^9/L$），凝血酶时间、凝血酶原时间和部分凝血活酶时间均延长达正常值的 2 倍以上，血浆纤维蛋白原浓度低于 200 mg/dL，并有纤维蛋白降解产物增多。

五、多器官功能障碍的防治

（一）病因学防治

防治和抢救休克，及时去除病因，纠正酸中毒、补足血容量，保证足量的晶体溶液，合理安排胶体、晶体溶液比。通过液体复苏改善微循环、合理应用血管活性药物和酌情使用肝素等。控制感染，尽量减少创伤性诊疗操作，减少院内交叉感染。

（二）发病学治疗

1. 改善微循环，纠正缺氧

增加动脉血氧合，通过氧疗、机械通气、体外膜式氧合（extracorporeal membrane oxygenation，ECMO）等方法支持动脉血氧合。对于急性呼吸窘迫综合征或急性呼吸衰竭的患者要维持动脉压 80 mmHg、血氧饱和度在 90% 以上。通过及时补充血容量、应用正性肌力药物和降低心脏后负荷，支持心脏排血量。维持适当的血红蛋白浓度，保证血液的携氧能力。

2. 阻断炎症失控

炎症反应过强、血浆促炎介质水平持续过高时可采用小剂量糖皮质激素抗炎，一般可选用氢化可的松。对于主要的促炎介质可以采用合适的阻断剂或拮抗剂，也可采用非甾体抗炎药如吲哚美辛等，血液滤过治疗降低血液中的分子毒素浓度；使用胰岛素制剂控制因应激导致的血糖过高；对于免疫功能低下者，要注意预防和控制感染，给予免疫增强剂，提高机体抵抗力。

3. 防治缺血再灌注损伤

应用抗氧化剂、自由基清除剂、细胞保护剂，改善细胞营养和代谢等。

4. 抗凝治疗

MODS 易合并凝血功能紊乱，凝血功能紊乱进一步推动 MODS 的进展，可给予肝素、补充凝血因子和输血，阻止 DIC 的进一步恶化。

（王建丽）

病例 12-1 解析

Note

第十三章 静 脉

■ 静脉血压
　　◎ 静脉血压
　　◎ 重力对静脉压的影响

■ 静脉回心血量
　　◎ 静脉对血流的阻力
　　◎ 影响静脉回心血量及其影响因素
　　◎ 静脉曲张

第一节　静脉血压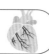

静脉是血液回流入心脏的通道，同时又被称为容量血管，起着血液储存库的作用。静脉的收缩与舒张可有效调节回心血量和心输出量，使循环功能适应不同生理条件下的需要。

一、静脉血压

体循环的血液流经动脉、毛细血管到达微静脉时，血压降低到 15 ~ 20 mmHg；进入右心房时，血压最低，接近于零。通常将右心房和胸腔内大静脉的血压称为中心静脉压（central venous pressure，CVP），而将各器官静脉的血压称为外周静脉压（peripheral venouspressure）。中心静脉压数值较低，正常变动范围为 4 ~ 12 cmH_2O。其高低取决于心脏射血能力和静脉回心血量之间的相互关系。如果心脏射血能力强，能及时将回流入心脏的血液射入动脉，中心静脉压就较低。反之，当心脏射血能力减弱时，则中心静脉压较高。另外，如果静脉回流速度过快，中心静脉压也会升高。由于中心静脉压可以反映回心血量和心脏的射血功能，故在临床上常作为控制补液速度和补液量的指标。临床上在用输液治疗休克时，除须观察动脉血压的变化外，也要观察中心静脉压的变化。中心静脉压偏低或有下降趋势，常提示输液量不足，而如果中心静脉压高于正常或有进行性升高的趋势，提示输液过多过快或心脏射血功能不全。

不同体位测量中心静脉压：因为静脉压的测量要求患者处于平卧状态，零点位于第 4 肋与腋中线的交点，但是患者可能由于疾病原因无法做到，并且体位的改变会使测量结果不准确。因而通过测量左右侧卧 30° 时候的静脉压，进而得出与中心静脉压的线性关系，从而可以通过侧卧时候的数据得到中心静脉压的升降趋势，以此判断患者的心脏功能状况。因此，测量不同体位下 CVP，具有临床监测的可行性和评估病情变化等作用，并且可增加患者的安全性、舒适性、减少感染机会和减少医护人员工作量，

Note

是值得在临床上推广的一种切实有效的方法。

二、重力对静脉压的影响

因为地球重力场的影响，血管内的血液本身的重力作用于血管壁，产生一定的静水压。各部分血管内的血压除由于心脏做功形成以外，还要加上该部分血管处的静水压。血管静水压的高低取决于人体所取的体位。平卧时由于身体各部分的位置大都处于和心脏相同的水平，因而静水压也大致相同。然而，当人体由平卧位转为直立位时，足部血管内的血压就比平卧位时高约 80 mmHg，其增高的部分相当于从足到心脏这一段血柱所产生的静水压，约为 90 mmHg（图 13-1-1）；而心脏水平以上的血管内血压则比平卧位时低，如颅顶矢状窦内压可降到 –10 mmHg。

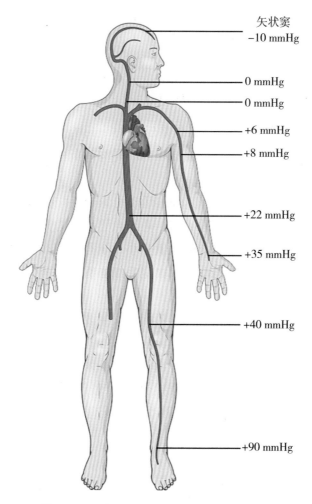

图 13-1-1 直立位对不同部位静脉血压的影响

重力形成的静水压的高低，对于处于在同一水平的动脉和静脉而言是相同的，但是它对静脉的影响远远大于对动脉的影响，这是因为静脉壁薄，其充盈程度受到跨壁压的影响较大。跨壁压（transmural pressure）是指血管内血液对管壁的压力和血管外组织对管壁的压力之差。一定的跨壁压是保持血管充盈扩张的必要条件，当跨壁压减小到一定程度时，血管就不能保持膨胀状态而发生塌陷。相反，当跨壁压增大时，静脉充盈扩张,容积增大。这些变化会引发机体的神经和体液调节机制,使阻力血管收缩,心率加快,血压很快可以恢复。许多动物由于四足站立,多数容量血管都处于心脏水平以上,所以体位改变时血量分配的变化就不像人类那么明显。

（刘春华）

第二节　静脉回心血量

单位时间内由静脉回流入心脏的血量,称为静脉回心血量。静脉回心血量取决于外周静脉压和中心静脉压之差,以及静脉对血流的阻力。

一、静脉对血流的阻力

血液从微静脉回流到右心房,压力仅降低约 15 mmHg,可见静脉对血流的阻力很小,约占整个体循环总阻力的 15%。血流阻力小是与静脉的功能和保证回心血量的功能是相适应的。

微静脉是毛细血管后阻力血管,其舒缩活动可影响毛细血管前阻力和后阻力的比值,继而改变毛细血管血压。微静脉收缩,毛细血管后阻力升高,如果毛细血管前阻力不变,则毛细血管前阻力和后阻力的比值变小,于是毛细血管血压升高,造成组织液生成增多。因而,微静脉舒缩活动可以决定毛细血管压力和体液在血管和组织间隙的分布情况,并能间接调节静脉回心血量。

当静脉跨壁压改变的时候,静脉的扩张状态发生改变,因而静脉对血流的阻力也随之改变。大静脉在处于扩张状态时,血流阻力很小;但当管壁塌陷时,静脉的总横截面积减小,导致血流阻力增大。此外,血管周围组织对静脉的压迫也可增加静脉对血流的阻力,例如颈部皮下的颈外静脉直接受到大气压的压迫,锁骨下静脉在跨越第 1 肋时受肋骨的压迫;腹腔内大静脉受腹腔器官的压迫等。

二、静脉回心血量及其影响因素

单位时间内的静脉回心血量取决于外周静脉压和中心静脉压之差,以及静脉对血流的阻力。因而,凡是能影响外周静脉压、中心静脉压及静脉阻力的因素,都能影响静脉回心血量。

1.体循环平均充盈压

这是反映心血管系统充盈程度的指标。实验证明,血管系统内血液充盈程度越高,静脉回心血量就越多。当循环血量增多或容量血管收缩时,体循环平均充盈压升高,静脉回心血量即增多;反之,当循环血量减少或容量血管舒张时,体循环平均充盈压降低,静脉回心血量则减少。

Note

2. 心收缩力

心脏收缩时，将血液射入动脉；舒张时则将血液抽吸回心脏。心脏收缩力量增强时，射血时心脏排空就较完全，在心室舒张末期压力就较低，从而对心房和大静脉内血液的抽吸力量增强，故静脉回心血量增多；反之，回心血量显著减少。右心衰竭时，右心室射血能力显著减弱，心室舒张期右心室内压较高，于是血液淤积在右心房和大静脉内，静脉回心血量显著减少，患者可出现颈外静脉怒张、肝充血肿大、下肢浮肿等体征。左心衰竭时，左心房压和肺静脉压升高，于是血液淤积在肺部，造成肺淤血和肺水肿。

3. 体位改变

当人体从卧位转为立位时，身体低垂部分静脉因跨壁压增大而扩张，容纳的血液增多，回心血量减少。这种变化在健康人由于神经系统的迅速调节而不易被察觉，而长期卧床的患者，由于其静脉管壁的紧张性较低，更易扩张，同时下肢肌肉收缩力量减弱，故由平卧位突然直立时可因大量血液瘀滞在下肢，导致静脉回心血量过少而发生晕厥。站立时，下肢静脉容纳血量增加的多少受到静脉瓣、肌肉收缩运动和呼吸运动等的影响。体位改变对静脉回心血量的影响，在高温环境中更加明显。高温时，皮肤血管舒张，皮肤血管容纳的血液增多，此时，若长久站立不动，回心血量就会明显减少，导致心输出量减少和脑供血不足，可引起头晕甚至晕厥。

4. 骨骼肌的挤压作用

骨骼肌收缩时挤压肌肉内和肌肉间的静脉，使静脉血流加快，加之有静脉瓣的存在，使血液只能向心脏方向回流而不能倒流。这样，骨骼肌和静脉瓣一起，对静脉回流起着“泵”的作用，称为“静脉泵”或“肌肉泵”。当下肢肌肉进行节律性舒缩活动时，如步行或跑步，肌肉泵的作用就能很好地发挥，因为肌肉收缩可将静脉内的血液挤向心脏，在一定程度上加速了全身的血液循环，对心脏的泵血起辅助作用。肌肉泵的这种作用，对于在直立情况下降低下肢静脉压、减少下肢静脉内血液潴留具有重要的生理意义。但是，如果肌肉不做节律性的舒缩，而呈持续性收缩状态，则静脉因持续受压导致回心血量明显减少。

5. 呼吸运动

由于胸膜腔内压为负压，因此胸腔内大静脉的跨壁压较大，经常充盈处于扩张状态。吸气时，胸腔容积增大，胸膜腔负压进一步增大，使胸腔内大静脉和右心房更加扩张，中心静脉压降低，因而有利于外周静脉的血液回流到右心房，回心血量于是增加；呼气时则相反，使静脉回心血量减少可见，呼吸运动对静脉回流也起着“泵”的作用。如果在站立时呼吸加深，可以促进身体低垂部分的静脉血液回流。然而，呼吸对肺循环静脉回流的影响与对体循环的影响不同。吸气时、随着肺的扩张，肺部的血管容积显著增大，能储存较多的血液，故由肺静脉回流至左心房的血量减少，左心室的输出量也相应减少。呼气时的情况则相反。

三、静脉曲张

静脉曲张（varicosis，varix）是迂曲、扩张或拉伸的静脉。关于原发性静脉曲张的发病机制所知不多。女性、老年、肥胖和妊娠次数是重要的危险因素，特别是具备上述多重危险因素时。尽管可有特征性的静脉扩张功能不全，但原发性静脉曲张患者并没有显示静脉瓣异常，而且几乎总是累及下肢静脉。

继发性静脉曲张可由多种病变导致，例如先天性异常包括瓣膜异常、激素治疗、制动和栓塞后。显微镜下，曲张静脉显示内膜增厚，平滑肌萎缩和血管壁纤维化。下肢慢性静脉淤血导致水肿及皮肤外观和纹理改变。

血栓性静脉炎，简称静脉炎，是指静脉血管发炎，根据病变部位不同，静脉炎可分为浅静脉炎和深静脉炎。其病理变化为血管内膜增生、管腔变窄、血流缓慢。周围皮肤可呈现充血性红斑，有时伴有水肿。以后逐渐消退，充血被色素沉着代替，红斑转变成棕褐色。少数患者可引起反应，如发冷、发热、白细胞增高等，患者常常陈诉疼痛肿胀。引起静脉血栓形成的病因很多，如创伤、手术、妊娠、分娩、心脏病、恶性肿瘤、口服避孕药及长期站立、下蹲、久坐、久卧受潮湿等，较常见是各种外科手术后引发。

（刘春华）

第十四章　肾上腺素受体激动药

- ■ 去甲肾上腺素及其受体
- ■ 构效关系及分类
  - ◎ 构效关系
  - ◎ 分类
- ■ α肾上腺素受体激动药
  - ◎ $α_1$、$α_2$肾上腺素受体激动药
  - ◎ $α_1$肾上腺素受体激动药
  - ◎ $α_2$肾上腺素受体激动药
- ■ α、β肾上腺素受体激动药

- ◎ 肾上腺素
- ◎ 麻黄碱
- ◎ 多巴胺
- ◎ 美芬丁胺
- ◎ 伪麻黄碱
- ■ β肾上腺素受体激动药
  - ◎ $β_1$、$β_2$肾上腺素受体激动药
  - ◎ $β_1$肾上腺素受体激动药
  - ◎ $β_2$肾上腺素受体激动药

病例 14-1

　　患者，男，13岁，无明显既往病史，临床表现为发热、喉咙痛和颈部淋巴结肿大。在就诊时被诊断为链球菌性咽炎，给予肌内注射青霉素治疗。注射后几分钟内，患者出现呼吸困难、心动过速和低血压等症状，检查同时发现有喘息，自述吞咽困难。医生诊断为过敏反应并立即给予肾上腺素药物治疗。

　　请思考以下问题：

　　1. 肾上腺素对这位患者的心血管系统和呼吸系统各有什么影响？

　　2. 哪种肾上腺素受体主要介导心血管反应？

　　3. 哪种肾上腺素受体主要介导呼吸系统反应？

　　肾上腺素受体激动药（adrenoceptor agonists）能够与肾上腺素受体结合并激动受体，产生与肾上腺素相似的作用，又称拟肾上腺素药（adrenomimetics）。它们在化学上多属胺类且作用与交感神经兴奋的效应相似，旧称拟交感胺类药（sympathomimetic amines）。1895年发现肾上腺提取物具有升血压作用，1899年自肾上腺提取出肾上腺素。1910年 Dale 等研究一系列与肾上腺素有关的合成胺类的药理作用，故始称它们的作用为拟交感作用（sympathomimetic action）。

第一节 去甲肾上腺素及其受体

周围神经系统中的去甲肾上腺素（norepinephrine，noradrenalin，NE 或 NA）主要在去甲肾上腺素能神经末梢合成，以酪氨酸为原料，大多数交感神经节后纤维均为去甲肾上腺素能神经。酪氨酸从血液由钠依赖性载体转运进入神经元后，经酪氨酸羟化酶催化生成多巴，再经多巴脱羧酶催化生成多巴胺，后者进入囊泡中，经多巴胺 β- 羟化酶的催化，转变为 NE 并与 ATP 和嗜铬颗粒蛋白结合，贮存于囊泡中。在上述参与 NE 合成的酶中，酪氨酸羟化酶是 NE 合成过程的限速酶。囊泡是 NE 贮存和最后合成的场所。NE 的释放与 ACh 类似，包括胞裂外排、量子化释放等。NE 通过摄取和降解两种方式失活。NE 释放后主要靠突触前膜将其重新摄取入神经末梢内而使作用消失；这种摄取称为摄取 1（uptake1）或神经摄取（neuroal up-take）。摄取 1 是一种主动的转运机制，需要胺泵（amine pump）的协助。其摄取量为释放量的 75% ~ 95%，摄取入神经末梢的 NE 尚可进一步被摄取入囊泡，贮存起来以供下次的释放。因此摄取 1 可称为贮存型摄取，部分未进入囊泡的 NE 可被胞质液中线粒体膜上的 MAO 破坏。此外非神经组织如心肌、平滑肌等也能摄取 NE，称为摄取 2 或非神经组织摄取（non-neuroal up-take）。此种摄取之后，NA 即被细胞内的 COMT 和 MAO 所破坏，因此摄取 2 可称为代谢型摄取。另外，尚有小部分去甲肾上腺素释放后从突触间隙扩散到血液中，最后被肝、肾等的 COMT 和 MAO 所破坏（图 14-1-1）。

能与去甲肾上腺素或肾上腺素结合的受体称为肾上腺素（能）受体。它们又进一步分为 α 和 β 肾上腺素受体。这两种类型的受体都是 G 蛋白耦联受体。前者又分为 α_1 和 α_2 两种亚型，其中每种亚型均已被克隆出 3 种亚型基因，即 α_{1A}、α_{1B}、α_{1D} 和 α_{2A}、α_{2B}、α_{2C}；而 β 受体可进一步分为 β_1、β_2 和 β_3 三种亚型。肾上腺素受体被激动时，会通过受体 -G 蛋白耦联，触发一系列级联机制，使信息逐级放大而发挥效应。

各类型肾上腺素受体的主要分布及激动后效应见神经系统分册。

（王　进）

第二节 构效关系及分类

一、构效关系

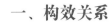

肾上腺素受体激动药的基本化学结构是 β- 苯乙胺（β-phenylethylamine）。肾上腺

素、去甲肾上腺素、异丙肾上腺素和多巴胺等都在苯环上有 3,4- 二羟基，具有两个邻位羟基的苯环可称为儿茶酚（catechol），故这类药又称儿茶酚胺类（图 14-2-1）。

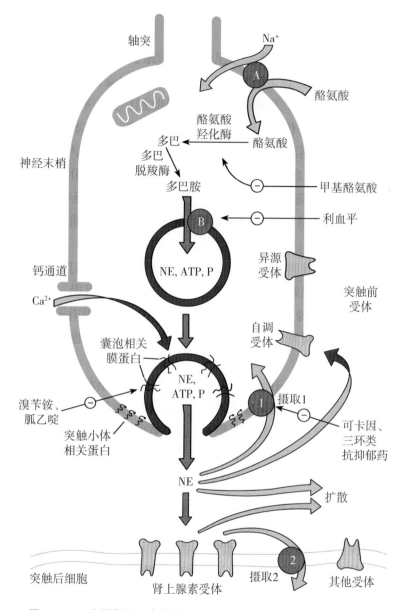

图 14-1-1　去甲肾上腺素能神经末梢递质合成、贮存、释放和代谢图

NE. 去甲肾上腺素；ATP. 三磷酸腺苷；P. 多肽

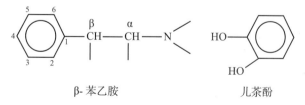

β- 苯乙胺　　　　　　　　　　　　儿茶酚

图 14-2-1　β- 苯乙胺和儿茶酚的结构

　　β- 苯乙胺化学结构由苯环、碳链和氨基三部分组成。这三部分的氢可被不同基团取代，从而产生多种衍生物，其作用有所不同。

（一）苯环

药物激动 α 和 β 受体的活性与 3,4 位羟基的存在有关。如把酚羟基除去，则失去了儿茶酚胺结构，作用减弱，但具有不易被 COMT 破坏的性质，故在体内消除较慢，作用时间延长。如麻黄碱的苯环没有羟基，其作用强度为肾上腺素的 1/300 ~ 1/100，但作用时间延长 7 ~ 10 倍。仅有一个羟基的去氧肾上腺素作用强度和作用时间则介于肾上腺素和麻黄碱之间。两个羟基之间的立体距离加大，作用时间延长，如沙丁胺醇。如以其他环状结构代替苯环，则其对外周肾上腺素受体的激动作用仍保留，但中枢兴奋作用降低，甚至转为抑制作用，如萘甲唑啉和羟基唑啉等。

（二）碳链

苯环和氨基之间的碳链长度以两个碳原子为最佳，如果 α 碳上的一个氢被甲基取代，则由苯乙胺类变为苯异丙胺类，外周肾上腺素受体激动作用减弱而中枢兴奋作用加强，且不易被 MAO 破坏，稳定性增加，作用时间延长，如麻黄碱和间羟胺等。

（三）氨基

氨基氢原子的取代基团与这类药物对 α 和 β 肾上腺素受体的选择性有关。常规认为，取代基团从甲基到叔丁基，其对 β 受体的激动作用逐渐加强，而对 α 受体的作用趋于减弱。如去甲肾上腺素的一个氨基氢原子被甲基取代形成肾上腺素，其对 β 受体的激动作用加强，如被异丙基取代形成异丙肾上腺素，则在加强 β 受体激动作用的同时，α 受体的激动作用大大减弱。再如被更大的基团取代，形成沙丁胺醇和特布他林等，则几乎无 α 受体激动作用，并且进一步提高了药物对 β_2 受体的选择性。

（四）光学异构体

碳链上的 α 碳和 β 碳如被其他基团取代，可以形成光学异构体。在 α 碳上形成的左旋体，外周作用较强，如左旋去甲肾上腺素比右旋体作用强 10 倍以上。而在 α 碳形成的右旋体，中枢兴奋作用较强，如右旋苯丙胺的中枢作用强于左旋苯丙胺。

二、分类

一般按肾上腺素受体亚型分类能准确地反映各药物的药理特性和临床应用，故采用此分类进行叙述（表 14-2-1）。

（一）α 肾上腺素受体激动药

分为下列三类。

1. α_1、α_2 肾上腺素受体激动药
如去甲肾上腺素等。

2. α_1 肾上腺素受体激动药
如去氧肾上腺素等。

3.α₂肾上腺素受体激动药

如羟甲唑啉等。

（二）α、β肾上腺素受体激动药

如肾上腺素和麻黄碱等。

表 14-2-1　主要肾上腺素受体激动药化学结构对比

结构通式：苯环（位置 5、6、4、1、3、2）—β CH—α CH—NH

名称					β	α	N
α₁、α₂受体激动药							
去甲肾上腺素	H	OH	OH	H	OH	H	H
间羟胺	H	H	OH	H	OH	CH₃	H
α₁受体激动药							
去氧肾上腺素	H	H	OH	H	OH	H	CH₃
甲氧明	OCH₃	H	H	OCH₃	OH	CH₃	H
α、β受体激动药							
肾上腺素	H	OH	OH	H	OH	H	CH₃
多巴胺	H	OH	OH	H	H	H	H
麻黄碱	H	H	H	H	OH	CH₃	CH₃
美芬丁胺	H	H	H	H	H	① $-\overset{CH_3}{\underset{CH_3}{C}}-$	CH₃
苯丙胺	H	H	H	H	H	CH₃	H
β₁、β₂受体激动药							
异丙肾上腺素	H	OH	OH	H	OH	H	$CH\overset{}{\underset{CH_3}{-}}CH_3$
β₁受体激动药							
多巴酚丁胺（消旋）	H	OH	OH	H	H	H	②
β₂受体激动药							
沙丁胺醇	H	OH	CH₂OH	H	OH	H	$\overset{CH_3}{\underset{CH_3}{C}}-CH_3$
特布他林	OH	H	OH	H	OH	H	$\overset{CH_3}{\underset{CH_3}{C}}-CH_3$

注：①取代α碳；② $-\underset{CH_3}{CH}-(CH_2)_2-\!\!\bigcirc\!\!-OH$

（三）β肾上腺素受体激动药

分为下列三类。

1. β₁、β₂肾上腺素受体激动药

如异丙肾上腺素等。

2. β₁肾上腺素受体激动药

如多巴酚丁胺等。

3. β₂肾上腺素受体激动药

如沙丁胺醇等。

（王　进）

第三节　α肾上腺素受体激动药

一、α₁、α₂肾上腺素受体激动药

（一）去甲肾上腺素

去甲肾上腺素在体内是去甲肾上腺素能神经末梢释放的主要递质，肾上腺髓质仅分泌少量。药物去甲肾上腺素是人工合成的左旋体，在微酸溶液中较稳定。注射剂含稳定剂，故可保存；如加入输液中，稳定剂被稀释，极易失效。

1. 药理作用与机制

去甲肾上腺素为α₁、α₂肾上腺素受体激动药，进入体内直接激动α受体，对α₁和α₂受体无选择性。对β₁受体激动作用较弱，对β₂受体则几乎无作用。

（1）血管：激动血管α₁受体，使血管（小动脉和小静脉更显著）收缩。对全身各部分血管收缩作用的程度与血管含α受体的密度及去甲肾上腺素的量有关，皮肤黏膜部位血管收缩最明显，其次是肾脏血管；对脑、肝、肠系膜，甚至骨骼肌血管都有收缩作用。冠状血管舒张，主要由于心脏兴奋，心肌代谢产物（腺苷等）增加所致，同时因血压升高，提高冠状血管的灌注压，故冠状动脉血流增加。

去甲肾上腺素可激动血管壁去甲肾上腺素能神经末梢突触前膜α₂受体，抑制递质去甲肾上腺素的释放，从而发挥负反馈作用，以调节外源性去甲肾上腺素过于剧烈收缩血管作用。

（2）心脏：去甲肾上腺素主要激动心脏β₁受体，提高心肌兴奋性，使心肌收缩力增强，心率加快和传导加快。但对心脏的兴奋作用比肾上腺素弱。在整体情况下，由于血压升高反射性兴奋迷走神经胜过其直接加快心率作用，故心率减慢。由于强烈的血管收缩作用,使外周阻力增高,从而增加心脏射血阻力,故心排血量并不明显增加,甚至有时下降。当剂量过大,静脉注射过快时,可引起心律失常,但较肾上腺素少。

(3)血压:去甲肾上腺素有较强的升压作用。静脉滴注小剂量(10 μg/min)可使外周血管收缩,心脏兴奋,收缩压和舒张压升高,脉压略加大。较大剂量时血管强烈收缩,外周阻力明显增高,血压升高而脉压变小,容易导致包括肾、肝等组织的血液灌流量减少。

(4)其他:对血管外平滑肌和代谢的作用均较弱,仅在大剂量时才出现血糖升高。对中枢神经系统的作用也较弱。对于孕妇,可增加子宫收缩的频率。

2. 体内过程

(1)吸收:去甲肾上腺素因收缩血管强,吸收极少,主要由静脉滴注给药。

(2)分布:静脉注射后,很快自血中消失,较多被摄取分布到去甲肾上腺素能神经支配的脏器如心脏、肾上腺髓质等。

(3)代谢和排泄:外源性去甲肾上腺素很快可被去甲肾上腺素能神经摄取利用,并可被肝脏和其他组织的 COMT 和 MAO 催化形成间甲去甲肾上腺素(normetanephrine)和 3- 甲氧 -4- 羟扁桃酸(3-methoxy 4-hydroxymandelic acid, vanillymandelic acid, VMA)等代谢产物而失活,后者可与硫酸或葡萄糖醛酸结合,经肾脏排泄。途径与肾上腺素相似。

3. 临床应用

去甲肾上腺素目前仅限于早期神经源性休克及嗜铬细胞瘤切除后或药物中毒时的低血压。该药稀释后口服,可使食管和胃内血管收缩,产生局部止血作用。

4. 不良反应与注意事项

静脉滴注时间过长、浓度过高或药液漏出血管外,可引起局部缺血坏死。如剂量过大或滴注时间过长可使肾脏血管剧烈收缩,引起少尿、无尿和肾实质损伤,故用药期间尿量至少 25 mL/h。长时间滴注应用如果骤然停药,可使血压突然下降,故应逐渐降低滴速而后停药。

此外尚可使妊娠后期妇女子宫收缩。该药禁用于高血压、动脉硬化症、器质性心脏病、无尿患者以及孕妇。

（二）间羟胺

间羟胺(metaraminol),又称阿拉明(aramine),为 α_1、α_2 肾上腺素受体激动药。既可直接对肾上腺素受体产生激动作用,也可被去甲肾上腺素能神经末梢摄取进入囊泡,促进神经末梢释放去甲肾上腺素而发挥间接作用,对 β 受体作用很弱或几无作用。主要作用是血管收缩,升高血压。升压作用比去甲肾上腺素弱、缓慢而持久。由于反射作用而使心率减慢,心肌收缩力略增加,对正常人心排血量的影响不明显,在休克患者可增加心排血量。较少引起心悸和心律失常。对肾血管的收缩作用较去甲肾上腺素弱。

长时间应用间羟胺的作用会逐渐减弱,产生耐受性,这是由于去甲肾上腺素能神经末梢囊泡中递质去甲肾上腺素减少或耗竭的结果,适当加用小剂量去甲肾上腺素,往往可恢复或增强间羟胺的升压作用。

临床用间羟胺替代去甲肾上腺素治疗早期休克和其他低血压状态，间羟胺升压作用可靠，维持时间较长，不易引起肾衰竭和心律失常。药液外漏不易引起局部组织坏死。可根据病情需要，静脉滴注、肌内注射或皮下注射，应用方便。也可适用于阵发性房性心动过速，特别是伴有低血压的患者，反射性减慢心率，并对窦房结可能具有直接抑制作用，使心律恢复正常。

二、α₁肾上腺素受体激动药

（一）去氧肾上腺素

去氧肾上腺素（phenylephrine），又称苯肾上腺素（neosynephrine，新福林），为 α₁ 受体激动药，作用比去甲肾上腺素弱而持久，主要收缩血管，升高血压，使皮肤黏膜、内脏（肾、肺）及四肢的血流量均减少。由于血压升高，反射性使心率减慢，故可用于阵发性室上性心动过速。可用于腰麻或全身麻醉以及吩噻嗪类所致的低血压。

该药能激动瞳孔开大肌 α₁ 受体，使之收缩，产生扩瞳作用。与阿托品比较，该药的扩瞳作用弱，起效快，维持时间短；主要应用于眼底检查时快速短效的扩瞳。

（二）甲氧明

甲氧明（methoxamine），又称甲氧胺（methoxamedrine），为 α₁ 肾上腺素受体激动药，对 β 受体几乎无激动作用。其作用与去氧肾上腺素相似，主要收缩血管和升高血压，除冠状血管外的其他血管（包括肾血管）几乎都呈收缩反应。由于血压升高，整体情况下反射性减慢心率。该药还能延长心肌不应期和减慢房室传导。可用于腰麻或全身麻醉等情况下的低血压。也可用于其他方法治疗无效的阵发性室上性心动过速。

三、α₂肾上腺素受体激动药

外周性突触后膜 α₂ 受体激动药有羟甲唑啉（oxymetazoline，氧甲唑啉）和可乐定的衍生物阿可乐定（apraclonidine）等。羟甲唑啉由于收缩局部血管可用于滴鼻治疗鼻黏膜充血和鼻炎，常用浓度为 0.05%，作用在几分钟内发生，可持续数小时。偶见局部刺激症状，儿童用后可致中枢神经系统症状，2 岁以下者禁用。阿可乐定主要利用其降低眼压的作用，用于青光眼的短期辅助治疗，特别在激光疗法之后，预防眼压的回升。

中枢性 α₂ 肾上腺素受体激动药包括可乐定（clonidine）及甲基多巴（methyldopa），主要作为中枢性降压药应用。

（王　进）

第四节　α、β 肾上腺素受体激动药

一、肾上腺素

肾上腺素（adrenaline，epinephrine，AD）可从家畜肾上腺提取或人工合成。其化学结构与去甲肾上腺素的不同之处是在氨基氮位上一个氢原子被甲基取代。肾上腺素化学性质不稳定，见光易失效，在中性尤其是碱性溶液中，易氧化变色失去活性。

（一）药理作用与机制

肾上腺素为 α、β 受体激动药，作用广泛而复杂，并且与机体的状态、靶器官中肾上腺素受体亚型的分布、整体的反射作用和神经末梢突触间隙的反馈调节等因素有关。

1. 血管

小动脉和毛细血管前括约肌的肾上腺素受体密度高，静脉和大动脉的肾上腺素受体密度低，故肾上腺素主要收缩小动脉和毛细血管前括约肌，其次收缩静脉和大动脉。对不同部位血管，肾上腺素的作用除量的不同外，尚有收缩或舒张的质的不同，这取决于各处 α、β 受体的分布差异及整体的调节因素。由于不同部位血管对肾上腺素的反应不同，使用肾上腺素后会形成血流的再分布。

皮肤、黏膜血管 α 受体占优势，β₂ 受体相对较少，肾上腺素对其呈显著的收缩效应。注射肾上腺素可显著降低皮肤血流量，收缩支气管黏膜血管，有利于消除黏膜水肿。

骨骼肌血管以 β₂ 受体为主，主要呈舒张反应。人静脉滴注肾上腺素 30 μg/min 可显著增加骨骼肌血流量。此作用无心脏或中枢反射作用参与，因其在去交感神经的肢体依然出现。如先给予 α 受体阻断药，肾上腺素对骨骼肌血管的舒张作用更为显著持久。

肾脏血管 α 受体占优势，肾上腺素在对血压无明显作用的剂量即可增加肾血管阻力，减少肾血流量达 40%，使 Na⁺、K⁺、Cl⁻ 的排泄下降。并可激动肾小球球旁细胞的 β₁ 受体而增加肾素的分泌。

肾上腺素可使冠状动脉舒张，此作用可在不增加主动脉血压时发生，可能由于：①兴奋冠脉血管 β₂ 受体，血管舒张。②心脏的收缩期缩短，相对延长舒张期。③肾上腺素引起心肌收缩力增强和心肌耗氧量增加，从而促使心肌细胞释放扩血管的代谢产物腺苷。

肾上腺素对脑血流量的影响与全身血压相关。治疗剂量时，对脑部小动脉并无显著的收缩作用，由于血压升高使脑血流增加，但在正常情况下，脑血流的自身调节作用会限制这种增加。肾上腺素对肺血管具有双相作用，小剂量舒张而大剂量收缩。中毒剂量可产生致死性肺水肿，这可能由于肺脏毛细血管渗透压增高所致。

2. 心脏

β_1、β_2 和 α 受体在心脏共同分布，其中以 β_1 受体为主。人心室 β_1 受体约占 86%，心房 β_1 受体约占 74%。肾上腺素兴奋心脏作用主要由于激动心肌、窦房结和传导系统的 β_1 受体，从而增强心肌收缩力、加速心率和加快传导，提高心肌的兴奋性，心排血量增加。肾上腺素的正性心率作用也有激动 β_2 受体的因素参与。与异丙肾上腺素相似，肾上腺素对心肌也具有正性变力作用（positive inotropic action）。

肾上腺素对心脏的兴奋作用起效迅速而强大，使心肌收缩力增强，心率加快，心脏每搏排出量和每分排出量增加；同时能舒张冠状血管，改善心肌血液供应，这是其作为强效心脏兴奋药的有利之处。不利之处是提高心肌代谢率和兴奋性，增加心肌耗氧量，使自律性提高。当患者处于心肌缺血、缺氧及心力衰竭时，肾上腺素有可能使病情加重或引起快速性心律失常，如早搏、心动过速甚至心室纤颤。当应用剂量过大或静脉注射过快时，也可引起心律失常。

3. 血压

肾上腺素对血管总外周阻力的影响与其剂量密切相关，小剂量和治疗量肾上腺素使心肌收缩力增强，心率和心排血量增加，皮肤黏膜血管收缩，收缩压和舒张压升高。同时舒张骨骼肌血管，抵消或超过对皮肤黏膜血管的收缩作用，使舒张压不变或下降，脉压增大，有利于血液对各组织器官的灌注。肾上腺素的典型血压改变多为双相反应，即给药后先迅速出现明显的升压作用，继之出现较微弱的降压反应，后者持续作用时间较长。如事先给予 α 受体拮抗药，肾上腺素的升压作用被翻转，呈现明显的降压反应，表现出肾上腺素对血管 β_2 受体的激动作用。大剂量肾上腺素除强烈兴奋心脏外，还可使血管平滑肌 α_1 受体兴奋占优势，尤其是皮肤、黏膜、肾脏和肠系膜血管强烈收缩，使外周阻力显著增高，收缩压和舒张压均升高（图 14-4-1）。

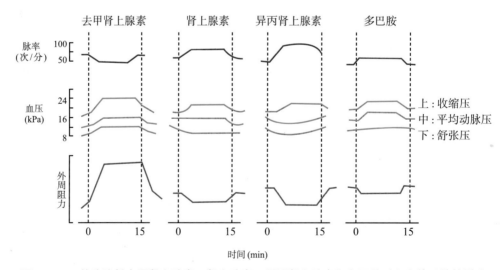

图 14-4-1　静脉注射去甲肾上腺素、肾上腺素、异丙肾上腺素和多巴胺对心血管系统的影响

静脉滴注给药，除多巴胺 500 μg/min 外，其余均为 10 μg/min

4. 平滑肌

肾上腺素对平滑肌的作用主要取决于器官组织的肾上腺素受体类型及分布密度。

Note

（1）支气管：肾上腺素激动支气管平滑肌的 β₂ 受体，舒张支气管平滑肌，支气管哮喘发作时，作用更加明显。肾上腺素激动支气管黏膜血管的 α 受体，使之收缩，从而消除哮喘时的黏膜水肿和渗出。此外，肾上腺素作用于支气管黏膜层和黏膜下层肥大细胞的 β₂ 受体，抑制抗原引起的肥大细胞释放组胺和其他过敏反应物质。

（2）胃肠道：肾上腺素激动胃肠平滑肌的 β 受体使其张力降低，表现为胃松弛，肠张力下降，蠕动频率及振幅降低。

（3）膀胱：松弛膀胱逼尿肌，减缓排尿感，使尿潴留。

（4）眼睛：虽然交感神经兴奋常伴有扩瞳，但滴用肾上腺素时扩瞳作用却不明显，但可使正常人和开角型青光眼患者的眼内压降低，这可能与减少房水的产生和促进其回流有关。

（5）骨骼肌：肾上腺素能促使神经肌肉传递易化，可能由于激动 α 和 β 受体，促进 Ca^{2+} 内流，增加运动神经元递质的释放所致。

5. 代谢

治疗量的肾上腺素能明显增强机体的新陈代谢。在一般剂量时，可使耗氧量增加 20% ~ 30%。肾上腺素可通过激动肝脏的 β₂ 和 α 受体，促进肝糖原分解和糖原异生，升高血糖和乳酸，但极少出现尿糖；通过 α₂ 受体抑制胰岛素的分泌，通过胰岛 A 细胞的 β 受体促进胰高血糖素的分泌，总的结果是抑制胰岛素分泌，降低外周组织摄取葡萄糖等，这些可能都是肾上腺素升高血糖的作用环节。

肾上腺素促进脂肪分解，使血中游离脂肪酸增加。这可能由于激动脂肪细胞的 β 受体，激活甘油三酯酶，使三酰甘油分解为游离脂肪酸和甘油。

6. 中枢神经系统

肾上腺素不易透过血脑屏障，因此仅在大剂量时才出现中枢兴奋症状，如激动、呕吐、肌强直，甚至惊厥等。治疗量时一般无明显中枢兴奋现象，有时会出现不安、恐惧、头痛和震颤等，这可能继发于其对心血管系统、骨骼肌及代谢的作用。

（二）体内过程

1. 吸收

口服在经过肠液、肠黏膜和肝脏时由于结合与氧化反应而被破坏，故无效。皮下注射因局部血管收缩而延缓吸收，6 ~ 15 min 起效，作用可维持 1 h，肌内注射因对骨骼肌血管不产生收缩作用，故吸收远较皮下注射快，但维持时间较短（30 min）。

2. 代谢

外源性和体内肾上腺髓质分泌的肾上腺素进入血液循环后，立即通过摄取和酶的降解等机制失活。灭活肾上腺素和去甲肾上腺素的酶 COMT 和 MAO 广泛存在于许多组织内，特别是肝、肾、肠和血管壁细胞中。MAO 主要结合在线粒体膜的外侧，而 COMT 主要存在于胞质液中。去甲肾上腺素能神经元内主要含 MAO。肝脏是外源性儿茶酚胺的重要代谢器官。外源性和肾上腺髓质分泌的肾上腺素代谢的主要途径是先被肝脏和其他组织的 COMT 催化形成间甲肾上腺素，再被 MAO 催化形成 3- 甲氧 -4- 羟扁桃醛，最后再分别经醛脱氢酶（aldehyde dehydrogenase，ADH）和醛还原酶

（aldehyde reductase）催化形成 3- 甲氧 -4- 羟扁桃酸和 3- 甲氧 -4- 羟苯乙二醇等。部分代谢产物最后与葡萄糖醛酸或硫酸结合而消除（图 14-4-2）。

3. 排泄

静脉注射或滴注肾上腺素 96 h 后主要以代谢产物和少量原形经肾排泄。

（三）临床应用

1. 心搏骤停

因溺水、中枢抑制药物中毒、麻醉和手术意外、急性传染病和心脏传导高度阻滞等引起的心搏骤停，在进行心脏按压、人工呼吸和纠正酸中毒等措施的同时，采用肾上腺素做心室内注射，可使心脏重新起搏。但是治疗电击或有些全身麻醉药（氟烷、甲氧氟烷等）意外引起心搏骤停时，常伴有或诱发心室纤颤，所以在用肾上腺素的同时应配合使用除颤器、起搏器及利多卡因等抗心律失常药物。

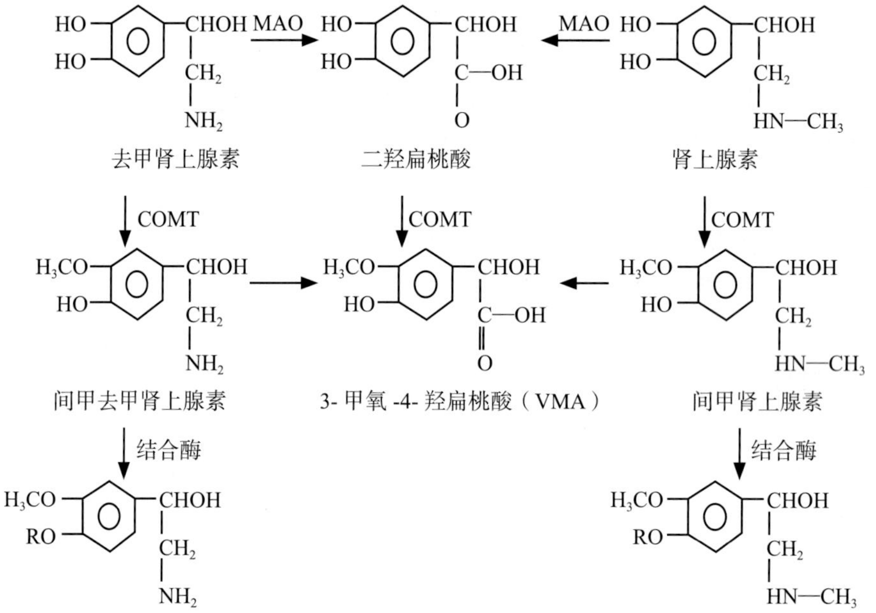

去甲肾上腺素　　　　　二羟扁桃酸　　　　　肾上腺素

间甲去甲肾上腺素　　3- 甲氧 -4- 羟扁桃酸（VMA）　　间甲肾上腺素

结合的间甲去甲肾上腺素　　　　　结合的间甲肾上腺素

图 14-4-2　肾上腺素和去甲肾上腺素的代谢途径

2. 过敏性休克

输液反应或药物过敏如青霉素等引起的过敏性休克，由于组胺和白三烯等过敏物质的释放，使大量小血管床扩张和毛细血管通透性增高，引起全身循环血量降低，心率加快，心收缩力减弱，血压下降以及支气管平滑肌痉挛引起呼吸困难等症状。肾上腺素能够抑制过敏物质的释放，明显收缩小动脉和毛细血管前括约肌，使毛细血管通透性降低，改善心脏功能和解除支气管平滑肌痉挛，从而迅速有效地缓解过敏性休克的临床症状，抢救患者生命。应用时一般迅速皮下注射或肌内注射肾上腺素，危急病例亦可用生理盐水稀释 10 倍后缓慢静脉注射，但必须避免因过量或注射过速造成的血压剧升及心律失常等不良反应。

3. 支气管哮喘急性发作及其他速发型变态反应

肾上腺素除能够解除哮喘时的支气管平滑肌痉挛外，亦可抑制组织和肥大细胞释放过敏反应物质如组胺和白三烯类等，以及通过对支气管黏膜血管的收缩作用，减轻呼吸道水肿和渗出，从而使支气管哮喘急性发作得到迅速控制。此外，肾上腺素对血管神经性水肿和血清病等亦能迅速缓解症状。

4. 局部应用

将肾上腺素加入普鲁卡因、利多卡因等局麻药中，可使注射部位的周围血管收缩，延缓局麻药的吸收，延长局麻作用时间，增强局麻效应，并减少局麻药吸收中毒的发生。注意用药过量时仍可产生心悸和血压剧升等全身不良反应。亦可将浸有肾上腺素的纱布或棉球（0.1%）用于外伤表面，如鼻黏膜和齿龈，使微血管收缩而止血。

5. 治疗青光眼

1% ~ 2% 肾上腺素滴眼液慢性应用，通过促进房水流出，以及使 β 受体介导的眼内反应脱敏，降低眼内压。

（四）不良反应与注意事项

一般不良反应有心悸、出汗、不安、焦虑、面色苍白、头痛、震颤等症状，停药后消失。如剂量过大，或皮下、肌内注射误入血管，或静脉注射过快，可引起搏动性头痛、心律失常或血压骤升，有发生脑出血的危险。可使用硝酸酯类、亚硝酸酯类、硝普钠或 α 受体阻断药做拮抗。使用时应严格掌握剂量和注射方法，静脉注射须稀释后缓慢注入。该药禁用于器质性心脏病、高血压病、冠状动脉病变、缺血性心脏病、糖尿病、甲状腺功能亢进患者。老年人慎用。由于肾上腺素能松弛子宫平滑肌延长产程，故分娩时不宜用。

（五）药物相互作用

与环戊烷、氟烷及其他卤化物合用进行全身麻醉时，肾上腺素如过量或误入血管会增加心室纤颤发生的可能性，须慎用。三环类抗忧郁药如丙咪嗪可抑制肾上腺素的神经再摄取，增强其作用。与 1A 类 β 肾上腺素受体阻断药如普萘洛尔同用，该药的 β 受体激动作用被拮抗，α 受体激动作用则易引起急剧血压升高和脑出血。

二、麻黄碱

麻黄碱（ephedrine）是从麻黄（ephedrine silica）、中麻黄（ephedra intermedia）或木贼麻黄（ephedra equisetine）中提取的生物碱，现已人工合成。麻黄为传统中药，有解表止喘作用。麻黄碱和伪麻黄碱都有舒张支气管平滑肌的作用，麻黄油有发汗作用。20 世纪 20 年代，陈克恢对麻黄碱进行了系统的药理研究，使其成为最早的肾上腺素受体激动药之一，至今仍应用不衰。

（一）药理作用与机制

麻黄碱可直接激动 α（α_1 和 α_2）和 β（β_1 和 β_2）肾上腺素受体，亦可促进去甲肾

上腺素的释放。与肾上腺素比较，其特点是：①作用较弱，持续时间较长，性质稳定，可口服。②中枢兴奋作用较显著。③收缩血管、兴奋心脏、升高血压和松弛支气管平滑肌作用都较肾上腺素弱而持久，对代谢的影响微弱。④连续使用可发生快速耐受性。

1. 中枢作用

由于麻黄碱能透过血脑屏障，故其中枢作用较肾上腺素强。较大剂量能兴奋大脑皮质和皮层下中枢，引起精神兴奋、失眠、不安和肌肉震颤等症状。对血管运动中枢和呼吸中枢也略有兴奋作用。

2. 心脏

兴奋心脏，心肌收缩力增强，心率加快，使心排血量增加，但较肾上腺素弱。在整体情况下，由于血压升高，反射性兴奋迷走神经，抵消了其直接加快心率作用，故心率变化不大。剂量过大可产生心脏抑制。

3. 血管

对皮肤、黏膜和内脏血管呈收缩作用，比肾上腺素弱而持久。

4. 血压

升压作用缓慢而持久，可维持数小时。收缩压升高比舒张压显著，脉压增加。

5. 平滑肌

松弛支气管平滑肌的作用比肾上腺素弱而持久。也可抑制胃肠道平滑肌、扩瞳和升高血糖作用。此外尚具有松弛膀胱壁和逼尿肌，以及收缩其括约肌的作用。

6. 骨骼肌

可增强重症肌无力患者的骨骼肌张力。

7. 快速耐受性

在短期内反复应用，作用可持续减弱，称为快速耐受性（tachyphylaxis），停药后作用可恢复。整体实验和放射性配体结合实验证明麻黄碱快速耐受性的形成可归因于连续给药所致递质消耗和受体脱敏两种因素。

（二）体内过程

口服易吸收，皮下注射吸收比口服快。口服后 1 h 血浆药物达峰浓度。可透过血脑屏障，也可分泌于乳汁中。仅少量被 MAO 代谢，作用维持时间较久。60% ~ 70% 以原形经肾排出，酸性尿可促进其排泄。半衰期为 3 ~ 6 h。

（三）临床应用

1. 用于防治轻度支气管哮喘，也常与止咳祛痰药组成复方制剂用于痉挛性咳嗽，对于重症急性发作疗效较差。

2. 可用该药 0.5% 滴鼻以消除鼻黏膜充血和肿胀，治疗鼻塞症状。

3. 肌内注射或皮下注射作为蛛网膜下腔麻醉和硬膜外麻醉的辅助用药以预防低血压，也可用该药 10 ~ 30 mg 静脉注射，治疗局麻药中毒出现的低血压。

4. 缓解荨麻疹和血管神经性水肿等过敏反应的皮肤黏膜症状。

（四）不良反应与注意事项

剂量过大或敏感者可引起震颤、焦虑、失眠、心悸、血压升高等。为防止失眠，避免在晚饭后服用。连续滴鼻治疗过久，可产生反跳性鼻黏膜充血或萎缩。前列腺肥大患者服用该药可增加排尿困难的程度。该药可从乳汁分泌，哺乳期妇女禁用。禁用于高血压、动脉粥样硬化、冠心病和甲状腺功能亢进患者。

三、多巴胺

多巴胺（dopamine，DA）是去甲肾上腺素生物合成的前体，存在于去甲肾上腺素能神经纤维、神经节和中枢神经系统中，为黑质 – 纹状体通路的神经递质。药用多巴胺是人工合成品。

（一）药理作用与机制

在外周，多巴胺除激动 DA 受体外，也激动 α 和 β 受体。作用与剂量或浓度有关，并取决于靶器官中各受体亚型的分布和对其选择性的高低。低剂量时（滴注速度约为每分钟 2 μg/kg），主要激动血管的 D_1 受体，通过 Gs 蛋白促进细胞内 cAMP 的形成而产生血管舒张效应。

1. 血管和血压

治疗量主要激动血管 α 受体，使皮肤黏膜血管收缩，血压升高，但是对 $β_2$ 受体作用较弱。对血管总外周阻力几乎无影响，这可能与多巴胺在低浓度时即可激动肾脏、肠系膜和冠状血管上 D_1 受体，使血管扩张，血管阻力降低有关。大剂量多巴胺（滴注速度约为每分钟 10 μg/kg）可显著收缩血管（$α_1$）和兴奋心脏（$β_1$），并有促进去甲肾上腺素释放的作用，使外周阻力升高，血压明显上升。可使收缩压和脉压上升但不影响或略增加舒张压。总外周阻力不变。此作用可被 α 受体阻断药酚妥拉明拮抗。高浓度或大剂量时激动 $α_1$ 受体的作用占优势，使血管收缩，肾血流量和尿量可明显减少。

2. 肾脏

低浓度的多巴胺激动肾血管的 D_1 受体，肾血管扩张，肾血流量、肾小球滤过率和去甲肾上腺素的排泄均增加。此外，多巴胺尚能直接抑制肾小管重吸收 Na^+，排钠利尿，故适用于低心排血量伴肾功能损害如心源性低血容量休克。大剂量兴奋肾血管的 α 受体而致肾血管收缩，使肾血流量减少。

（二）体内过程

主要通过静脉给药。静脉注射 5 min 内起效，持续 5 ~ 10 min，作用时间的长短与用量无关。此药在体内有 75% 转化为其他代谢产物，其余则作为前体合成去甲肾上腺素，代谢产物或其原形经肾排出。半衰期约为 2 min。该药不易透过血脑屏障，因此外周给予多巴胺无明显中枢作用。

（三）临床应用

主要用于治疗各种休克，如心源性休克、感染性中毒休克和出血性休克等。对于伴有心肌收缩力减弱及尿量减少者较为适宜，最好同时补充血容量，纠正酸中毒。该药尚可与利尿药合用治疗急性肾衰竭。

（四）不良反应与注意事项

偶见恶心、呕吐。如剂量过大或滴注过快可出现呼吸困难、心动过速、心律失常和肾血管收缩引起的肾功能下降等，一旦发生，应减慢滴注速度。由于该药半衰期较短，一般减慢滴速或停药后，反应可消失。如仍不消失，可用酚妥拉明拮抗。长时间滴注可出现手足疼痛或发冷，甚至局部坏死。嗜铬细胞瘤患者禁用。室性心律失常、闭塞性血管病、心肌梗死、动脉硬化和高血压患者慎用。

（五）药物相互作用

与全身麻醉药如环丙烷、氟烷和其他氯代碳氢化合物合用可引起室性心律失常。由于该药经 MAO 代谢，使用 MAO 抑制药的患者应用该药必须减量。使用三环类抗抑郁药的患者加用该药会产生心血管方面的相互作用，应当慎重。

四、美芬丁胺

美芬丁胺（mephentermine）为 α、β 肾上腺素受体激动药，药理作用与麻黄碱相似，通过直接激动肾上腺素受体和间接促进递质释放两种机制发挥作用。该药能加强心收缩力，增加心排血量，稍增加外周血管阻力，使收缩压和舒张压升高。其兴奋心脏的作用比异丙肾上腺素弱而持久，加快心率的作用不明显，较少引起心律失常。与麻黄碱相似，也具有中枢兴奋作用。进入体内的美芬丁胺经甲基化和羟基化后，最后以原形和代谢产物经肾排出；在酸性尿中排泄较快。

主要用于腰麻时预防血压下降，也可用于心源性休克或其他低血压，此外尚可用 0.5% 滴鼻治疗鼻炎。可产生中枢兴奋症状，特别是过量时，可出现焦虑、精神兴奋；也可致血压过高和心律失常等。甲状腺功能亢进患者禁用，失血性休克慎用。

五、伪麻黄碱

伪麻黄碱（pseudoephedrine）为麻黄碱的立体异构物，作用与麻黄碱相似，但升压作用和中枢作用较弱。口服易吸收，耐受 MAO，大部分以原形自尿排出，半衰期约数小时，主要用于鼻黏膜充血。不良反应及注意事项与麻黄碱相似。

（王　进）

Note

第五节　β肾上腺素受体激动药

一、β₁、β₂肾上腺素受体激动药

（一）异丙肾上腺素

异丙肾上腺素（isoprenaline，isoproterenol）是人工合成品，β肾上腺素受体的激动药。

1. 药理作用与作用机制

对 β₁、β₂ 受体的选择性很低，对 α 受体几乎无作用。

（1）心脏：对心脏有典型的 β₁ 受体激动作用，表现为正性变力作用、正性变时作用及正性变传导作用等，使心排血量增加，收缩期和舒张期缩短，兴奋性提高，心肌耗氧量明显增加。与肾上腺素比较，异丙肾上腺素加速心率和加速传导的作用较强，对心脏窦房结的兴奋作用也较强。能引起心律失常但较少产生心室颤动。

（2）血管和血压：可激动 β₂ 受体而舒张血管，主要是舒张骨骼肌血管，对肾血管和肠系膜血管的舒张作用较弱，对冠状动脉也有舒张作用。由于心脏兴奋和血管舒张，故收缩压升高或不变而舒张压略下降，脉压增大。大剂量静脉注射时，可引起血压明显降低。

（3）平滑肌：除血管平滑肌外，异丙肾上腺素也激动其他平滑肌的 β₂ 受体，特别对处于紧张状态的支气管、胃肠道等多种平滑肌具有舒张作用。对支气管平滑肌的舒张作用比肾上腺素强。

（4）其他：具有抑制组胺及其他炎症介质释放的作用。升血糖作用较肾上腺素弱，可能由于其对胰岛细胞有较强的 β 受体激动作用而致。两药在增加游离脂肪酸和能量代谢方面作用相似。在治疗量时，中枢兴奋作用不明显，过量时可引起激动、呕吐、不安等反应。

2. 体内过程

口服易代谢失效，故口服作用很弱。舌下给药可经口腔黏膜吸收但不规则，一般 15 ~ 30 min 起效，持续 1 ~ 2 h。静脉注射 $t_{1/2}$ 仅为数分钟，持续时间不到 1 h；口服作用出现慢，$t_{1/2}$ 较长；吸入给药 2 ~ 5 min 起效，维持 0.5 ~ 2 h。进入体内的异丙肾上腺素可被肝、肺等组织的 COMT 代谢失效，而 MAO 对其作用较弱，并且异丙肾上腺素不被去甲肾上腺素能神经摄取，故作用持续时间较去甲肾上腺素、肾上腺素长。最后与硫酸结合的甲基代谢产物经肾排泄。

3. 临床应用

（1）心搏骤停：用于治疗各种原因如溺水、电击、手术意外或药物中毒等造成的心搏骤停。异丙肾上腺素对停搏的心脏具有起搏作用，可使心脏恢复跳动。由于对心肌自律性影响较小，故较少诱发心室纤颤。常与去甲肾上腺素或间羟胺合用于心室内注射。

（2）房室传导阻滞：异丙肾上腺素具有强大的加速传导作用，舌下或静脉滴注给药可使房室传导阻滞明显改善。治疗二、三度房室传导阻滞。

（3）支气管哮喘急性发作：舌下或喷雾给药，用于治疗支气管哮喘急性发作，作用快速有效。

（4）休克：在补足血容量的基础上，对中心静脉压高、心排血量低、外周阻力高的休克患者具有一定疗效，但异丙肾上腺素主要舒张骨骼肌血管，对内脏血管的舒张作用较弱，改善组织微循环障碍的作用不明显，同时能显著增加心肌耗氧量和加快心率，对休克不利，故目前临床已少用。

4. 不良反应与注意事项

常见不良反应有心悸、头痛、皮肤潮红等，少有心绞痛、恶心、震颤、头晕、出汗等。过量可致心律失常甚至室颤。气雾剂治疗哮喘时，如吸入过量或过频，可致严重的心脏反应。长期使用可产生耐受性，停药 7 ~ 10 天后，耐受性消失。禁用于心绞痛、心肌梗死、甲状腺功能亢进及嗜铬细胞瘤患者。

二、β₁ 肾上腺素受体激动药

多巴酚丁胺（dobutamine）为人工合成药，其化学结构和体内过程与多巴胺相似。口服无效，静脉滴注给药应用。

（一）药理作用与机制

主要激动 β_1 受体。多巴酚丁胺是具有左旋多巴酚丁胺和右旋多巴酚丁胺的消旋体。左旋多巴酚丁胺可激活 α_1 受体，引起明显的升压效应，而右旋多巴酚丁胺则拮抗 α_1 受体，阻断左旋体的效应。但两者均为 β 受体激动剂，并且右旋体激动 β 受体的强度是左旋体的 10 倍。消旋多巴酚丁胺的作用是两者的综合效应。由于其对 β_1 受体的激动作用强于 β_2 受体，故多巴酚丁胺属 β_1 受体激动药。

与异丙肾上腺素比较，该药的正性变力作用比正性频率作用显著。很少增加心肌耗氧量，也较少引起心动过速。这可能由于外周阻力变化不大和心脏有 β_1 受体激动时正性变力作用的参与。而外周阻力的稳定又可能是因为 α_1 受体介导的血管收缩作用与 β_2 受体介导的血管舒张作用相抵消所致。

（二）体内过程

口服无效，静脉输注 $t_{1/2}$ 约为 2 min，10 ~ 12 min 血浆药物浓度到达稳态。静脉注射后 1 ~ 2 min 生效，10 min 达最大效应，$t_{1/2}$ 短于 3 min。

（三）临床应用

多巴酚丁胺主要用于治疗心肌梗死并发心力衰竭，可增加心肌收缩力，增加心排血量和降低肺毛细血管楔压，并使左室充盈压明显降低，使心功能改善，继发地促进

Note

排钠、排水、增加尿量，有利于消除水肿。

（四）不良反应与注意事项

一般反应与多巴胺类似，心律失常较异丙肾上腺素和多巴胺少，如出现收缩压升高，心率增快，应减慢滴注速度。由于其 $t_{1/2}$ 较短，一般减慢滴速或停药后，反应可消失。梗阻型肥厚型心肌病禁用。心房颤动、室性心律失常、心肌梗死和高血压等慎用。多巴酚丁胺连用三天后可因 β 受体的下调而失效。

其他 β_1 受体激动药有普瑞特罗（prenalterol）、扎莫特罗（xamoterol）等，主要用于慢性充血性心力衰竭。

三、β_2 肾上腺素受体激动药

该类药物选择性激动 β_2 受体，使支气管、子宫和骨骼肌、血管平滑肌松弛，对心脏 β_1 受体作用较弱。与异丙肾上腺素比较，这类药物具有强大的解除支气管平滑肌痉挛作用，而无明显的心脏兴奋作用。常用的药物有：沙丁胺醇（salbutamol，羟甲叔丁肾上腺素）、特布他林（terbutaline，间羟叔丁肾上腺素）、克仑特罗（clenbuterol，双氯醇胺）、奥西那林（orciprenaline，间羟异丙肾上腺素）和沙美特罗（salmeterol）等，临床主要用于支气管哮喘的治疗。

（王　进）

病例 14-1 解析

第十五章　肾上腺素受体阻断药

- ■ α肾上腺素受体阻断药
  - ◎ α肾上腺素受体阻断药的分类
  - ◎ α₁、α₂肾上腺素受体阻断药
  - ◎ α₁肾上腺素受体阻断药
  - ◎ α₂肾上腺素受体阻断药
- ■ β肾上腺素受体阻断药

- ◎ β肾上腺素受体阻断药的共性
- ◎ 常用β肾上腺素受体阻断药
- ■ α、β肾上腺素受体阻断药
  - ◎ 拉贝洛尔
  - ◎ 卡维地洛

肾上腺素受体阻断药（adrenoceptor blockers），又称肾上腺素受体拮抗药（adrenoceptor antagonists），是指能阻断肾上腺素受体从而拮抗去甲肾上腺素神经递质或肾上腺素受体激动剂作用的药物。根据对α和β受体选择性的不同，本类药物可以分为α受体阻断药和β肾上腺素受体阻断药。

第一节　α肾上腺素受体阻断药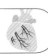

α肾上腺素受体阻断药能够选择性地与α受体结合，其本身不激动或较少激动肾上腺素受体，却能阻断递质或受体激动药与α受体结合，从而拮抗其对α受体激动的效应。

该类药物主要通过阻断α₁或α₂受体而对心脏、血管和血压产生作用。

1. α₁受体的阻断作用

药物阻断α₁受体可抑制内源性儿茶酚胺引起的缩血管作用，导致动静脉扩张，外周阻力下降以至血压下降。降低血压的作用强度取决于用药时的交感神经活性，对卧位时作用较直立位时弱。降低血压的作用在低血容量时特别明显。整体情况下，α₁受体阻断引起血压下降还可反射性地引起心率加快、心排血量增加及水钠潴留等。

该类药物阻断α₁受体亦可拮抗外源性儿茶酚胺的收缩血管、升高血压的作用，完全拮抗去氧肾上腺素所致的升压反应，部分拮抗去甲肾上腺素所致升压反应，并可将肾上腺素的升压翻转为降压作用，此现象称为"肾上腺素作用翻转"（adrenaline reversal），这是因为α受体阻断药阻断收缩血管的α₁受体，不影响舒张血管的β₂受体，使舒张血管的效应充分表现出来。

2. α₂ 受体的阻断作用

α₂ 受体在调节交感神经活性方面具有重要作用。如激动交感神经末梢突触前膜的 α₂ 受体可抑制去甲肾上腺素的释放，激动中枢神经系统桥脑髓质的 α₂ 受体可抑制交感神经系统的活性，导致血压下降。α₂ 受体阻断药育亨宾可增加交感神经活性，增强交感神经末梢释放去甲肾上腺素，继而激动心脏的 β₁ 和血管的 α₁ 受体产生升压作用。虽然有些血管床亦存在 α₂ 受体，激动该受体可引起平滑肌收缩，但普遍认为循环中的儿茶酚胺主要作用于此受体，而神经末梢释放的去甲肾上腺素则兴奋 α₁ 受体。α₂ 受体在某些血管可通过增加内皮源性舒张因子的释放而促进血管舒张。α₂ 受体在血管床血流调节中的生理作用尚待深入研究。

α 受体阻断药也可阻断非血管平滑肌的 α 受体，如膀胱和前列腺的括约肌，阻断该部位的 α 受体，可降低括约肌张力，减少阻力。激动胰岛的 α₂ 受体可显著抑制胰岛素的分泌，而阻断这些受体则可促进胰岛素的释放。

一、α 肾上腺素受体阻断药的分类

根据 α 受体阻断药对受体亚型的选择性不同，可将其分为三类。

（一）α₁、α₂ 肾上腺素受体阻断药

1. 短效类　如酚妥拉明。
2. 长效类　如酚苄明。

（二）α₁ 肾上腺素受体阻断药

选择性阻断 α₁ 受体，如哌唑嗪。

（三）α₂ 肾上腺素受体阻断药

选择性阻断 α₂ 受体，如育亨宾。

二、α₁、α₂ 肾上腺素受体阻断药

（一）酚妥拉明

酚妥拉明（phentolamine），又称立其丁（regitine），化学结构为咪唑啉（inmidazoline）衍生物。酚妥拉明以氢键、离子键与受体结合，结合比较疏松，可被拟肾上腺素药或大剂量儿茶酚胺在 α₁、α₂ 受体水平上竞争拮抗，亦称为竞争性 α 受体阻断药。

1. 药理作用

酚妥拉明为短效 α 受体阻断药，对 α₁ 和 α₂ 受体有相同的亲和力。静脉注射能使血管扩张，外周血管阻力降低，血压下降，肺动脉压下降尤为明显。酚妥拉明具有直接血管舒张和阻断血管平滑肌 α 受体两方面的作用。由于血管舒张、血压下降而反射性兴奋心脏，加上该药可阻断去甲肾上腺素能神经末梢突触前膜的 α₂ 受体，促进去甲肾上腺素释放，致使心肌收缩力增强、心率加快及心排血量增加，有时可致心律失常。

可翻转肾上腺素的升压作用（图 15-1-1）。

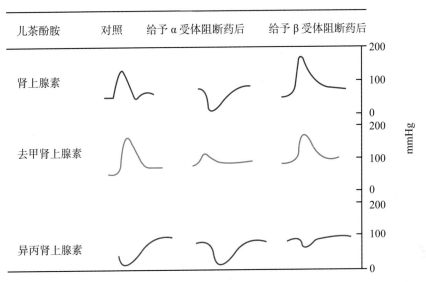

| 儿茶酚胺 | 对照 | 给予 α 受体阻断药后 | 给予 β 受体阻断药后 |

图 15-1-1　给肾上腺素受体阻断药前后，儿茶酚胺对犬血压的作用

本品也能阻断 5-HT 受体，激动 M 胆碱受体和 H_1、H_2 受体，促进肥大细胞释放组胺，还具有阻断钾通道的作用。兴奋胃肠道平滑肌的作用可被阿托品拮抗。

2. 体内过程

酚妥拉明的生物利用度低，口服效果仅为注射给药的 20%。口服给药 30 min 左右血药浓度达峰值，作用维持 3 ~ 6 h；肌内注射作用维持 30 ~ 50 min。最后大多以无活性的代谢物从尿中排泄。

3. 临床应用

（1）治疗外周血管痉挛性疾病：如肢端动脉痉挛的雷诺综合征、血栓闭塞性脉管炎及冻伤后遗症等。

（2）去甲肾上腺素滴注外漏：长期过量静脉滴注去甲肾上腺素或静脉滴注去甲肾上腺素外漏时，可导致皮肤缺血、苍白和剧烈疼痛，甚至坏死，此时可用酚妥拉明 10 mg 溶于 10 ~ 20 mL 生理盐水中做局部浸润注射治疗。

（3）治疗休克：在补足血容量的基础上，酚妥拉明能扩张血管，降低外周阻力，增加心排血量，并使机体的血液重新分布，改善内脏组织血流灌注和解除微循环障碍。特别是该药能明显降低肺血管阻力，对肺水肿具有较好的疗效。将酚妥拉明和去甲肾上腺素合用以对抗去甲肾上腺素强大的 α_1 受体激动作用，使血管收缩作用不致过分剧烈，并保留对心脏 β_1 受体的激动作用，使心收缩力增加，脉压增大，提高其抗休克的疗效，同时减少毒性反应。一般用酚妥拉明 2 ~ 5 mg 和去甲肾上腺素 1 ~ 2 mg，加入 500 mL 生理盐水中静脉滴注，主要用于感染中毒性休克、神经原性休克和心源性休克。

（4）治疗急性心肌梗死和顽固性充血性心力衰竭：其作用机制是解除心功能不全时小动脉和小静脉的反射性收缩，降低外周血管阻力，降低心脏前后负荷和左心室充盈压，增加心排血量，使心功能不全、肺水肿和全身性水肿等得以改善。

（5）嗜铬细胞瘤：可用于嗜铬细胞瘤的鉴别诊断和防治手术过程中突然发生的高

血压危象，亦可用于突然停用可乐定或应用单胺氧化酶抑制药时患者食用富含酪胺食物后出现的高血压危象。

（6）其他：口服或直接阴茎海绵体内注射用于诊断或治疗勃起功能障碍。

4. 不良反应

大剂量酚妥拉明可引起直立性低血压，注射给药可产生心动过速、心律失常、诱发或加重心绞痛，其他尚有腹痛、恶心和呕吐等消化道反应，可诱发或加重消化道溃疡。慎用于冠心病、胃炎和胃十二指肠溃疡患者。

（二）妥拉唑啉

妥拉唑啉（tolazoline）为短效 α 受体阻断药，对 α_1、α_2 受体的阻断作用与酚妥拉明相似，但较弱。另外尚有拟胆碱、促进组胺释放和 5-HT 受体阻断作用。能舒张血管，兴奋心脏和胃肠道平滑肌，也促进胃肠道、唾液腺、泪腺和汗腺分泌。该药的降压作用不稳定。

临床主要用于外周血管痉挛性疾病，手足发绀、血栓闭塞性静脉炎。也可用于嗜铬细胞瘤以控制症状。

不良反应与酚妥拉明相似但发生率较高。可致皮肤潮红、竖毛、寒战、心动过速、恶心、呕吐和直立性低血压等。可诱发心肌梗死和消化性溃疡。

（三）酚苄明

酚苄明（pheneoxybenzamine）为人工合成品，其化学结构属氯化烷基胺，进入体内后分子中的氯乙胺基环化，形成乙酰亚胺基。后者与 α 受体形成牢固的共价键结合，即使应用大剂量的去甲肾上腺素也难以完全拮抗其作用，需待药物从体内清除后，作用才能消失，故称为长效非竞争性 α 受体阻断药。酚苄明具有起效慢、作用强而持久的特点。

1. 药理作用与临床应用

酚苄明是长效 α 受体阻断药，可阻断 α_1 和 α_2 受体，舒张血管，降低外周血管阻力，能明显降低血压，其作用强度与血管受去甲肾上腺素能神经控制的程度有关。如对静卧和休息的正常人，酚苄明的扩张血管和降压作用往往不明显或表现为舒张压略下降。当交感神经张力高，血容量低或直立时，则可引起明显的降压作用和心率加快，后者是由于血压下降引起的反射作用及阻断突触前膜 α_2 受体的结果。此外，高浓度酚苄明应用时还有较弱的抗 5-HT 和抗组胺作用。临床主要用于治疗外周血管痉挛性疾病，亦可用于嗜铬细胞瘤和休克的治疗。

2. 体内过程

口服吸收 20% ~ 30%。因刺激性强，不作肌内或皮下注射，仅作静脉注射。静脉注射 1h 达最大效应。本品脂溶性高，大剂量用药可积蓄于脂肪组织，然后缓慢释放。$t_{1/2}$ 约 24 h。经肝脏代谢，随尿和胆汁排泄，药物排泄缓慢，12 h 约排出 50%，24 h 约排泄 80%，一次给药，作用可维持 3 ~ 4 天。

3. 不良反应与注意事项

主要不良反应是直立性低血压。常见心动过速、鼻塞、口干等症状表现。空腹大剂量口服时，易致恶心、呕吐等消化道刺激症状。尚有嗜睡、全身无力、疲乏等中枢抑制症状。治疗休克时，必须先补充血容量，然后缓慢静脉注射酚苄明，同时密切观察病情变化和纠正血压。

三、α₁ 肾上腺素受体阻断药

α₁ 肾上腺素受体阻断药对动、静脉的 α₁ 受体均有较高的选择性阻断作用，对去甲肾上腺素能神经末梢突触前膜的 α₂ 受体作用极弱。因此能拮抗去甲肾上腺素和肾上腺素的升压作用，但不促进神经末梢释放去甲肾上腺素，即在扩张血管、降低外周阻力、降低血压的同时，加快心率的作用较弱。

临床常用哌唑嗪（prazosin）、特拉唑嗪（terazosin）及多沙唑嗪（doxazosin）等，主要用于治疗高血压病和顽固性心功能不全也用于良性前列腺肥大的治疗以改善排尿困难的症状。

坦洛新（tamsulosin）结构与其他 α₁ 受体阻断药不同，生物利用度高，$t_{1/2}$ 为 9 ~ 15h，对 α₁ₐ 受体的阻断作用远强于对 α₁ᵦ 受体阻断作用。对良性前列腺肥大的疗效好。α₁ₐ 受体的亚型可能是控制前列腺平滑肌最重要的 α 受体亚型。研究表明 α₁ₐ 受体主要存在于前列腺，而 α₁ᵦ 受体主要存在于血管，所以尽管非选择性 α 受体阻断药酚苄明、选择性 α₁ 受体阻断药如哌唑嗪和 α₁ₐ 受体阻断药均可用于治疗良性前列腺肥大，改善排尿症状，但对于心血管的效应明显不同，酚苄明可降低血压和引起心悸，哌唑嗪降低血压，而坦洛新则对心率和血压没有明显影响。

四、α₂ 肾上腺素受体阻断药

育亨宾（yohimbine）为选择性 α₂ 受体阻断药。α₂ 受体在介导交感神经系统反应中起重要作用，包括中枢作用及外周作用。育亨宾易进入中枢神经系统，阻断 α₂ 受体，可促进神经末梢释放去甲肾上腺素，增加交感神经张力，导致血压升高，心率加快。育亨宾也是 5-HT 的拮抗剂。

育亨宾主要用作实验研究中的工具药，也可用于治疗男性性功能障碍及糖尿病患者的神经病变。

（王　进）

第二节　β肾上腺素受体阻断药

β 肾上腺素受体阻断药（β adrenoceptor blockers，β adrenoceptor antagonists），简

称 β 肾上腺素受体阻断药（β blockers）。本类药物选择性和 β 受体结合，竞争性阻断 β 受体激动药与 β 受体的结合，从而拮抗 β 受体激动后产生一系列作用。

1957 年人类合成了异丙肾上腺素的衍生物——二氯异丙肾上腺素（dichloroisoprenaline，DCI），即以异丙肾上腺素苯环上的两个羟基代入氯原子，具有拮抗肾上腺素的作用，成为第一类 β 肾上腺素受体阻断药。代表药普萘洛尔（propranolol）的问世及其在临床治疗心绞痛和高血压的确切疗效，使 β 肾上腺素受体阻断药成为一类治疗心血管疾病的常规药物，同时促进了肾上腺素受体理论的研究，如肾上腺素受体的分型、受体的分离和结构研究、受体和第二信使等的研究。

一、β 肾上腺素受体阻断药的共性

（一）构效关系

β 肾上腺素受体阻断药的化学结构和受体激动药异丙肾上腺素相类似，其化学结构基本由三部分组成，并与药理效应密切相关（图 15-2-1）。

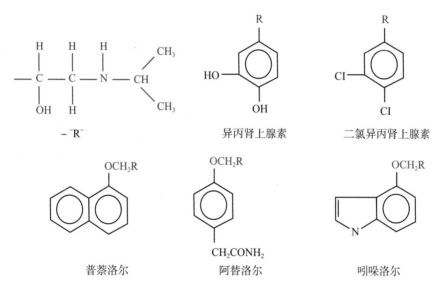

图 15-2-1　β 肾上腺素受体阻断药的化学结构

1. 芳香环上的基团主要决定药物对 β 受体作用的性质

异丙肾上腺素的芳香环是儿茶酚，其乙胺基的胺基头上连接一个异丙基，而 β 肾上腺素受体阻断药的芳香环可能是苯环、萘环（如普萘洛尔）、其他芳香环或杂环。

2. α 位碳原子侧链上的仲胺或叔胺与药物和受体的亲和力有关。

3. 中间链的长度和 -O-CH$_2$- 与药物的阻断作用强度有关。

（二）β 肾上腺素受体阻断药的分类

1.1 类　β$_1$、β$_2$ 肾上腺素受体阻断药（非选择性 β 肾上腺素受体阻断药）

（1）1A 类：无内在拟交感活性的 β 肾上腺素受体阻断药，如普萘洛尔，噻吗洛尔等。

（2）1B 类：有内在拟交感活性的 β 肾上腺素受体阻断药，如吲哚洛尔等。

2.2类　β₁肾上腺素受体阻断药（心脏选择性β肾上腺素受体阻断药）

由于此类药物对心脏β₁受体的选择性较高，治疗量时β₂受体阻断作用较弱，发生支气管痉挛等不良反应较轻。

（1）2A类：无内在拟交感活性的β₁肾上腺素受体阻断药，如阿替洛尔、美托洛尔等。

（2）2B类：有内在拟交感活性的β₁肾上腺素受体阻断药，如醋丁洛尔、塞利洛尔等。此类药兼具β₁受体选择性又有部分内在活性，有开发前景。

3.3类　α、β肾上腺素受体阻断药

如拉贝洛尔、卡维地洛等。

β肾上腺素受体阻断药的分类和药效特性的比较见表15-2-1。

表 15-2-1　β肾上腺素受体阻断药的分类和特性的比较

类别和代表药	选择性	内在拟交感活性	作用强度[①]	膜稳定作用
1类　β₁、β₂受体阻断药				
1A类　无内在拟交感活性类				
普萘洛尔	—	—	1	+
噻吗洛尔	—	—	6 ~ 100	—
纳多洛尔	—	—	2 ~ 4	—
索他洛尔	—	—	0.1 ~ 0.33	—
布拉洛尔	—	—	1	+
1B类　有内在拟交感活性类				
二氯异丙肾上腺素	—	+++	0.1	+
吲哚洛尔	—	++	6 ~ 15	+
氧烯洛尔	—	+	2	+
阿普洛尔	—	+	0.33	+
莫普洛尔	—	+	1	+
托利洛尔	—	+	1	+
卡波洛尔	—	+	10	—
硝苯洛尔	—	+	0.04	—
丙萘洛尔	—	+	0.1	+
2类　β₁受体阻断药				
2A类　无内在拟交感活性类				
阿替洛尔	+	—	0.5 ~ 1	—
美托洛尔	+	—	1	—
妥拉洛尔	+	—	1	—
倍他洛尔	+	—	4（人）	±
2B类　有内在拟交感活性类				
普拉洛尔	+	+	0.5	—
醋丁洛尔	±	+	0.5	+
3类　α、β肾上腺素受体阻断药				
拉贝洛尔	—	±	0.25	±
卡维地洛	—	—	—	—

注：①在犬，对标准剂量异丙肾上腺素心率加速的拮抗作用进行比较

（三）药理作用

β肾上腺素受体阻断药的大部分药理作用与阻断β受体有关，但其中有些药物尚具有部分激动β受体的内在拟交感活性（intrinsic sympathomimetic activity，ISA）、膜稳定作用和抑制血小板聚集的作用。

1. β肾上腺素受体阻断药作用

本类药物通过阻断多种脏器组织的β受体，拮抗或减弱神经递质或拟肾上腺素药对β受体的激动作用。例如，β肾上腺素受体阻断药普萘洛尔显著拮抗异丙肾上腺素的心率加快作用，使量效反应曲线平行右移，当增加受体激动药异丙肾上腺素剂量时，仍能达到最大效应，是典型的竞争性拮抗作用。

（1）心脏：为β肾上腺素受体阻断药的主要作用器官。不具或少具ISA的β肾上腺素受体阻断药如普萘洛尔，可使处于安静状态的心脏心率减慢，心排血量和心肌收缩力降低，血压稍有下降。具有ISA的β肾上腺素受体阻断药如吲哚洛尔对静息心脏的作用较弱。β肾上腺素受体阻断药对于交感神经张力较高时（如激动、运动实验、高血压、心绞痛等）的心脏作用比较显著。实验显示β肾上腺素受体阻断药可减慢窦性节律，减慢心房和房室结的传导，延长房室结的功能性不应期，这些作用都反映了心脏功能的减弱，其作用机制主要是由于阻断心脏的β_1受体所致，此外也可能涉及心脏β_2受体的阻断作用。

（2）血管与血压：短期应用β肾上腺素受体阻断药，由于血管的β_2受体阻断和代偿性交感反射（α受体兴奋性相对增高）；加之心功能抑制，心排血量减少，也可引起血管收缩，外周阻力增加，各器官血管除脑血管外，肝、肾、骨骼肌以及冠状血管的血流量都有不同程度的下降，此作用表现并不明显，且易产生耐受性。但长期应用，总外周阻力可恢复至原来水平。具有ISA的β肾上腺素受体阻断药如吲哚洛尔，由于激动β_2受体，可使外周动脉的血流增加。

β肾上腺素受体阻断药对正常人血压的影响不明显，而对高血压患者长期用药则具有降压作用。该类药物用于治疗高血压病，疗效可靠，但其降压机制复杂，可涉及药物对多种系统β肾上腺素受体阻断药的结果。

（3）支气管：非选择性的β肾上腺素受体阻断药可以阻断支气管平滑肌的β_2受体，使支气管平滑肌收缩而增加气道阻力。但这种作用较弱，对正常人影响较小，对支气管哮喘患者，可诱发或加重哮喘的急性发作，甚至危及生命，选择性β_1受体阻断药的此作用较弱。因此，支气管哮喘患者禁用非选择性β肾上腺素受体阻断药，应用选择性β_1受体阻断药时也需慎重。

（4）代谢：①糖代谢：人类肝糖原的分解与α和β_2受体都有关系。儿茶酚胺增加肝糖原的分解，可在低血糖时动员葡萄糖。因此β肾上腺素受体阻断药与α受体阻断药合用时，可拮抗肾上腺素的升高血糖作用。普萘洛尔不影响正常人的血糖水平，也不影响胰岛素的降低血糖作用，但能延缓应用胰岛素后血糖水平的恢复，可能是由于其拮抗低血糖促进儿茶酚胺释放所致的糖原分解。注意应用胰岛素的糖尿病患者在加用β肾上腺素受体阻断药时，其β肾上腺素受体阻断药作用往往会掩盖低血糖症状如心悸等，从而延误低血糖的及时发现。②脂肪代谢：一般认为脂肪的分解与 α_2 和 β 受体有关。近年 β_3 受体的研究较多，认为存在于脂肪细胞中的 β_3 受体介导脂肪分解，最近人类 β_3 受体已被克隆。长期应用非选择性的 1 类 β 肾上腺素受体阻断药可以增加血浆中 VLDL，中度升高血浆甘油三酯，降低 HDL，而 LDL 浓度无变化，减少游离脂肪酸自脂肪组织的释放，增加冠状动脉粥样硬化性心脏病的危险性。选择性的 β_1 受体，如 2 类 β_1 受体阻断药和具有 ISA 的 2B 类药物对脂肪代谢作用较弱，其作用机制尚待研究。

甲状腺功能亢进时不仅体内的 β 受体数目明显增加，而且对儿茶酚胺的敏感性亦增高，β 肾上腺素受体阻断药通过阻断 β 受体作用和抑制甲状腺素（T_4）转化为活性更强的三碘甲状腺原氨酸（T_3），可以有效地控制甲状腺功能亢进的临床症状。

（5）肾素：β_1 受体阻断药能减少交感神经兴奋所致的肾素释放；其作用靶点可能在肾小球球旁细胞（juxtaglomerular cells）的 β 受体。在各种 β 肾上腺素受体阻断药中，普萘洛尔降低肾素释放的作用最强，噻吗洛尔次之，吲哚洛尔、氧烯洛尔和烯丙洛尔较弱。

（6）眼：有的 β 肾上腺素受体阻断药可以降低眼内压，临床用于治疗青光眼。其作用机制可能是通过阻断睫状体的 β 受体，减少 cAMP 生成，进而减少房水产生，如噻吗洛尔。

2. 内在拟交感活性

有些 β 肾上腺素受体阻断药在与 β 受体结合时，能产生激动效应，即内在拟交感活性（ISA）。由于 β 肾上腺素受体阻断药 ISA 的强度远较其阻断作用弱，这种激动作用常被阻断作用时所掩盖；只有在离体器官、利血平化动物或慢性自主神经功能不全患者才能表现出来。具有 ISA 的 β 肾上腺素受体阻断药的特点有：①药物对心脏的抑制作用和对支气管平滑肌的收缩作用较弱；②增加药物剂量或体内儿茶酚胺处于低水平状态时，可产生心率加快和心排血量增加等作用。

（四）体内过程

β 肾上腺素受体阻断药的体内过程特点与各类药物的脂溶性有关。

1. 吸收

脂溶性高的药物如普萘洛尔、美托洛尔等口服易吸收，但首过消除明显，生物利用度低；而水溶性高的药物如阿替洛尔，口服吸收差，但首过消除较低，生物利用度较高。增加药物剂量，可使血药浓度升高，生物利用度提高。由于肝脏代谢功能的个体差异较大，故首过消除大的药物其血浆药物浓度的个体差异也较大。食物可减少水溶性 β 肾上腺素受体阻断药如阿替洛尔的吸收，但可提高普萘洛尔和美托洛尔等的生物利用度。

2. 分布

进入血液循环的 β 肾上腺素受体阻断药一般能分布到全身各组织，高脂溶性和低血浆蛋白结合率的 β 肾上腺素受体阻断药，分布容积较大。高脂溶性普萘洛尔和中脂溶性美托洛尔在脑脊液中的浓度与血浆药物浓度近似，而低脂溶性阿替洛尔则仅为血浆浓度的 1/10 ~ 1/5。脑组织中的浓度，普萘洛尔可达约 2.5 μg/g，美托洛尔约为 1.5 μg/g，阿替洛尔约为 0.15 μg/g。

3. 消除

脂溶性高的 β 肾上腺素受体阻断药主要在肝内代谢，少量从尿中以原形排出，药物的 $t_{1/2}$ 为 2 ~ 5 h。在肝脏疾病，肝血流量减少或肝药酶被抑制时，药物消除速度减慢，$t_{1/2}$ 延长。普萘洛尔和美托洛尔在肝脏的羟化代谢有快代谢型和慢代谢型。脂溶性低的 β 肾上腺素受体阻断药如阿替洛尔和纳多洛尔主要以原形从肾脏排泄，肾脏功能正常时，药物的血浆浓度比较稳定，当患者肾功能不全时，则可产生蓄积作用。常用 β 肾上腺素受体阻断药的主要药动学参数见表 15-2-2。

表 15-2-2　β 肾上腺素受体阻断药的药代动力学参数

药物	脂溶性[1]	生物利用度（%）	首过消除（%）	血浆蛋白结合率（%）	$t_{1/2}$（h）		消除途径	血浆浓度个体差异（倍）
					静脉注射	口服		
普萘洛尔	5.93	30	60 ~ 70	93	2.5	2.5 ~ 3.9	肝	20
阿普洛尔	3.27	10	90	85 ~ 95	0.3 ~ 3.1	2 ~ 3	肝	10 ~ 25
氧烯洛尔	0.43	40	40 ~ 70	80 ~ 90		1 ~ 4	肝	10
醋丁洛尔	1.9	40	30	11 ~ 26	1 ~ 2	3 ~ 4	肝肾（40%）	6 ~ 24
吲哚洛尔	1.75	90	10 ~ 20	57		2 ~ 5	肝	4
美托洛尔	2.15	50	25 ~ 60	12	3.6	3 ~ 4	肝	5 ~ 20
阿替洛尔	0.23	50	0 ~ 10	5	3.2	6 ~ 9	肾	4
噻吗洛尔	0.3 ~ 1.16	75	25 ~ 30	75		2 ~ 5	肝肾（20%）	2 ~ 7
纳多洛尔	0.066	30 ~ 40	0	20 ~ 30		14 ~ 24	肾	5 ~ 7
拉贝洛尔	11.5	20 ~ 40	60	50	3.4 ~ 4.5	5.5	肝	0
卡维地洛		30		95		6 ~ 8		

注：①辛醇／水分配系数

（五）临床应用

1. 心律失常

β 肾上腺素受体阻断药对多种原因引起的室上性和室性心律失常均有效，尤其对运动或情绪紧张、激动所致心律失常或因心肌缺血、强心苷中毒引起的心律失常疗效好。

2. 高血压病

β 肾上腺素受体阻断药是治疗高血压的基础药物。如普萘洛尔、阿替洛尔及美托洛尔等均可有效地控制原发性高血压。患者耐受良好，可单独使用，并可与利尿药、钙通道阻断药、血管紧张素Ⅰ转换酶抑制药配伍使用，以提高疗效，而且能减轻其他药物引起的心率加快，心排血量增加及水钠潴留等不良反应。

3. 心绞痛

β肾上腺素受体阻断药对冠心病心绞痛具有良好的疗效，减少心绞痛发作，改善运动耐量，早期应用普萘洛尔、美托洛尔和噻吗洛尔等均可降低心肌梗死患者的复发率和猝死率。

4. 充血性心力衰竭

应用美托洛尔等β肾上腺素受体阻断药对扩张型心肌病的心衰有明显的治疗作用，其治疗作用与以下几方面因素有关：①改善心脏舒张功能。②缓解由儿茶酚胺引起的心脏损害。③抑制前列腺素或肾素所致的缩血管作用。④使β受体上调，恢复心肌对内源性儿茶酚胺的敏感性。

5. 甲状腺功能亢进

近年来将普萘洛尔用于治疗甲状腺功能亢进（甲亢）。甲亢时甲状腺激素影响下儿茶酚胺的过度作用，引起的多种症状都与β受体兴奋有关，特别是心脏和代谢方面，所以应用β肾上腺素受体阻断药的治疗效果明显。β肾上腺素受体阻断药抑制 T_4 转化为 T_3 的强度不同，其中普萘洛尔作用较强。

6. 其他应用

噻吗洛尔局部应用减少房水形成，降低眼内压，用于治疗原发性开角型青光眼。新开发的治疗青光眼β肾上腺素受体阻断药有左布诺洛尔（levobunolol）、美替洛尔（metipranolol）等。另外，β肾上腺素受体阻断药还可用于偏头痛、减轻肌肉震颤以及酒精中毒等。

（六）不良反应与注意事项

常见不良反应有恶心、呕吐、轻度腹泻等消化道症状，偶见过敏性皮疹和血小板减少等，应用不当，可引起下列较严重的不良反应。

1. 诱发或加重支气管哮喘

非选择性β肾上腺素受体阻断药可阻断支气管平滑肌的 β_2 受体，使支气管收缩，因此禁用于伴有支气管哮喘的患者。选择性 β_1 受体阻断药如美托洛尔及具有 ISA 的吲哚洛尔等对支气管的收缩作用较弱，一般不诱发或加重哮喘，但这些药物的选择性常是相对的，故对哮喘患者仍应慎用。

2. 抑制心脏功能

此类药物阻断心脏的 β_1 受体，使心功能全面抑制，特别是心功能不全、窦性心动过缓和房室传导阻滞的患者对药物敏感性增高，更易发生，甚至引起重度心功能不全、肺水肿、房室传导完全阻滞或停搏的严重后果。

3. 外周血管收缩和痉挛

由于药物阻断血管平滑肌的 β_2 受体，可以引起间歇性跛行或雷诺病，表现为四肢发冷、皮肤苍白或发绀、两足剧痛，甚至产生脚趾溃烂和坏死。

4. 停药反跳现象

长期应用β肾上腺素受体阻断药突然停药后，常使原来的病症加重，如血压上升，严重心律失常或心绞痛发作次数增加，程度加重，甚至产生急性心肌梗死或猝死，此种现象称为停药反跳（rebound）。目前认为这是由于长期用药后 β 受体上调，对内源性儿茶酚胺敏感性增高的结果。因此，应用 β 肾上腺素受体阻断药控制病情后停药应逐渐减量。

5. 其他反应

β 肾上腺素受体阻断药可引起疲乏、失眠和精神忧郁等症状，所以精神抑郁患者忌用普萘洛尔。糖尿病患者应用胰岛素同时应用 β 肾上腺素受体阻断药可加强降血糖作用，并可掩盖低血糖时出汗和心悸的症状，可出现严重后果。有些 β 肾上腺素受体阻断药如普萘洛尔长期应用产生自身免疫反应，如眼 – 皮肤 – 耳综合征，应警惕。

（七）禁忌证

禁用于严重左心室功能不全、窦性心动过缓、中度房室传导阻滞和支气管哮喘患者。心肌梗死患者及肝功能不全者慎用。

二、常用 β 肾上腺素受体阻断药

（一）非选择性 β 肾上腺素受体阻断药

1. 普萘洛尔

普萘洛尔（propranolol，心得安）是等量的左旋和右旋异构体的消旋品，其中左旋体有阻断 β 受体的作用。

（1）体内过程：普萘洛尔口服吸收率＞ 90%，主要在肝脏代谢，其代谢产物为 4-羟普萘洛尔，仍具有 β 肾上腺素受体阻断药作用。其首过消除率为 60% ~ 70%，生物利用度为 30%。口服后 T_{max} 为 13 h，$t_{1/2}$ 为 25 h。老年人肝肾功能减退，$t_{1/2}$ 延长。当长期或大剂量应用时肝脏消除功能饱和，普萘洛尔生物利用度可提高。血浆蛋白结合率＞ 90%。易于透过血脑屏障，也可通过乳汁分泌。其代谢产物 90% 以上经肾排泄。不同个体口服相同剂量的普萘洛尔，血浆药物浓度相差可达 25 倍，这可能是由肝脏消除功能的差异所致。因此临床用药需从小剂量开始，逐渐增加到适当剂量。

（2）药理作用与临床应用：普萘洛尔具有较强的 β 肾上腺素受体阻断药作用，对 β_1 和 β_2 受体的选择性很低，无内在 ISA。用药后可使心率减慢，心肌收缩力和心排血量降低，冠脉血流量下降，心肌耗氧量明显减少，对高血压患者可使其血压降低，注意支气管阻力也有一定程度的增高。可用于治疗心律失常、心绞痛、高血压和甲状腺功能亢进等（图 15-2-2）。

2. 纳多洛尔

纳多洛尔（nadolol，羟萘心安）对 β_1 和 β_2 受体的选择性大致相同，阻断作用持续时间长，$t_{1/2}$ 达 10 ~ 12 h，无膜稳定性和内在 ISA。其他作用与普萘洛尔相似，其作用强度约为普萘洛尔的 6 倍。可增加肾血流量，所以在肾功能不全且需要 β 肾上腺素受体阻断药者可首选此药。纳多洛尔在体内代谢不完全，主要以原形从肾脏排泄，由于其半衰期长，可每天给药一次。注意肾功能不全时此药可在体内蓄积应调整剂量。

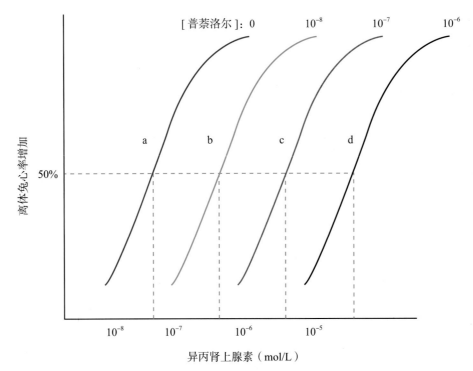

图 15-2-2　普萘洛尔的典型竞争性拮抗曲线

3. 噻吗洛尔

噻吗洛尔（timolol，噻吗心安）是已知作用最强的 β 肾上腺素受体阻断药。既无内在 ISA，也无膜稳定作用，有中等程度的首过消除效应。常用其滴眼剂降低眼内压，治疗青光眼，其作用机制主要是减少房水的生成。噻吗洛尔 0.1% ~ 0.5% 溶液的疗效与毛果芸香碱 1% ~ 4% 溶液相近或较优，每日滴眼两次即可，无缩瞳和调节痉挛等不良反应，局部应用对心率和血压无明显影响。其副作用发生于易感患者如哮喘或心功能不全患者。

4. 吲哚洛尔

吲哚洛尔（pindolol，心得静）作用类似普萘洛尔，其强度为普萘洛尔的 6 ~ 15 倍，且有较强的内在 ISA，主要表现在激动 β_2 受体方面。激动血管平滑肌细胞 β_2 受体所致的舒张血管作用有利于高血压的治疗。激动心肌所含的较少量 β_2 受体又可减少其心肌抑制作用。

此类药物还有索他洛尔（sotalol，甲磺胺心安）、布拉洛尔（bupranolol，氯甲苯心安）、二氯异丙肾上腺素（dichloroisoprenaline）、氧烯洛尔（oxprenolol，心得平）、阿普洛尔（alprenolol，心得舒）、莫普洛尔（moprolol，甲氧苯心安）、托利洛尔（toliprolol，甲苯心安）、卡波洛尔（carbonolol，喹诺酮心安）、硝苯洛尔（nifenalol，硝苯心定）、丙萘洛尔（pronethalol，萘心定）等。

（二）选择性 β 肾上腺素受体阻断药

1. 阿替洛尔和美托洛尔

阿替洛尔（atenolol，氨酰心安）和美托洛尔（metoprolol，美多心安）对 β_1 受体

Note

有选择性阻断作用，无内在 ISA，对 β₂ 受体作用弱，故对呼吸道阻力影响轻微，但对哮喘患者仍需慎用。临床证明，阿替洛尔每日 75 ~ 600 mg 的降压效果优于普萘洛尔 60 ~ 480 mg。阿替洛尔的 $t_{1/2}$ 和作用维持时间均较普萘洛尔和美托洛尔长，临床应用时每日口服一次即可，而普萘洛尔和美托洛尔则需每日 2 ~ 3 次。

此类药物还有妥拉洛尔（tolamolol，胺甲苯心安）、倍他洛尔（betaxolol，倍他心安）、普拉洛尔（practolol，心得宁）、醋丁洛尔（acebutolol，醋丁酰心安）等。

（王　进）

第三节　α、β 肾上腺素受体阻断药

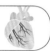

该类药物对 α、β 受体的阻断作用选择性不强，但对 β 受体的阻断作用强于 α 受体的阻断作用。临床主要用于高血压的治疗，以拉贝洛尔为代表，其他药物还有卡维地洛（carvedilol）、阿罗洛尔（arotinolol）及布新洛尔（bucindolol）等。

一、拉贝洛尔

拉贝洛尔（labetalol，柳胺苄心定）口服可吸收，部分被首过消除，生物利用度为 20% ~ 40%，口服血浆药物浓度个体差异大，容易受胃肠道内容物的影响。拉贝洛尔的 $t_{1/2}$ 为 4 ~ 6 h，血浆蛋白结合率为 50%，约有 99% 在肝脏被迅速代谢，只有少量以原形经肾脏排泄。

（一）药理作用

拉贝洛尔有四种立体异构体，该药的药理学性质较复杂，每一种异构体可显示不同的药理学活性，阻断受体的选择性各不相同，临床应用的拉贝洛尔为消旋混合物，所以兼有 α、β 受体的阻断作用，对 β 受体的阻断作用约为普萘洛尔的 1/2.5，α 受体的阻断作用为酚妥拉明的 1/10 ~ 1/6，对 β 受体的阻断作用强于对 α 受体阻断作用的 5 ~ 10 倍。由于对 β₂ 受体的内在 ISA 及药物的直接作用，可使血管舒张，肾血流量增加。

（二）临床应用

多用于中度和重度高血压、心绞痛，静脉注射可用于高血压危象，它与单纯 β 肾上腺素受体阻断药相比能降低卧位血压和外周阻力，一般不降低心排血量，可降低立位血压，引起直立性低血压。

（三）不良反应

该药的常见不良反应有眩晕、乏力、恶心等。哮喘及心功能不全者禁用。对儿童、孕妇及脑出血者忌用静脉注射。该药注射液不能与葡萄糖盐水混合滴注。

二、卡维地洛

卡维地洛（carvedilol）是一个同时具有 α_1、β_1 和 β_2 受体阻断活性的药物，还具有抗氧化作用。它是左旋体和右旋体的混合物，前者具有 α_1 和 β_1 受体阻断作用，后者只具有 α_1 受体阻断作用，整体 α_1 和 β 肾上腺素受体阻断药作用的比为 1∶10（拉贝洛尔为 1∶4），因此 α_1 受体阻断引起的不良反应明显比拉贝洛尔少。

卡维地洛在 1995 年被美国 FDA 批准用于原发性高血压，1997 年批准用于治疗充血性心力衰竭，是此类药物中第一个被正式批准用于治疗心衰的 β 肾上腺素受体阻断药。该药用于治疗充血性心力衰竭可以明显改善症状，提高生活质量，降低病死率。治疗轻、中度高血压的疗效与其他 β 肾上腺素受体阻断药、硝苯地平等类似。用药从小剂量开始（首次 3.125 ~ 6.25 mg，2 次 / 天），根据病情需要每 2 周增量一次，最大剂量可用到每次 50 mg，每日 2 次。

（王　进）

第十六章　心血管系统的发生及先天性心脏病

- ■ **心血管系统的发生**
  - ◎ 原始心血管系统的建立
  - ◎ 心脏的发生
  - ◎ 胎儿血液循环及出生后的变化
- ■ **常见先天性心脏病**
- ◎ 房间隔缺损
- ◎ 室间隔缺损
- ◎ 动脉导管未闭
- ◎ 法洛四联症

　　人类心脏大血管的胚胎发育是一个复杂连续的过程，从妊娠第 15 天开始到第 7 周末结束。在此期间，心脏结构或大血管发育异常，或者出生后应闭合的通道没有关闭而造成的心脏大血管解剖结构异常称为先天性心脏病。

第一节　心血管系统的发生

　　早胚期，胚体是以简单扩散的方式获得营养的。发育至第 3 周，单纯依赖简单扩散的方式已不能满足胚体快速生长发育的需求，心血管系统随之形成并于第 4 周末开始血液循环，以适应胚胎的迅速发育。心血管系统是胚胎发生过程中功能活动最早的系统。

　　心血管系统由中胚层分化而来，首先形成原始心血管系统，在此基础上经过生长、合并、新生和萎缩等改建过程而逐渐完善。

一、原始心血管系统的建立

　　人胚第 15 ～ 16 天，卵黄囊、体蒂和绒毛膜等处的胚外中胚层内，间充质细胞增殖分化形成血岛（blood island）。周边的细胞分化为扁平的内皮细胞，中央的细胞游离出来，分化为原始血细胞，原始血管形成（图 16-1-1）。相邻血管内皮细胞以出芽方式向外延伸、相互连接，形成胚外原始血管网。

　　人胚第 18 ～ 20 天，胚体内间充质中出现许多裂隙，裂隙周围的细胞分化为内皮细胞，形成胚内原始血管。相邻血管也以出芽方式向外延伸、相互通连，形成胚体内

Note

原始血管网。

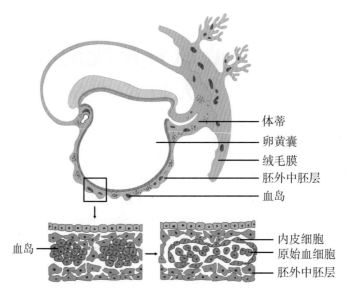

图 16-1-1 血岛和血管形成示意图

　　第 3 周末，胚内外血管网在体蒂处彼此相连，有的内皮管因血液汇流而增粗，有的因血液减少而萎缩或消失，逐渐形成了原始心血管系统（primitive cardiovascular system）（图 16-1-2）。原始心血管系统由心管、动脉和静脉组成，左右对称，其组成见表 16-1-1。

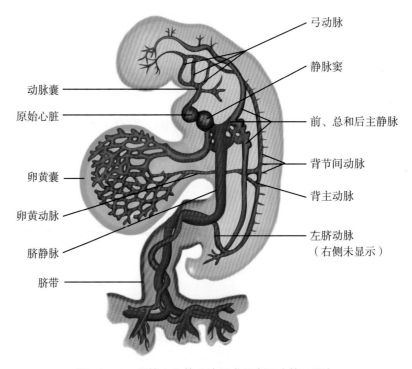

图 16-1-2 原始心血管系统组成示意图（第 4 周）

表 16-1-1　原始心血管系统的组成

	分支	位置及分布
心管	左右各一 第 4 周合二为一	开始位于口咽膜头侧，后转至咽腹侧
动脉	腹主动脉	一对，前肠腹侧，近心端融合形成动脉囊
	弓动脉	6 对，位于腮弓内，连接腹主动脉和背主动脉
	背主动脉	一对，后合并为一条，位于原始消化管背侧
	卵黄动脉	背主动脉的腹侧分支，分布于卵黄囊壁
	脐动脉	一对，从背主动脉尾端发出，分布于绒毛膜
	节间动脉	数对，背主动脉的背侧分支，穿行于体节之间
静脉	前主静脉	1 对，收集上半身的血液
	后主静脉	1 对，收集下半身的血液
	总主静脉	1 对，两侧的前、后主静脉汇合而成，开口于静脉窦
	卵黄静脉	1 对，收集来自卵黄囊的血液，开口于静脉窦
	脐静脉	1 对，收集来自绒毛膜的血液，开口于静脉窦，后右脐静脉消失

随着胚胎的发育，在胚体内、外逐渐形成三套循环通路，即胚体循环、卵黄囊循环和脐循环。第 4 周末，原始心血管系统开始血液循环。

二、心脏的发生

心脏发生于生心区，生心区位于胚盘口咽膜头侧的脏壁中胚层。

（一）心管的发生

第 18 ~ 19 天，胚盘口咽膜头侧的脏壁中胚层细胞聚集，形成一对纵行的细胞索，称生心板（cardiogenic plate）。其背侧的胚内体腔随后发育形成围心腔（pericardial cavity）（图 16-1-3）。

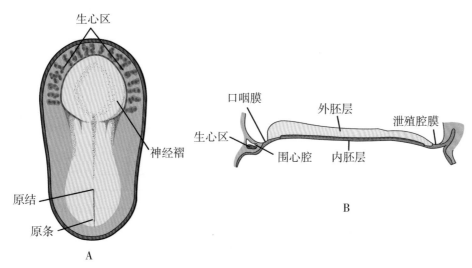

图 16-1-3　生心区发生示意图

A. 背面观；B. 矢状面

随着胚体头褶的发生，原来位于口咽膜头侧的围心腔及生心板转至前肠腹侧、口咽膜尾端，围心腔由生心板的背侧转向腹侧。与此同时，生心板内出现腔隙，形成左、右两条纵管，称心管（cardiac tube）（图 16-1-4）。随着胚胎侧褶的发育，左、右心管逐渐向腹侧中线靠拢，第 22 天时，左、右心管融合成一条心管（图 16-1-5）。两侧的围心腔也向腹侧中线靠拢、融合，不断扩大并向心管的背侧扩展，心管背侧与前肠腹侧之间的间充质由宽变窄，形成心背系膜（dorsal mesocardium），围心腔发育为心包腔，心管借该系膜悬于心包腔背侧壁。不久，系膜中央部退化消失，形成心包横窦，这时心管依靠头端、尾端保留的心背系膜悬于心包腔背侧壁（图 16-1-5）。

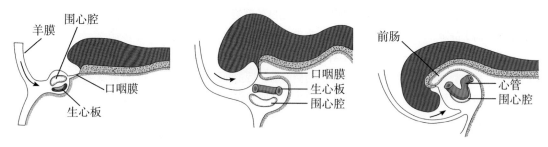

图 16-1-4 心管和围心腔的位置变化

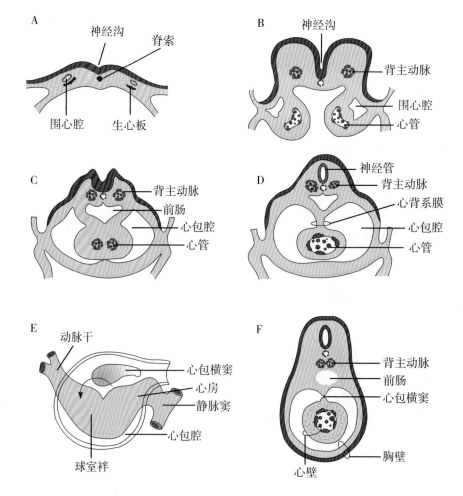

图 16-1-5 原始心脏发生示意图

当左、右心管合并时，心管内皮形成心内膜的内皮层。心管周围间充质增厚，形成心肌外套层（myoepicardial mantle），将分化为心肌膜和心外膜。最初，在心管内皮和心肌外套层之间，有一层疏松的间充质，称为心胶质（cardiac jelly），将分化形成内皮下层及心内膜下层的结缔组织。

（二）心脏外形的演变

由于心管各段生长速度不同，由头端向尾端产生三个膨大，依次为心球（bulbus cordis）、心室（ventricle）和心房（atrium）（图 16-1-6）。心球的头端与动脉干（truncus arteriosus）相连；心房的尾端与静脉窦（sinus venosus）相连，位于原始横膈内；静脉窦的末端分为左、右角，分别与同侧脐静脉、总主静脉和卵黄静脉相连。

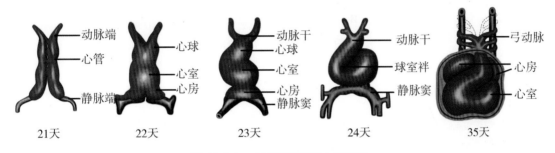

| 21天 | 22天 | 23天 | 24天 | 35天 |

图 16-1-6　心脏外形的建立示意图

心管的头端与动脉相连，尾端与静脉窦相接，头尾两端相对固定，而心管的生长（特别是心球和心室）比心包腔快，致使心管在心球和心室之间形成 U 字形弯曲，称为球室袢（bulboventricular loop），心球凸向右侧、前方、尾端。心球尾段膨大，演变为原始右心室，原来的心室演变为原始左心室。

不久，心房脱离原始横膈，凸向心室背侧、头端，形成 S 形弯曲（图 16-1-6）。由于受腹侧的心球和背侧的食管限制，心房向两侧扩展，膨出于心球和动脉干两侧。第 35 天，心脏已初具成体心脏的外形，但内部尚未完全分隔。

（三）心脏的内部分隔

心脏内部分隔始于第 4 周，约在第 5 周末完成，由一个单管状心脏分隔成由 4 个腔构成的心脏。心脏内部各部位的分隔是同时进行的。

1. 房室管的分隔

随着心房向左、右方向膨出，心房和心室之间形成一狭窄的管道，称房室管（atrioventricular canal）。在房室管的背侧壁和腹侧壁的正中线上，心内膜组织增生，形成背、腹心内膜垫（endocardial cushion）。第 5 周时，背、腹两个心内膜垫相向生长愈合，将房室管分成左、右房室孔（图 16-1-7）。围绕房室孔处的心内膜增生，形成左侧两个隆起，右侧三个隆起，分别分化为左侧的二尖瓣，右侧的三尖瓣。

2. 心房的分隔

第 4 周末，在心内膜垫发生的同时，心房顶部背侧壁的中线处发生一镰状薄膜，称原发隔（septum primum）或第一房间隔。原发隔向心内膜垫方向生长，镰状隔的下

Note

缘与心内膜垫之间的孔，称原发孔（foramen primum）或第一房间孔。随着原发隔的继续生长，原发孔逐渐变小，同时心内膜垫组织沿原发隔游离缘生长，原发孔闭合。在原发孔闭合之前，原发隔上部细胞凋亡，形成很多小孔，后融合形成一个大孔，称继发孔（foramen secundum）或第二房间孔（图 16-1-8），确保血液可以从右心房流向左心房。

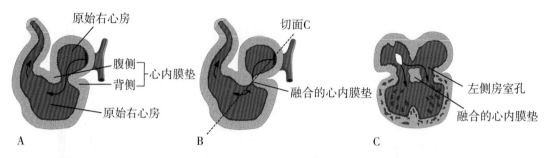

图 16-1-7　房室管的分隔

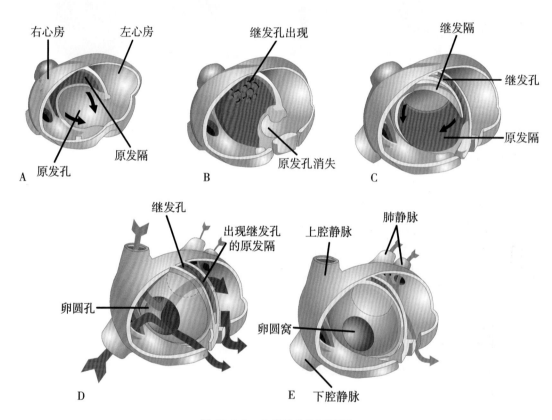

图 16-1-8　心房的分隔示意图

第 5 周末，在原发隔右侧又发生一肌性镰状隔膜，称继发隔（septum secundum）或第二房间隔，较厚，向心内膜垫方向生长，逐渐覆盖原发隔上的继发孔。继发隔并不完全分隔心房，在继发隔和心内膜垫之间留有一卵圆形孔，称卵圆孔（foramen ovale）。卵圆孔位于继发孔尾侧，两孔上下交错，卵圆孔左侧被原发隔覆盖，由于原发隔薄而软，所以原发隔相当于卵圆孔的瓣膜（图 16-1-8D、E）。出生前，由于肺循环不行使功能，左心房的压力低于右心房，因而右心房的血液可经卵圆孔流入左心房，但左心房的血液不能进入右心房。

3. 心球与动脉干的分隔和演变

第5周，动脉干和心球的心内膜组织增生，形成背腹两条嵴，称为动脉干嵴（truncal ridge）或心球嵴（bulbar ridge）。嵴呈螺旋状走行，相向生长、愈合后，形成一螺旋状隔，称主动脉肺动脉隔（aortico-pu1monary septum），将动脉干和心球分隔成两条相互缠绕的管道，即肺动脉干和升主动脉（图16-1-9）。主动脉和肺动脉干开口处的心内膜增厚形成三个袋状的半月瓣（semilunar valve）。

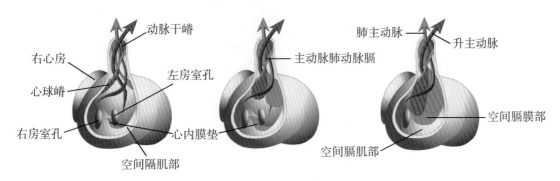

图 16-1-9　动脉干和心球的分隔示意图

4. 心室的分隔

第4周末，心室底壁心尖处发生一个半月形的肌性隔膜，称室间隔肌部（muscu1ar part of interventricu1ar septum）。室间隔肌部向心内膜垫方向生长，但在室间隔肌部游离缘与心内膜垫之间留有一半月状孔，称室间孔（interventricular foramen）（图16-1-9）。第7周末，心球嵴和心内膜垫向下延伸，与向上延伸的室间隔肌性融合，将室间孔封闭，形成室间隔膜部（membranous part of interventricular septum）（图16-1-9），左右心室完全分隔，肺动脉干与右心室相通，升主动脉与左心室相通。

三、胎儿血液循环及出生后的变化

（一）胎儿血液循环系统的结构特点

胎儿的血液循环系统也由心脏、动脉、静脉和毛细血管组成，但与成体的血液循环系统相比，有以下结构特点（图16-1-10）。

1. 卵圆孔和卵圆孔瓣膜的存在，保证动脉血由右心房进入左心房。

2. 肺处于不张状态，无气体交换功能，肺循环未建立。在肺动脉干分叉处与降主动脉之间有一条动脉导管，肺动脉的血液大部分通过这一导管流入降主动脉，只有少部分血液流入肺。

3. 肝内有一粗大的静脉导管，沟通脐静脉与下腔静脉。来自脐静脉的血液大部分经此导管直接流入下腔静脉，只有少部血液流入肝脏。

4. 主动脉弓上有3个分支，即左头臂干、右颈总和右锁骨下动脉，分支下方的一段主动脉缩窄，称动脉峡。因此，供应胎儿头颈和上肢的血液丰富，含氧量最高。

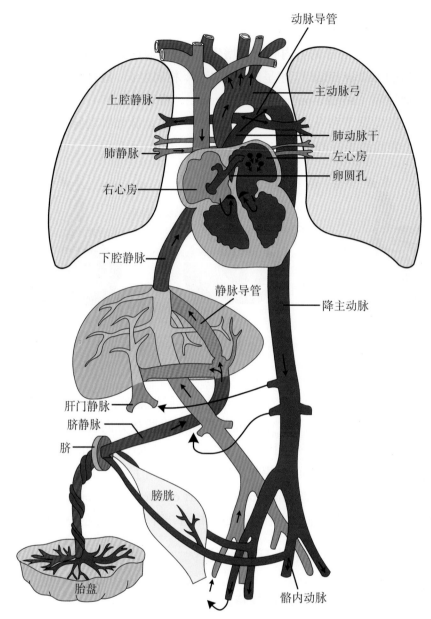

图 16-1-10　胎儿血液循环途径模式图

（二）胎儿血液循环的途径

　　来自胎儿体内的静脉血经脐动脉进入胎盘，经过绒毛中的毛细血管时，与母体血液进行气体和物质交换，变为动脉血，经脐静脉进入胎儿体内。其中大部血液经静脉导管入下腔静脉，少部血液进入肝血窦，经肝静脉注入下腔静脉。下腔静脉还汇集了来自胎儿下肢、腹盆腔的静脉血。由于脐静脉大部分血液经静脉导管入下腔静脉，因而由下腔静脉汇入右心房的血液仍然是含氧量很高的动脉血。在下腔静脉血注入右心房时，来自下腔静脉的动脉血，除少量与来自上腔静脉的静脉血混合进入右心房外，大部分通过卵圆孔进入左心房，与来自肺静脉的静脉血混合。由于两者的血量相差很大，左心房的血液仍为含氧量较高的动脉血。左心房的血液经左房室口入左心室，并由此注入升主动脉。由于动脉弓上三个大分支和动脉峡的存在，大部分血液进入三大分支，供应胎儿头颈和上肢，只有少量血液经动脉峡进入降主动脉。

胎儿头颈和上肢各处的静脉血汇入上腔静脉，然后注入右心房。由于上腔静脉在右心房的入口正对向右房室口，来自上腔静脉的静脉血与少量来自下腔静脉的动脉血混合后，经右房室口入右心室，然后注入肺动脉干。由于胎儿肺不张，血流阻力大，因而肺动脉的血液大部分经动脉导管注入降主动脉，只有少量血液经肺动脉入肺。

降主动脉的血液除经各级分支供应胎儿腹腔器官、盆腔器官及下肢外，大部分经脐动脉注入胎盘，经过胎盘绒毛毛细血管进行物质交换后，变为动脉血，再由脐静脉返回胎儿体内（图 16-1-11）。

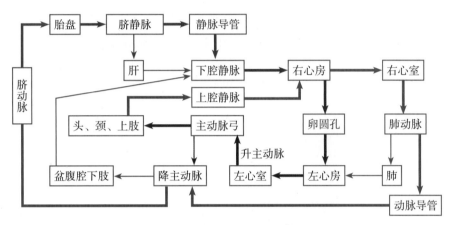

图 16-1-11　胎儿血液循环途径流程

（三）胎儿出生后血液循环的变化

胎儿出生后，脐循环停止，肺循环建立，血液循环系统发生了一系列改变，使体循环与肺循环、动脉血与静脉血完全分流。

1. 静脉导管闭锁，形成静脉韧带。

2. 腹腔内部分脐动脉大部分闭锁，形成脐侧韧带，仅近膀胱段保留，成为膀胱上动脉。

3. 脐静脉腹腔内部分闭锁形成肝圆韧带。

4. 出生后动脉导管因平滑肌收缩呈功能性关闭状态，2 ~ 3 个月后，动脉导管内膜组织增生、闭锁，形成动脉韧带。

5. 出生后肺循环建立，左心房压力大于右心房，卵圆孔瓣紧贴继发隔，卵圆孔呈功能性关闭状态。出生后约 1 年，卵圆孔瓣与继发隔融合，卵圆孔闭锁形成卵圆窝，左右心房完全分隔。

（郭雨霁）

第二节　常见先天性心脏病

病例 16-1

患儿，男，1 岁 4 月，体重 8 kg，因"发现口唇青紫半年"入院，有行走后蹲踞史。既往无发作性双眼上翻、肢体抽动，体重及身高明显落后于同龄儿。

查体发现：患儿发育迟缓，口唇发绀，胸骨左缘第 2 ~ 4 肋间可闻及 3/6 级粗糙的喷射性收缩期杂音，杵状指（趾），指（趾）甲床发绀。经皮血氧饱和度（SpO_2）68%。心脏超声提示法洛四联症，室间隔缺损 1.5 cm，主动脉骑跨约 50%，主肺动脉及左、右肺动脉发育细，右室壁肥最，左室舒张末容积小。胸片见下图：靴形心，双肺纹理减少。心电图：电轴右偏，右室肥厚。实验室检查：红细胞比容（Hb）63%。诊断：法洛四联症。

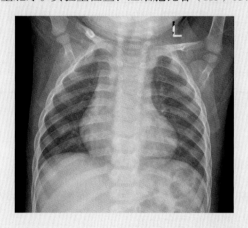

请思考以下问题：

1. 法洛四联症有哪些结构异常？

2. 一个心动周期中，患儿血液循环会出现哪些变化？

3. 患儿胸片和心电图的异常是怎么造成的，和心脏畸形有什么关系？

4. 患儿血红蛋白压积正常吗？如果不正常，是怎么造成的？

5. 这种心脏畸形能通过手术矫正吗？怎么做？

（冯致余　提供）

先天性心脏病（congenital heart disease，CHD）是我国最常见的出生缺陷性疾病，也是 5 岁以下儿童因发育异常死亡的主要原因。随着近年来产前筛查的普及，我国每年先天性心脏病手术例数逐年下降。临床上常见的先天性心脏病有房间隔缺损、室间隔缺损、动脉导管未闭、法洛四联症等。

一、房间隔缺损

房间隔缺损（atrial septal defect，ASD）的定义为房间隔上存在一个或多个洞，是最常见的先天性心脏病之一（图 16-2-1）。房间隔缺损可以是一种单独的畸形，也可以是其他心血管畸形的一部分。

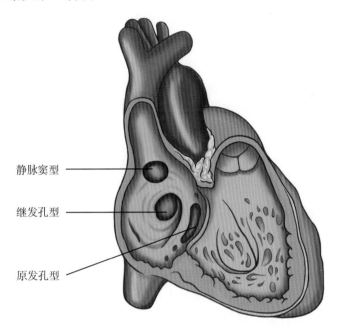

静脉窦型

继发孔型

原发孔型

图 16-2-1　房间隔缺损的解剖分型

（一）病理解剖

房间隔缺损包括继发孔型房间隔缺损、原发孔型房间隔缺损、静脉窦型房间隔缺损及共同心房四种类型。

1. 继发孔型房间隔缺损

缺损部位位于卵圆窝区域，是最为常见的类型（图 16-2-1、图 16-2-2）。通常是在继发孔形成时，原发隔过度吸收、原发隔吸收位置异常或继发隔发育异常致卵圆孔过大等因素所致。

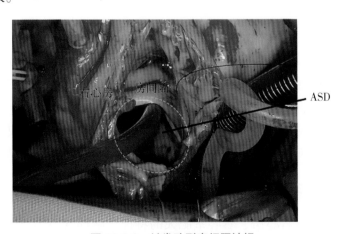

右心房　　房间隔

ASD

图 16-2-2　继发孔型房间隔缺损

手术中图片显示房间隔不完整，下方缺失的部分即为房间隔缺损（ASD，虚线圆圈标注的部位）

Note

2. 原发孔型房间隔缺损

也称Ⅰ型房间隔缺损，是由于心内膜垫发育不全，原发隔未能与其融合所致（图16-2-1）。临床上相对少见，常合并二尖瓣前瓣裂而称为部分型心内膜垫缺损。约20%患儿合并唐氏综合征。

3. 静脉窦型房间隔缺损

常见于房间隔上方邻近上腔静脉入口的位置，偶尔也见于下腔静脉与右心房连接处。它是由静脉窦右角未完全被吸收融入右心房所致，临床上罕见，常合并部分性肺静脉异位引流（图16-2-1）。

4. 共同心房

原发隔和继发隔未发生，导致房间隔完全缺失，临床上罕见。

（二）病理生理改变

正常情况下，左心房压力大于右心房压力。房间隔缺损时血液自左心房进入右心系统，经过肺循环再次回到左心房，增加右心系统前负荷。结果出现右心房、右心室增大肥厚、肺动脉增宽和肺充血。分流量大小主要与缺损大小、右心室及左心室的顺应性、肺血管系统阻力有关。经过肺动脉瓣口的血流增多造成肺动脉瓣相对狭窄，听诊可闻及收缩期杂音。此外，血液流经右心部分的时间延长及肺动脉瓣关闭延迟，听诊可闻及与呼吸无关的第二心音"固定分裂"。

大型缺损、长时间左向右分流引起肺小动脉痉挛，临床上出现动力型肺动脉高压。如果这种分流没有得到及时纠正，肺小动脉逐渐出现血管壁增厚直至小动脉闭塞，患儿病情发展至肺动脉高压的晚期即梗阻型肺动脉高压。当肺血管阻力超过体循环阻力时出现反向分流及紫绀，即艾森门格综合征（Eisenmenger syndrome）。艾森门格综合征时高压腔的右心房血流通过房间隔缺损分流到左心房，有利于减轻右心衰竭的症状，延长寿命。因此，艾森门格综合征是手术修补缺损的禁忌证。

（三）临床表现

因小儿左心及右心顺应性良好，单纯房间隔缺损早期常无明显的临床症状，多在常规体格检查时听诊发现心脏杂音。随着年龄增长左心室顺应性下降才会出现活动后乏力、气促等症状，并伴有反复呼吸道感染。查体可有心前区隆起，一般不能触及震颤。典型的听诊特点是在胸骨左缘第2肋间（肺动脉瓣听诊区）可闻及较柔和的收缩期杂音、杂音局限，伴有肺动脉第二心音固定分裂。当缺损较小时临床上可仅听到肺动脉第二心音的固定分裂，而听不到心脏杂音。肺动脉高压时可听到肺动脉第二心音亢进。

（四）诊断学检查

心电图主要表现为右心房、右心室肥大的特征。胸部X线片（图16-2-3A）显示肺充血、心影增大、肺动脉段突出、主动脉节缩小、心尖圆钝。心脏超声（图16-2-4）显示房间隔连续性消失，并能同时观察到右心腔增大、心肌增厚、肺动脉增宽，还可以通过测量三尖瓣反流的速度大体判断肺动脉压力的高低。心导管检查是有创检测，目前临床上使用较少，仅对需要准确测量肺动脉高压的患儿使用。

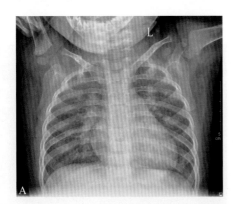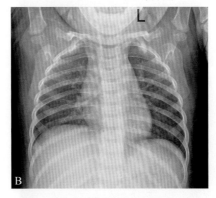

图 16-2-3　与正常小儿相比，ASD 患儿显示肺纹理增多（外野出现纹理）、

心影增大、肺动脉段突出、心尖圆钝

A. 房间隔缺损患者胸部正位 X 线片（患者女性，9 月）；B. 正常小儿胸部正位 X 线片（患者男性，1 岁）

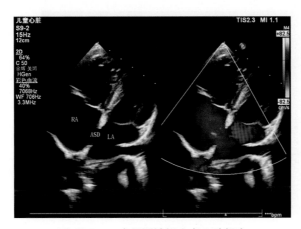

图 16-2-4　房间隔缺损患者心脏超声

患者女性，5 岁，心脏二维超声（左图）显示房间隔连续性中断，彩色多普勒检查（右图）显示房间隔缺损处存在左心房向右心房分流的红色过隔血流束。RA. 右心房；LA. 左心房

（五）治疗

1. 介入治疗

介入封堵住院时间短、感染率低、并发症发生少、总费用低，目前已成为解剖条件合适的继发孔型 ASD 的首选治疗方式。可以分为 X 线下介入封堵（图 16-2-5）和超声下的介入封堵（图 16-2-6）。

2. 手术治疗

手术治疗适用于所有解剖类型的房间隔缺损。相对于介入治疗，手术的创伤大，而且需要使用体外循环。根据切口不同可分为正中开胸和侧开胸。缺损较小时可直接缝合，缺损较大时需要使用自体心包或人工补片（图 16-2-7）。

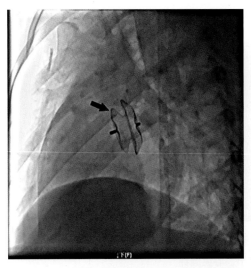

图 16-2-5　X 线下介入封堵（箭头指示封堵器）

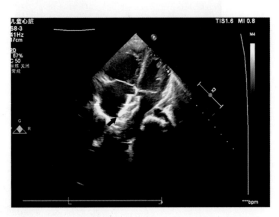

图 16-2-6　超声介入下封堵（箭头指示封堵器）

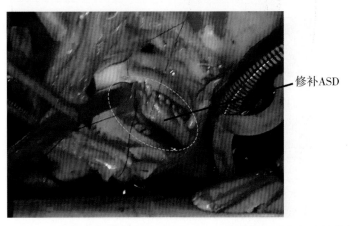

修补ASD

图 16-2-7　手术采用补片修补房间隔缺损（虚线圆圈标注部位为补片）

二、室间隔缺损

室间隔缺损（ventricular septal defect，VSD）是临床上最常见的先天性心脏病，患儿室间隔上存在一个（单发）或多个洞（多发）。室间隔缺损可以单独发病（孤立型室间隔缺损），也可以合并其他心血管畸形或其他复杂畸形的一部分（如法洛四联症）。

（一）病理解剖

室间隔缺损的分类方法很多，目前不统一。依据室间隔缺损的位置分为膜周型、肺动脉下型、房室通道型和肌部型（图 16-2-8）。

1. 膜周型室间隔缺损

是临床上最常见的类型，约占手术患者的 80%，是心内膜垫组织增生、延伸不良，未能与心球嵴和室间隔肌部融合所致，造成紧邻三尖瓣前瓣和隔瓣交界处的室间隔缺损（图 16-2-9）。

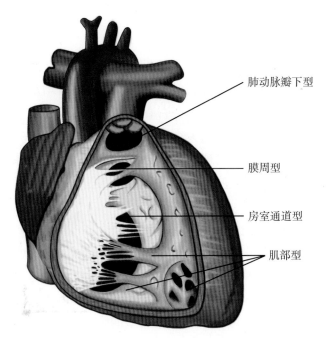

图 16-2-8 室间隔缺损解剖分类

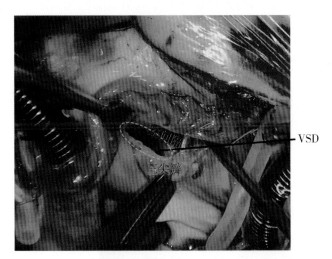

图 16-2-9 手术中见膜周部室间隔缺损（虚线圆圈标注的部位）

2. 肺动脉瓣下型室间隔缺损

占手术患者的 5% ~ 10%。缺损位于心室流出道，是由于圆锥间隔发育不良所致，主动脉瓣叶与肺动脉瓣叶之间仅有一薄层纤维组织分隔。此类缺损在亚洲人中更为多见。

3. 房室通道型室间隔缺损

5% 或更少的手术患者为此类型，也称为房室管型室间隔缺损。当心内膜垫发育缺陷时，就会在紧靠三尖瓣隔瓣下方右心室流入道的位置存在一个缺损。

4. 肌部型室间隔缺损

可发生在室间隔肌部的任何地方，临床上少见。当肌部室间隔存在多个小的缺损时称为"瑞士奶酪"样室间隔缺损。

（二）病理生理变化

出生后肺血管阻力可在数天至数月内逐渐下降，收缩期左心室压力明显高于右心室的压力。室间隔缺损时血液自左心室射入右心系统，显著增加右心室、肺血管、左心房及左心室前负荷。结果出现左心房、右心室及左心室腔的增大及心肌壁的增厚，肺动脉增宽和肺充血。室间隔缺损的大小和肺血管的阻力决定了分流量的多少。中大型室间隔缺损常在出生后数月就出现肺小动脉壁的增厚。如果这种分流没有得到及时纠正，2～3年后可进展成不可逆的肺血管梗阻性病变。

（三）临床表现

限制型室间隔缺损多无明显的临床症状，中大型室间隔缺损患儿多在早期出现明显的充血性心衰。常见的临床表现有呼吸急促、多汗、吃奶费力、吃奶有停歇现象，并伴有体重增长缓慢或体重不增、反复呼吸道感染等。病情严重者需要气管插管机械通气。查体可有心前区隆起，可触及震颤。典型的听诊特点是在胸骨左缘第3、4肋间可闻及粗糙的喷射性收缩期杂音、杂音传导广泛，伴有肺动脉第二心音亢进。双动脉下型室间隔缺损杂音位置偏高，可在胸骨左缘第2肋间闻及杂音。当患儿出现严重的肺动脉高压时分流量明显减少，杂音逐渐变小、柔和，肺动脉第二心音亢响。

（四）诊断学检查

心电图表现为左心房及左心室肥大的特征，后期随着肺动脉压力的升高出现双心室肥大的特征。胸部X线片（图16-2-10）显示肺充血、心影增大、肺动脉段突出、主动脉节变小、心尖向左下延伸。心脏超声（图16-2-11）显示室间隔连续性消失及过隔血流束，并能同时观察到左心腔增大、心肌增厚、肺动脉增宽，还可以通过测量三尖瓣反流的速度大体判断肺动脉压力的高低。心导管检查是有创检测，目前临床上使用较少，仅对需要准确测量肺动脉高压的患儿使用。

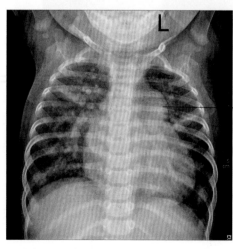

图16-2-10　胸部X线片显示肺充血、心影增大、肺动脉段突出、心尖向左下延伸

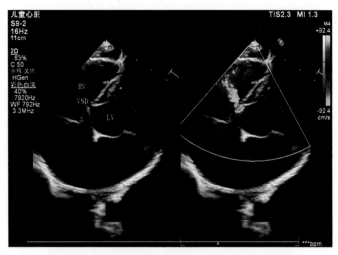

图 16-2-11　超声显示室间隔连续性中断（左图）及过隔血流束（右图）

RV. 右心室；LV. 左心室

（五）治疗

1. 手术治疗

外科手术是修补室间隔缺损的主要方法（图 16-2-12），需在体外循环下进行。根据切口不同可分为正中开胸和侧开胸。缺损较小时可直接缝合，多数缺损需要使用自体心包或人工补片修补。手术治疗适用于所有解剖类型的室间隔缺损。

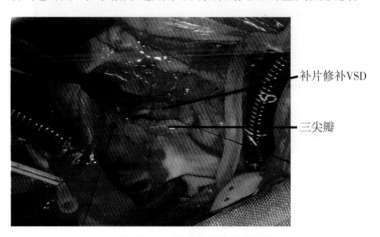

补片修补VSD

三尖瓣

图 16-2-12　手术修补室间隔缺损

2. 介入治疗

解剖条件合适的室间隔缺损可选择介入封堵治疗，分为 X 线下介入封堵（图 16-2-13）和超声下的介入封堵（图 16-2-14）。

三、动脉导管未闭

动脉导管是连接主动脉与肺动脉的正常胎儿结构，多在出生后迅速闭合，持续开放称为动脉导管未闭（patent ductus arteriosus，PDA）（图 16-2-15）。值得注意的是，动脉导管未闭经常合并其他复杂心血管畸形（如室间隔完整型肺动脉闭锁、大动脉转

Note

位等）。

为指导手术治疗及方便交流，临床上把动脉导管未闭分为管型、漏斗型和窗型。

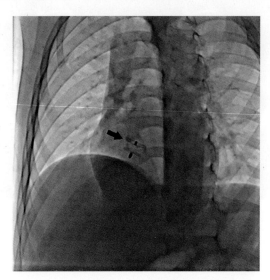

图 16-2-13　X 线下介入封堵（箭头指示封堵器）

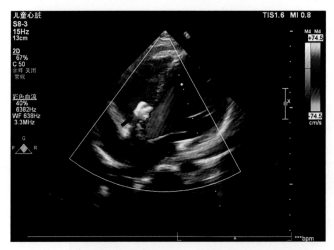

图 16-2-14　超声介入下的封堵治疗（箭头指示封堵器）

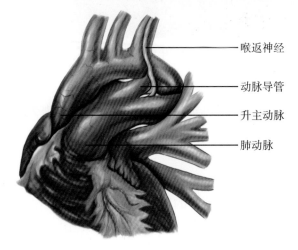

喉返神经

动脉导管

升主动脉

肺动脉

图 16-2-15　动脉导管未闭（PDA）

（一）病理生理

动脉导管未闭在心脏收缩及舒张期均存在左向右分流，因此更容易在早期引起心脏结构的变化和肺动脉高压。血液自主动脉进入肺动脉，显著增加肺血管、左心房及左心室容量负荷，结果出现左房及左心室腔的增大及心肌壁的增厚、肺动脉增宽和肺充血。动脉导管未闭的直径和肺血管的阻力决定了分流量的多少。动脉导管开放导致舒张期血压降低，因此脉压增大。出现艾森门格综合征时下肢血氧饱和度明显低于上肢，表现为差异性紫绀。艾森门格综合征是结扎动脉导管的禁忌证。

（二）临床表现

细小动脉导管多无明显的临床症状。粗大动脉导管患儿早期即出现呼吸急促、多汗、吃奶费力、吃奶有停歇现象等明显的充血性心衰症状，并伴有体重增长缓慢或体重不增、反复呼吸道感染等。严重者需要气管插管机械通气。查体见脉压增宽、水冲脉、枪击音，可有心前区隆起，可触及震颤。典型的听诊特点是在胸骨左缘第 2 肋间可闻及连续性机器样杂音，杂音向锁骨下及颈部传导。随着患儿肺动脉压力的增高可仅存收缩期杂音，肺动脉第二心音亢响。

（三）诊断学检查

心电图主要表现为左心房、左心室肥大的特征，随着肺动脉压的升高出现双心室肥厚的特征。胸部 X 线片（图 16-2-16）显示肺充血、心影增大、肺动脉段突出、主动脉节没有变化、心尖向左下延伸。心脏超声（图 16-2-17）显示降主动脉与左肺动脉起始部之间的管道交通及血流束，并能同时观察到左心腔增大、心肌增厚、肺动脉增宽，还可以通过测量三尖瓣反流的速度大体判断肺动脉压力的高低。心导管检查是有创检测，目前临床上使用较少，仅对需要准确测量肺动脉高压的患儿使用。

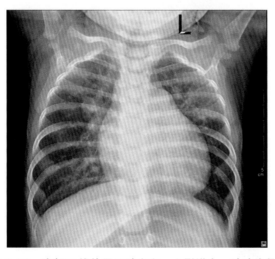

图 16-2-16　胸部 X 线片显示肺充血、心影增大、肺动脉段突出

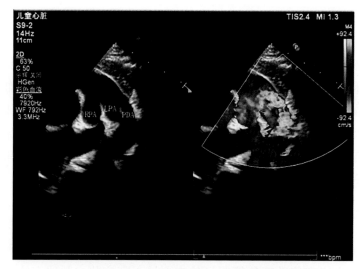

图 16-2-17　超声显示动脉导管（左）及分流图（右）

LPA. 左肺动脉；RPA. 右肺动脉；PDA. 动脉导管未闭

（四）治疗

1. 药物治疗

吲哚美辛和布洛芬能够促进早产婴儿动脉导管的闭合。

2. 介入治疗

目前，PDA 封堵术在世界范围内得到广泛应用并逐渐成为 PDA 的首选治疗方法，分为 X 线下介入封堵（图 16-2-18）和超声下介入封堵（图 16-2-19）两种方式。

3. 手术治疗

外科手术只适用于 PDA 太大无法封堵或解剖结构不合适的患者。另外，窗型动脉导管需要在体外循环下手术。手术方式包括结扎（图 16-2-20）、切断缝合和补片修补。

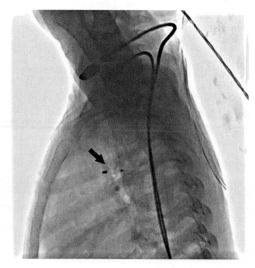

图 16-2-18　X 线下介入封堵（箭头指示封堵器）

Note

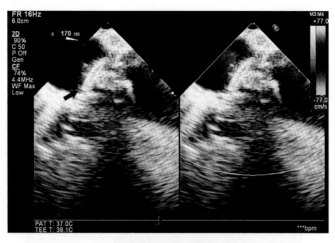

图 16-2-19　超声介入封堵（箭头指示封堵器）

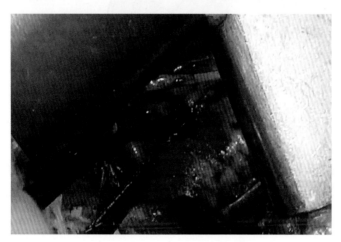

图 16-2-20　手术结扎动脉导管

四、法洛四联症

法洛四联症（tetralogy of Fallot，TOF）是临床上最常见的紫绀型先天性心脏病，包括室间隔缺损、主动脉骑跨、肺动脉和右心室流出道狭窄、右心室肥厚四种解剖学特征（图 16-2-21）。近年研究发现，法洛四联症发病与 *JAG1*、*NKX2-5*、*ZFPM2* 和 *VEGF* 等多种基因相关联。不过其中最重要的是 22 号染色体的微缺失。

（一）病理生理

主动脉骑跨于室间隔上，下方为对位不良型室间隔缺损。由于肺动脉和右心室流出道狭窄、右心室后负荷大，部分没有经过氧合的静脉血经室间隔缺损进入主动脉，临床上患儿表现为发绀。同时，经肺静脉回流到左心系统的血液减少，因而法洛四联症的患儿左心发育较小。肺动脉的发育程度决定着发绀严重的程度。肺动脉和右心室流出道狭窄越严重，进入肺进行氧合的血液就越少、同时右向左分流量越大，因而发绀也越严重。患儿因饥饿或尿布潮湿受到激惹时儿茶酚胺继发性增高，可能会造成右心室漏斗部肌肉痉挛，进而引起右向左分流增加、发绀加重，这可能是"缺氧发作"

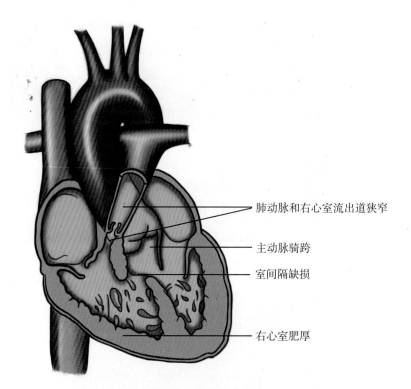

图 16-2-21　法洛四联症的病理学解剖

（cyanotic spells）的病理生理基础。

缺氧引起机体的代偿反应，红细胞增多、血流黏稠度增加，易形成血栓。因而法洛四联症的患儿容易出现脑栓塞。当栓子为细菌性时会导致脑脓肿的形成。

（二）临床表现

法洛四联症患儿的主要临床表现就是紫绀。常表现为口唇青紫、甲床发绀（图 16-2-22）。当合并动脉导管未闭或侧支循环丰富时紫绀可能不是很明显。缺氧发作是患儿急性缺氧的体现，常表现为突然意识丧失、双眼上翻、肢体抽动，严重时可导致死亡。患儿在行走后会出现特征性的蹲踞现象。因蹲踞时周围血管阻力增加，体循环压力的增加使右向左分流减少，从而缓解缺氧。

查体典型的听诊特点是在胸骨左缘第 2 ~ 4 肋间可闻及粗糙的喷射性收缩期杂音、杂音传导广泛，伴有肺动脉第二心音减弱。常有杵状指（趾）（图 16-2-22）。

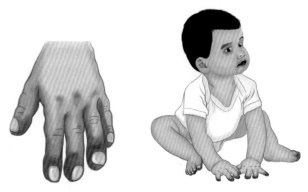

图 16-2-22　口唇、甲床发绀，杵状指

脑栓塞是法洛四联症的严重并发症。患儿表现为突然出现肢体运动障碍、失语等。脑脓肿患儿还可出现发热等感染的临床表现。

（三）诊断学检查

心电图表现为右心肥大的特征。胸部 X 线片表现为肺纹理减少、肺野透亮度增高，特征性心影表现为肺动脉段凹陷、心尖上翘的"靴形心"（图 16-2-23）。心脏超声可清楚显示四种心脏结构畸形，并能对肺动脉瓣、瓣环及肺动脉的发育进行评估（图 16-2-24，图 16-2-25）。心导管检查是有创检测，目前临床上使用较少，仅对怀疑合并粗大侧支循环或冠状动脉异常的患儿使用。

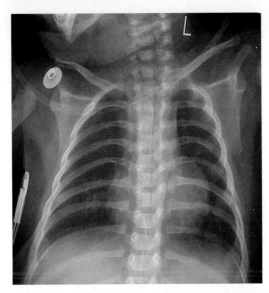

图 16-2-23　胸部 X 线片显示肺野透亮度增高、靴形心

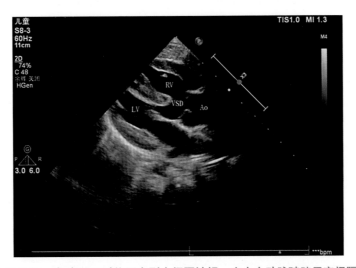

图 16-2-24　超声显示对位不良型室间隔缺损、宽大主动脉骑跨于室间隔上

RV. 右心室；LV. 左心室；VSD. 室间隔缺损；Ao. 主动脉

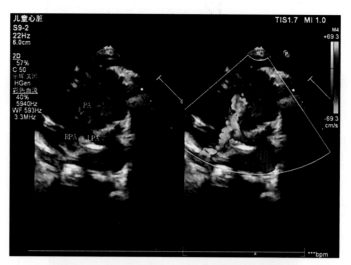

图 16-2-25　超声显示肺动脉狭窄及加速血流

PA. 肺动脉；LPA. 左肺动脉；RPA. 右肺动脉

（四）治疗

1. 药物治疗

主要是应用 β 肾上腺素受体阻断药治疗缺氧发作。严重发绀的患儿的治疗包括氧疗、镇静、容量复苏和 α 受体激动剂去甲肾上腺素等。药物治疗效果有限，严重发绀或反复缺氧发作患儿需尽早进行手术治疗。

2. 手术治疗

法洛四联症患者一旦确诊，均应考虑手术治疗。最佳手术时机目前存在争议。对于无明显症状的法洛四联症患者，满足一期矫治条件，出生后 6 个月至 1 岁进行矫治手术。伴有缺氧症状的新生儿或小婴儿法洛四联症应进行急诊手术，根据肺动脉的发育情况选择治疗方式。符合一期手术条件的施行一期矫治手术，否则行姑息手术。

（冯致余）

病例 16-1 解析

Note

参考文献

［1］艾伦．诺布尔．心血管系统——基础与临床 [M]. 王庭槐，主译 . 2 版 . 北京：北京大学医学出版社，2019.

［2］步宏，李一雷．病理学 [M]. 9 版 . 北京：人民卫生出版社，2018.

［3］陈杰，周桥．病理学 [M]. 北京：人民卫生出版社，2015.

［4］丁文龙，刘学政．系统解剖学 [M]. 9 版 . 北京：人民卫生出版社，2018.

［5］葛均波，徐永健，王辰．内科学 [M]. 9 版 . 北京：人民卫生出版社，2018.

［6］国家卫生健康委员会国家结构性心脏病介入质量控制中心，国家心血管病中心结构性心脏病介入质量控制中心，中华医学会心血管病学分会先心病经皮介入治疗指南工作组，等．常见先天性心脏病经皮介入治疗指南（2021 版）[J]. 中华医学杂志，2021, 101(38): 3054-3076.

［7］胡盛寿．《先天性心脏病外科治疗中国专家共识》述评 [J]. 中国胸心血管外科临床杂志，2021, 28(1): 1-3.

［8］康斯坦丁·马夫罗迪斯，卡尔·L. 贝克尔．小儿心脏外科学 [M]. 刘锦纷，孙彦隽，译 . 4 版 . 上海：上海世界图书出版公司，2014.

［9］李和，李继承．组织学与胚胎学 [M]. 3 版 . 北京：人民卫生出版社，2015.

［10］李继承，曾园山．组织学与胚胎学 [M]. 9 版 . 北京：人民卫生出版社，2018.

［11］理查德·A. 乔纳斯．先天性心脏病外科治疗学 [M]. 刘锦纷，孙彦隽，译 . 2 版 . 上海：上海世界图书出版公司，2016.

［12］林果为，王吉耀，葛均波．实用内科学 [M]. 15 版 . 北京：人民卫生出版社，2017.

［13］马丽媛，王增武，樊静，等 .《中国心血管健康与疾病报告 2021》要点解读 [J]. 中国全科医学，2022, 25(27): 3331-3346.

［14］缪朝玉主编；心脑血管药理学 [M]. 3 版 . 北京：科学出版社，2019.

［15］唐建武．病理学 [M]. 3 版 . 北京：科学出版社，2020.

［16］万学红，卢雪峰．诊断学 [M]. 9 版 . 北京：人民卫生出版社，2018.

［17］王恩华．病理学 [M]. 4 版 . 北京：科学出版社，2020.

［18］王辉山，李守军．先天性心脏病外科治疗中国专家共识 (十): 法洛四联症 [J]. 中国胸心血管外科临床杂志，2020, 27(11): 1247-1254.

［19］王建枝，钱睿哲．病理生理学 [M]. 9 版 . 北京：人民卫生出版社，2018.

［20］王建枝．病理生理学 [M]. 3 版 . 北京：人民卫生出版社，2015

［21］王庭槐．生理学 [M]. 3 版 . 北京：人民卫生出版社，2015.

［22］王庭槐．生理学 [M]. 9 版 . 北京：人民卫生出版社，2018.

［23］王欣 , 康熙雄 . 诊断学 [M]. 北京 : 北京大学医学出版社 , 2018

［24］肖献忠 . 病理生理学 [M]. 4 版 . 北京 : 高等教育出版社 , 2018

［25］杨宝峰 , 陈建国 . 药理学 [M]. 9 版 . 北京 : 人民卫生出版社 , 2018.

［26］臧伟进 , 吴立玲 . 心血管系统 [M]. 北京 : 人民卫生出版社 , 2015.

［27］中国生物医学工程学会体外循环分会 . 2021 年中国心外科手术和体外循环数据白皮书 [J]. 中国体外循环杂志 , 2022, 20(4): 196-199.

［28］中国心血管病风险评估和管理指南编写联合委员会 . 中国心血管病风险评估和管理指南 [J]. 中国循环杂志 , 2019 , 34 (1): 4-28 .

［29］中国医师协会急诊医师分会 . 急性冠脉综合征急诊快速诊治指南 (2019)[J]. 中华急诊医学杂志 , 2019, 29(4): 421-428.

［30］CLIVE P, SIMON P. Dales Pharmacology Condensed[M]. 3rd ed. Amsterdam: Elsevier, 2020.

［31］GUYTON A C, HALL J E. Textbook of Medical Physiology[M]. 14th ed. Philadelphia: Elsevier Saunders, 2021.

［32］KENNEDY H L. The history, science, and innovation of Holter technology[J]. Ann Noninvasive Electrocardiol. 2006, 11(1): 85-94.

［33］LAURENCE L B, BJÖRN C K. Goodman&Gilmans the pharmacological basis of therapeutics[M]. 14th ed. New York: McGraw-Hill, 2023.

［34］MANCIA G, KREUTZ R, BRUNSTRÖM M, et al. 2023 ESH Guidelines for the management of arterial hypertension The Task Force for the management of arterial hypertension of the European Society of Hypertension: Endorsed by the International Society of Hypertension (ISH) and the European Renal Association (ERA)[J]. J Hypertens. 2023, 41(12): 1874-2071.

［35］NICHOLAS T K, EUGENE H B, FRANK L H, et al. Kirklin Barratt-Boyes Cardiac Surgery[M]. 4th ed. Philadelphia: Saunders. 2013.

［36］RICHARD L. DRAKE A. WAYNE V, et al. Gray's Anatomy for Students [M]. 5th ed. Amsterdam: Elsevier, 2023.

［37］SUSAN S. Gray's Anatomy[M]. 42nd ed. Amsterdam: Elsevier, 2020.

［38］THOMPSON P D, ARENA R, RIEBE D, et al. American College of Sports Medicine. ACSM's new preparticipation health screening recommendations from ACSM's guidelines for exercise testing and prescription, ninth edition[J]. Curr Sports Med Rep, 2013, 12(4): 215-217.

［39］VAHANIAN A, BEYERSDORF F, PRAZ F, et al. ESC/EACTS Scientific Document Group. 2021 ESC/EACTS Guidelines for the management of valvular heart disease [J]. Eur Heart J. 2022, 43(7):561-632.

［40］VINAY K, ABUL K A, JON C A. Robbins & Cotran Pathologic Basis of Disease[M]. 10th ed. Amsterdam: Elsevier, 2020.

中英文索引

Note

E

F

G

H

Note

Note

Note

Note

O

P

Q

Note

Note

Note

Note

Note

Z

Note

Note